U0223726

国家出版基金资助项目
"十三五"国家重点出版物出版规划项目
先进制造理论研究与工程技术系列

国家出版基金项目
NATIONAL PUBLICATION FOUNDATION

机器人先进技术研究与应用系列

微创手术机器人技术

Robot Technology for Minimally Invasive Surgery

付宜利　冯　美　潘　博　著

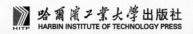
哈尔滨工业大学出版社
HARBIN INSTITUTE OF TECHNOLOGY PRESS

内 容 简 介

　　微创外科手术具有创伤小、疼痛轻、康复快、住院时间短和术后并发症少等优点,在国内外得到了广泛的应用。将机器人技术应用到微创外科手术领域,由此发展而来的微创手术机器人系统提高了手术操作精度和手术质量。本书的主要内容包括微创手术机器人概况、从手端机器人机械本体、微创手术机器人手术器械、微创手术机器人主手端系统、微创手术机器人主从控制系统、微创手术机器人精准定位控制、手术器械力/位控制、微创手术机器人主从力反馈、腹腔微创手术机器人术前设置、微创手术机器人图像处理和机器人智能手术等。

　　本书可供研究人员、工程技术人员开展微创手术机器人系统理论与应用研究工作时参考,也可作为研究生在医疗机器人系统方面的参考教材。

图书在版编目(CIP)数据

微创手术机器人技术/付宜利,冯美,潘博著.—
哈尔滨:哈尔滨工业大学出版社,2023.1
(机器人先进技术研究与应用系列)
ISBN 978 - 7 - 5603 - 9313 - 1

Ⅰ.①微…　Ⅱ.①付…②冯…③潘…　Ⅲ.①机器人
技术－应用－显微外科学　Ⅳ.①R616.2－39

中国版本图书馆 CIP 数据核字(2021)第 016834 号

策划编辑　王桂芝　甄淼淼
责任编辑　苗金英　谢晓彤
出版发行　哈尔滨工业大学出版社
社　　址　哈尔滨市南岗区复华四道街 10 号　邮编 150006
传　　真　0451-86414749
网　　址　http://hitpress.hit.edu.cn
印　　刷　辽宁新华印务有限公司
开　　本　720 mm×1 000 mm　1/16　印张 38　字数 747 千字
版　　次　2023 年 1 月第 1 版　2023 年 1 月第 1 次印刷
书　　号　ISBN 978 - 7 - 5603 - 9313 - 1
定　　价　178.00 元

国家出版基金资助项目

机器人先进技术研究与应用系列

编 审 委 员 会

序

　　机器人技术是涉及机械电子、驱动、传感、控制、通信和计算机等学科的综合性高新技术，是机、电、软一体化研发制造的典型代表。随着科学技术的发展，机器人的智能水平越来越高，由此推动了机器人产业的快速发展。目前，机器人已经广泛应用于汽车及汽车零部件制造业、机械加工行业、电子电气行业、医疗卫生行业、橡胶及塑料行业、食品行业、物流和制造业等诸多领域，同时也越来越多地应用于航天、军事、公共服务、极端及特种环境下。机器人的研发、制造、应用是衡量一个国家科技创新和高端制造业水平的重要标志，是推进传统产业改造升级和结构调整的重要支撑。

　　《中国制造 2025》已把机器人列为十大重点领域之一，强调要积极研发新产品，促进机器人标准化、模块化发展，扩大市场应用；要突破机器人本体、减速器、伺服电机、控制器、传感器与驱动器等关键零部件及系统集成设计制造等技术瓶颈。2014 年 6 月 9 日，习近平总书记在两院院士大会上对机器人发展前景进行了预测和肯定，他指出：我国将成为全球最大的机器人市场，我们不仅要把我国机器人水平提高上去，而且要尽可能多地占领市场。习总书记的讲话极大地激励了广大工程技术人员研发机器人的热情，预示着我国将掀起机器人技术创新发展的新一轮浪潮。

　　随着我国人口红利的消失，以及用工成本的提高，企业对自动化升级的需求越来越迫切，"机器换人"的计划正在大面积推广，目前我国已经成为世界年采购机器人数量最多的国家，更是成为全球最大的机器人市场。哈尔滨工业大学出版社出版的"机器人先进技术研究与应用系列"图书，总结、分析了国内外机器人

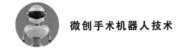

技术的最新研究成果和发展趋势,可以很好地满足机器人技术开发科研人员的需求。

"机器人先进技术研究与应用系列"图书主要基于哈尔滨工业大学等高校在机器人技术领域的研究成果撰写而成。系列图书的许多作者为国内机器人研究领域的知名专家和学者,本着"立足基础,注重实践应用;科学统筹,突出创新特色"的原则,不仅注重机器人相关基础理论的系统阐述,而且更加突出机器人前沿技术的研究和总结。本系列图书重点涉及空间机器人技术、工业机器人技术、智能服务机器人技术、医疗机器人技术、特种机器人技术、机器人自动化装备、智能机器人人机交互技术、微纳机器人技术等方向,既可作为机器人技术研发人员的技术参考书,也可作为机器人相关专业学生的教材和教学参考书。

相信本系列图书的出版,必将对我国机器人技术领域研发人才的培养和机器人技术的快速发展起到积极的推动作用。

蔡鹤皋

2020 年 9 月

前　言

　　机器人是一种能够通过编程、自动控制和自主能力来执行特定操作与运动任务的智能装备。机器人是"制造业皇冠顶端的明珠",其研发、制造、应用是衡量一个国家科技创新和高端制造业水平的重要标志。将机器人技术与医疗技术相结合发展而来的医疗机器人,可用于疾病检验、诊断、治疗等医疗工作。其中,手术机器人又是"机器人领域顶端的明珠",其研究与开发极具挑战性,吸引了国内外著名学术机构和学者参与研究。世界各国也制订了医疗机器人研究项目计划,如美国国防部开展的用于战场模拟的临场感手术技术研究项目,欧洲联盟的机器人辅助微创外科手术及虚拟医疗技术仿真研究计划,日本制订的高技术医疗器械研究发展计划等。我国的"863"计划、国家重点研发计划都安排了手术机器人的研究,资助了大量项目。医疗机器人属于高端医疗装备,医疗机器人产业对实现"健康中国2030"的国家战略具有重要意义。医疗机器人按照其用途不同可分为检验机器人、诊断机器人、手术机器人和医疗服务机器人等。微创手术机器人是应用于微创外科,辅助医生完成手术的高端手术装备。较之传统微创手术,机器人辅助微创手术在手术操作精度、灵活度、稳定性等方面具有显著提高。随着人工智能技术的发展,机器人技术与人工智能技术不断深入融合,会持续促进机器人微创手术的功能不断完善,对于提升医疗水平将发挥更大作用。本书介绍作者课题组研制的微创手术机器人,主要面向胸腹腔微创手术,针对胸腹腔微创手术机器人系统的共性关键技术进行阐述。

　　本书共11章,涉及微创手术机器人发展概况、机器人本体结构优化设计、机器人用手术器械、主从控制、机器人精准定位控制、术前优化设置、机器人自主手术等内容。第 1 章简述微创手术概念,微创手术机器人概况、发展现状及关键技术。第 2 章针对从手端机器人结构优化设计,重点介绍远心机构的设计及优化,简要介绍机器人的安全性设计。第 3 章介绍微创手术机器人刚性、柔性手术器械及力感知手术器械,阐述了绳索传动手术器械耦合运动及柔性手术器械运动学,简要介绍了单孔微创手术器械。第 4 章介绍微创手术机器人主手端系统,包括主手构型、主手结构的优化设计、主手重力补偿、运动摩擦补偿及主手力感知控制策略。第 5 章介绍机器人主从控制系统,包括从手端机械臂运动学,主从控制一致性、主从运动比例等主从控制策略,主从姿态配准和主从二次映射等主从控制辅助功能,以及主从控制的安全性。第 6 章针对几何参数误差和运动学冗余参数误差介绍了误差补偿方法,阐述了非线性 PID 控制稳定性、鲁棒性等机器人关节控制方法以保证机器人的精准定位。第 7 章介绍手术器械力/位控制涉及的绳索传动系统模型、传动参数辨识、钢丝绳黏弹性特性,以及手术器械前馈回差补偿控制。第 8 章基于生物力学的方法介绍微创手术机器人力反馈实现方法。第 9 章介绍腹腔微创手术机器人术前设置,包括术前手术切口设置和机械臂臂形设置。第 10 章介绍微创手术机器人图像处理的常用方法,包括内窥镜图像去雾、图像分割、图像追踪以及内窥镜手术图像三维重建等方法。第 11 章针对某些应用场景,阐述了机器人智能手术,包括机器人自主缝合手术、腹腔镜自动跟随技术和基于力觉虚拟夹具的安全性手术。

本书是作者课题组在手术机器人领域多年科研成果的结晶,由付宜利教授统筹整部书稿并撰写第 1～4 章;潘博副研究员撰写第 5～7 章;冯美副教授撰写第 8～11 章。作者课题组已毕业的硕、博士研究生李坤、牛国君、邹水中、艾跃、王涛、王超、丁满仓、李金辉、王金良、杨鑫蕊、罗彬、师亚龙、高超等也进行了大量工作,在此一并表示感谢。

本书的研究成果是在"863"计划、国家重点研发计划、国家自然科学基金委等的资助下取得,在此表示衷心的感谢。

微创手术机器人技术涉及机器人学、临床医学、工程学、材料学、人工智能等多学科交叉,多学科的技术发展对微创手术机器人技术会持续产生影响。

限于作者水平,书中难免有疏漏或不足之处,恳请广大读者批评指正。

作 者
2022 年 11 月

目 录

第 1 章

微创手术机器人概况

微创手术具有创伤小、疼痛轻、康复快、住院时间短和术后并发症少等优点,在国内外得到广泛的应用。传统微创手术存在医生操作的手眼协调性差、手术器械操作灵活性低、医生手部震颤在手术器械末端被放大等问题。将机器人技术应用到微创外科手术领域,由此发展而来的机器人辅助微创手术较好地提高了手术精度和手术质量。本章主要介绍微创手术、微创手术机器人及其关键技术。

1.1　微创手术

微创手术(Minimally Invasive Surgery，MIS)不同于传统的开放手术，外科医生经由微小切口或自然入口来开展手术操作。根据手术器械进入体腔的部位，微创手术可分为胸腔镜手术、腹腔镜手术、神经外科手术、骨外科手术和泌尿外科手术等。

腹腔镜手术，即腹腔壁内的微创手术，需先在患者的腹腔壁上切开 1～2 cm 的切口，在患者腹腔内充入 CO_2 使腹腔内的工作区域张开；然后将套管和鞘套等支撑插在切口上，为腹腔镜和手术器械制造进入通道，微创外科手术如图 1.1 所示。传统微创手术时，腹腔镜将拍摄的手术图像通过监视器展示给医生，医生在腹腔镜手术图像的引导下完成手术操作。

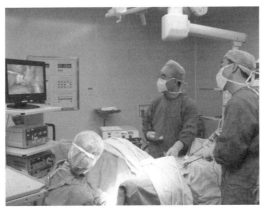

图 1.1　微创外科手术

微创手术器械一般具有较长的操纵杆，微创手术器械及其自由度如图 1.2 所示，操纵杆长度一般在 300 mm 左右，直径不得超过 10 mm，外科医生将手术器械插入到鞘套内进行手术操作。传统微创手术器械一般有两个自由度，即绕轴线的转动和末端钳爪的开合。

微创手术与开放手术如图 1.3 所示，微创手术同开放手术相比，其优点如

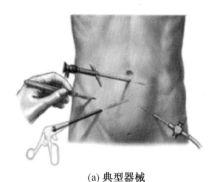

插入点的支撑

(a) 典型器械   (b) 器械自由度

图 1.2　微创手术器械及其自由度

下:①减少周围组织损伤,比如在心脏旁路手术时只需切开 3～4 个 10 mm 的切口,不必切开胸骨,减轻了手术损伤,减少了患者的体表伤疤;②对患者生理机能和体内环境的干扰较小,影响较轻,因而对患者身体素质的要求较低;③创伤小,减少了细菌感染和输血感染事故;④减少了患者的术后疼痛,患者能够在短时间内康复,因而缩短了住院时间,减轻了经济负担。因此,微创手术已经在诸多外科手术领域取代了传统开放手术,比如胆囊切除术、胃底折叠术、阑尾切除术、肾部分切除术、前列腺切除术及冠状动脉旁路移植术等。

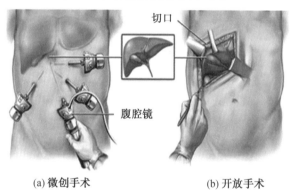

切口

腹腔镜

(a) 微创手术   (b) 开放手术

图 1.3　微创手术与开放手术

1.2　微创手术机器人发展概况

1.2.1　微创手术机器人概况

传统微创手术借助腹腔镜、胸腔镜以及手持手术器械完成,这种方式在一定程度上减小了患者创伤,但对医生的操作却造成了一些不便,如:因为采用在患者腹腔壁上打孔的方式将腹腔镜和手持器械插入到腹腔内,这往往会造成医生手术操作和实际正常操作方向相反;腹腔镜需要专门的医生把持,手术时间过长会导致医生手部疲劳震颤,影响视觉反馈的稳定性;由于医生操作的手持器械自由度数较少,因此会影响手术操作的灵活性;此外,长时间站立进行微创手术操作也会使得医生极易疲劳,影响手术结果。

将机器人技术应用到微创外科手术领域,由此发展而来的机器人辅助微创手术将外科手术带入了一个新纪元。微创手术机器人的控制系统一般采用主从控制结构,医生通过操作主手来控制从手端机器人的运动,从而完成手术操作。主从微创手术机器人系统主要由医生操作的主控台和从手端机器人两部分组成,如图 1.4 所示。机器人系统的工作原理如下:医生在腹腔镜手术图像的引导下操作主控台的一副主操作手,通过控制系统向从手端机器人发送运动指令,令从手端机械臂末端所夹持的手术器械在主从运动跟随下完成手术操作。

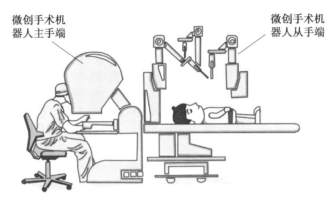

图 1.4　主从微创手术机器人系统组成

机器人辅助微创手术与传统微创手术相比较,具有如下优点。

①相较于传统微创手术中医生的"站立式"手术,应用机器人系统进行手术时,医生是坐在符合人体工程学的主控台前进行手术操作,可较好地减轻疲劳。

②借助机器人技术,医生手的运动指令可在等比例缩小后传递给器械末端,手部震颤也可滤除。

③微创手术机器人系统采用类人手腕的手术器械,手术器械灵活度较高,提高了医生操作的灵活性。

④采用传感技术可将手术器械与组织间的接触信息反馈给外科医生,且根据医生手术的需求,交互作用力可被放大或缩小。

⑤在机器人和通信网络的辅助下,医生可进行远程手术。

微创手术机器人显著的临床效果及社会经济价值,引起了国内外科研院所及公司的广泛研究,其中较为典型的有美国直觉外科手术公司研制的达芬奇(da

Vinci)系统,加拿大 TransEnterix 公司的 Senhance 系统和韩国 Meere 公司的 REVO-I 系统。然而,国外商业化微创手术机器人系统的售价和使用及维护费用较为昂贵,国内大多数患者无法承担其高昂的医疗费用。随着人们日益增长的健康需求和中国老龄化社会的到来,研制和开发具有自主产权的微创手术机器人系统具有重要的社会意义,不仅可以促进机器人高端研究领域的学术研究,也利于医疗产业的发展和升级。

1.2.2　微创手术机器人国外发展现状

美国 Computer Motion 公司于 1994 年开发了一套名为 AESOP-1000 的机器人辅助微创手术系统,并获得了美国食品药品监督管理局(Food and Drug Administration,FDA)的批准。AESOP-1000 是一套能够在微创手术中代替医生夹持和移动内窥镜的机器人系统。该系统可以使医生对于内窥镜的控制更加精确,同时也可消除人手持内窥镜产生的图像震颤,为医生提供更加清晰稳定的图像。AESOP-1000 采用脚踏板的控制方式,虽然医生可以解放双手,但对于内窥镜的控制并不直观。图 1.5 为 AESOP-1000 机器人辅助微创手术系统。

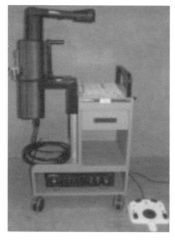

图 1.5　AESOP-1000 机器人辅助微创手术系统

美国国际商业机器公司(International Business Machines Corporation,IBM)研发中心和霍普金斯大学于 1995 年共同研制了一套 HISAR 机器人辅助微创手术系统,如图 1.6(a)所示。该系统利用操纵杆对机械臂进行控制,帮助医生夹持和移动内窥镜。与 AESOP-1000 不同,该系统的持镜臂安装在天花板上且具有七个冗余自由度,运动更加灵活。美国国际商业机器公司和霍普金斯大学于同一年又合作开发了另一套微创手术机器人 LARS,如图 1.6(b)所示。该机器人安装在一个可移动小车上,并且设计了远心运动机构用于夹持内窥镜,可实现内窥镜较为复杂的运动,且从机械结构上保证了手术器械的运动不会对手术切口造成损伤,提高了机器人系统的安全性。

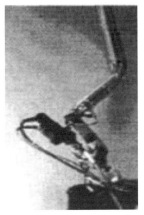

(a) HISAR

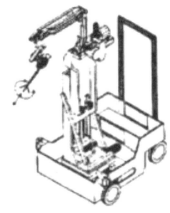

(b) LARS

图 1.6　HISAR、LARS 机器人辅助微创手术系统

1998 年,在 AESOP－1000 的研究基础上,美国 Computer Motion 公司开发了 ZEUS 微创手术机器人系统。该系统得到了 FDA 认证,可用于临床微创手术,ZEUS 微创手术机器人系统如图 1.7 所示。该微创手术机器人系统由一个主控台、三个床旁从手端机械臂、手术器械和内窥镜组成。医生通过主控台上的显示器观察手术视野,同时操作七自由度串联型主手来控制从手端机械臂运动。ZEUS 微创手术机器人系统的主从控制方式给医生带来了全新的手术模式,降低了医生做手术时的劳动强度,消除了医生的手部震颤,提高了手术精度和手术质量。然而它也有一些不足,例如:从手端机械臂的布局方式不合理,机械臂占用空间大,而工作空间却相对较小,灵活度不高。

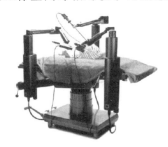

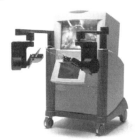

图 1.7　ZEUS 微创手术机器人系统

美国直觉外科公司(Intuitive Surgical)于 1999 年研制了 da Vinci 微创手术机器人系统。次年,da Vinci 微创手术机器人系统通过了 FDA 认证,获准实施临床微创外科手术。随后,美国直觉外科公司在 2003 年合并了美国 Computer

Motion 公司,吸收了 ZEUS 微创手术机器人系统的相关技术及研发经验,至今先后推出了 da Vinci S(2005 年)、da Vinci Si(2009 年)、da Vinci Xi(2014 年)、da Vinci Sp(2015 年)及 da Vinci X(2017 年)等系列微创手术机器人系统。图 1.8 为 da Vinci Xi 微创手术机器人系统。da Vinci 微创手术机器人系统采用与 ZEUS 微创手术机器人系统一样的主从遥操作控制方式。微创手术机器人系统共有四个从手端机械臂,其中三个从手端机械臂用于夹持手术器械,第四个从手端机械臂用于夹持内窥镜,在手术中实时地为医生提供病灶区域的三维高清图像。每个从手端机械臂(不包括手术器械和内窥镜)共有七个关节,其中包括四个被动的辅助定位关节和三个主动的远心机构关节。da Vinci 微创手术机器人使用美国直觉外科公司专门开发的类人手腕的 Endo Wrist 手术器械,手术器械具有四个自由度,可复现医生手腕的各种运动,灵巧度较高。另外,da Vinci 微创手术机器人系统配备了高清的三维立体内窥镜显示设备,为医生提供如同开放手术一样的视觉效果,增强了医生手术操作的临场感。除此之外,da Vinci 微创手术机器人系统也具备手部震颤滤除功能,可以克服医生手部的震颤,保证手术器械的平稳操作。

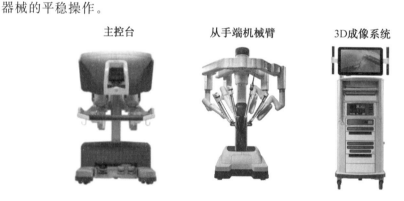

图 1.8   da Vinci Xi 微创手术机器人系统

　　华盛顿大学等 2005 年联合研发了 RAVEN 系列遥操作微创手术机器人系统,如图 1.9 所示,该系统同样采用主从控制模式。以 RAVEN－Ⅱ为例,其若干从手端机械臂被固定在病床旁,每一个机械臂共有七个运动自由度,其中前两个关节为转动关节,轴线与手术器械的插入点共线,第三个关节是一个移动关节,实现手术器械的插入运动,手术器械包括自转、俯仰、偏航以及末端钳爪的开合共四个自由度。整个机械臂结构紧凑,体积和质量都小于 da Vinci 系列微创手术机器人系统。主操作手选用两台 Phantom Omni 力觉设备,它们各自具有六个自由度,在主手的工作空间内,操作者可较为灵活地到达目标位置。

　　德国宇航中心(Deutsches Zentrum für Luft-und Raumfahrt,DLR)于 2009 年研发了 MiroSurge 微创手术机器人系统,如图 1.10 所示。该系统也采用主从

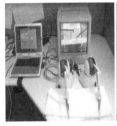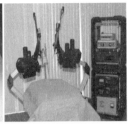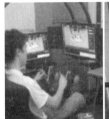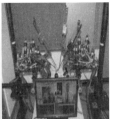

(a) RAVEN–I　　　　　　　　　　　(b) RAVEN–Ⅱ

图 1.9　RAVEN 系列遥操作微创手术机器人系统

控制方式,其从手端机械臂安装在手术床旁。MiroSurge 微创手术机器人系统主要包括主控台和三个床旁 MIRO 机械臂。其中主控台集成了 3D 显示器以及两个七自由度力反馈主手(现升级为 Force Dimension 公司的 Sigma.7)。两个 MIRO 机械臂作为持械臂,用于安装末端带有微型六维力传感器的手术器械,另一个机械臂用来安装内窥镜。每个机械臂具有七个自由度,手术器械具有三个自由度。此外,MiroSurge 微创手术机器人系统还专门为心脏手术进行了特殊设计,使得在患者心脏保持正常跳动的情况下,手术器械的运动根据心脏的运动情况进行调整,保持心脏相对于手术器械的静止状态,降低了心脏手术的风险。此外,虽然 MiroSurge 微创手术机器人系统具有力反馈功能,但是在实际应用中存在价格昂贵、消毒困难等问题。

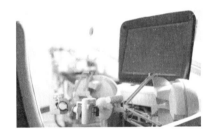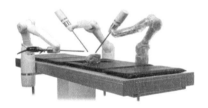

图 1.10　MiroSurge 微创手术机器人系统

图 1.11(a)为 TransEnterix 公司 2012 年研发的 Senhance 外科手术机器人系统。该机器人系统主要包括一个主控台和多个可独立运动的从手端机械臂。每个从手端机械臂具有六个自由度,可实现手术器械的快速更换。主控台端主要包括:带有力反馈的主操作手、3D 高清显示器、眼睛跟踪系统、键盘、触摸板及脚踏板。其中,眼睛跟踪系统会监测医生的眼睛运动,医生通过移动头部来靠近屏幕或远离屏幕以实现手术图像的放大或缩小,同时,当医生没有注视屏幕时,系统将自动停止手术操作。

TransEnterix 公司 2013 年研发了单孔腹腔镜微创手术 SurgiBot 外科手术

机器人系统,如图 1.11(b)所示。不同于 da Vinci 微创手术机器人系统的主从操作模式,该系统采用符合医生的操作习惯的类似于传统微创手术器械的操作手柄来控制机器人运动。SurgiBot 外科手术机器人系统的体积较小,且具有运动比例缩放、重新定位操作手柄的功能,该系统的内窥镜运动通过旋动基座上的旋钮来实现。

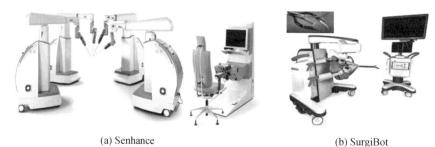

(a) Senhance   (b) SurgiBot

图 1.11   TransEnterix 公司的外科手术机器人系统

此外,Virtual Incision 公司也开发了单孔微创手术机器人系统,Virtual Incision 单孔微创手术机器人系统如图 1.12 所示,该系统采用主从控制模式,其最大优势是具有轻量级机械臂,该机器人系统于 2020 年获得 FDA 批准。图 1.13 为 Titan Medical 公司的 SPORT 单孔微创手术机器人系统。该系统采用主从控制结构,主要包括:高清 3D 视觉系统、开放式主控台、安装有机械臂的可移动小车。埃因霍芬理工大学研发了 Sofie 微创手术机器人系统,如图 1.14 所示。

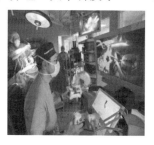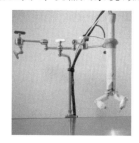

图 1.12   Virtual Incision 单孔微创手术机器人系统

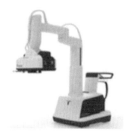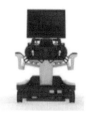

图 1.13   SPORT 单孔微创手术机器人系统

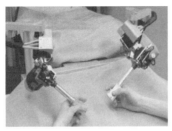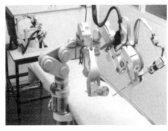

图 1.14　Sofie 微创手术机器人系统

1.2.3　微创手术机器人国内发展现状

近年来,随着国家的大力支持与高校院所和企业的技术攻关,我国在微创手术机器人领域取得了较为丰硕的成果。

2010 年,天津大学、南开大学和天津医科大学总医院联合研制出一套微创手术机器人系统妙手,之后其与山东威高集团有限公司合作研发了妙手 S 微创手术机器人系统,如图 1.15 所示,该机器人系统采用主从控制方式,具有小型化与集成化的特点。

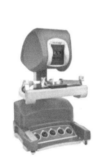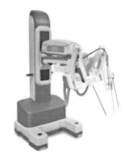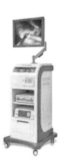

图 1.15　妙手 S 微创手术机器人系统

哈尔滨工业大学机器人技术与系统国家重点实验室 2013 年研发了华鹊系列微创手术机器人系统,华鹊 Ⅱ 微创手术机器人系统如图 1.16(a)所示。该系统的床旁操作臂安装在可移动小车上,每个小车上安装有一个机械臂。三个从手端机械臂既可作为整体使用,也可单独使用。哈尔滨工业大学机器人技术与系统国家重点实验室还研发了另一个微创手术机器人系统,图 1.16(b)为该系列的原理样机。该系统从手端的设计采用类似于 da Vinci Xi 的悬吊臂方案,采用四个机械臂的布局方式。

此外,国内的许多公司也纷纷投入微创手术机器人系统的研发,例如:北京术锐技术有限公司研发的单孔微创手术机器人系统,重庆金山科技集团有限公司、上海微创医疗器械(集团)有限公司、杭州术创机器人有限公等均开展了微创

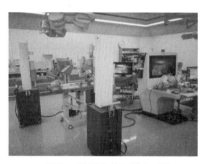 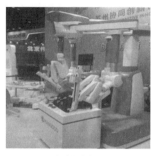

(a) 华鹊Ⅱ微创手术机器人系统　　　　(b) 微创手术机器人

图 1.16　哈尔滨工业大学微创手术机器人系统

手术机器人研究,推进微创手术机器人产业化。

1.3　微创手术机器人的关键技术

机器人技术与传统微创手术相结合,使得外科手术在手术导航、手术模拟仿真、手术定位操作以及新型手术方案等方面有了较大突破。鉴于微创手术的手术特点,微创手术机器人在机构设计、控制模式以及机器人设置等方面与其他机器人有较大不同。下面主要介绍微创手术机器人涉及的关键技术。

1. 微创手术机器人机构设计

根据手术特点,手术机器人按照构型大体可分为串联机构和并联机构两种类型。并联机构具有刚性好、运动精度高、结构紧凑等特点,比较适合骨科机器人这类要求运动量小但输出力大的手术机器人;串联机构具有结构简单、灵活度高和工作空间大等特点,比较适合腔镜类微创手术机器人。机器人机构选型应在考虑手术要求的前提下,充分考虑串联机构和并联机构的优点。同时,微创手术机器人在研制过程中还应注意以下几点。

(1)由于微创手术机器人应用在手术室中,受到手术室的空间约束,因此机器人需结构紧凑、体积小型化、节省手术空间,同时应便于安装、维修和消毒。

(2)根据实际的手术要求,机器人关节可设计成主动式、被动式或主被动相结合的方式,被动式关节主要用于手术前机器人的设置或定位,具有较高的安全性,主动式关节主要用于手术中机器人的控制。

(3)机器人机构设计应符合和方便医生的操作习惯,便于医生操作。

对于微创手术,手术机器人用来代替医生把持手术器械和内窥镜进行手术,因此根据传统微创手术的特点,要求机器人具有 3～4 个机械臂来把持手术器械和内窥镜。

微创手术的特点是手术器械通过体表手术切口进行手术操作,为了保证手术的安全性,要求手术器械在切口处只能实现四个自由度。对于微创手术,要求把持手术器械的机械臂要具有足够的运动空间和运动自由度,因此机械臂一般设计为多自由度串联式关节的形式。按照手术过程和机械臂关节的功能特点,机械臂关节可分为定位关节和远心机构两大部分。定位关节用来实现手术器械到手术切口的定位,即保证手术器械能够灵活地到达切口位置;远心机构用来实现手术器械在手术中的位置运动。设计满足手术切口运动学限制的远心机构是研制微创手术机器人的关键点之一。

　　手术器械用于完成微创手术的手术操作,如对手术区域中脏器的切割、缝合、剥离和夹持等,因此手术器械设计的好坏直接关系到手术质量和手术的安全性。

　　用于微创手术机器人系统的手术器械为系列化手术器械,系列化手术器械中不同手术器械的区别主要在于末端执行器。末端执行器的设计是按照手术任务设计的,其外形与传统手术器械有些相似。手术器械采用钢丝绳传动,为张紧钢丝绳,在传动盒内装有可调整张紧力的张紧装置。钢丝绳使用中会出现塑性变形和磨损,导致手术器械运动精度降低,因此在传动盒中还装有手术器械使用次数的计数芯片,当手术器械达到使用次数后,停止使用。

　　日本的一些学者在传统手术器械构型的基础上进行改造,采用多刚性杆传动来提高手术器械的灵活度。该手术器械具有三个自由度,能够增量式地反馈手术器械末端与组织之间的操作力,并对力反馈功能进行了性能测试,测试结果显示能够在力反馈功能的帮助下,完成手术操作的同时,有效降低 28% 对组织的操作力。但由于使用了刚性杆,整个器械偏重,因此在控制上要求略高。此外,手术器械在手术中不易更换。

　　国内对微创手术机器人手术器械的研究已展开,天津大学等联合研发的妙手微创手术机器人系统设计了五自由度手术器械,提高了手术器械的灵活度。哈尔滨工业大学研制了一种基于行星轮系的四自由度手术器械,该手术器械对传动系统的机械精度提出要求,安全性与可靠性高。

2. 微创手术机器人主从运动控制

　　传统工业机器人可以在无人干预的情况下根据既定的路径规划完成一系列指定任务,主要是通过离线路径规划或者机器人示教来实现。与传统工业机器人相比,微创手术机器人的操作环境和对象比较复杂,通过离线路径规划或示教不能自主完成一项手术,因此微创手术机器人需要医生参与才能完成手术操作,即微创手术机器人通过复现医生手部的动作来完成手术操作。此项工作需要主从控制操作模式完成。

　　微创手术机器人的控制系统一般采用主从控制结构,医生通过操作主手来控制从手端机器人机器臂的运动从而完成手术操作。这种主从控制结构将医生从手术台上"解放"出来,医生不再需要站在手术台旁边进行长时间的耗费体力的手术,只需要坐在主控台前,操纵主手控制机器人完成手术,通过主控台的监视器来观察手术区域。主从控制结构将医生的手部动作通过主手关节的运动量信息的转换,产生一系列运动信息。这些运动信息通过控制系统传递给从手端机器人机器臂的控制器和驱动器,进而控制从手端机器人机械臂运动并完成手术操作。通过设置主从运动的映射比例,可实现医生对复杂手术的精微操作。主手作为医生手部动作的翻译器直接关系主从运动的精确性,另外主手设计应使医生操作舒适。

　　根据主手和从手端机器人机械臂的构型,可将主从结构关系分为同构型和异构型。主从结构同构型,即主手和从手结构形式一致,主手的设计依据从手结构,与从手的构型和关节数完全相同且一一对应,只是在尺寸参数上有所区别。主从结构为同构型的优点是降低了主手设计的工作量,主手设计只需参考从手结构即可。主从系统的运动学模型完全相同,主从运动学映射简单,便于从手系统位置和姿态的控制。主从结构同构型的缺点是因为主手设计完全参考从手结构,使得主手外观设计以及人体工程学设计会有不足,操作者难以舒适的姿态进行长时间操作;另外,主手通用性较差,当从手结构发生改变时,主手便需要进行相应改变,这样不利于机构的优化和改进。与同构型相对应,主从结构异构型即是主手和从手结构形势相异。主手的设计完全独立,不依靠从手结构。主手的构型、自由度配置和关节数目等均可以与从手不同,主手和从手联系的桥梁为主、从手端运动学对应关系。主从结构异构型的优点是主手设计不受限制,可以充分考虑人体工程学的因素,设计出外形美观且宜人型主手,主手设计不再针对某一特定从手,使得主手的通用性变强,当从手结构发生改变时,主手仍能满足从手要求。主从结构异构型的缺点是由于主从运动不再是一一对应,主从控制实现变得复杂,需要实时求解主从系统的正逆运动学甚至动力学。

　　根据主从结构同构型和异构型的特点,主从运动的控制方式主要有三种:笛卡儿空间控制方式、逆雅可比控制方式和关节控制方式。

　　(1)笛卡儿空间控制方式通过建立主、从手系统空间的对应关系,将主手在自身笛卡儿空间的运动信息映射到从手笛卡儿空间中,再根据从手运动学来反求各关节的位置信息。主、从笛卡儿空间的对应关系即为主从运动的映射系数,在实际控制中,根据运动要求实时调节映射系数,实现主手对从手端机器人的不同位置比例控制。

　　(2)逆雅可比控制方式采集主手运动的速度信息对从手端机器人进行速度控制,即根据求解的从手逆雅可比矩阵和主手速度信息,实现对机器人各关节的速度控制。在某种程度上,逆雅可比控制方式与笛卡儿空间控制方式具有一定的等效作用,这两种控制方式适合主从结构为异构型的机器人系统。

(3)关节控制方式是将主手各关节的运动信息一一对应地传递给从手端机器人机械臂各关节,实现对从手端机器人机械臂的控制。关节控制方式要求主、从各关节的运动相互独立,不存在耦合运动,控制过程中不需要求解主从运动学,控制方式简单,容易实现。关节控制方式适合主从结构为同构型的机器人系统。

在主从运动控制的过程中,需要不断地采集主手运动信息并传递给从手端机器人机械臂,通过控制算法处理得到的机器人各关节的运动参数都是离散数据,离散运动数据会造成运动不平稳。另外,微创手术机器人应满足工作空间的物理约束,即避免机器人在运动过程中发生碰撞干涉。因此,为了获得理想的主从运动效果,需要对机器人进行运动规划。

机器人关节运动规划包括关节运动的轨迹规划和关节运动的路径规划两部分。机器人的路径规划根据采样获得的相邻点位姿信息,通过约束算法获得一个不发生碰撞的运动路径,在规划过程中不考虑运动的时间因素。根据控制的实时性要求,路径规划又可分为离线路径规划和在线路径规划。机器人轨迹规划是指在一定的时间里,对关节运动的位移、速度和加速度进行规划,使得各关节运动在路径点序列信息的约束下,平稳地实现从初始状态到目标状态的运动。由于微创手术机器人的运动需要准确地"复现"医生的手术动作,因此只要考虑机器人关节的轨迹规划。常用的关节运动轨迹规划方法有笛卡儿空间轨迹规划和关节空间轨迹规划。

(1)在笛卡儿空间轨迹规划中,要规划的是机器人末端执行器的位置、速度和加速度等时间函数,路径约束在机器人末端执行器的笛卡儿空间坐标中给定。这种轨迹规划方法的特点比较直观,容易理解,但由于机器人末端执行器的位姿是各关节综合运动的结果,在规划时要求将笛卡儿空间坐标中的路径约束变换为关节空间坐标中的路径约束。因此,笛卡儿空间轨迹规划需要在笛卡儿空间坐标与关节空间坐标之间进行空间的实时变换,规划算法的计算量比较大,容易产生较长的控制间隔,不利于关节运动。

(2)在关节空间轨迹规划中,要规划的是机器人各关节的运动时间变量,路径约束在机器人关节的空间坐标系中给定。关节空间的轨迹规划取决于受控变量进行规划,轨迹规划接近实时进行,计算量小,易于实现。但缺点是由于对机器人的末端执行器没有约束,无法直观确定末端执行器路径。

3. 微创手术机器人轨迹规划

从手端机械臂的轨迹规划是实现手术机器人主从控制同步的前提,也是实现从手端机械臂精确平稳运动的基础。从手端机械臂的轨迹规划是指在从手端机械臂运动学(位移和速度)和动力学(加速度和驱动力矩)约束下,从手端机械臂末端执行器从起始点到目标点之间的离散位姿序列。从手端机械臂的轨迹规划方法一般分为两种:任务空间规划方法和关节空间规划方法。

(1)任务空间规划方法是从手端机械臂末端执行器满足任务空间中特定路径要求的离散位姿序列,需要大量的矩阵运算将任务空间参数转化成关节空间的控制变量,不利于从手端机械臂的实时控制。任务空间常用的轨迹规划方法主要有直线轨迹规划、圆弧轨迹规划和多项式曲线轨迹规划等。直线轨迹规划通过归一化后的直线等距或等时插补得到;圆弧轨迹规划分为平面圆弧插补和空间圆弧插补,插补时需要已知圆弧经过的三个中间点,平面圆弧插补通过归一化的等时或等角插补得到,空间圆弧插补可以通过空间变化转换到平面,再进行平面圆弧插补;多项式曲线轨迹规划一般从三次多项式到七次多项式,高次多项式可实现路径点之间的平滑过渡。

(2)关节空间的轨迹规划只受关节速度与加速度的限制,能有效避免机器人的奇异点和冗余度问题,实时性更高,计算量更小,对于无特定路径要求的点到点运动可在关节空间进行轨迹规划。从手端机械臂关节空间的轨迹规划方法一般有多项式插补、样条曲线插补等。多项式插补是关节空间中较为常用的插补方法,但其规划的轨迹不够平滑且无法限定初始位置和终点位置的加速度;样条曲线插补可得到比较光滑的轨迹,也可限定初始位置和终点位置的加速度,但计算量很大,通常无法满足实时在线轨迹规划的要求。

随着机器人运动精度和稳定性要求的提高,机器人简单的轨迹规划无法较好地满足复杂作业的多目标要求,须对简单规划的轨迹进行最优轨迹优化。最优轨迹优化可描述为在满足运动学和动力学等约束的条件下,寻找动态系统的输入,使得时间最优、能量最优、冲击最优或多目标最优等,即非线性最优控制问题。间接法和直接法是求解最优控制问题数值解的基本方法。

(1)间接法主要利用变分学和拉格朗日算子法求解(由最优控制的一阶必要条件得到)哈密顿算子多点边值问题。间接法的优点是能够保证解的局部最优性,缺点是难以确定协态变量的初值,且求解过程的收敛半径较小。

(2)直接法采用参数化(离散化)方法将连续时间最优控制问题转化为非线性规划问题,通过相应的求解器求解非线性规划问题以得到最优轨迹,其优点是具有较大的收敛半径,且不需要确定协态变量初值;缺点是不提供协态变量信息,很难从理论上证明最后得到的数值解满足最优控制的一阶必要条件。直接法主要有直接打靶法、多重直接打靶法、配点法和微分包含法等四种方法。其中,配点法在实际工程应用中占据了主体地位,主要包括标准配点法和正交配点法。标准配点法是一种局部配点法,每个区间内采用固定阶数的插值多项式,通过增加子区间个数的方法提高求解精度,其优点是能够较好地捕捉解的不连续性和非平滑性;缺点是不具备指数收敛速度,且等间距分布的配点数过密时,可能会出现插值多项式在端点处发生剧烈波动的龙格现象。正交配点法又称伪谱法,它将最优控制问题的状态变量和控制变量在[-1,1]区间上进行离散化,并以正交多项式(Chebyshev 或 Legendre 多项式)的根为节点,构造拉格朗日插值多项式逼近状态变量和控制变量,通过对全局插值多项式或者分段多项式求导来近似状态变量对时间的导数,将微分方程约束转换为代数约束。根据离散节点和插值基函数选取的不同,伪谱法可分为 Gauss 伪谱法、Legendre 伪谱法、Radau 伪谱法和 Chebyshev 伪谱法。与标准配点法相比,伪谱法对初始值选取不敏感,能够有效处理各种约束且优化速度快(避免了数值积分过程),在机器人的轨迹优化中得到广泛应用。目前,较为通用的是 Gauss 伪谱法。相对于 Gauss 伪谱法,Chebyshev 伪谱法的离散节点具有显式表达式,采用快速傅里叶变换计算积分权的 Chebyshev-Curtis 积分,可以快速计算性能指标函数中的积分项,提高计算效率和数值稳定性。通过伪谱法将轨迹优化转化为非线性规划问题后,还需要选择合适的非线性规划算法来进行求解。非线性规划的主流求解算法有罚函数、序列二次规划和内点法等,其中序列二次规划算法是应用于轨迹优化较为成功的一种算法。

4. 微创手术机器人手术前臂形设置

在手术过程中,微创手术机器人通过 3~4 个机械臂的协调运动以完成手术操作,而当切口位置选取或臂形设置不合理时,机械臂末端执行机构的操作空间不能满足手术要求,机械臂之间很容易发生碰撞干涉,因此需要在手术前对机械臂的臂形进行规划。此外,由于每个患者的体型不同,机器人的臂形规划应依据患者体型进行相应设置。手术前,医生需要做大量的手术准备工作,通过反复试凑进行臂形设置的方法是不可取的。机器人的术前臂形规划一般采用离线规划的方法。

为了避免碰撞干涉、克服运动奇异性、提高操作灵活度以及改善运动学和动力学性能等,微创手术机器人机械臂通常设计为冗余型机械臂。然而这种冗余型机械臂为欠稳定系统,不能应用常规的方法进行运动规划。为获得机器人良好的运动性能,需对机械臂臂形进行合理规划,目前常用的机械臂臂形设置方法主要有两类:一类是基于逆运动学的运动规划方法,如扩展空间法和梯度投影法等;另一类是基于正运动学的运动规划方法,如 Sung 等应用正运动学方程为约束条件进行的运动规划。

在机械臂的臂形设置上,Munoz 等通过 C 空间的概念对 ERM 手术机器人机械臂的位置规划和碰撞检测进行了研究,给出了微创手术中机器人合适的机

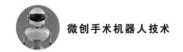

械臂臂形。针对冗余自由度机器人的多机械臂之间的避碰规划问题,Mei 等提出了一种同时考虑机器人臂形优化和手术工作空间需求的微创手术机器人多臂臂形设置方法。Stocco 等提出了用机器人操作的全局同向性能指标来作为手术切口位置选择的依据。

5. 微创手术机器人反向驱动控制

反向驱动性是指传动系统将输入轴运动传递到输出轴的容易程度。当机构运动时,良好的反向驱动性将生成小惯性力(由加速度引起)和小摩擦力(由末端速度引起)。

在微创手术机器人领域的反向驱动性研究中,基于不同设计目标,反向驱动和非反向驱动传动系统各有它们的优缺点。反向驱动传动系统的优点是在意外断电的情况下,手术工具可以手动操作,缺点是该系统存在手术器械掉落的潜在安全风险。相反,非反向驱动传动系统在安全性方面更有保证,在意外断电时机械臂保持静止不动,缺点是需要离合器来脱离手术器械工具。目前,与手术机器人反向驱动性相关的研究比较少。Prisco 基于单关节手术机器人的参数辨识和 Luenberger 状态观测器,通过重力、摩擦力和惯性力的近似补偿来提高机器人机械臂的反向驱动性。Chandrasekaran 利用力传感器测量惯性力矩,并通过前馈控制和惯性补偿来保持机械臂的平衡。

微创手术机器人从手臂的反向驱动性是外科医生进行术前手动调节的关键性能指标。目前,微创手术机器人的术前调节主要有主动控制调节、机械装置调节、重力补偿调节和基于力传感器的力闭环控制调节。主动控制调节可以实现手术器械末端高精度调节,不需要额外的结构设计和控制算法,但医生需要不断地观察体外的机器人手术器械末端与患者之间的相对位置。机械装置调节通过电磁制动器、离合器或其他机械结构断开末端执行器和相应电机之间的功率来调整机器人机械臂位置,机械装置调节可以很容易地调整机器人机械臂位置,但外科医生需要承受附加制动器或离合器的重力和惯性力,容易引起手术器械的晃动。重力补偿调节利用电机力矩来平衡关节的等效载荷,减小操作者的疲劳,但由于摩擦力和惯性力的影响,在关节启动或低速运动时不容易精确控制。基于力传感器的力闭环控制调节是一种安全、高效的术前手动调节方法,但力传感器需要额外的经济成本和安装空间。

6. 微创手术机器人关节控制技术

机器人的运动控制要求机器人能够按照预定的控制指令和控制方案进行相应的运动,常用的控制策略大致归纳为传统控制策略、现代控制策略和智能控制策略。传统控制策略主要应用于控制对象模型确定且为线性时不变系统,典型的传统控制策略如 PID 反馈控制,具有控制简单且鲁棒性强的特点。传统控制策略与新型控制概念相结合,形成了许多新的控制策略。现代控制策略主要应用于控制对象为时变非线性系统,在控制过程中需要考虑各种非线性影响,如环境干扰和环境改变等时变不确定因素。常用的现代控制策略有预见控制、变结构控制和自适应控制等。智能控制策略主要用于控制对象、环境与任务较为复杂的系统,为了实现机器人优良的动态控制性能,模糊控制、专家控制、神经网络控制等智能控制方法广泛地应用于机器人控制中。与传统的控制系统相比,智能控制能够根据人的控制经验、被控对象和外界环境的相关信息,采用开闭环和定性定量控制相结合的多模态控制方式,实现自组织、自学习、自适应和自协调的控制过程。智能控制相关技术之间的结合以及与传统控制技术的交叉结合,可以构成功能各异的智能控制系统。

在微创手术中,为保证手术质量,要求机器人具有较高的运动精度和实时的响应速度,这就要求控制系统具有较快的响应能力、有效的抑制超调能力和抗干扰能力以及较高的控制精度。由于伺服电机系统本身具有一定的时变性、耦合性和非线性,加上机器人系统在运动过程中会受到不同程度的外界干扰,因此传统控制策略很难满足微创手术机器人系统的控制要求。模糊控制作为智能控制策略的一种,具有不要求机器人系统的精确数学模型、能够方便地将专家经验加入到控制器中、人机对话能力强等特点,因此得到广泛应用。传统 PID 控制具有控制算法简单、能够获得较高的稳态精度和易于实现等优点,因此以 PID 控制器为基本控制器,并辅以补偿策略和参数的动态调整来完成机器人关节控制。这样可以在一定条件下实现高精度的关节轨迹跟踪,同时也避免了计算量大和控制器参数调整过程复杂等缺点。

7. 微创手术机器人手术器械运动控制

由于绳索传动(也称为钢丝绳传动、丝传动)具有设计灵活、成本低、高刚度、低空回、传动平滑、传动效率高、可靠性高和无须润滑等优点,其在精密指向机构、机器人和医疗器械等领域得到广泛应用。现有的用于微创手术机器人的手术器械主要采用绳索驱动机构来传递位移和作用力,其绳索驱动方式主要有两种形式,一种是"绳索+滑轮"的形式,其中滑轮用于改变绳索的方向,传输路径复杂时,需要较多滑轮;另一种是传输路径可以任意配置的"绳索+套管"的形式,绳索在套管中的摩擦力通常大于绳索在滑轮上的摩擦力,具有更大的非线性。由于微创手术机器人的末端执行器是在患者体内进行操作,所以精确的传递位置和力信息对手术操作非常重要,如果存在位置和力的误差,末端执行器可能损伤患者的组织和器官。然而,由于绳索弹性及其所受的分布摩擦力,基于绳索驱动的微创手术机器人存在迟滞、间隙和死区等现象,极大影响了微创手术机器人的定位精度和力控制。为了解决位置和力检测等问题,通常是在机器人末

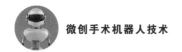

端执行器上集成传感器以获得位置和力信息,但由于传感器不能容忍灭菌过程的苛刻化学环境,且手术器械末端执行器具有复杂的结构和狭小的空间,难以直接安装力传感器和位置编码器,因此不能提供力反馈和位置闭环控制。

为了实现微创手术机器人的位置和力控制,另一个方案是建立精确的绳索驱动系统的模型来估计末端执行器的位置和力信息。对应绳索驱动的两种形式,存在两类绳索驱动系统模型,一类是腱鞘(Tendon-sheath)模型,另一类是绳轮(Cable-pulley)模型。学者对腱鞘模型的研究比较多,其中,Kaneko采用质量集中的方式建立了腱鞘模型,并以等效间隙和腱刚度表示腱鞘模型的输入—输出关系。Palli利用黏弹性模型表征传动系统的滞后现象,并提出了一种补偿这种非线性效应的控制策略。Do针对由摩擦引起腱鞘系统滞后现象,提出了腱鞘系统的动态摩擦模型以及相应的补偿方案。Agrawal提出了针对绳索管道机构的传输特性的分布式数学模型,并用该模型描述了双腱鞘传递回差等非线性行为。Wu分析了任意载荷条件下双腱鞘系统的传递特性,提出了相应补偿控制方法。对于绳轮模型的研究,Jung对Capstan方程存在的缺点进行修正,并考虑了倾斜荷载效应、非线性摩擦行为和扩展性,也验证了非线性摩擦行为是摩擦损失的主要因素。Lu提出了预测精密绳驱动横向振动频率的分析方法,考虑到绳的抗弯刚度,推导了精密绳传动的横向振动方程。目前,还有学者利用绳索驱动来补偿微创手术器械传动回差和估计末端执行器的力信息,如:Anooshahpour建立腱鞘模型来估计da Vinci系统手术器械传动回差和作用力;Xue利用改进的绳轮模型对微创手术器械进行了回差补偿和输出力矩估计,但其对传动路径上导轮的静止假设与多数手术器械的实际情况并不相符,其对绳索驱动的传动回差和力矩估计也没有考虑绳索驱动的过渡状态。

8. 微创手术机器人主从力反馈技术

微创手术机器人克服了传统微创手术在观察、操作、灵活等多方面的不足,在辅助医生进行外科手术时获得了广泛的应用。然而,现有微创手术机器人仍然缺少力反馈功能,它无法将手术器械与患者组织的接触力反馈给医生。医生因而无法通过组织触摸来鉴别组织属性或病变,医生在执行一些精细操作时,想要施加精确的作用力也会变得非常困难。因此,微创手术环境下的力检测技术成为微创手术机器人研究的热点和前沿。目前,对微创手术机器人力检测的研究还存在测量维数不足、范围和精度较低、与器械兼容性差等问题,限制了机器人辅助微创手术质量和效率的进一步提高。截至目前,还未有具备力反馈功能的微创手术机器人系统应用于临床,研究人员开展的力反馈必要性的体外实验见表1.1。

表 1.1　力反馈必要性的体外实验

人员	任务	设备方法	结果
Bethea	打结	da Vinci 系统视觉替代	打结时更精细、更连贯,不会出现断线
Braun	触摸,打结	EndoPAR 系统直接力反馈	降低接触力,降低打结力,不断线
Gwillia	组织触摸	da Vinci 系统视觉替代＋直接反馈	两种方式结合比单一方式明显减少失误
Tavakoli	触摸,缝合	自制 RMIS 系统直接反馈＋视觉替代	降低缝合力,提高成功率
Kitaga	打结	人工、da Vinci 系统视觉替代	改善打结力的重复精度
Ortmaier	分离	DLR 遥操作手术系统直接反馈	减少无意识损伤
Wagner	分离显露	两台 Phantom 主手直接反馈	降低接触力,减少失误

　　如表 1.1 所示的实验结果,将力反馈引入到微创手术机器人系统中,可在一定程度上提高手术质量,具体体现在降低接触力峰值和均值,缩短执行手术操作的时间,减少术中失误,提高微创手术机器人系统的效率。

本章参考文献

[1] MOUSTRIS G P, HIRIDIS S C, DELIPARASCHOS K M, et al. Evolution of autonomous and semiautonomous robotic surgical systems: A review of the literature[J]. International journal of medical robotics and computer assisted surgery, 2011, 7(4): 375-392.

[2] TAYLOR R H, STOIANOVICI D. Medical robotics in computer-integrated surgery[J]. IEEE transactions on robotics and automation, 2003, 19(5): 765-781.

[3] RUURDA J P, VAN VROONHOVEN T J, BROEDERS I A. Robot-assisted surgical systems: A new era in laparoscopic surgery[J]. Annals of

the royal college of surgeons of England，2002，84(4)：223.

［4］OMOTE K，FEUSSNER H，UNGEHEUER A，et al. Self-guided robotic camera control for laparoscopic surgery compared with human camera control［J］. American journal of surgery，1999，177(4)：321-324.

［5］FUNDA J，GRUBEN K，ELDRIDGE B，et al. Control and evaluation of a 7-axis surgical robot for laparoscopy［C］. Piscataway：IEEE International Conference on Robotics and Automation，1995.

［6］TAYLOR R H，FUNDA J，ELDRIDGE BEN，et al. A telerobotic assistant for laparoscopic surgery［J］. IEEE engineering in medicine & biology magazine，1995，14(3)：279-288.

［7］MARESCAUX J，RUBINO F. The ZEUS robotic system：Experimental and clinical applications［J］. Surgical clinics of North America，2003，83(6)：1305-1315.

［8］MURPHY T E，NIXON M M. Surgical instrument wrist：US8540748B2［P］. 2013-09-24.

［9］LUM M J，FRIEDMAN D C W，SANKARANARAYANAN G，et al. Objective assessment of telesurgical robot systems：Telerobotic FLS［J］. Stud. Health. Technol. Inform. ，2008，132(1)：263-265.

［10］PREUSCHE C，HIRZINGER G，RYU J H，et al. Time domain passivity control for 6 degrees of freedom haptic displays［C］. Piscataway：IEEE/RSJ International Conference on Intelligent Robots and Systems，2007.

［11］BEASLEY R A. Medical robots：Current systems and research directions［J］. Journal of robotics，2012，2012：1-14.

［12］FORD O. TransEnterix seeks clearance for SurgiBot surgical platform［J］. Medical device daily，2013，17(121)：1.

［13］LANG M J，GREER A D，SUTHERLAND G R. Intra-operative robotics：NeuroArm［J］. Acta neurochirurgica supplement，2011，109：231-236.

［14］王雪生. 微创手术机器人主操作手机构设计与评价研究［D］. 天津：天津大学，2014.

［15］付宜利，刘潇，牛国君，等. 腹腔微创手术机器人系统远心机构设计与分析［J］. 华中科技大学学报(自然科学版)，2013，41(s1)：289-292.

［16］马如奇. 微创腹腔外科手术机器人执行系统研制及其控制算法研究［D］. 哈尔滨：哈尔滨工业大学，2013.

［17］付宜利，潘博. 微创外科手术机器人技术研究进展［J］. 哈尔滨工业大学学

报，2019，51(1):1-15.

[18] AKHIL J，MADHANIR，GUNTER N，et al. The black falcon:A teleoperated surgical instrument for minimally invasive surgery[C]. Piscataway:IEEE/RSJ Conference on Intelligent Robots and Systems Victoria，1998.

[19] TIERNEY M J，COOPER T G，JULIAN C A，et al. Mechanical actuator interface system for robotic surgical tools:US20090407101[P]. 2014-06-24.

[20] ARATA J，MITSUISHI M，WARISAWA S，et al. Development of a dexterous minimally-invasive surgical system with augmented force feedback capability[C]. Piscataway:IEEE/RSJ International Conference on Intelligent Robots & Systems，2005.

[21] GRACE K. Suturing articulating device for tissue and needle manipulation during minimally invasive endoscopic procedure:EP1083830A1[P]. 2009-11-25.

[22] WANG S X，DING J N，YUN J T，et al. A robotic system with force feedback for micro-surgery[C]. Piscataway:Proceedings of the 2005 IEEE International Conference on Robotics & Automation，2005.

[23] 李坤. 微创手术机器人力检测关键技术研究[D]. 哈尔滨:哈尔滨工业大学，2016.

[24] 李超，董继先. 浅析机器人轨迹规划中关节空间轨迹的插值方法[J]. 西北轻工业学院学报，2002，20(5):42-44.

[25] 张斌. 基于多约束的机器人关节空间轨迹规划[J]. 机械工程学报，2011，47(21):1-6.

[26] BAZAZ S A，TONDU B. Minimum time on-line joint trajectory generator based on low order spline method for industrial manipulators[J]. Robotics and autonomous systems，1999，29(4):257-268.

[27] PIAZZI A，VISIOLI A. Global minimum-jerk trajectory planning of robot manipulators[J]. IEEE transactions on industrial electronics，2000，47(1):140-149.

[28] FAHROO F，ROSS I M. Direct trajectory optimization by a chebyshev pseudospectral method[C]. Piscataway:American Control Conference，2000.

[29] ROSS I M，FAHROO F. Legendre pseudospectral approximations of optimal control problems[M]. Berlin，Heidelberg:Springer，2004.

[30] VLASSENBROECK J . A chebyshev polynomial method for optimal control with state constraints[M]. New York:Pergamon Press, Inc. ,1988.

[31] WALDVOGEL J. Fast construction of the Fejér and Clenshaw-curtis quadrature rules[J]. Bit numerical mathematics, 2006, 46(1):195-202.

[32] HAYASHIBE M, SUZUKI N, HASHIZUME M, et al. Robotic surgery setup simulation with the integration of inverse-kinematics computation and medical imaging[J]. Computer methods and programs in biomedicine, 2006, 83(1):63-72.

[33] PATEL R V, SHADPEY F, RANJBARAN F, et al. A collision-avoidance scheme for redundant manipulators: Theory and experiments[J]. Journal of robotic system,2005,22(12):737-757.

[34] JAIME R, ANGEL R, ALEJO A. Involving the operator in a singularity avoidance strategy for a redundant slave manipulator in a teleoperated application[C]. Piscataway:IEEE International Conference on Interlligent Robots and Systems, 2002.

[35] LI Y, LIU Y. Fuzzy logic self-motion planning and robust adaptive control for tip-over avoidance of redundant mobile modular manipulators[C]. Piscataway: IEEE/ASME International Conference on Advanced Intelligent Mechatronics,2005.

[36] KIM D H. Self-organization for multi-agent groups[J]. International journal of control automation and systems, 2004, 2(3):333-342.

[37] BAILLIEUL J. Kinematic programming alternatives for redundant manipulators[C]. St. Louis: Proc. of IEEE Inter. Conf. on Robotics and Automation,1985.

[38] DUBEY R V. An efficient gradient projection optimization scheme for a sevendegree of freedom redundant robot with spherical wrist[C]. Piscataway:IEEE International Conference on Robotics and Automation,1989.

[39] SUNG Y W. Constrained optimization approach to resolving manipulator redundancy[J]. Journal of robotic systems,1996,1(35):275-288.

[40] MUNOZ V F, FERNANDEZ J. On lapaproscopic robot design and validation[J]. Integrated computer-aided engineering,2003(10):211-219.

[41] MEI F , JIN X , TONG W , et al. Pose optimization and port placement for robot-assisted minimally invasive surgery in cholecystectomy[J]. The international journal of medical robotics and computer assisted surgery, 2017,13(4):1810.

[42] STOCCO L J, SALCUDEAN S E ,SASSANI F. On the use of scaling matrics for task-specific robot design[J]. IEEE transactions on robotics and automation,1999,15(5):958-965.

[43] ISHIDA T, TAKANISHI A. A robot actuator development with high backdrivability[C]. Piscataway: IEEE Conference on Robotics, Automation & Mechatronics, 2006.

[44] TOWNSEND W T. The effect of transmission design on force-controlled manipulator performance[M]. Baltimore:PhD Thesis. Department of Mechanical Engineering, MIT, 1988.

[45] KUO C H, DAI J S, DASGUPTA P. Kinematic design considerations for minimally invasive surgical robots: An overview[J]. International journal of medical robotics & computer assisted surgery, 2012, 8(2):127-145.

[46] TAYLOR R H, STOIANOVICI D. Medical robotics in computer-integrated surgery[J]. IEEE transactions on robotics & automation, 2003, 19(5):765-781.

[47] PRISCO G M, LARKIN D Q, NOWLIN W C. Control system for reducing internally generated frictional and inertial resistance to manual positioning of a surgical manipulator:US201514932117[P]. 2016-08-02.

[48] WEISS P, ZENKER P, MAEHLE E. Feed-forward friction and inertia compensation for improving backdrivability of motors[C]. Piscataway: Control Automation Robotics & Vision (ICARCV), 2012 12th International Conference on, 2013.

[49] CHANDRASEKARAN K, SIVARAMAN S, THONDIYATH A . Static balancing and inertia compensation of a master manipulator for tele-operated surgical robot application[C]// ACM. New York:ACM, 2015:1-5.

[50] PALEP J H. Robotic assisted minimally invasive surgery[J]. Journal of minimal access surgery, 2009, 5(1):1-7.

[51] KONIETSCHKE R, HAGN U, NICKL M, et al. The DLR MiroSurge—A robotic system for surgery[C].Piscataway: IEEE International Conference on Robotics & Automation,2009.

[52] ALVAREZ-RAMIREZ J, SANTIBANEZ V, CAMPA R. Stability of robot manipulators under saturated PID compensation[J]. IEEE transactions on control systems technology, 2008, 16(6):1333-1341.

[53] KANEKO M, YAMASHITA T, TANIE K. Basic considerations on transmission characteristics for tendon drive robots[C]. Piscataway:Ad-

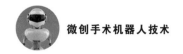

vanced Robotics,1991.

[54] PALLI G, MELCHIORRI C. Model and control of tendon-sheath transmission systems[C]. Piscataway: IEEE,2006.

[55] DO T N, TJAHJOWIDODO T, LAU M, et al. An investigation of friction-based tendon sheath model appropriate for control purposes[J]. Mechanical systems & signal processing, 2014, 42(1-2):97-114.

[56] AGRAWAL V, PEINE W J, et al. Modeling of transmission characteristics across a cable-conduit system[J]. IEEE transactions on robotics, 2010, 26(5):914-924.

[57] WU Q, WANG X, CHEN L,et al. Transmission model and compensation control of double-tendon-sheath actuation system[J]. IEEE transactions on industrial electronics, 2015, 62(3):1599-1609.

[58] JUNG J H, PAN N, KANG T J. Generalized capstan problem: Bending rigidity, nonlinear friction, and extensibility effect[J]. Tribology international, 2008, 41(6):524-534.

[59] LU Y, MO H, ZHANG Z, et al. Transverse oscillation of precise cable drive system[J]. Key engineering materials, 2012, 522:332-336.

[60] ANOOSHAHPOUR F, POLUSHIN I G, PATEL R V. Tissue compliance determination using a da Vinci instrument[J]. Proceedings-IEEE international conference on robotics and automation, 2015, 2015:5344-5349.

[61] XUE R, REN B, YAN Z, et al. A cable-pulley system modeling based position compensation control for a laparoscope surgical robot[J]. Mechanism and machine theory, 2017, 118:283-299.

[62] BRAUN E U, MAYER H, KNOLL A, et al. The must-have in robotic heart surgery: Haptic feedback[M]. Vienna: I-Tech Education and Publishing, Lecture Notes in Medical Robotics, 2008.

[63] GWILLIAM J C, MAHVASH M, VAGVOLGYI B, et al. Effects of haptic and graphical force feedback on teleoperated palpation[C]//Proceedings of the IEEE International Conference on Robotics and automation. Kobe, Japan: IEEE Robotics and Automation Society, 2009: 667-682.

[64] TAVAKOLI M, PATEL R V, MOALLEM M. Robotic suturing forces in the presence of haptic feedback and sensory substitution[C]//Proceedings of the IEEE Conference on Control applications. Toronto, Canada:

IEEE Control Systems Society，2005：1-6.

[65] KITAGAWA M，OKAMURA A M，BETHEA B T，et al. Analysis of suture manipulation forces for teleoperation with force feedback[C]//Proceedings of the International Conference on Medical Image Computing and Computer Assisted Intervention. Tokyo，Japan：Springer，2002：155-162.

[66] ORTMAIER T，DEML B，KUEBLER B，et al. Robot assisted force feedback surgery[J]. Advances in telerobotics，springer tracts in advanced robotics，2007，31(1)：341-358.

[67] WAGNER C R，STYLOPOULOS N，JACKSON P G，et al. The benefit of force feedback in surgery：Examination of blunt dissection[J]. Teleoperators and virtual environments，2007，16(3)：252-262.

第 2 章

从手端机器人机械本体

应 用微创手术机器人进行手术时，医生通过操作机器人系统的主手来控制从手端机器人的运动以完成手术操作。从手端机器人系统包括用于定位的多机械臂、远心机构和手术器械等部分。本章主要介绍从手端机器人构型方案、远心机构及其多目标优化等几个方面。

2.1　从手端机器人构型

2.1.1　微创手术要求

微创手术机器人需满足微创手术要求及手术特点。微创手术的手术流程如下。

①建立微创手术通道。根据患者体型及手术科目,在患者体表切出 3～5 个 10～12 mm 的手术创口,用于建立手术器械和内窥镜进出患者腔内的手术通道。

②制造腔内气腹环境。使用气腹仪向患者腔内充入适量的 CO_2 气体,将患者腔壁与内脏组织有效分离,为微创手术提供足够的腔内手术操作空间以及良好的腔内可视环境。

③实施微创手术。根据不同的术式类型,医生选用不同功能的手术微器械对病灶组织进行手术操作,并在手术完成后对手术创口进行处理。以胆囊摘除手术为例,手术需要建立 3 个手术通道:其中 2 个用于手术微器械进出腹腔,另外 1 个用于内窥镜进出腹腔,胆囊摘除手术创口位置如图 2.1 所示。在手术过程中,内窥镜与气腹仪使用同一个手术通道,内窥镜用于实时传输腔内手术场景影像;气腹仪用于维持手术过程中的腔内气压稳定。医生根据内窥镜传输的腔

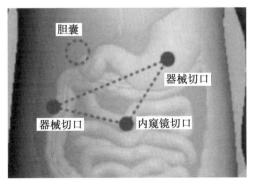

图 2.1　胆囊摘除手术创口位置

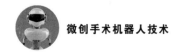

内手术场景影像,操作手术微器械开展胆囊摘除手术。

从上述微创手术流程中可以总结出微创手术的部分特点如下。

①微创手术采用"杠杆效应"来开展手术,即手术器械以患者手术创口作为支点,手术器械在腔内的运动轨迹与医生手部在腔外的运动轨迹关于手术创口对称,且两者的运动方向相反。

②手术器械的"杠杆效应"会影响医生的手眼协调能力,容易诱导医生做出错误操作。

③由于手术器械以患者手术创口作为支点,术中手术器械的运动很容易对患者手术创口造成损伤。

④所有手术操作只能在以手术创口为顶点的倒圆锥手术空间内完成。

⑤手术创口使得手术器械损失了 2 个空间移动自由度,降低了手术器械在腔内的灵活性。

微创手术操作如图 2.2 所示。

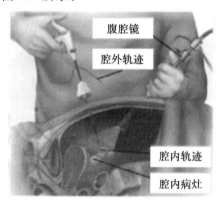

图 2.2   微创手术操作

根据上述微创手术的特点,微创手术机器人从手端机器人系统的机构设计须满足如下要求。

①从手端机器人系统应满足微创手术术式要求。

②从手端机器人系统必须确保手术器械在创口点处的空间位置不变,避免手术器械术中运动对患者手术创口造成非手术性损伤。

③从手端机器人系统应具备完成手术操作所需的多自由度手术微器械,能够在有限的手术封闭空间内实现灵活的手术操作。

2.1.2   从手端机器人机械臂构型

微创手术机器人系统的工作模式为主从操作模式,即医生通过操作主操作手来控制从手端机器人运动,从手端机器人的功能是把持特制的手术器械,并在医生的控制下完成手术操作。根据从手端机器人所需的功能,从手端机器人构型主要分为三个部分,分别是定位关节、远心机构和手术器械。

(1)定位关节用于微创手术机器人远心机构远心点位置的调整,使得远心点位置与患者体表切口重合。

定位关节应具有如下特点:①具有较大的工作空间;②可在行程范围内的任意位置锁紧固定;③运动直观性强,方便医生调节。常用的定位关节类型包括笛卡儿坐标型(PPP)、柱面坐标型(RPP)、极坐标型(RRP)、关节坐标型(RRR)和SCARA 型(PRR)。表 2.1 列出了上述五种定位关节构型的特点。可以看出,SCARA 型关节在自身体积小的前提下,具有大的工作空间和好的灵活性,满足上述对定位关节的要求,因此手术机器人机械臂定位关节一般采用 SCARA 型。

表 2.1　定位关节性能对比

关节类型	笛卡儿坐标型	极坐标型	柱面坐标型	SCARA 型	关节坐标型
机构简图					
灵活性	较差	好	稍好	好	好
自身体积	最大	较小	较大	较小	较小
工作空间	小	较大	较大	大	大
重力矩	小	较小	小	小	最大

(2)远心机构根据构型的不同可以分为串联远心机构和并联远心机构。

在微创手术中,由内窥镜提供手术病灶部分的视野,由至少一对手术器械执行手术操作。因此,微创手术机器人系统至少需要一个持镜远心机构和两个持械远心机构。对并联远心机构和串联远心机构的对比分析如下。

①从占用空间方面考虑。由于患者体表空间有限,除机械臂占用一定空间,还需留有一定空间供医生使用。采用并联远心机构进行设计时,并联远心机构会占用患者体表大部分空间。当从手端机器人具有三个持械远心机构和一个持镜远心机构时,并联远心机构几乎占用患者全部体表空间,医生将无法站立在手术床旁进行辅助操作。而串联远心机构仅含有一条运动支链,机构占用的空间小。

②从安全性方面考虑。当发生紧急情况时,医生需要将手术器械从患者体内拔出并撤离远心机构。并联远心机构占用了医生的工作空间,增加了医生的

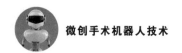

操作难度和操作时间,造成了潜在的手术风险。而串联远心机构不会占用医生的工作空间,也不会妨碍医生进行相关操作。

③从碰撞检测算法的复杂程度方面考虑。为避免在手术过程中发生机械臂之间的碰撞以及机器人与患者之间的碰撞,需要设计碰撞检测算法。相比于仅有一条运动支链的串联远心机构,具有两条运动支链的并联远心机构将大大增加碰撞检测算法的设计难度。

④从机械臂调整关节的尺寸方面考虑。由于并联远心机构的碰撞概率(CP)大,为降低碰撞概率需要被动调整关节能够提供较大的调整空间,这会使得部分机械臂的连杆长度较长,机构的配重部分质量增大,增大整个被动臂的体积,进而增大了从手端机器人系统的体积。

⑤从手术切口点之间的距离远近考虑。由于并联远心机构的碰撞概率较大,为降低并联远心机构之间的碰撞概率,需要增加手术切口点之间的距离,但是切口间的距离过大往往不能满足医学手术的要求;而串联远心机构的碰撞概率低,手术切口点的选择往往能够满足医学手术的要求。

⑥从切口点位置选择的难易程度考虑。由于串联远心机构的直观性强,手术切口点位置要比并联远心机构更容易选择。

⑦从医生操作的灵活性和方便性考虑。串联远心机构仅有一条运动链,直观性强,在术前调整时,医生只需要考虑邻近远心机构之间有没有碰撞的隐患,比较容易完成术前调整工作;而并联远心机构由于含有两条运动支链,直观性差,医生调整并联远心机构时需要同时调节两条运动支链,即避免并联远心机构之间的碰撞以及远心机构与患者之间的碰撞,因而增加了术前调整工作的难度以及术中出现错误操作的可能性。

⑧从经济方面考虑。由于并联远心机构增加了一条运动支链,同时为了满足手术切口点的选择而增加了被动机械臂的尺寸,这都将增加系统成本。此外,增加了一条运动支链,消毒难度和维护成本也将增加。

(3)由于手术器械需进入患者体内进行手术操作,考虑到工作空间和消毒要求,手术器械的驱动采用将电机放置在远心机构上的方式。

通常具有两种运动传递方式:一种是连杆传动,另一种是绳索传动。为了增加手术器械的灵活性,需要在手术器械上增加腕部转动关节。当采用连杆驱动时,手术器械末端小爪的驱动很难使用连杆实现,因此在手术器械设计中很少采用连杆传动。绳索传动相对连杆传动而言是一种柔性传动,不仅具有优异的传动精度,而且可减少手术器械尺寸和质量,手术器械中一般采用绳索传动方式。

2.2　远心机构运动原理及设计方法

远心机构的作用是夹持手术器械或内窥镜,为手术器械或内窥镜提供位姿变化调整。远心机构是微创手术机器人从手端系统中的重要组成部分之一。

2.2.1　远心运动

微创手术通过手术器械和内窥镜探入体表切口进行手术任务。由于受到体表切口的限制,为保证手术的安全性,手术器械和内窥镜只能绕体表切口做"定点"运动。微创手术中手术器械和内窥镜在体表切口处的运动自由度如图 2.3 所示,为防止手术器械和内窥镜划伤或拉扯体表切口,手术器械和内窥镜在体表切口只允许具有以下四个运动自由度:沿体表切口的直线探入自由度,绕体表切口的两个转动自由度,绕自身轴线旋转的转动自由度。手术器械和内窥镜在体表切口处沿切口切线方向的直线运动自由度是必须被限制的。手术器械和内窥镜在体表切口处的这种"定点"运动称为远心运动,手术切口为远心点,将实现远心运动的机构简称为远心机构。

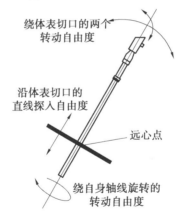

绕体表切口的两个转动自由度

沿体表切口的直线探入自由度

远心点

绕自身轴线旋转的转动自由度

图 2.3　微创手术中手术器械和内窥镜在体表切口处的运动自由度

2.2.2　远心机构分类及特点

远心运动的实现形式主要有两种。一是通过运动学冗余实现远心运动,需要主动关节数大于 4,通过特殊的运动学建模以及相对应的控制算法来实现远心运动。这种方式的缺点是主动关节数量大,通过控制算法程序来保证远心点位置不动,这种方式的安全性较低。代表有德国宇航中心研制的 DLR MIRO 机器人系统,该微创外科手术机器人系统包括两个持械机械臂和一个持镜机械臂,整个系统采用主从控制方式实现机械臂的运动控制。意大利 SOFR S. P. A 公司研制的 TELELAP ALF－X 医疗机器人,通过冗余运动控制来实现远心运动。二是通过机构约束来实现远心运动。代表有加拿大 Titan Medical 医疗公司研制的 Amadeus 医疗机器人,该机器人通过蛇形多关节结构实现对支点的限制。

远心机构根据构型不同可以分为串联远心机构和并联远心机构。其中,串联远心机构有被动方式机构、平行四边形机构、球形机构、弧形机构和齿轮链机构等机构形式。

被动方式机构的原理图如图 2.4(a)所示。此机构是依靠切口处运动学约束来实现远心运动,安全性最高,但是此种结构易受到切口处的外界干扰,影响操作精度。另外,此种机构不利于手术器械和内窥镜的姿态控制。以下系统采用被动方式机构:AESOP－1000 机械臂有六个自由度,1、2、3、6 关节是主动关节,4 和 5 关节是被动关节,依靠被动关节实现内窥镜沿切口支点处的旋转运动;HISAR 系统是安装在天花板上的具有七轴的微创手术机器人系统;ZEUS 系统的两个被动关节提供了 U 形机构,能够使手术器械绕支点运动;WLR 系统用于对内窥镜定位,该机器人共有三个主动自由度和两个被动自由度。

平行四边形机构的原理图如图 2.4(b)所示。一种是双平行四边形机构,该机构的优点是刚度高,缺点是机构关节数和连杆数较多,机构体积较大。该机构含有冗余约束,对加工精度要求较高,具有机构卡死的可能性。另一种是开环式平行四边形机构,其特点是关节数和连杆数较少,缺点是采用多段钢带机构导致机构刚度低,需用专用设备组装,且增加后续组装和维修成本。应用平行四边形机构的远心机构的代表有:LARS 机器人系统、da Vinci 机器人系统和 Rohln Heart 机器人系统。

球形机构的原理图如图 2.4(c)所示,共有并联型和串联型两种实现方式。并联型的碰撞概率比较高,所以此种方式一般不被采用。串联型得到广泛应用,其优点是关节数和连杆数较少。但是串联型方式降低了系统的刚度,钢丝绳比较容易磨损,增加了后期的维修成本,且不利于模块化设计。以下机构采用球形机构实现远心运动:EndoBot 机器人系统、LPR 机器人系统、MC2E 机器人系统、LER 机器人系统、CURES 机器人系统和 RAVEN 机器人系统。

弧形机构的原理图如图 2.4(d)所示,该机构只有两个关节,结构简单。但因为弧形轨道设计一般要采用金属钢,同时驱动设计比较困难,因此带来了质量大、体积大等缺点。应用弧形机构的代表有:Probot 机器人系统、Mitsuish 等研制的微创手术机器人系统、KalAR 机器人系统、Shin 等研制的五自由度内窥镜辅助机器人系统。

相对于串联远心机构,并联远心机构方面的研究较少。并联远心机构通过

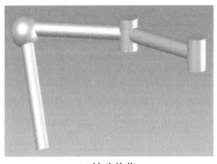

(a) 被动关节

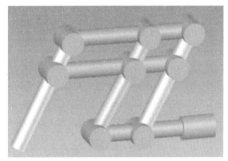

(b) 平行四边形关节

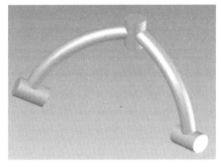

(c) 球形关节

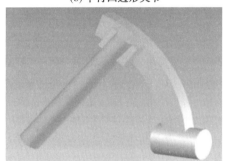

(d) 弧形关节

图 2.4　几种远心机构的原理图

并联机构来实现远心运动。应用该远心机构的代表有：3UPS1S 机器人系统、3PSS-1S 机器人系统、PARAMIS 机器人系统、PRAMiSS 机器人系统、MedRUE 机器人系统。

2.2.3　并联远心机构构型

1. 并联远心机构描述及其自由度

二自由度并联远心机构原理图如图 2.5 所示，并联远心机构动平台通过两个不同的运动支链与基座相连，第一条运动支链（简称第一支链）包含两个旋转关节和一个具有四个旋转关节的平面封闭运动链（$R_1 \perp 4R \perp R_2$）；第二条运动支链（简称第二支链）包含四个旋转关节和一个平移关节（$R_3 \perp R_4 \perp P_1 \perp R_5 \perp R_6$），其中 R 和 P 分别代表旋转关节和平移关节，$\perp$ 表示垂直关系。旋转关节 R_3 和 R_4，以及旋转关节 R_5 和 R_6 可以分别用一个万向节 U 代替。固定在基座上的旋转关节 R_1 和 R_3 为两个主动关节。为实现二自由度解耦运动，应当满足下述约束条件。

（1）旋转关节 R_1 和 R_3 的轴线应当共面且相互垂直。

（2）含有四个旋转关节的平面闭环运动链是平行四边形且安装在旋转关节

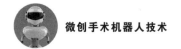

R_1 的输出轴上。

(3)旋转关节 R_1 和 R_3 的轴线交点与连杆 1 和连杆 5 的轴线交点重合。

约束条件(1)用来确保平台两个旋转输出是解耦的。约束条件(2)用来确保连杆 1 与连杆 3 相互平行。三个约束条件共同来实现绕不动点的旋转运动。

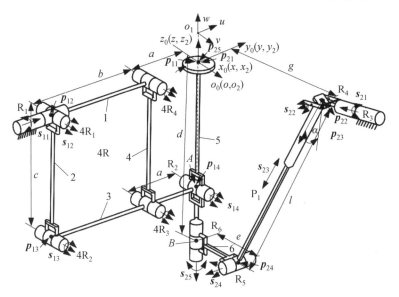

图 2.5　二自由度并联远心机构原理图

如图 2.5 所示,含有四个旋转关节的平面闭环运动链也被称为平行四边形机构,该机构等效为一个平移自由度。因此 4R 平面闭环链可认为仅含有一个自由度。该并联远心机构由两条不同的运动支链构成:第一条运动支链含有两个连杆和三个关节,第二条运动支链含有四个连杆和五个关节。该并联远心机构中没有冗余约束自由度,因此该并联远心机构自由度由式(2.1)计算。经计算,该并联远心机构共有两个自由度。

$$M=d(n-k-1)+\sum_{i=1}^{g}f_i+\eta-\zeta=6\times(8-8-1)+8=2 \qquad (2.1)$$

式中,M、n、k、η 分别为机构自由度数、连杆数、关节数和冗余自由度数;f_i、ζ 分别为第 i 个关节自由度个数和局部自由度个数;d 为运动自由度。

2. 并联远心机构运动学建模

如图 2.5 所示,a 为旋转关节 $4R_4$ 轴线与不动点 o_0 之间的距离,b 和 c 分别为连杆 1 和连杆 2 的长度,d 为固定点 o_0 与连杆 6 之间的距离,e 为连杆 6 的长度,g 为旋转关节 R_4 轴线与固定点 o_0 之间的距离,l 为初始状态时旋转关节 R_4 轴线与旋转关节 R_5 轴线之间的距离,α 为初始状态时平移关节 P_1 与竖直方向的夹角。

s_{11} 和 s_{21} 分别为两个主动关节 R_1 和 R_3 输出变量，s_{22}、s_{23}、s_{24} 和 s_{25} 分别为关节 R_4、P_1、R_5 和 R_6 的输出变量。$s_{ij}(i=1,2;j=1,2,3,4,5)$ 定义为相对于基坐标 $o_0-x_0y_0z_0$ 第 i 条运动支链的第 j 个关节运动矢量，p_{ij} 定义为相对于基坐标 $o_0-x_0y_0z_0$ 第 i 条运动支链的第 j 个关节位置矢量。

基于旋量理论，建立并联远心机构各关节旋量坐标系和连杆坐标系如图 2.5 所示。第一支链各关节轴的单位矢量为

$$s_{11}=\begin{bmatrix} 0 & 1 & 0 \end{bmatrix}^{\mathrm{T}}, \quad s_{12}=s_{13}=s_{14}=\begin{bmatrix} 1 & 0 & 0 \end{bmatrix}^{\mathrm{T}} \tag{2.2}$$

第一支链各关节轴线上的点为

$$p_{11}=\begin{bmatrix} 0 & 0 & 0 \end{bmatrix}^{\mathrm{T}}, \quad p_{12}=\begin{bmatrix} 0 & -(a+b) & 0 \end{bmatrix}^{\mathrm{T}},$$

$$p_{13}=\begin{bmatrix} 0 & -(a+b) & -c \end{bmatrix}^{\mathrm{T}}, \quad p_{14}=\begin{bmatrix} 0 & 0 & -c \end{bmatrix}^{\mathrm{T}} \tag{2.3}$$

第二支链各关节轴的单位矢量为

$$s_{21}=\begin{bmatrix} -1 & 0 & 0 \end{bmatrix}^{\mathrm{T}}, \quad s_{22}=s_{24}=\begin{bmatrix} 0 & -1 & 0 \end{bmatrix}^{\mathrm{T}},$$

$$s_{23}=\begin{bmatrix} -\sin\alpha & 0 & -\cos\alpha \end{bmatrix}^{\mathrm{T}}, \quad s_{25}=\begin{bmatrix} 0 & 0 & -1 \end{bmatrix}^{\mathrm{T}} \tag{2.4}$$

第二支链各关节轴线上的点为

$$p_{21}=\begin{bmatrix} 0 & 0 & 0 \end{bmatrix}^{\mathrm{T}}, \quad p_{22}=\begin{bmatrix} g & 0 & 0 \end{bmatrix}^{\mathrm{T}}, \quad p_{23}=\begin{bmatrix} g & 0 & 0 \end{bmatrix}^{\mathrm{T}},$$

$$p_{24}=\begin{bmatrix} e & 0 & -d \end{bmatrix}^{\mathrm{T}}, \quad p_{25}=\begin{bmatrix} 0 & 0 & 0 \end{bmatrix}^{\mathrm{T}} \tag{2.5}$$

在初始位姿时，A、B 和 o_0 点的位姿为

$$Z_A=\begin{bmatrix} & & & 0 \\ I_{3\times3} & & & 0 \\ & & & -c \\ 0 & 0 & 0 & 1 \end{bmatrix}, \quad Z_B=\begin{bmatrix} & & & 0 \\ I_{3\times3} & & & 0 \\ & & & -d \\ 0 & 0 & 0 & 1 \end{bmatrix}, \quad Z_{o_0}=\begin{bmatrix} & & & 0 \\ I_{3\times3} & & & 0 \\ & & & 0 \\ 0 & 0 & 0 & 1 \end{bmatrix}$$
$$\tag{2.6}$$

第一支链正运动学为

$$^A_1T=e^{\hat{\xi}_{11}q_{11}} e^{\hat{\xi}_{12}q_{12}} e^{\hat{\xi}_{13}q_{13}} e^{\hat{\xi}_{14}q_{14}} Z_A=\begin{bmatrix} R(A) & P(A) \\ 0 & 1 \end{bmatrix} \tag{2.7}$$

式中，$R(A)$、$P(A)$ 分别为 A 点的姿态矩阵和位置矩阵。

$$^{o_0}_1T=e^{\hat{\xi}_{11}q_{11}} e^{\hat{\xi}_{12}q_{12}} e^{\hat{\xi}_{13}q_{13}} e^{\hat{\xi}_{14}q_{14}} Z_{o_0}=\begin{bmatrix} R(o_1) & P(o_1) \\ 0 & 1 \end{bmatrix} \tag{2.8}$$

式中，$R(o_1)$ 为 o_0 点在第一条运动支链中的姿态矩阵；$P(o_1)$ 为 o_0 点在第一条运动支链中的位置矩阵。

第二支链正运动学为

$$^B_2T=e^{\hat{\xi}_{21}q_{21}} e^{\hat{\xi}_{22}q_{22}} e^{\hat{\xi}_{23}q_{23}} e^{\hat{\xi}_{24}q_{24}} e^{\hat{\xi}_{25}q_{25}} Z_B=\begin{bmatrix} R(B) & P(B) \\ 0 & 1 \end{bmatrix} \tag{2.9}$$

式中，$R(B)$ 和 $P(B)$ 分别为 B 点的姿态矩阵和位置矩阵。

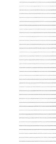

$$_2^0\boldsymbol{T} = e^{\hat{\xi}_{21}q_{21}} e^{\hat{\xi}_{22}q_{22}} e^{\hat{\xi}_{23}q_{23}} e^{\hat{\xi}_{24}q_{24}} e^{\hat{\xi}_{25}q_{25}} \boldsymbol{Z}_{o_0} = \begin{bmatrix} \boldsymbol{R}(o_2) & \boldsymbol{P}(o_2) \\ 0 & 1 \end{bmatrix} \qquad (2.10)$$

式中，$\boldsymbol{R}(o_2)$ 为 o_0 点在第二条运动支链中的姿态矩阵；$\boldsymbol{P}(o_2)$ 为 o_0 点在第二条运动支链中的位置矩阵。

o_0 点、A 点和 B 点分别位于连杆 5 的轴线上，三点共线，因此根据几何约束得到如下关系：

$$\boldsymbol{B}o_0 = \lambda \boldsymbol{A}o_0 \qquad (2.11)$$

式中，λ 为比例常数，但不等于零。

根据式(2.11)求得如下关系：

$$d\begin{bmatrix} -s_{224} & c_{224}s_{21} & c_{224}c_{21} \end{bmatrix} = \lambda c\begin{bmatrix} c_{14}s_{11} & -s_{14} & c_{14}c_{11} \end{bmatrix} \qquad (2.12)$$

式中，$s_{ij} = \sin q_{ij}$；$c_{ij} = \cos q_{ij}$；$s_{ijk} = \sin(q_{ij} + q_{ik})$；$c_{ijk} = \cos(q_{ij} + q_{ik})$；$c_\alpha = \cos\alpha$；$s_\alpha = \sin\alpha$；$i = 1, 2$；$j = 1, 2, 3, 4, 5$。

$$\tan q_{21} = -\tan q_{14}/\cos q_{11} \qquad (2.13)$$

$\boldsymbol{P}(o_1)$ 和 $\boldsymbol{P}(o_2)$ 分别是 o_0 在第一支链和第二支链中计算得到的位置矢量，依据几何约束得到如下关系：

$$\boldsymbol{P}(o_1) \equiv \boldsymbol{P}(o_2) \qquad (2.14)$$

$$(s_{12} - s_{14})c_{21} = (c_{14} - c_{12})c_{11}s_{21} \qquad (2.15)$$

$$q_{12} = q_{14} \qquad (2.16)$$

式(2.14)可重新表述为

$$\boldsymbol{P}(o_1) \equiv \boldsymbol{P}(o_2) \equiv \begin{bmatrix} 0 & 0 & 0 \end{bmatrix} \qquad (2.17)$$

如图 2.6 所示，w 轴定义为动平台轴线且与旋转关节 R_6 共线。定义两个投影转角 θ_1 和 θ_2，θ_1 是 w 轴在 xoz 平面的投影与 x 轴的夹角，θ_2 是 w 轴在 yoz 平面的投影与 y 轴的夹角，逆时针定为角度正方向，$\theta_1 \in [-\pi, \pi]$，$\theta_2 \in [-\pi, \pi]$。图 2.6 所示为 $\theta_1 = 0.5\pi$ 和 $\theta_2 = 0.5\pi$。

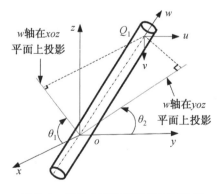

图 2.6　二自由度旋转投影位移定义

方向矢量 $\boldsymbol{A}o_0$ 在 $y_0o_0z_0$ 平面投影向量 $\boldsymbol{v}_{Ao_0}$ 为

$$\boldsymbol{v}_{Ao_0}=\begin{bmatrix}0 & cs_{12} & cc_{12}c_{11}\end{bmatrix}^{\mathrm{T}} \tag{2.18}$$

x_0 轴和 y_0 轴方向矢量可表示为

$$\boldsymbol{l}_{x_0}=\begin{bmatrix}1 & 0 & 0\end{bmatrix}^{\mathrm{T}},\quad \boldsymbol{l}_{y_0}=\begin{bmatrix}0 & 1 & 0\end{bmatrix}^{\mathrm{T}} \tag{2.19}$$

投影向量 $\boldsymbol{v}_{Ao_0}$ 与 y_0 轴夹角为

$$\cos\theta_2=\frac{\boldsymbol{v}_{Ao_0}\boldsymbol{l}_{y_0}}{|\boldsymbol{v}_{Ao_0}||\boldsymbol{l}_{y_0}|}=\frac{cs_{12}}{\sqrt{(cs_{12})^2+(-cc_{12}c_{11})^2}} \tag{2.20}$$

当 $q_{12}\neq\pm0.5\pi$ 且 $q_{11}\neq\pm0.5\pi$ 时，可得

$$\cos\theta_2=\gamma_1/\gamma_2=\sin q_{21},\quad \theta_2=0.5\pi-q_{21} \tag{2.21}$$

$$\gamma_1=s_{21}[(l+q_{23})c_{22a}-dc_{224}+es_{224}]/\lambda$$

$$\gamma_2=\sqrt{\{s_{21}[(l+q_{23})c_{22a}-dc_{224}+es_{224}]/\lambda\}^2+\{c_{21}[(l+q_{23})c_{22a}-dc_{224}+es_{224}]/\lambda\}^2}$$

当 $q_{12}=\pm0.5\pi$ 或 $q_{11}=\pm0.5\pi$，式(2.21)计算得

$$\cos\theta_2\equiv1 \tag{2.22}$$

此时，输入与输出之间不存在线性映射关系，因此，$q_{12}=\pm0.5\pi$ 或 $q_{11}=\pm0.5\pi$ 为奇异点。

方向矢量 $\boldsymbol{B}o_0$ 在 $x_0o_0z_0$ 平面投影向量 $\boldsymbol{v}_{Bo_0}$ 为

$$\boldsymbol{v}_{Bo_0}=\begin{bmatrix}g+(l+q_{23})s_{22a}-ec_{224} & 0 & c_{21}((l+q_{23})c_{22a}+es_{224})\end{bmatrix}^{\mathrm{T}} \tag{2.23}$$

投影向量 $\boldsymbol{v}_{Bo_0}$ 与 x_0 轴的夹角由下式计算得

$$\cos\theta_1=\frac{\boldsymbol{v}_{Bo_0}\boldsymbol{l}_{x_0}}{|\boldsymbol{v}_{Bo_0}||\boldsymbol{l}_{x_0}|}=\frac{g+(l+q_{23})s_{22a}-ec_{224}}{\sqrt{[g+(l+q_{23})s_{22a}-ec_{224}]^2+\{c_{21}[(l+q_{23})c_{22a}+es_{224}]\}^2}}$$

$$\tag{2.24}$$

当 $q_{21}\neq\pm0.5\pi$ 且 $(l+q_{23})c_{22a}+es_{224}\neq0$ 时，将式(2.23)代入式(2.24)计算得

$$\cos\theta_1=\frac{\lambda cc_{12}s_{11}}{\sqrt{(\lambda cc_{12}s_{11})^2+(\lambda cc_{12}c_{11})^2}}=s_{11}=\sin q_{11},\quad \theta_1=0.5\pi-q_{11} \tag{2.25}$$

当 $q_{21}=\pm0.5\pi$ 或 $(l+q_{23})c_{22a}+es_{224}=0$ 时，式(2.25)计算得

$$\cos\theta_1\equiv1 \tag{2.26}$$

此时，输入与输出之间不存在线性映射关系。

$$(l+q_{23})c_{22a}+es_{224}=c_{224} \tag{2.27}$$

因此，$q_{21}=\pm0.5\pi$ 或 $q_{224}=\pm0.5\pi$ 为奇异点。

当 $q_{12}=\pm0.5\pi$，可以得到 $q_{21}=\pm0.5\pi$ 且 $q_{224}=0$。当 $q_{224}=\pm0.5\pi$，可以得到 $q_{11}=\pm0.5\pi$ 且 $q_{12}=0$。依据运动学求得所有奇异配置为 $q_{11}=\pm0.5\pi$ 或 $q_{21}=\pm0.5\pi$。

当 $q_{11}\neq\pm0.5\pi$ 且 $q_{21}\neq\pm0.5\pi$ 时，输入与输出之间的关系表示如下：

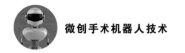

$$\begin{bmatrix} \theta_1 \\ \theta_2 \end{bmatrix} = \begin{bmatrix} 0.5\pi \\ 0.5\pi \end{bmatrix} - \begin{bmatrix} 1 & 0 \\ 0 & 1 \end{bmatrix} \begin{bmatrix} q_{11} \\ q_{21} \end{bmatrix} \tag{2.28}$$

当 $q_{11} \neq \pm 0.5\pi$ 且 $q_{21} \neq \pm 0.5\pi$ 时，输出与输入之间的关系表示如下：

$$\begin{bmatrix} q_{11} \\ q_{21} \end{bmatrix} = \begin{bmatrix} 0.5\pi \\ 0.5\pi \end{bmatrix} - \begin{bmatrix} 1 & 0 \\ 0 & 1 \end{bmatrix} \begin{bmatrix} \theta_1 \\ \theta_2 \end{bmatrix} \tag{2.29}$$

当 $q_{11} \neq \pm 0.5\pi$ 且 $q_{21} \neq \pm 0.5\pi$ 时，得雅可比矩阵 $\boldsymbol{J}$ 为

$$\boldsymbol{J} = \begin{bmatrix} -1 & 0 \\ 0 & -1 \end{bmatrix} \tag{2.30}$$

由于雅可比矩阵 $\boldsymbol{J}$ 是对角矩阵，因此该机构是解耦机构。同时，该机构雅可比矩阵的条件数为 1，因此该机构是各向同性机构。

3. 并联远心机构奇异性

机构处在奇异位置时，将会增加或减少一个或多个瞬时自由度，这样会导致机构刚度、运动稳定性及可控性降低，甚至会导致机构本身的损害。因此，分析机构的奇异性是必不可少的。

一般奇异性分析方法仅仅依据描述输出速度与输入速度关系的雅可比矩阵，而该方法比较适合一般的平面机构或者部分空间机构，这些机构的特点是每条支链自由度数等于该机构的自由度，但是该方法对于少自由度并联机构而言很难全面分析并得到机构所有奇异点。针对少自由度并联机构奇异分析提出了一种新方法，应用该方法推导的雅可比矩阵包含结构奇异和约束奇异，但是该方法并没有给出支链奇异的相关信息。支链奇异可以依据支链奇异定义判定。支链奇异和串联机构奇异相类似，如果出现支链奇异时，该支链则减少一个自由度。支链奇异主要是由关节旋量线性相关所导致，即增加一个瞬时约束旋量。因此在支链奇异分析时，在某一配置中，支链增加一个瞬时约束旋量，该配置即为支链约束。

为方便分析机构奇异性，定义了一个瞬时参考系，如图 2.7 所示，该瞬时参考系原点为 o_2，x_2、y_2 和 z_2 分别平行于 x_0、y_0 和 z_0。所有关节旋量是以该瞬时参考系定义的。该并联远心机构是由动平台、基座和两条支链构成。第一条运动支链如图 2.7 所示，依次是由旋转关节、4R 平面连杆机构和旋转关节构成。4R 平面连杆机构是平行四边形机构，可以将其看作是一个并联机构。连杆 1 和 3 分别为基座和动平台，连杆 2 和 4 为运动支链。因此连杆 2 瞬时旋量表示如下：

$$\hat{\boldsymbol{\$}}_{4R_1} = \begin{bmatrix} \boldsymbol{s}'_{4R_1} & \boldsymbol{p}'_{4R_1} \times \boldsymbol{s}'_{4R_1} \end{bmatrix}^T = \begin{bmatrix} c_{11} & 0 & -s_{11} & (a+b)s_{11} & 0 & (a+b)c_{11} \end{bmatrix}^T \tag{2.31}$$

$$\hat{\boldsymbol{\$}}_{4R_2} = \begin{bmatrix} \boldsymbol{s}'_{4R_2} & \boldsymbol{p}'_{4R_2} \times \boldsymbol{s}'_{4R_2} \end{bmatrix}^T$$

$$= \begin{bmatrix} c_{11} & 0 & -s_{11} & (a+b-cs_{12})s_{11} & -cc_{12} & (a+b-cs_{12})c_{11} \end{bmatrix}^{\mathrm{T}} \quad (2.32)$$

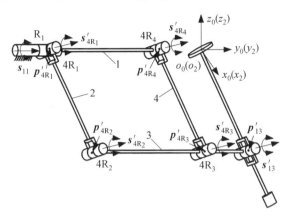

图 2.7 第一条运动支链

连杆 4 瞬时旋量表示如下：

$$\hat{\$}_{4R_3} = \begin{bmatrix} \boldsymbol{s}'_{4R_3} & \boldsymbol{p}'_{4R_3} \times \boldsymbol{s}'_{4R_3} \end{bmatrix}^{\mathrm{T}}$$

$$= \begin{bmatrix} c_{11} & 0 & -s_{11} & (a-cs_{12})s_{11} & -cc_{12} & (a-cs_{12})c_{11} \end{bmatrix}^{\mathrm{T}} \quad (2.33)$$

$$\hat{\$}_{4R_4} = \begin{bmatrix} \boldsymbol{s}'_{4R_4} & \boldsymbol{p}'_{4R_4} \times \boldsymbol{s}'_{4R_4} \end{bmatrix}^{\mathrm{T}} = \begin{bmatrix} c_{11} & 0 & -s_{11} & bs_{11} & 0 & bc_{11} \end{bmatrix}^{\mathrm{T}} \quad (2.34)$$

连杆 2 约束反旋量系为

$$\hat{\$}_{12}^{\mathrm{r}} = \begin{bmatrix} -c_{11} & 0 & s_{11} & 0 & 0 & 0 \\ -c_{12}c_{11} & s_{11}c_{11}s_{12} & 0 & as_{11}c_{12}+bs_{11}c_{12} & 0 & 0 \\ 0 & 0 & 0 & s_{11} & 0 & c_{11} \\ 0 & 0 & 0 & 0 & 1 & 0 \end{bmatrix}^{\mathrm{T}} \quad (2.35)$$

连杆 4 约束反旋量系为

$$\hat{\$}_{14}^{\mathrm{r}} = \begin{bmatrix} -c_{11} & 0 & s_{11} & 0 & 0 & 0 \\ -c_{12}c_{11} & s_{11}c_{11}s_{12} & 0 & bs_{11}c_{12} & 0 & 0 \\ 0 & 0 & 0 & s_{11} & 0 & c_{11} \\ 0 & 0 & 0 & 0 & 1 & 0 \end{bmatrix}^{\mathrm{T}} \quad (2.36)$$

4R 平面连杆机构等效约束旋量和运动旋量如下：

$$\hat{\$}_{12}^{\mathrm{r}} = \hat{\$}_{2}^{\mathrm{r}} \oplus \hat{\$}_{4}^{\mathrm{r}}, \quad \hat{\$}_{12} = \begin{bmatrix} 0 & 0 & 0 & s_{11}s_{12} & c_{12} & c_{11}s_{12} \end{bmatrix}^{\mathrm{T}} \quad (2.37)$$

将运动支链上所有关节自由度数定义为连接度，因此第一支链连接度为 3。因此针对第一支链，动平台瞬时运动旋量 $\$_{p}$ 可以表示为三个运动旋量的线性组合：

$$\$_{p} = \dot{\theta}_{11}\hat{\$}_{11} + \dot{\theta}_{12}\hat{\$}_{12} + \dot{\theta}_{13}\hat{\$}_{13} \quad (2.38)$$

其中

$$\hat{\$}_{11} = \begin{bmatrix} \boldsymbol{\omega}'_{11} & \boldsymbol{p}'_{11} \times \boldsymbol{s}'_{11} \end{bmatrix}^{\mathrm{T}} = \begin{bmatrix} 0 & 1 & 0 & 0 & 0 & 0 \end{bmatrix}^{\mathrm{T}}$$

$$\hat{\$}_{12} = \begin{bmatrix} 0 & 0 & 0 & s_{11}s_{12} & c_{12} & c_{11}s_{12} \end{bmatrix}^{\mathrm{T}}$$

$$\hat{\$}_{13} = \begin{bmatrix} \boldsymbol{s}'_{14} & \boldsymbol{p}'_{14} \times \boldsymbol{s}'_{14} \end{bmatrix}^{\mathrm{T}} = \begin{bmatrix} c_{11} & 0 & -s_{11} & -cs_{11}s_{12} & -cc_{12} & -cc_{11}s_{12} \end{bmatrix}^{\mathrm{T}}$$

式中，$\dot{\theta}_{ij}$、$\boldsymbol{s}'_{ij}$ 分别为第 i 条支链上第 j 个关节角速度和关节方向向量；$\boldsymbol{p}'_{ij}$、$\hat{\$}_{ij}$ 分别为第 i 条支链上第 j 个关节位置向量和运动旋量。

第二条运动支链如图 2.8 所示，是由四个旋转关节和一个平移关节构成的，第二条运动支链连接度为 5。因此针对第二支链，动平台瞬时运动旋量 $\$_{\mathrm{p}}$ 可以表示为五个运动旋量的线性组合：

$$\hat{\$}_{\mathrm{p}} = \dot{\theta}_{21}\hat{\$}_{21} + \dot{\theta}_{22}\hat{\$}_{22} + \dot{\theta}_{23}\hat{\$}_{23} + \dot{\theta}_{24}\hat{\$}_{24} + \dot{\theta}_{25}\hat{\$}_{25} \tag{2.39}$$

其中

$$\hat{\$}_{21} = \begin{bmatrix} \boldsymbol{s}'_{21} & \boldsymbol{p}'_{21} \times \boldsymbol{s}'_{21} \end{bmatrix}^{\mathrm{T}} = \begin{bmatrix} -1 & 0 & 0 & 0 & 0 & 0 \end{bmatrix}^{\mathrm{T}}$$

$$\hat{\$}_{22} = \begin{bmatrix} \boldsymbol{s}'_{22} & \boldsymbol{p}'_{22} \times \boldsymbol{s}'_{22} \end{bmatrix}^{\mathrm{T}} = \begin{bmatrix} 0 & -c_{21} & s_{21} & 0 & -gs_{21} & -gc_{21} \end{bmatrix}^{\mathrm{T}}$$

$$\hat{\$}_{23} = \begin{bmatrix} \boldsymbol{s}'_{23} & \boldsymbol{p}'_{23} \times \boldsymbol{s}'_{23} \end{bmatrix}^{\mathrm{T}} = \begin{bmatrix} 0 & 0 & 0 & -s_{22a} & -s_{21}s_{22a} & c_{21}s_{22a} \end{bmatrix}^{\mathrm{T}}$$

$$\hat{\$}_{24} = \begin{bmatrix} \boldsymbol{s}'_{24} & \boldsymbol{p}'_{24} \times \boldsymbol{s}'_{24} \end{bmatrix}^{\mathrm{T}}$$
$$= \begin{bmatrix} 0 & -c_{21} & s_{21} & -(l+q_{23})c_{22a} & -(g+(l+q_{23})s_{22a})s_{21} & -(g+(l+q_{23})s_{22a})c_{21} \end{bmatrix}^{\mathrm{T}}$$

$$\hat{\$}_{25} = \begin{bmatrix} \boldsymbol{s}'_{25} & \boldsymbol{p}'_{25} \times \boldsymbol{s}'_{25} \end{bmatrix}^{\mathrm{T}} = \begin{bmatrix} s_{224} & -s_{21}s_{224} & -c_{21}s_{224} & 0 & 0 & 0 \end{bmatrix}^{\mathrm{T}}$$

式中，$\dot{\theta}_{ij}$、$\boldsymbol{s}'_{ij}$ 分别为第 i 条支链上第 j 个关节角速度和关节方向向量；$\boldsymbol{p}'_{ij}$、$\hat{\$}_{ij}$ 分别为第 i 条支链上第 j 个关节位置向量和运动旋量。

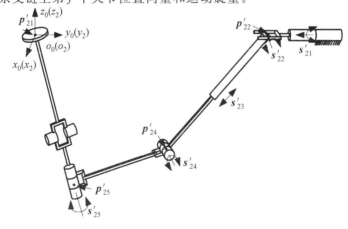

图 2.8　第二条运动支链

将第一支链约束旋量系定义为 $\hat{\$}_{r,11}$、$\hat{\$}_{r,12}$、$\hat{\$}_{r,13}$，可得

$$\begin{bmatrix} \hat{\$}_{r,11}^{T} & \hat{\$}_{r,12}^{T} & \hat{\$}_{r,13}^{T} \end{bmatrix}^{T} \$_p = 0 \qquad (2.40)$$

其中

$$\hat{\$}_{r,11}^{T} = \begin{bmatrix} c_{12} & -s_{11}s_{12} & 0 & 0 & 0 & 0 \end{bmatrix}$$

$$\hat{\$}_{r,12}^{T} = \begin{bmatrix} 0 & c_{11}s_{12} & -c_{12} & 0 & 0 & 0 \end{bmatrix}$$

$$\hat{\$}_{r,13}^{T} = \begin{bmatrix} 0 & 0 & 0 & s_{11} & 0 & c_{11} \end{bmatrix}$$

将第二支链约束旋量系定义为 $\hat{\$}_{r,2}$，可得

$$\hat{\$}_{r,2}^{T} \$_p = 0 \qquad (2.41)$$

其中

$$\hat{\$}_{r,2}^{T} = \begin{bmatrix} 0 & c_{21} & -s_{21} & 0 & 0 & 0 \end{bmatrix}$$

矩阵形式表示如下：

$$\boldsymbol{J}_c \$_p = \boldsymbol{0} \qquad (2.42)$$

式中，$\boldsymbol{J}_c$ 为关节施加给动平台的约束旋量系，即

$$\boldsymbol{J}_c = \begin{bmatrix} \hat{\$}_{r,11}^{T} & \hat{\$}_{r,12}^{T} & \hat{\$}_{r,13}^{T} & \hat{\$}_{r,2}^{T} \end{bmatrix}^{T}$$

当每条运动支链的驱动关节锁死后，运动支链将减少一个运动旋量，同时支链将增加一个约束旋量。对于第一支链增加约束反旋量 $\hat{\$}_{r,1a}$，使其垂直于第一支链被动关节运动旋量。对 $\hat{\$}_{r,1a}$ 求转置并与 $\$_p$ 正交积得

$$\hat{\$}_{r,1a}^{T} \$_p = \dot{q}_{11} \hat{\$}_{r,1a}^{T} \hat{\$}_{11}, \quad \begin{bmatrix} \hat{\$}_{r,1a}^{T} / \hat{\$}_{r,1a}^{T} \hat{\$}_{11} \end{bmatrix} \$_p = \dot{q}_{11} \qquad (2.43)$$

式中，$\hat{\$}_{r,1a}^{T} / \hat{\$}_{r,1a}^{T} \hat{\$}_{11}$ 为第一支链主动关节施加给动平台的约束反旋量，则

$$\hat{\$}_{r,1a}^{T} / \hat{\$}_{r,1a}^{T} \hat{\$}_{11} = \begin{bmatrix} 0 & 0 & 0 & 0 & 1 & 0 \end{bmatrix}$$

对于第二支链增加约束反旋量 $\hat{\$}_{r,2a}$，使其垂直于第二支链被动关节运动旋量。对 $\hat{\$}_{r,2a}$ 求转置并与 $\$_p$ 正交积得

$$\hat{\$}_{r,2a}^{T} \$_p = \dot{q}_{21} \hat{\$}_{r,2a}^{T} \hat{\$}_{21}, \quad \begin{bmatrix} \hat{\$}_{r,2a}^{T} / \hat{\$}_{r,2a}^{T} \hat{\$}_{21} \end{bmatrix} \$_p = \dot{q}_{21} \qquad (2.44)$$

式中，$\hat{\$}_{r,2a}^{T} / \hat{\$}_{r,2a}^{T} \hat{\$}_{21}$ 为第一支链主动关节施加给动平台约束反旋量，则

$$\hat{\$}_{r,2a}^{T} / \hat{\$}_{r,2a}^{T} \hat{\$}_{21} = \begin{bmatrix} 0 & 0 & 0 & c_{224} & s_{21}s_{224} & c_{21}s_{224} \end{bmatrix}$$

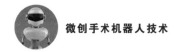

用矩阵形式表示为

$$J_x \$_p = \dot{q} \tag{2.45}$$

式中，J_x 为主动关节施加给动平台约束旋量，即

$$J_x = \begin{bmatrix} \hat{\$}_{r,1a}^T / \hat{\$}_{r,1a}^T \hat{\$}_{11} & \hat{\$}_{r,2a}^T / \hat{\$}_{r,2a}^T \hat{\$}_{21} \end{bmatrix}^T$$

$\dot{q}$ 为主动关节速度矩阵，则

$$\dot{q} = \begin{bmatrix} q_{11} & q_{21} \end{bmatrix}^T$$

动平台总的约束旋量系如下：

$$J \$_p = \dot{q}_0 \tag{2.46}$$

式中，J 为动平台总的约束旋量系，则

$$J = \begin{bmatrix} \hat{\$}_{r,1a}^T / \hat{\$}_{r,1a}^T \hat{\$}_{11} & \hat{\$}_{r,2a}^T / \hat{\$}_{r,2a}^T \hat{\$}_{21} & \hat{\$}_{r,11}^T & \hat{\$}_{r,12}^T & \hat{\$}_{r,13}^T & \hat{\$}_{r,2}^T \end{bmatrix}^T$$

$\dot{q}_0$ 为主动关节速度矩阵，则

$$\dot{q}_0 = \begin{bmatrix} q_{11} & q_{21} & 0 & 0 & 0 & 0 \end{bmatrix}^T$$

依据文献[28]，当 J_c 的秩降低时发生约束奇异，当 $\det J = 0$ 且 J_c 满秩时发生结构奇异。J 的行列式表示为

$$\det J = -c_{12}(c_{12}c_{21} - c_{11}s_{12}s_{21})(c_{21}s_{11}s_{224} - c_{11}c_{224}) \tag{2.47}$$

下面具体讨论并联远心机构奇异问题。

（1）当 $q_{12} = \pm 0.5\pi$，$q_{21} = \pm 0.5\pi$，$q_{224} = 0$，$\det J = 0$。J_c 矩阵秩从 4 降低到 3，因此该点为约束奇异点。

（2）当 $q_{224} = \pm 0.5\pi$，$q_{21} \neq \pm 0.5\pi$，得 $q_{11} = \pm 0.5\pi$，$q_{12} = 0$，$\det J \neq 0$。因此，该点既不是约束奇异点，也不是结构奇异点。但是当 $q_{224} = \pm 0.5\pi$ 时，可得

$$\hat{\$}_{r,2a}^T / \hat{\$}_{r,2a}^T \hat{\$}_{21} = \begin{bmatrix} 0 & 0 & 0 & 0 & s_{21} & c_{21} \end{bmatrix} \tag{2.48}$$

$$(\hat{\$}_{r,2a}^T / \hat{\$}_{r,2a}^T \hat{\$}_{21}) \$_p = 0 \tag{2.49}$$

$\hat{\$}_{r,2a}^T / \hat{\$}_{r,2a}^T \hat{\$}_{21}$ 与 $\hat{\$}_{r,2}^T$ 是线性无关，同时也是第二支链等效约束旋量，这意味着当 $q_{224} = \pm 0.5\pi$ 时，第二支链增加了一个约束旋量。根据文献[29]，$q_{224} = \pm 0.5\pi$，$q_{21} \neq \pm 0.5\pi$，$q_{11} = \pm 0.5\pi$，$q_{12} = 0$ 是支链奇异约束点。

（3）当 $q_{11} = \pm 0.5\pi$ 时，可得三种组合形式。

①当 $q_{21} = \pm 0.5\pi$，$q_{224} \neq \pm 0.5\pi$，$q_{12} \neq \pm 0.5\pi$ 时，可推得 $\det J = 0$。J_c 矩阵秩从 4 降低到 3，因此该点为约束奇异点。

②当 $q_{21} \neq \pm 0.5\pi$，$q_{224} = \pm 0.5\pi$，$q_{12} = 0$ 时，可推得 $\det J \neq 0$。因此该点为支链约束奇异点。

③当 $q_{21} = \pm 0.5\pi$，$q_{224} = \pm 0.5\pi$，$q_{12} = 0$ 时，可推得 $\det J = 0$。J_c 矩阵秩从 4

降低到 3,该点既为约束奇异点,也是支链约束奇异点。

(4)当 $q_{21}=\pm 0.5\pi$ 时,可得三种组合形式。

①当 $q_{12}=\pm 0.5\pi$,$q_{11}\neq\pm 0.5\pi$,$q_{224}=0$ 时,可推得 $\det \boldsymbol{J}=0$。$\boldsymbol{J}_c$ 矩阵秩从 4 降低到 3,该点即为约束奇异点。

②当 $q_{12}\neq\pm 0.5\pi$,$q_{11}=\pm 0.5\pi$,$q_{224}\neq\pm 0.5\pi$ 时,可推得 $\det \boldsymbol{J}=0$。$\boldsymbol{J}_c$ 矩阵秩从 4 降低到 3,该点即为约束奇异点。

③当 $q_{12}=\pm 0.5\pi$,$q_{11}=\pm 0.5\pi$,$q_{224}=0$ 时,可推得 $\det \boldsymbol{J}=0$。$\boldsymbol{J}_c$ 矩阵秩从 4 降低到 3,该点即为约束奇异点。

当 $q_{12}\neq\pm 0.5\pi$,$q_{11}\neq\pm 0.5\pi$,$q_{21}\neq\pm 0.5\pi$,$q_{224}\neq\pm 0.5\pi$ 时,可得

$$\det \boldsymbol{J}=c_{11}c_{21}/c_{224}\neq 0 \tag{2.50}$$

基于上述分析可得并联远心机构奇异点为 $q_{11}=\pm 0.5\pi$ 或 $q_{21}=\pm 0.5\pi$。

4. 并联远心机构紧凑性优化

并联远心机构的第二支链中应用了平移关节,图 2.9 给出了该平移关节两种不同伸缩状态。为优化并联远心机构的尺寸,需要满足以下两个条件:①在整个工作空间内,平移关节的行程应尽量小;②第二支链总体长度应尽量小。

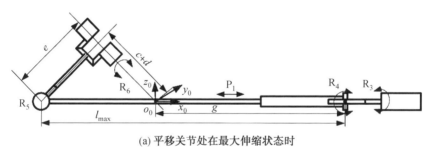

(a) 平移关节处在最大伸缩状态时

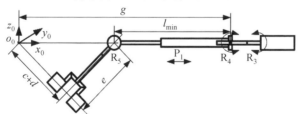

(b) 平移关节处在最小伸缩状态时

图 2.9　平移关节两种不同伸缩状态

因此得到的关系式如下所示:

$$\min(\Delta l=l_{\max}-l_{\min}),\quad \min(l_{w}=l_{\max}+e) \tag{2.51}$$

根据式(2.51)得

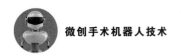

$$\Delta l = l_{\max} - l_{\min} = (g + \sqrt{e^2 + d^2}) - (g - \sqrt{e^2 + d^2}) = 2\sqrt{e^2 + d^2} \geqslant 2\sqrt{2ed} \tag{2.52}$$

$$l_w = l_{\max} + e = g + (e + \sqrt{e^2 + d^2}) \geqslant 2\sqrt{g(e + \sqrt{e^2 + d^2})} \text{ 或} \tag{2.53}$$
$$l_w = l_{\max} + e = (g + e) + \sqrt{e^2 + d^2} \geqslant 2\sqrt{(g + e)\sqrt{e^2 + d^2}}$$

当 $d = e, g = (\sqrt{2} + 1)e$ 时，根据式(2.52)和式(2.53)得

$$\Delta l = 2\sqrt{2}e, \quad l_w = 2(\sqrt{2} + 1)e \tag{2.54}$$

当 $d = e, g = (\sqrt{2} - 1)e$ 时，根据式(2.52)和式(2.53)得

$$\Delta l = 2\sqrt{2}e, \quad l_w = 2\sqrt{2}e \tag{2.55}$$

当 $d = e, g = (\sqrt{2} - 1)e$ 时，$q_{22} - \alpha \in [-0.5\pi, 0.5\pi]$，平移关节与基座发生碰撞，因此这种配置应删除；当 $d = e, g = (\sqrt{2} + 1)e$ 时，$q_{22} - \alpha \in [-0.5\pi, 0]$，平移关节与基座不会发生碰撞，因此 $d = e, g = (\sqrt{2} + 1)e$ 这一条件应用在设计紧凑二自由度并联远心机构上。

5. 并联远心机构工作空间分析

并联远心机构的第一支链中存在平行四边形机构，为使机构紧凑并避免机构发生碰撞，平行四边形机构可采用同步带结构。因此，机构碰撞仅仅可能发生在连杆 4 和连杆 6 之间。为避免连杆 4 和连杆 6 发生碰撞，两个连杆之间的距离应该大于 $r_4 + r_6$（r_4 和 r_6 分别为连杆 4 和连杆 6 的最大半径）。连杆 4 与连杆 6 空间距离示意图如图 2.10 所示，连杆 4 和连杆 6 之间的距离表示为

$$D = \frac{|\overrightarrow{p_6 p_4} \cdot \boldsymbol{n}|}{|\overrightarrow{p_6 p_4}||\boldsymbol{n}|} \tag{2.56}$$

式中，p_4、p_6 分别为连杆 4 和连杆 6 上任意一点；$\boldsymbol{n}$ 为连杆 4 与连杆 6 的公共法向量。

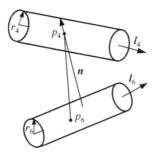

图 2.10　连杆 4 与连杆 6 空间距离示意图

当 $\lambda > 1$ 时，连杆 4 与连杆 6 发生碰撞的条件表示为

$$D \leqslant r_4 + r_6, \quad B_x < A_x, \quad B_y < A_y \tag{2.57}$$

当 $0 < \lambda < 1$ 时，连杆 4 与连杆 6 发生碰撞的条件表示为

$$D \leqslant r_4 + r_6, \quad B_x < A_x, \quad B_y < A_y \tag{2.58}$$

连杆 4 和连杆 6 的连杆方向向量为

$$\boldsymbol{l}_4 = \begin{bmatrix} 0 & 1 & 0 \end{bmatrix}, \quad \boldsymbol{l}_6 = \begin{bmatrix} c_{224} & s_{21}s_{224} & s_{21}c_{224} \end{bmatrix} \tag{2.59}$$

根据式（2.57）～（2.59）可得连杆 4 的 A 点坐标和连杆 6 的 B 点坐标，将 A 与 B 两点坐标代入式（2.56）得

$$D = \frac{c|\lambda - 1| \, |\cos q_{21}(\cos q_{11}^2 + \sin q_{11}^2 \cos q_{21}^2)|}{\sqrt{\sin q_{11}^2 \cos q_{21}^4 + \cos q_{11}^2} \sqrt{\sin q_{21}^2 \cos q_{11}^2 + \cos q_{11}^2}} \geqslant r_4 + r_6 \tag{2.60}$$

为了保证并联远心机构的工作空间满足设计要求，四个变量 c、λ、r_4 和 r_6 应当满足以下条件：

$$\frac{r_4 + r_6}{c|\lambda - 1|} \leqslant \delta' = \frac{|\cos q_{21}(\cos q_{11}^2 + \sin q_{11}^2 \cos q_{21}^2)|}{\sqrt{\sin q_{11}^2 \cos q_{21}^4 + \cos q_{11}^2} \sqrt{\sin q_{21}^2 \cos q_{11}^2 + \cos q_{11}^2}} \tag{2.61}$$

从图 2.11(a)可知，当机构靠近奇异位置时，即 $\theta_1 = 0°$ 或 $\theta_1 = \pm 180°$，连杆 4 与连杆 6 之间的距离将变小；当 $\lambda > 1$ 时，从图 2.11(b)中可知，$\{\theta_1 \in [0°, 90°]$，$\theta_2 \in [0°, 90°]\}$ 或 $\{\theta_1 \in [-90°, 0°]$，$\theta_2 \in [-90°, 0°]\}$ 任务空间的碰撞概率大于 $\{\theta_1 \in [0°, 90°] \cup [-90°, 0°]$ 或 $\theta_2 \in [0°, 90°] \cup [-90°, 0°]\}$ 任务空间的碰撞概率；当 $0 < \lambda < 1$ 时，从图 2.11(c)中可知，$\{\theta_1 \in [90°, 180°]$，$\theta_2 \in [90°, 180°]\}$ 或 $\{\theta_1 \in [-180°, -90°]$，$\theta_2 \in [-180°, -90°]\}$ 任务空间的碰撞概率大于 $\{\theta_1 \in [90°, 180°] \cup [-180°, -90°]$ 或 $\theta_2 \in [90°, 180°] \cup [-180°, -90°]\}$ 任务空间的碰撞概率。因此，在设计时可以根据实际情况选择 $\lambda > 1$ 或 $0 < \lambda < 1$。

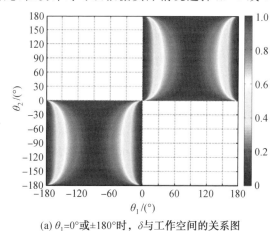

(a) $\theta_1 = 0°$ 或 $\pm 180°$ 时，δ 与工作空间的关系图

图 2.11　δ 与工作空间的关系图

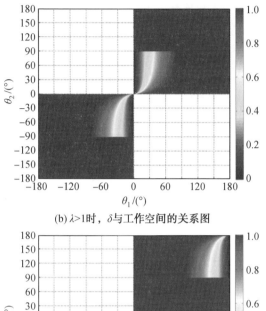

(b) $\lambda > 1$ 时，δ 与工作空间的关系图

(c) $0 < \lambda < 1$ 时，δ 与工作空间的关系图

续图 2.11

2.2.4 串联远心机构构型

1.串联远心机构描述

关节和连杆数少、结构简单、便于模块化设计的远心机构原理图如图 2.12(a)所示,当沿着三角形任意两条边做旋转或平移运动时,两条运动轨迹均交于一点 O,该点即为远心点。如图 2.12(b)所示,多个三角形串联在一起,且它们有共同交点,当沿虚线旋转或沿实线平移时,多条轨迹交于一点 O。在微创手术中,由于切口的限制,该远心机构仅需要四个自由度,其原理图如图 2.12(c)所示。为方便模块化设计,串联远心机构示意图如图 2.12(d)所示。

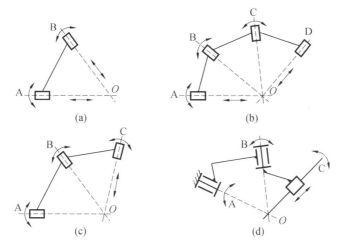

图 2.12　远心机构原理图

2.串联远心机构运动学分析

基于旋量理论,建立远心机构各个关节旋量坐标系,远心机构原理示意图如图 2.13 所示。各个关节轴的单位矢量为

$$\boldsymbol{\omega}_1 = \begin{bmatrix} 0 & c_{r_1} & -s_{r_1} \end{bmatrix}^{\mathrm{T}}, \quad \boldsymbol{\omega}_2 = \begin{bmatrix} s_1 & c_{r_1} c_{a_1} & -c_{a_1} s_{r_1} \end{bmatrix}^{\mathrm{T}},$$

$$\boldsymbol{\omega}_3 = \begin{bmatrix} s_{a_1} c_{a_2} & -s_{r_1} s_{a_2} + c_{r_1} c_{a_1} c_{a_2} & -s_{r_1} c_{a_1} c_{a_2} - c_{r_1} s_{a_2} \end{bmatrix}^{\mathrm{T}} \quad (2.62)$$

式中,$s_{r_1} = \sin r_1$;$c_{r_1} = \cos r_1$;$s_{a_1} = \sin \alpha_1$;$c_{a_1} = \cos \alpha_1$;$s_{a_2} = \sin \alpha_2$;$c_{a_2} = \cos \alpha_2$。

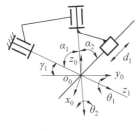
(a) $\theta_1 = 90°$,$\theta_2 = 90°$,$d_1 = 0$

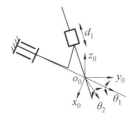
(b) $\theta_1 = 0°$,$\theta_2 = 0°$,$d_1 = 0$

图 2.13　远心机构原理示意图

每个关节轴线的点为

$$\boldsymbol{q}_1 = \boldsymbol{q}_2 = \boldsymbol{q}_3 = \begin{bmatrix} 0 & 0 & 0 \end{bmatrix}^{\mathrm{T}} \quad (2.63)$$

对于旋转关节,关节单位运动旋量为

$$\boldsymbol{\xi}_i = \begin{bmatrix} \boldsymbol{\omega}_i & \boldsymbol{p}_i \times \boldsymbol{\omega}_i \end{bmatrix}^{\mathrm{T}} \quad (i = 1,2,3) \quad (2.64)$$

对于平移关节,关节单位运动旋量为

$$\boldsymbol{\xi}_i = \begin{bmatrix} \boldsymbol{0} & \boldsymbol{v}_i \end{bmatrix}^{\mathrm{T}} \quad (i = 1,2,3) \quad (2.65)$$

远心机构初始位形 $\boldsymbol{g}_{\mathrm{st}}(0)$ 为四阶单位矩阵,远心机构正运动学指数级形式为

$$\boldsymbol{g}_{\text{st}}(\theta) = e^{\hat{\xi}_1 \theta_1} e^{\hat{\xi}_2 \theta_2} e^{\hat{\xi}_3 \theta_3} \boldsymbol{g}_{\text{st}}(0) \tag{2.66}$$

末端点位置坐标为

$$
\begin{bmatrix} p_x \\ p_y \\ p_z \end{bmatrix}
$$

$$
= \begin{bmatrix} d_1 s_{a_2} c_1 s_2 + d_1 c_{a_1} s_{a_2} s_1 c_2 + d_1 s_{a_1} c_{a_2} s_1 \\ d_1 c_{a_0} s_{a_2} s_1 s_2 - d_1 c_{a_0} c_{a_1} s_{a_2} c_1 c_2 - d_1 c_{a_0} s_{a_1} c_{a_2} c_1 + d_1 s_{a_0} s_{a_1} s_{a_2} c_2 - d_1 s_{a_0} c_{a_1} c_{a_2} \\ d_1 s_{a_0} s_{a_2} s_1 s_2 - d_1 s_{a_0} c_{a_1} s_{a_2} c_1 c_2 - d_1 s_{a_0} s_{a_1} c_{a_2} c_1 - d_1 c_{a_0} s_{a_1} s_{a_2} c_2 + d_1 c_{a_0} c_{a_1} c_{a_2} \end{bmatrix}
\tag{2.67}
$$

式中，$a_0 = -(r_1 + 0.5\pi)$；$s_{a_0} = \sin a_0$；$c_{a_0} = \cos a_0$。

逆运动学是已知末端工具坐标系位姿求各个关节的旋转角度或平移距离，即已知 $\boldsymbol{g}_{\text{st}}(\theta)$ 求 θ_i。

该远心机构的特点是两个旋转关节轴线和平移关节轴线相交于一点 O_0，满足 Pieper 准则，因此存在封闭解。取点 $\boldsymbol{q}_r = \begin{bmatrix} p_{x0} & p_{y0} & p_{z0} & 1 \end{bmatrix}^{\text{T}}$，该点仅在关节 θ_3 的轴线上，因此 $e^{\hat{\xi}_3 \theta_3} \boldsymbol{q}_r = \boldsymbol{q}_r$。可得

$$e^{\hat{\xi}_1 \theta_1} e^{\hat{\xi}_2 \theta_2} e^{\hat{\xi}_3 \theta_3} = \boldsymbol{g}_{\text{st}}(\theta) \left[\boldsymbol{g}_{\text{st}}(0) \right]^{-1} = \boldsymbol{g}_1 \tag{2.68}$$

式(2.68)两边分别右乘 $\boldsymbol{q}_r$ 可得

$$e^{\hat{\xi}_1 \theta_1} e^{\hat{\xi}_2 \theta_2} e^{\hat{\xi}_3 \theta_3} \boldsymbol{q}_r = e^{\hat{\xi}_1 \theta_1} e^{\hat{\xi}_2 \theta_2} \boldsymbol{q}_r = \boldsymbol{g}_1 \boldsymbol{q}_r \tag{2.69}$$

取 $\boldsymbol{q}_{r_1}$ 仅在关节 θ_1 的轴线上，式(2.69)两边分别减去 $\boldsymbol{q}_{r_1}$ 可得

$$e^{\hat{\xi}_1 \theta_1} e^{\hat{\xi}_2 \theta_2} \boldsymbol{q}_r - \boldsymbol{q}_{r_1} = e^{\hat{\xi}_1 \theta_1} \left(e^{\hat{\xi}_2 \theta_2} \boldsymbol{q}_r - \boldsymbol{q}_{r_1} \right) = \boldsymbol{g}_1 \boldsymbol{q}_r - \boldsymbol{q}_{r_1} \tag{2.70}$$

根据距离保持不变原则得

$$\| e^{\hat{\xi}_2 \theta_2} \boldsymbol{q}_r - \boldsymbol{q}_{r_1} \| = \| \boldsymbol{g}_1 \boldsymbol{q}_r - \boldsymbol{q}_{r_1} \| \tag{2.71}$$

则

$$\theta_2 = \arctan 2\left(\pm\sqrt{1 - k^2}, k \right) \tag{2.72}$$

其中

$$k = \left(p_{y0} s_{a_0} - p_z c_{a_0} + \sqrt{p_{x0}^2 + p_{y0}^2 + p_{z0}^2} \, c_{a_1} c_{a_2} \right) / \sqrt{p_{x0}^2 + p_{y0}^2 + p_{z0}^2} \, s_{a_1} s_{a_2}$$

已知 θ_2，可得

$$\theta_1 = \arctan 2(k_2, k_1) \tag{2.73}$$

其中

$$k_1 = p_x s_{a_2} s_2 - (p_{y0} c_{a_0} + p_{z0} s_{a_0})(c_{a_1} s_{a_2} c_2 + s_{a_1} c_{a_2})$$

$$k_2 = p_{x0} (c_{a_1} s_{a_2} c_2 + s_{a_1} c_{a_2}) + s_{a_2} s_2 (p_{y0} c_{a_0} + p_{z0} s_{a_0})$$

已知 θ_1 和 θ_2，可得

$$d_1 = \sqrt{p_{x0}^2 + p_{y0}^2 + p_{z0}^2} \tag{2.74}$$

雅可比矩阵是笛卡儿空间速度与关节空间速度之间的比值。在机构优化和分析中经常用到,远心机构雅可比矩阵为

$$\boldsymbol{J} = \begin{bmatrix} \sin\alpha_1\sin\theta_2 & 0 \\ \sin\alpha_1\cos\alpha_2\cos\theta_2 + \cos\alpha_1\sin\alpha_2 & \sin\alpha_2 \end{bmatrix} \tag{2.75}$$

2.2.5　远心机构设计

1. 远心机构设计方法一

远心机构设计方法一包括直线运动解耦平台(简称直线平台)、持械远心机构和持镜远心机构。远心机构设计方法一原理图如图 2.14 所示,为减小关节 2 所需驱动力矩,手术器械的四个驱动电机和直线平台驱动电机安装在靠近关节 2 的连杆上。机构采用钢丝绳传动,将电机运动传递到手术器械驱动接口盘上,进而驱动手术器械运动。从图 2.14 可以看出,当直线平台运动时,器械驱动电机与器械接口盘之间的钢丝绳长度发生变化,即直线平台运动会影响手术器械运动,进而直线平台与手术器械之间产生耦合运动。针对耦合问题有两种解决方法,一种是通过控制算法补偿运动方式来实现软件解耦,另一种是通过解耦机构方式来实现机械解耦。

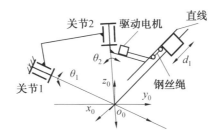

图 2.14　远心机构设计方法一原理图

钢丝绳驱动解耦原理图如图 2.15 所示,该直线平台上共有四个器械驱动盘接口。在 A 平台相对 B 平台的运动速度等于 B 平台相对 C 平台的运动速度的条件下,如图 2.15(a)、(b)所示。当直线平台向下运动时,ef 和 $f'g'$ 段钢丝绳减少长度等于 fg 和 $e'f'$ 段钢丝绳增加长度。当直线平台向上运动时,ef 和 $f'g'$ 段钢丝绳增加长度等于 fg 和 $e'f'$ 段钢丝绳减少长度。无论直线平台向上运动还是向下运动时,eg 和 $e'g'$ 段钢丝绳长度都没有发生变化,即平台的运动并没有影响钢丝绳长度,因此实现了直线平台与器械接口盘之间的无耦合运动,即解耦运动。在前面分析解耦运动时,提出了 A 平台相对 B 平台的运动速度等于 B 平台相对 C 平台运动速度的条件,其实现方式如图 2.15(c)、(d)所示,当 $ffhh$ 段钢丝

绳减少长度和 $hh'ii'$ 段钢丝绳增加长度为 Δx 时,B 平台相对 C 平台向下运动 Δx,由于 $eegg$ 和 $ee'gg'$ 钢丝绳长度是不变的,因此 $ggff$ 段钢丝绳增加 Δx,ff' gg' 段钢丝绳减少了 Δx,A 平台相对 B 平台向下运动 Δx,因此 A 平台相对 B 平台向下运动的速度等于 B 平台相对 C 平台向下运动的速度。当 $ffhh$ 段钢丝绳长度增加 Δx,$hh'ii'$ 段钢丝绳减少 Δx 时,B 平台相对 C 平台向上运动 Δx。由于 $eegg$ 和 $ee'gg'$ 钢丝绳长度是不变的,$eeff$ 段钢丝绳长度增加 Δx,$ee'ff'$ 段钢丝绳长度减少 Δx,A 平台相对 B 平台向上运动 Δx,因此 A 平台相对 B 平台向上运动的速度等于 B 平台相对 C 平台向上运动的速度。图 2.15(c)、(d) 实现 A 平台相对 B 平台的运动速度等于 B 平台相对 C 平台的运动速度。

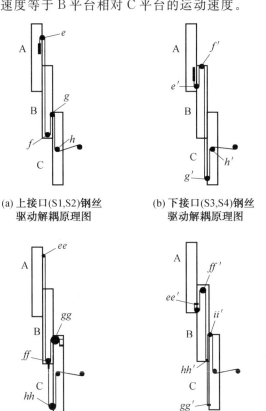

(a) 上接口(S1,S2)钢丝
驱动解耦原理图

(b) 下接口(S3,S4)钢丝
驱动解耦原理图

(c) 实现向下 $v_{AB}=v_{BC}$ 原理图

(d) 实现向上 $v_{AB}=v_{BC}$ 原理图

图 2.15　钢丝绳驱动解耦原理图

持械远心机构采用模块设计,其模块化如图 2.16 所示。法兰盘 A 与被动关节相连,法兰盘 B 与法兰盘 D 相连,法兰盘 E 与法兰盘 F 相连。结构主要包括两个旋转关节、一个平移关节以及手术器械四个自由度接口盘。

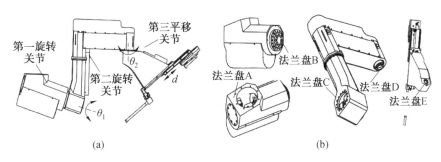

图 2.16　持械远心机构模块化

为方便中空走线设计,将第一旋转关节电机进行偏置设计,第一旋转关节如图 2.17 所示。为了保证失电安全性,电机后面放置了失电制动器。电机的运动通过同步带和同步带轮传递到谐波减速器,用电机相对位置编码器对电机位置信息进行采集与控制。关节处设置的绝对位置编码器,一个作用是为了实时测试关节位置信息,当误差超限时可以给出警告,另一个作用是实时记录关节位置,不用每次启动时重新校正零位。

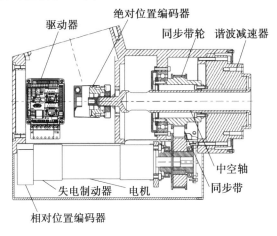

图 2.17　第一旋转关节

第二旋转关节如图 2.18 所示,类似于第一旋转关节。为保证失电安全性,在电机末端安装了失电制动器,电机通过联轴器与谐波减速器输入端相连,谐波减速器输出端与轮毂相连,轮毂一端与绝对位置编码器相连,通过钢带将电机运动传到另一个轮毂上驱动第三个关节部分运动。

第三平移关节如图 2.19 所示,采用三段式设计,由平台第一段、平台第二段、平台第三段和戳卡紧固件组成。该设计的优点是能够减少第三关节在手术中所占的工作空间,同时能够实现将器械上四个自由度的驱动电机后置时钢丝绳的解耦运动。在关节设计时,对电机和驱动器的合理布局最大限度地应用了

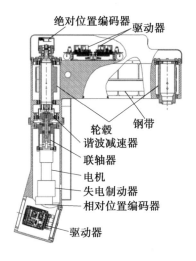

图 2.18　第二旋转关节

平移关节的空间,使得平移关节更加紧凑。该关节共集成了五个电机和三个驱动器。由于此部分的运动在电机断电的情况下仅靠机械自身的摩擦力即可实现在空间任意位置停止,因此不需要在电机后面安装失电制动器。由于空间非常紧凑,这部分没有安装绝对位置编码器,因此在系统上电后需要系统初始化。平移关节的初始化是平台自动向上运动,当触发杆碰到触发开关时,电机停止工作,该位置设置为平移关节的初始位置。关于平台第三段上的接口盘上的初始化在下面给出。为避免在调试和手术过程中直线平台超行程而导致钢丝绳被拉断,平台第一段上需要安装光电开关。当平移关节达到极限位置时触发杆会触发光电开关使电机停止工作。三段平台之间的运动是通过钢丝驱动和直线导轨实现的。

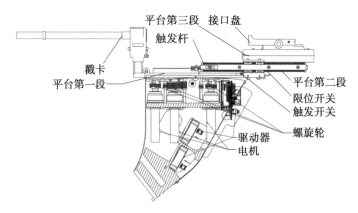

图 2.19　第三平移关节

直线平台平移自由度和手术器械上四个自由度钢丝绳具体走线如图 2.20 所示,直线平台驱动钢丝绳选用两根是保证机构安全性,钢丝绳换向通过定滑轮来实现。

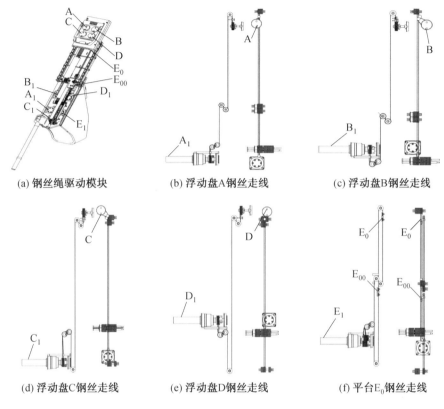

(a) 钢丝绳驱动模块　　(b) 浮动盘A钢丝走线　　(c) 浮动盘B钢丝走线

(d) 浮动盘C钢丝走线　　(e) 浮动盘D钢丝走线　　(f) 平台E_0钢丝走线

图 2.20　钢丝绳驱动设计

　　为使手术器械能够快速可靠地安装在接口盘或从接口盘上拔出,需要进行接口盘设计,如图 2.21 所示。将手术器械上的导向部分与接口盘上的导向件下表面接触,使器械前端部分压在浮动盘上,再用手推器械将其安装在接口盘上。安装后由于器械上的接口销与浮动盘配合孔没有配准,浮动盘处于被压缩状态。此时,按动压杆套,使与接口盘相对应的四个电机往复转动 5°,从而调整手术器械上的接口销与浮动盘上的孔对齐,完成手术器械的快速安装。器械安装后,由电机驱动浮动盘转动,再由浮动盘带动手术器械运动。接口驱动手术器械,弹簧的作用是在对齐后将浮动盘在弹力作用下向上移动与接口销配合。当在手术过程需要更换手术器械时,可将压杆套压下,托盘向下运动,从而带动浮动盘向下运动,器械接口销与浮动盘孔脱离,即可手动将手术器械拔出。取出器械之后,托盘在弹簧柱销的作用下复位,浮动盘在弹簧的作用下复位。

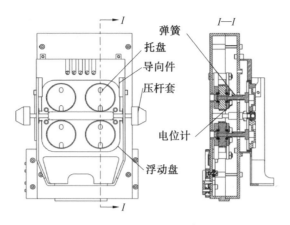

图 2.21　接口盘设计

　　持镜远心机构采用模块化设计,如图 2.22 所示。法兰盘 A 与被动关节相连,法兰盘 B 与法兰盘 D 相连,法兰盘 E 与法兰盘 F 相连。结构设计主要包含了两个旋转关节设计、一个平移关节设计以及内窥镜接口盘设计。持镜远心机构关节设计与持械远心机构关节设计方案类似。

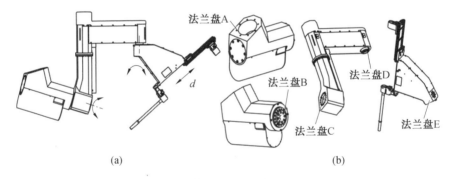

(a)　　　　　　　　　　　　　　　　(b)

图 2.22　持镜远心机构模块化设计

2. 远心机构设计方法二

(1)远心机构设计方法二的原理。

　　远心机构设计方法二的原理图如图 2.23 所示,远心机构设计方法二由轴驱动回转关节和对称杆件关节组成。T 形支撑杆上端为轴驱动回转关节,回转轴线通过定点 o,对称杆件关节包括杆 1~8,杆 1 为主动杆,绕 A 点 x 轴方向转动,杆 3、杆 4、杆 6、杆 7 长度相等且呈菱形对称布置,杆 2、杆 5 长度相等且对称布置。杆 1 做顺时针方向运动时,由于杆 1 与末端杆 8 运动的对称性,末端杆 8 以 o 点为坐标原点绕 x 轴方向做逆时针方向转动;杆 1 做逆时针方向运动时,由于杆 1 与末端杆 8 运动的对称性,末端杆 8 以 o 点为坐标原点绕 x 轴方向做顺时针方向转动。只要保证 T 形支撑杆的回转轴线通过杆 1 的转动轴线,且与杆 8 上的内窥镜轴线相交于定点 o 便可以使内窥镜实现绕定点 o（即切口）的二维远心运动。该远心结构原理简单,稳定性好,安全性高,并且质量轻,不会对切口产生作用力。

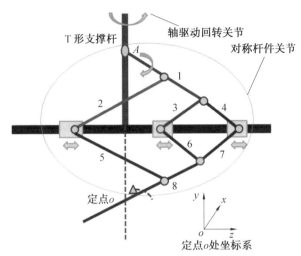

图 2.23 远心机构设计方法二原理图

（2）远心机构设计方法二的构型。

回转关节 5 如图 2.24 所示,远心机构设计方法二的回转关节 5 和对称关节 6 分别实现内窥镜绕切口的偏摆和俯仰运动。回转关节采用轴驱动实现绕切口的偏摆运动。回转关节的电机组 1（包含减速器、电机、编码器）和回转关节 5 连接件相连接,电机组 1 的转动轴线与远心机构的偏摆轴线重合,电机组 1 的输出轴与电磁离合器的输入端连接,电磁离合器的输出端与传动轴连接,通过电磁离合器的吸合和脱离实现动力的传递和切断。电磁离合器吸合,回转关节 5 处于主动状态,电机组 1 带动传动轴实现远心机构的偏摆;电磁离合器脱离,切断动力,回转关节 5 处于被动状态,可以在手动操作下旋转,实现远心机构位姿的调整。电机组 1 尾部为旋转编码器,记录转动角度,反馈给控制器。连接件分为上、下两部分,上连接件与机械臂的定位关节相连,下连接件放置支撑传动轴的轴承,传动轴与对称关节 6 装配在一起。回转关节 5 可以与水平面方向垂直,安装在机械臂定位关节上,避免与患者的干涉,同时有较大的运动范围。

对称关节 6 如图 2.25 所示,主要由对称布置的 7 个杆件组成,在对称杆的约束下,实现远心机构的俯仰运动。杆 1 一端与支撑板上的电机组 2、电磁离合器相连,另一端铰接杆 3 和杆 4,杆 1 中间铰接杆 2。其中杆 2～4 铰接在直线导轨的三个滑块上,滑块可以在直线导轨上做直线运动。同时滑块 1～3 分别铰接杆 5～7 一端,杆 5 与杆 2 长度相等,以直线导轨长度方向为对称轴线布置,杆 6、杆

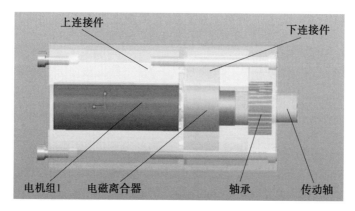

图 2.24　回转关节 5

7 与杆 3、杆 4 长度相等，以直线导轨长度方向为对称轴线呈菱形对称布置。杆 5～7 另一端铰接在直线组上。当电磁离合器通电吸合时，对称关节处于主动状态，电机组 2 的动力通过电磁离合器传输，带动杆 1 转动，在对称杆的约束下（对称杆件中间铰接部分可以在直线导轨上做直线运动），远心机构的直线组也相应转动，实现远心机构的俯仰运动；当电磁离合器脱离时，对称关节处于被动状态，在手动操作下可以实现远心机构相应的姿态调整。其中，回转关节 5 的传动轴轴线通过杆 1 的转动轴线，且与直线组上的内窥镜轴线相交于定点。

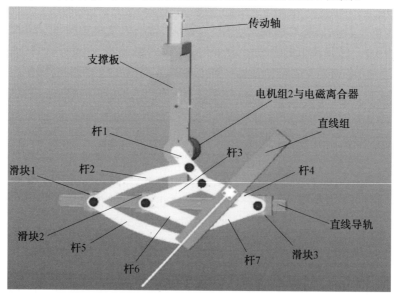

图 2.25　对称关节 6

关节 7 为直线关节，带动内窥镜在切口处实现直线伸缩。为减轻关节的质量，使结构轻量、紧凑，采用钢丝传递动力。直线关节 7 如图 2.26 所示，电机驱动组驱动滚珠花键轴旋转,滚珠花键轴上的丝筒旋转,使缠绕在丝筒上的钢丝进出。钢丝 a 端通过第一导轮组中导轮的导向后,打结固定在内窥镜工具座上。钢丝 b 端通过第一导轮组中导轮的导向,第二导轮组的导向、张紧后,打结固定在工具座上。内窥镜工具座安装在直线导轨上,直线导轨布置在支撑板上,支撑板通过销轴安装在对称关节 6 上。这样钢丝可以传递动力,带动直线导轨上的内窥镜实现绕切口的直线探入运动。

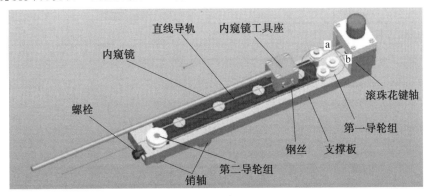

图 2.26　直线关节 7

第 5～7 关节组成远心机构,术中在完成机械臂的位置定位后,远心机构夹持内窥镜实现绕切口的偏摆、俯仰和直线探入运动。

3. 远心机构设计方法三

远心机构设计方法三的结构原理图和结构简图如图 2.27 所示,该远心机构由回转关节和单平行四杆关节组成。回转关节采用轴驱动机构,$x—x$ 为其转动轴线。单平行四杆关节由杆件 1～4 组成,杆件 1 为主动件,$y—y$ 为杆件 1 的转动轴线,杆件 4 可代表手术器械(内窥镜)。只要保证杆件 1 与杆件 2 的相对运动关系为同速反向,同时要求回转关节的运动轴线 $x—x$ 与杆件 2 和杆件 3 平行,即可保证杆件 4 绕手术切口做远心运动。该远心机构可实现手术器械(内窥镜)绕体表切口的二维远心运动,即在手术切口处做绕 $x—x$ 轴线的偏摆运动和绕$y—y$ 轴线的俯仰运动。

该远心机构具有以下优点:①远心机构体积小,结构简单,易于维护;②采用机械结构保证远心运动,有利于提高手术的安全性,便于调整手术器械的姿态;③与定位关节具有良好的连接性,便于整机系统开发;④实现了手术器械(内窥镜)的二维远心运动。

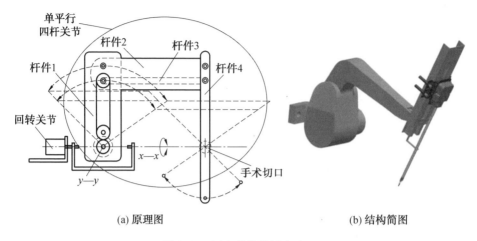

(a) 原理图   (b) 结构简图

图 2.27　远心机构设计方法三

2.3　远心机构多目标优化

远心机构多目标优化包含约束条件、优化模型和优化算法,下面以远心机构设计方法一为例介绍远心机构的优化方法。

2.3.1　约束条件

根据微创手术要求,远心机构的性能优化指标和约束条件如下。

(1)运动学性能指标。

运动学性能指标表征的是远心机构的灵活性,为使远心机构具有较高的灵活性,需要考虑运动学性能指标。基于雅可比矩阵的运动学性能指标包含可操作性、速度最小值和速度各向性等。可操作性指标并不总是适合机器人的优化,与可操作性指标相比,速度最小值是一个比较可靠的指标,它表示靠近奇异值的情况,同时也表示了在最不利方向上的传动能力。灵活性指标如式(2.76)所示。上述运动学性能指标是局部指标,并不适合机器人优化。Gosselin 等提出了全局运动学性能指标,如式(2.77)所示。为了归一化处理并用在远心机构优化中,改进的全局运动学性能指标如式(2.78)所示。f_{21} 和 α_1、α_2 之间的关系如图 2.28 所示,当 $\alpha_1=0.5\pi$,$\alpha_2=0.5\pi$ 时,f_{21} 最小。

$$k=\sigma_{\min}/\sigma_{\max} \tag{2.76}$$

$$\eta=\int_w k\,\mathrm{d}w\Big/\int_w \mathrm{d}w \tag{2.77}$$

式中,w 为机构工作空间。

$$f_{21} = 1 - \eta / \max(\eta) \tag{2.78}$$

(2) 机构紧凑性指标。

机构紧凑性指标表征的是机构体积大小，为了使远心机构更紧凑，需要考虑机构紧凑性指标。机构紧凑性指标与机构的参数 α_1 和 α_2 相关，而 α_1 和 α_2 的最大值都是 0.5π。因此，机构紧凑性指标如式 (2.79) 所示。f_{22} 与 α_1、α_2 之间的关系如图 2.29 所示。

$$f_{22} = (\alpha_1 + \alpha_2) / \pi \tag{2.79}$$

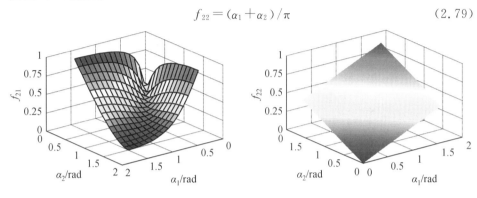

图 2.28　f_{21} 与 α_1、α_2 之间的关系　　图 2.29　f_{22} 与 α_1、α_2 之间的关系

(3) 机构刚度性能指标。

机构刚度性能指标表征的是机构的刚度，为了使远心机构具有较高的刚度，需要考虑机构刚度性能指标。串联机构第 i 部分相对于基坐标系在末端执行器处所产生的柔度如式 (2.80) 所示。当有多个关节和连杆时，该串联机构的柔度可由式 (2.81) 推导得到。因此，该串联机器人的刚度矩阵如式 (2.82) 所示。平移刚度条件数和旋转刚度条件数如式 (2.83) 所示，表明该远心机构的平移刚度和旋转刚度在工作空间内的变化情况。

$$^{B}_{i}\boldsymbol{C} = \begin{bmatrix} ^{B}_{i}\boldsymbol{R} & -^{B}_{i}\boldsymbol{R}[\boldsymbol{P}_{T}\times] \\ \boldsymbol{0} & ^{B}_{i}\boldsymbol{R} \end{bmatrix} {}^{i}\boldsymbol{C} \begin{bmatrix} ^{B}_{i}\boldsymbol{R} & -^{B}_{i}\boldsymbol{R}[\boldsymbol{P}_{T}\times] \\ \boldsymbol{0} & ^{B}_{i}\boldsymbol{R} \end{bmatrix}^{\mathrm{T}} \tag{2.80}$$

$$^{B}\boldsymbol{C} = \sum_{i=1}^{n} {}^{B}\boldsymbol{C}_{i} \tag{2.81}$$

$$\boldsymbol{K} = {}^{B}\boldsymbol{C}^{-1} = \begin{bmatrix} \boldsymbol{K}_{t} & \boldsymbol{K}_{tr} \\ \boldsymbol{K}_{rt} & \boldsymbol{K}_{r} \end{bmatrix} \tag{2.82}$$

式中，$\boldsymbol{B}$、$\boldsymbol{C}$ 分别为基坐标系和柔度矩阵；$\boldsymbol{K}_{t}$、$\boldsymbol{K}_{r}$、$\boldsymbol{K}_{tr}$、$\boldsymbol{K}_{rt}$ 分别为平移、旋转、平移和旋转、旋转和平移刚度矩阵。

$$k_{t} = \|\boldsymbol{K}_{t}\| \|\boldsymbol{K}_{t}^{-1}\|, \quad k_{r} = \|\boldsymbol{K}_{r}\| \|\boldsymbol{K}_{r}^{-1}\| \tag{2.83}$$

式 (2.83) 是局部性能指标，定义全局刚度性能指标如式 (2.84) 所示。为了归一化处理并应用在机器人优化中，改进的全局刚度性能指标如式 (2.85) 所示。综合刚度性能指标如式 (2.86) 所示。f_{23} 与 α_1、α_2 之间的关系如图 2.30 所示。

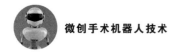

当 $\alpha_1 = 1.3\pi$，$\alpha_2 = 0.8\pi$ 时，综合刚度性能最高。

$$\gamma_t = \frac{\int_w 1/k_t \, dw}{\int_w dw}, \quad \gamma_r = \frac{\int_w 1/k_r \, dw}{\int_w dw} \tag{2.84}$$

$$S_t = 1 - \gamma_t/\max(\gamma_t), \quad S_r = 1 - \gamma_r/\max(\gamma_r) \tag{2.85}$$

$$f_{23} = (S_t + S_r)/2 \tag{2.86}$$

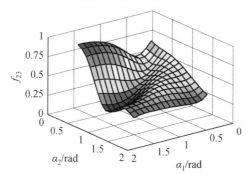

图 2.30 f_{23} 与 α_1、α_2 之间的关系

（4）机构动力学性能指标。

机构动力学性能指标表征机构的动力学性能，为使远心机构具有较优的动力学性能，需要考虑机构动力学性能指标。串联机器人动力学模型可由拉格朗日方程推导，如式（2.87）所示。在实际手术中，末端执行器的速度和所受到的力都比较小，动力学模型可简化如式（2.88）所示。全局动力学性能指标如式（2.89）所示。为了归一化处理并应用在机器人优化中，改进的全局动力学性能指标如式（2.90）所示。f_{24} 与 α_1、α_2 之间的关系如图 2.31 所示，当 $\alpha_1 = 0.79\pi$，$\alpha_2 = 1.03\pi$ 时，f_{24} 最小。

$$\boldsymbol{M}(\boldsymbol{q})\ddot{\boldsymbol{q}} + \boldsymbol{C}(\boldsymbol{q}, \dot{\boldsymbol{q}})\dot{\boldsymbol{q}} + \boldsymbol{g}(\boldsymbol{q}) = \boldsymbol{\tau} \tag{2.87}$$

$$\boldsymbol{\tau} = \boldsymbol{M}(\boldsymbol{q})\ddot{\boldsymbol{q}} + \boldsymbol{g}(\boldsymbol{q}) \tag{2.88}$$

$$\gamma_\tau = \sum_{i=1}^n \int |\boldsymbol{\tau}_i \boldsymbol{\omega}_i| \, dw/w \tag{2.89}$$

$$f_{24} = \gamma_\tau/\max(\gamma_\tau) \tag{2.90}$$

式中，$\boldsymbol{\tau}$、$\boldsymbol{M}(\boldsymbol{q})$ 和 $\boldsymbol{\omega}_i$ 分别是关节驱动力矩、惯量矩阵和关节角速度；$\boldsymbol{C}(\boldsymbol{q}, \dot{\boldsymbol{q}})$、$\boldsymbol{g}(\boldsymbol{q})$ 和 w 分别是哥氏力和离心力力矩、重力矩和工作空间。

（5）工作空间约束。

根据有关文献[33]可知，在不调节机械臂和患者相对位置的情况下到达病灶点所需的工作空间为 90° 锥角的圆锥。远心机构设计方法一的工作空间示意

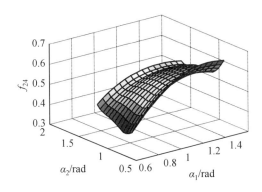

图 2.31　f_{24} 与 α_1、α_2 之间的关系

图如图 2.32 所示,其工作空间如式(2.91)所示,根据文献[33]所述,工作空间约束如式(2.92)所示。

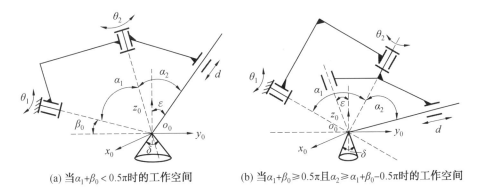

(a) 当 $\alpha_1 + \beta_0 < 0.5\pi$ 时的工作空间　　　　(b) 当 $\alpha_1 + \beta_0 \geqslant 0.5\pi$ 且 $\alpha_2 \geqslant \alpha_1 + \beta_0 - 0.5\pi$ 时的工作空间

图 2.32　工作空间示意图

$$\delta = \begin{cases} 2\varepsilon = 2(\alpha_1 + \alpha_2 + \beta_0 - 0.5\pi) & (\alpha_1 + \beta_0 < 0.5\pi) \\ 2\varepsilon = 2[\alpha_2 - (\alpha_1 + \beta_0 - 0.5\pi)] & (\alpha_1 + \beta_0 \geqslant 0.5\pi \text{ 且 } \alpha_2 \geqslant \alpha_1 + \beta_0 - 0.5\pi) \\ 0 & (\alpha_1 + \beta_0 \geqslant 0.5\pi \text{ 且 } \alpha_2 < \alpha_1 + \beta_0 - 0.5\pi) \end{cases}$$

$$\tag{2.91}$$

$$\delta \geqslant 0.5\pi \tag{2.92}$$

(6)机构参数约束。

远心机构设计方法一共有四个自由度,第四个自由度为绕轴旋转运动,对工作空间没有影响,因此不考虑。第三个自由度为平移自由度,为了简化计算复杂度,将平移设置为一个定值,该远心机构的工作空间如式(2.93)所示。该远心机构的工作空间与机构参数 α_1 和 α_2 之间的关系如图 2.33 所示,该工作空间关于平面 $\alpha_1 = \alpha_2$ 对称。该远心机构的全局运动学性能指标与机构参数 α_1 和 α_2 之间的关系如图 2.34 所示。通过比较图 2.33 和图 2.34 可得,当 $\alpha_1 = a$,$\alpha_2 = b$,$a \in$

$(0,0.5\pi)$，$b \in (0,0.5\pi)$，工作空间和全局运动学性能指标为 S_1 和 η_1，如果 $a \geqslant b$，则 $S_1 = S_2$，$\eta_1 \geqslant \eta_2$；如果 $a < b$，则 $S_1 = S_2$，$\eta_1 < \eta_2$。为方便理解，研究了 $\eta_1 - \eta_2$ 与 α_1、α_2 之间的关系，如图 2.35 所示，因此当 $\alpha_1 \geqslant \alpha_2$ 时，$\eta_1 \geqslant \eta_2$。机构参数约束如式(2.94)所示。

$$S_W = \iint\limits_{\Sigma} \sqrt{[\partial(y,z)/\partial(\theta_1,\theta_2)]^2 + [\partial(x,z)/\partial(\theta_1,\theta_2)]^2 + [\partial(x,y)/\partial(\theta_1,\theta_2)]^2} \, d\theta_1 d\theta_2$$

$$(2.93)$$

$$\alpha_1 \geqslant \alpha_2 \qquad\qquad (2.94)$$

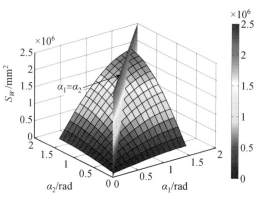

图 2.33　远心机构的工作空间与机构参数 α_1 和 α_2 之间的关系

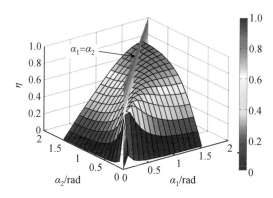

图 2.34　全局运动学性能指标与机构参数 α_1 和 α_2 之间的关系

(7)机构质量约束。

在机构设计中，机构总体的质量是一个比较重要的指标，机构的质量约束为

$$m_1 + m_2 \leqslant m \qquad\qquad (2.95)$$

式中，m_1、m_2 分别为连杆 1 和连杆 2 的质量。

(8)碰撞概率约束。

据医生的临床经验，在机器人辅助微创手术中会发生机械臂与机械臂之间

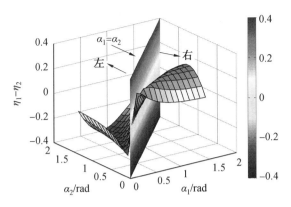

图 2.35　$\eta_1 - \eta_2$ 与 α_1、α_2 之间的关系

的碰撞,以及机器人与患者之间的碰撞。根据成年人人体尺寸国标,如图 2.36 所示,肩宽 $w_1 \in (380,489)$ mm,头宽 $w_2 \in (137,169)$ mm,胸宽 $w_3 \in (239,336)$ mm,躯干长度 $l_1 \in (503,660)$ mm,胸腔高度 $h_1 \in (155,268)$ mm,头的高度 $h_2 \in (161,201)$ mm。

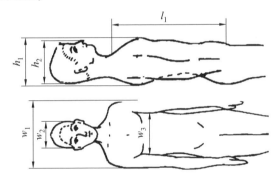

图 2.36　成年人人体尺寸图

远心机构有两种工作模式,第一种工作模式如图 2.37 所示,为完成所有的腹胸腔手术,第一种工作模式原理图如图 2.38 所示,最小的 l_r 是 660 mm,但是为使机构更加紧凑,最小 l_r 被设计为 330 mm,腹腔手术可以由第二种工作模式完成。l_l 的长度可由式(2.96)计算,γ_1 越大,l_l 就越小。出于适应不同患者和紧凑性考虑,γ_1 和 l_l 的平均值分别为 0.14π 和 299 mm。第一种工作模式极限位置侧视图如图 2.39 所示,ε 由式(2.97)计算可得。根据国标尺寸可得人最大肩宽为 489 mm,如图 2.38 和图2.39 所示,当 $l \geqslant 250$ mm 且 $\varepsilon \leqslant \theta_1 < \pi$,机器人和患者的碰撞可以避免。$l_{r1}$ 可由式(2.98)给出。根据文献[33]可得,α_3 最小为 0.25π,最大为 0.5π,因此 α_3 和 l_{r1} 平均值分别是 0.375π 和 395 mm。图 2.40 是第一种工作模式下 θ_1 分别处于 β_1、β_2 和 α_3 三种不同位置时的两种视图。当第三

个平移关节的轴线位于垂直轴线左侧时,即可避免机器人与机器人之间的碰撞。当 $\varepsilon \leqslant \theta_1 < \pi - \alpha_3$,$\theta_2 \in (0, \pi)$ 时,可避免机器人与机器人之间的碰撞。当 $\pi - \alpha_3 \leqslant \theta_1 \leqslant \pi$ 和 $\theta_2 \neq 90°$ 时,碰撞概率为零。第一种工作模式下的两种视图如图2.41所示,当第三个平移关节的轴线位于垂直轴线的右侧时,第一种工作模式当 $\theta_1 \in (\pi - \alpha_2, \pi)$、$\theta_2$ 分别等于90°和不等于90°时如图2.42所示,θ_2 旋转一定角度可以避免发生碰撞。基于上面分析可以得到当满足式(2.102)时,碰撞概率为0。

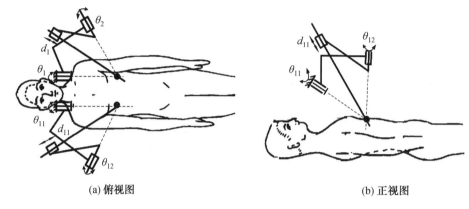

(a) 俯视图 (b) 正视图

图 2.37　第一种工作模式

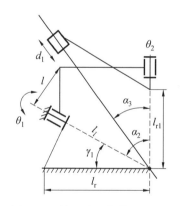　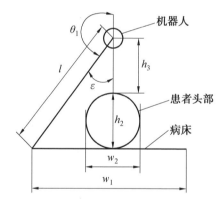

图 2.38　第一种工作模式原理图　　图 2.39　第一种工作模式极限位置侧视图

$$l_l = l_r \cos \gamma_1 \qquad (\gamma_1 \in (0, 1/3\pi)) \tag{2.96}$$

$$\varepsilon = \begin{cases} \arctan(0.5w_2/h_3) \\ \quad (0.5w_2/h_3 \geqslant 0.5w_2/(h_3+h_2) \text{ 且 } l \geqslant \sqrt{(0.5w_2)^2+(h_3+h_2)^2}) \\ \arctan[0.5w_1/(h_2+h_3)] \\ \quad (0.5w_2/h_3 \leqslant 0.5w_2/(h_3+h_2) \text{ 且 } l \geqslant \sqrt{(0.5w_2)^2+(h_3+h_2)^2}) \\ \arctan(0.5w_2/h_3) \quad (l \leqslant \sqrt{(0.5w_2)^2+(h_3+h_2)^2}) \end{cases}$$

$$\tag{2.97}$$

$$l_{r1}=l/\cos\alpha_1+l_l\cos\alpha_1 \tag{2.98}$$

$$B'D=AB\sin\alpha_2 \tag{2.99}$$

$$CD=-AB\cos\alpha_2\tan\theta_1 \tag{2.100}$$

$$\angle B'DC=CD/B'D=\arccos(-\cot\alpha_2\tan\theta_1) \tag{2.101}$$

$$CP=\begin{cases}0 & \left[\pi-\alpha_2\leqslant\theta_1\leqslant\pi\ \text{且}\begin{bmatrix}0\leqslant\theta_2<0.5\pi-\arccos(\cot\alpha_2\tan\theta_1)\\ \text{或}\ 0.5\pi+\arccos(\cot\alpha_2\tan\theta_1)\leqslant\theta_2<\pi\end{bmatrix}\right]\\ 0 & (\eta\leqslant\theta_1\leqslant\pi-\alpha_2\ \text{且}\ 0\leqslant\theta_2<\pi)\end{cases}$$

$$\tag{2.102}$$

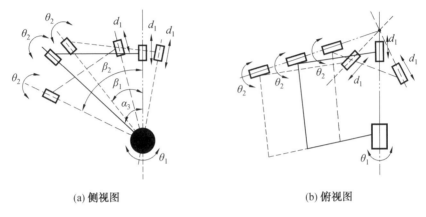

(a) 侧视图　　　　　　　　　　　　(b) 俯视图

图 2.40　第一种工作模式下 θ_1 分别处于 β_1、β_2 和 α_3 三种不同位置时的两种视图

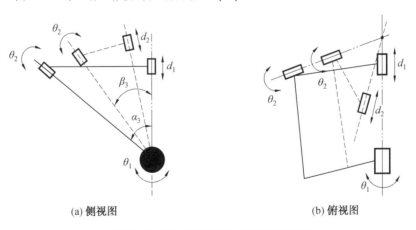

(a) 侧视图　　　　　　　　　　　　(b) 俯视图

图 2.41　第一种工作模式下的两种视图

　　远心机构的第二种工作模式如图 2.43 所示,它与第一种工作模式是对称的。第二种工作模式极限位置侧视图如图 2.44 所示。η_1 由式(2.103)计算获得。同第一种工作模式类似,碰撞概率等于 0 的情况可由式(2.104)确定。

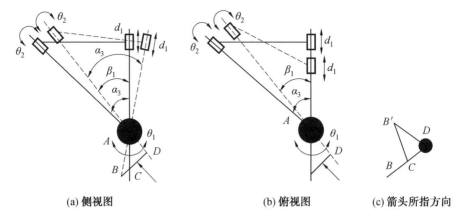

(a) 侧视图　　　　　　　　(b) 俯视图　　　　　(c) 箭头所指方向

图 2.42　第一种工作模式当 $\theta_1 \in (\pi - \alpha_2, \pi)$、$\theta_2$ 分别等于 90° 和不等于 90° 时

$$
\eta_1 = \begin{cases}
\arctan(0.5w_3/h_3) \\
\quad (0.5w_3/h_3 \geqslant 0.5w_1/(h_1+h_3) \text{ 且 } l \geqslant \sqrt{(0.5w_1)^2 + (h_3+h_2)^2}) \\
\arctan(0.5w_1/(h_1+h_3)) \\
\quad (0.5w_3/h_3 \leqslant 0.5w_1/(h_1+h_3) \text{ 且 } l \geqslant \sqrt{(0.5w_1)^2 + (h_3+h_2)^2}) \\
\arctan(0.5w_3/h_3) \quad (l \leqslant \sqrt{(0.5w_1)^2 + (h_3+h_2)^2})
\end{cases}
$$

$$(2.103)$$

$$
CP = \begin{cases}
0 & \left(\pi - \alpha_2 \leqslant \theta_1 \leqslant \pi \text{ 且 } \begin{pmatrix} 0 \leqslant \theta_2 < 0.5\pi - \arccos(\cot \alpha_2 \tan \theta_1) \\ \text{或 } 0.5\pi + \arccos(\cot \alpha_2 \tan \theta_1) \leqslant \theta_2 < \pi \end{pmatrix} \right) \\
0 & (\eta_1 \leqslant \theta_1 \leqslant \pi - \alpha_2 \text{ 且 } 0 \leqslant \theta_2 < \pi)
\end{cases}
$$

$$(2.104)$$

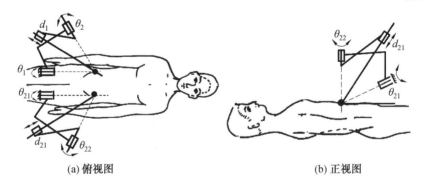

(a) 俯视图　　　　　　　　　　　　(b) 正视图

图 2.43　第二种工作模式

当机构发生碰撞时,碰撞概率与处在碰撞域的概率有关,θ_1 和 θ_2 处在碰撞域的概率值越大,碰撞概率就越大。设定的工作空间大小为 200 mm×200 mm×200 mm,满足手术工作空间要求。通过遍布整个工作空间以及运动学逆解和路

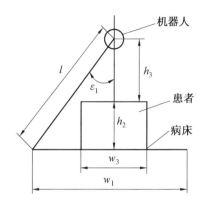

图 2.44　第二种工作模式极限位置侧视图

径规划可以得到 θ_1 和 θ_2 的值。设定根据逆运动学得到的 θ_1 和 θ_2 总数量值分别为 M_1 和 M_2,处在碰撞域内 θ_1 和 θ_2 的数量值分别为 N_1 和 N_2。机器人与患者以及机器人与机器人之间的碰撞概率可由式(2.105)和式(2.106)分别计算得到。最后给出碰撞概率约束如式(2.107)所示。

$$CP_1 = N_1/M_1 \tag{2.105}$$

$$CP_2 = N_2/M_2 \tag{2.106}$$

$$CP = 1 - (1 - CP_1)(1 - CP_2) = 0 \tag{2.107}$$

2.3.2　优化模型

根据上面所叙述的指标和约束条件,可以建立优化模型如式(2.108)所示。简化远心机构示意图和连杆截面形状如图 2.45 和图 2.46 所示,优化设计变量和设计变量取值范围见表 2.2 和表 2.3。

$$\min \begin{cases} f_{31} = -\eta \\ f_{32} = -(\gamma_t + \gamma_r)/2 \end{cases}$$

$$\begin{cases} \text{s. t. 1} \quad CP = 0 \\ \text{s. t. 2} \quad 0.5\pi \geqslant \alpha_1 \geqslant \alpha_2 \geqslant 0 \\ \text{s. t. 3} \quad \delta \geqslant 0.5\pi \\ \text{s. t. 4} \quad 0.09 \geqslant a \geqslant b + 0.006 \\ \text{s. t. 5} \quad 0.08 \geqslant a_2 \geqslant b_2 + 0.006 \end{cases} \tag{2.108}$$

式中,f_{31}、f_{32} 分别为运动学性能指标和综合全局刚度性能指标;η、γ_t 分别为全局灵活性和平移刚度指标;γ_r、s. t. 1 分别为旋转刚度指标和碰撞概率约束;s. t. 2、s. t. 3 分别为机构参数和工作空间约束;s. t. 4、s. t. 5 均为连杆参数约束。

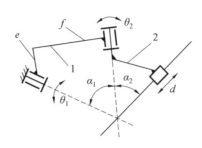

图 2.45　简化远心机构示意图

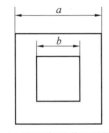

(a) 连杆1部分截面形状

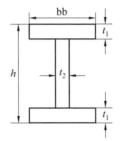

(b) 连杆1部分截面形状

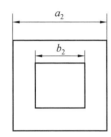

(c) 连杆2截面形状

图 2.46　连杆截面形状

表 2.2　优化设计变量

设计变量	代号	设计变量	代号
关节 1 与关节 2 之间的角度	α_1	关节 2 与关节 3 之间的角度	α_2
连杆 1 截面长度	a	连杆 1 截面宽度	b
工字钢腿的厚度	t_1	工字钢腰的厚度	t_2
工字钢高度	h	工字钢腿的宽度	bb
连杆 2 截面宽度	a_2	连杆 2 截面长度	b_2

表 2.3　设计变量取值范围

设计变量	取值范围	设计变量	取值范围
$\alpha_1 /(°)$	$[0.25\pi,\ 0.5\pi]$	$\alpha_2 /(°)$	$[0.25\pi,\ 0.5\pi]$
a/mm	$[75,\ 90]$	b/mm	$[65,\ 80]$
t_1/mm	$[5,\ 10]$	t_2/mm	$[5,\ 10]$
h/mm	$[4,\ 10]$	bb/mm	$[40,\ 70]$
a_2/mm	$[70,\ 90]$	b_2/mm	$[60,\ 70]$

2.3.3　优化算法

多目标优化的特点通常是强耦合性且各个目标函数之间是相拮抗的,因此寻找一组解同时满足所有优化目标函数达到最优是较为困难的。针对多目标优化问题有两种解决方法:第一种是借助权重系数将多个目标转化为一个优化目标方程,但这种方法的缺点是要依靠操作者的实际经验;第二种是利用具有非支配排序机制和精英策略的多目标 NSGA－Ⅱ遗传算法,该算法具有很高的计算效率和全局收敛性,已经广泛应用在很多工程优化领域。

此案例中两个优化目标函数得到的 Pareto 最优解集如图 2.47 所示。选择10 组 Pareto 最优解见表 2.4,在此结果的基础上,根据实际需要选择一组最优解。为满足微创手术中操作灵活性的要求,全局运动学性能指标应该具有较大值。因此,全局运动学性能指标应当作为主要性能指标。第 1～5 组的全局运动学性能指标大于第 6～10 组,因此将最后五组数据从候选列表中删除。在保证全局运动学性能指标具有较大值的前提下,希望综合刚度性能指标具有较优值。当综合刚度性能指标值越大时,该机构刚度就越大。对比得到第 2～5 组综合刚度值大于第 1 组,因此将第 1 组从候选列表中删除。考虑到机构加工过程中可能存在的内应力问题,因此 t_2/t_1 应当尽可能地等于 1。综上分析,最后选择第 2组作为选用值。

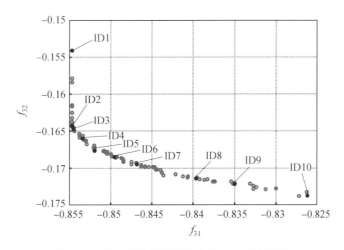

图 2.47　两个优化目标函数的 Pareto 最优解集

表 2.4　10 组 Pareto 最优解

| ID | 设计变量 | | | | | | | | | | 目标函数 | | t_2/t_1 |
	α_1	α_2	a	b	h	t_1	t_2	bb	a_2	b_2	$-f_{31}$	$-f_{32}$	
1	1.29	1.005	77.8	71.3	77.9	10	7.7	70	75	64	0.854 6	0.154 1	0.70
2	1.29	1.004	76.9	70.9	84	10	9.5	70	73	65	0.854 6	0.164 2	0.95
3	1.29	0.997	76.9	70.9	86.7	10	8.6	70	73	65	0.854 5	0.164 7	0.86
4	1.31	0.971	76.9	70.8	84.5	10	7.9	70	73	66	0.853 3	0.166 0	0.79
5	1.32	0.953	76.7	70.7	82.8	10	7.8	70	73	64	0.851 9	0.167 6	0.79
6	1.33	0.931	76.9	70.9	82.9	10	8	70	73	64	0.849 5	0.168 5	0.78
7	1.35	0.911	76.9	70.9	81.7	10	8	70	74	65	0.846 8	0.169 5	0.80
8	1.37	0.873	76.9	70.9	80	10	8.1	70	74	65	0.839 6	0.171 4	0.81
9	1.37	0.854	76.9	70.9	83.4	10	7.7	70	72	64	0.835 0	0.172 1	0.77
10	1.40	0.822	77	70.9	83	10	8.1	70	73	65	0.826 3	0.173 7	0.81

2.4　机器人安全性设计

微创手术机器人面向患者生命健康,其安全性设计是机器人系统开发的重要内容之一。本节从机械结构方面以远心机构设计方法一为例介绍安全性设计方法。

依据初步危害分析方法得到的危害类型有多种形式,与机械相关的称为机械危害,表现为因机械失效而对患者产生危害。对患者的风险可建立简易故障树模型,如图 2.48 所示,由故障树分析方法可知,对患者的风险主要有电击和手术运动失效两方面。为避免电击风险,漏电流容许值要求要满足《医用电气设备第 1 部分:安全通用要求》(GB 9706.1—2007)E2。手术运动失效主要包括报警系统失效、运动控制失效和电源紧急开关失效。报警系统失效和电源紧急开关失效可通过选用符合医疗标准的高可靠性产品来获得保证。运动控制失效主要包括控制软件失效和机械硬件失效。

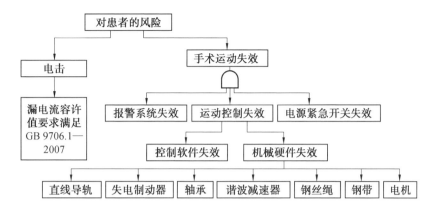

图 2.48 简易故障树模型

建立远心机构机械硬件图,图 2.49 为远心机构设计方法一机械硬件组成,其采用机构约束来保证戳卡在远心点处做定点运动,避免对切口组织造成损伤。在进行关节安全设计时,可在关节处安装失电制动器,并对传动机构如钢带等进行冗余设计,当机械臂失电或钢带绷断时,可以保证机械臂不发生意外运动。如图 2.49 所示,第一主动旋转关节选用一定安全系数的同步带来保证关节安全性;第二主动旋转关节选用钢带来保证关节安全性;第三平移关节选用冗余钢丝绳保证安全性。

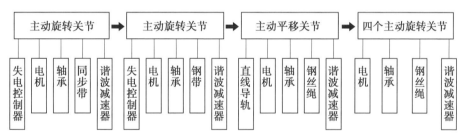

图 2.49 远心机构设计方法一机械硬件组成

本章参考文献

[1] ORTMAIER T,WEISS H,FALK V. Design requirements for a new robot for minimally invasive surgery[J]. Industrial robot,2004,31(6):493-498.

[2] HAGN U,KONIETSCHKE R,TOBERGTE A,et al. DLR MiroSurge：A versatile system for research in endoscopic telesurgery[J]. International

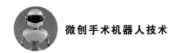
journal of computer assisted radiology and surgery，2010,5(2):183-193.

[3] ROSSITTO C，GUELI ALLETTI S，FANFANI F，et al. Learning a new robotic surgical device：Telelap Alf X in gynaecological surgery[J]. The international journal of medical robotics and computer assisted surgery，2015,12(3):490-495.

[4] GOMES P. Surgical robotics：Reviewing the past，analysing the present，imagining the future[J]. Robotics and computer-integrated manufacturing，2011,27(2):261-266.

[5] SACKIER J M，WANG Y. Robotically assisted laparoscopic surgery[J]. Surgical endoscopy，1994,8(1):63-66.

[6] FUNDA J，GRUBEN K，ELDRIDGE B，et al. Control and evaluation of a 7-axis surgical robot for laparoscopy[C]//Proceedings of the International Conference on Robotics and Automation. New York，USA：IEEE，1995：1477-1484.

[7] GHODOUSSI M，BUTNER S E，WANG Y. Robotic surgery-the transatlantic case[C]//Proceedings of the International Conference on Robotics and Automation. New York，USA：IEEE，2002:1882-1888.

[8] MUNOZ V F，DE GABRIEL J G，FERNANDEZ-LOZANO J,et al. Design and control of a robotic assistant for laparoscopic surgery[C]//Proceedings of the 9th International Symposium on Intelligent Robotic Systems. Cambridge，England：Cambridge University Press，2001:393-401.

[9] MADHANI A J，NIEMEYER G，SALISBURY JR J K. The black falcon：A teleoperated surgical instrument for minimally invasive surgery[C]//Proceedings of IEEE/RSJ International Conference on Intelligent Robots and Systems. New York，USA：IEEE，1998:936-944.

[10] GUTHART G S，SALISBURY JR J K. The IntuitiveTM telesurgery system：Overview and application[C]//Proceedings of the International Conference on Robotics and Automation. New York，USA：IEEE，2000:618-621.

[11] PODSDKOWSKI L，AK P. Tests on cardiosurgical robot robin heart 3 [M]. London：Springer，2009:433-442.

[12] KANG H，WEN J T. Endobot：A robotic assistant in minimally invasive surgeries[C]//Proceedings of the International Conference on Robotics and Automation. New York，USA：IEEE，2001:2031-2036.

[13] BRICAULT I，JOUNIAUX E，ZEMITI N,et al. LPR：A light puncture

robot for CT and MRI interventions[J]. IEEE engineering in medicine and biology magazine，2008,7(3):42-50.

[14] ZEMITI N, MOREL G, ORTMAIER T, et al. Mechatronic design of a new robot for force control in minimally invasive surgery[J]. IEEE/ASME transactions on mechatronics，2007,12(2):143-153.

[15] BERKELMAN P, CINQUIN P, TROCCAZ J, et al. A compact, compliant laparoscopic endoscope manipulator[C]//Proceedings of the International Conference on Robotics and Automation. New York, USA：IEEE, 2002:1870-1875.

[16] KIM S K, SHIN W H, KO S Y, et al. Design of a compact 5-DOF surgical robot of a spherical mechanism：CURES[C]//2008 IEEE/ASME International Conference on Advanced Intelligent Mechatronics. New York, USA：IEEE, 2008:990-995.

[17] LUM M J H, FRIEDMAN D C W, SANKARANARAYANAN G, et al. The RAVEN：Design and validation of a telesurgery system[J]. The international journal of robotics research，2009,28(9):1183-1197.

[18] NIU G, PAN B, ZHANG F, et al. Kinematic analysis of a novel uncoupled and isotropic 2-degree-of-freedom parallel mechanism[J]. Advances in mechanical engineering，2016, 8(3):1-17.

[19] MITSUISHI M, ARATA J, TANAKA K, et al. Development of a remote minimally-invasive surgical system with operational environment transmission capability[C]//Proceedings of the International Conference on Robotics and Automation. New York, USA：IEEE, 2003:2263-2270.

[20] LEE Y J, KIM J, KO S Y, et al. Design of a compact laparoscopic assistant robot：KaLAR[C]//Proceedings of the International Conference on Control Automation and Systems. New York, USA：IEEE, 2003:2648-2653.

[21] SHIN W H, KO S Y, KIM J, et al. Development of a 5-DOF laparoscopic assistant robot[J]. International journal of assistive robotics and mechatronics，2006,7(4):21-28.

[22] SABATER-NAVARRO J M, GARCIA N, RODRIGUEZ J,et al. A simple and compact parallel robotic wrist for laparoscopy[C]//IEEE RAS & EMBS International Conference on Biomedical Robotics and Biomechatronics. New York, USA：IEEE, 2012:835-840.

[23] PUGLISI L J, SALTAREN R J, PORTOLÉS G R, et al. Design and ki-

nematic analysis of 3PSS -1S wrist for needle insertion guidance[J]. Robotics and autonomous systems, 2013,61(5):417-427.

[24] PISLA D, SZILAGHYI A, VAIDA C, et al. Kinematics and workspace modeling of a new hybrid robot used in minimally invasive surgery[J]. Robotics and computer-integrated manufacturing, 2013,29(2):463-474.

[25] DALVAND M M, SHIRINZADEH B. Motion control analysis of a Parallel Robot Assisted Minimally invasive Surgery/microsurgery System (PRAMiSS)[J]. Robotics and computer-integrated manufacturing, 2013, 29(2):318-327.

[26] JOUBAIR A, ZHAO L F, BIGRAS P, et al. Absolute accuracy analysis and improvement of a hybrid 6-DOF medical robot[J]. Industrial robot: An international journal, 2015,42(1):44-53.

[27] ZLATANOV D, BONEV I A, GOSSELIN C M. Constraint singularities of parallel mechanisms [C]//Proceedings of the International Conference on Robotics and Automation. New York, USA: IEEE, 2002:496-502.

[28] JOSHI S A, TSAI L. Jacobian analysis of limited-DOF parallel manipulators[J]. Journal of mechanical design,2002,124(2): 254-258.

[29] FANG Y, TSAI L. Structure synthesis of a class of 4-DoF and 5-DoF parallel manipulators with identical limb structures[J]. The international journal of robotics research, 2002,21(9):799-810.

[30] 牛国君. 腹腔微创手术机器人系统从手机构与控制的研究[D]. 哈尔滨:哈尔滨工业大学,2017.

[31] 董光友. 腹腔微创手术机器人机械臂的设计及研究[D]. 长春:吉林大学,2016.

[32] GOSSELIN C, ANGELES J. A global performance index for the kinematic optimization of robotic manipulators[J]. Journal of mechanical design, 1991,113(3):220-226.

[33] LUM M J, ROSEN J, SINANAN M N, et al. Optimization of a spherical mechanism for a minimally invasive surgical robot: Theoretical and experimental approaches[J]. Biomedical engineering, IEEE reviews in, 2006, 53(7):1440-1445.

[34] DEB K, PRATAP A, AGARWAL S, et al. A fast and elitist multiobjective genetic algorithm: NSGA-II[J]. IEEE transactions on evolutionary computation, 2002,6(2):182-197.

第 3 章

微创手术机器人手术器械

手术器械是微创手术中与患者病灶直接接触的末端执行机构,是微创手术机器人系统的核心部件之一。灵活可靠、性能良好的手术器械对提升微创手术效率和安全性以及保证手术质量具有重要意义。本章主要介绍刚性手术器械、柔性手术器械、单孔手术器械和力感知手术器械的设计方法和关键技术。

3.1 手术器械综述

手术器械作为执行工具,其末端完成对脏器组织的切割、夹持、缝合、提拉和游离等手术操作,其操作性能对手术质量具有直接影响。性能良好的手术器械对于提升微创手术的效率和安全性具有重要意义。

手术器械开发需满足如下要求:具有良好的灵活性,可实现全方位操作;具有足够的刚度以保证夹持力;机械结构和驱动单元满足低摩擦、高刚度要求;受限于微创手术切口,手术器械操作杆直径不能超过 10 mm;探入患者体内的零部件材料要具备较好的生物兼容性、材料无毒且不会对身体造成任何不良反应。

目前,根据手术器械操作杆结构特征,可将微创手术机器人用手术器械分为刚性手术器械和柔性手术器械两种。图 3.1 所示为 da Vinci 微创手术机器人的刚性手术器械,该手术器械采用钢丝绳传动,手术器械结构紧凑,布局简单,操作杆直径为 8.5 mm,减小了手术器械的整体尺寸。图 3.2 所示的是德国艾伯哈特－卡尔斯－图宾根大学开发的一款蛇形柔性手术器械。ARTEMIS 蛇形柔性手术器械的传动方式采用钢丝绳传动,末端执行器腕部关节由多关节偏摆单元组成,手术器械操作杆直径为 10 mm,该手术器械具有很强的灵活性,由于具备柔性偏转单元,手术器械可越障进行手术操作。

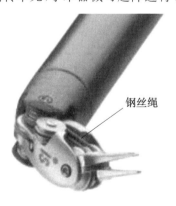

钢丝绳

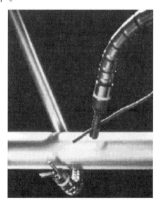

图 3.1 da Vinci 刚性手术器械　　图 3.2 ARTEMIS 蛇形柔性手术器械

受限于手术器械操作杆的大长径比结构特点,手术器械动力传递一般采用绳索传动。Tsai L 指出肌腱驱动(Tendon-drive)一般可分为闭环肌腱驱动和开环肌腱驱动两类。术语"腱(Tendon)"被广泛用于带、索或其他类似的结构,因此手术器械绳索传动系统构型也可分为闭环和开环两类。

单级闭环传动如图 3.3 所示,闭环传动机构实现由一个电机驱动两个方向的运动。旋转驱动器通过闭环绳索驱动末端机构。闭环传动机构的动力传递通常依赖于滑轮与绳索之间的摩擦。闭环传动可以串联形成多级传动系统,多级闭环传动如图 3.4 所示。

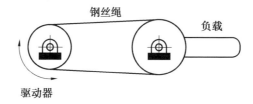

图 3.3　单级闭环传动

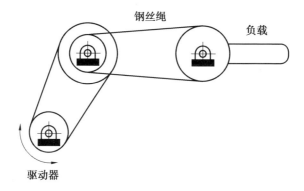

图 3.4　多级闭环传动

在一个闭环传动中,绳索绕上主动轮的一边称为紧边,另一边称为松边。对传动系统进行预紧,可防止钢丝绳松弛,然而预紧力会为系统引入额外的摩擦。

开环传动机构中每根绳索的一端与连杆连接,另一端连接驱动器。力通过绳索进行传递,每根绳索只能实现单向传动,开环传动同样可以串联形成多级传动系统,开环传动机构如图 3.5 所示。开环传动机构最显著的特点是绳索可施加张力而不能施加压力。开环传动机构间隙小,能减少绳索数量,从而简化机械结构,实现机器人轻量化设计。

图 3.6 为手术器械钢丝绳-滑轮传动系统构型图,将钢丝绳两端打结,一端打结点固定于电机驱动的主动滑轮,经多个导轮导向后,另一端打结点固定于与末端执行器配合的被动滑轮上,末端执行器在钢丝绳的驱动下进行运动。通过

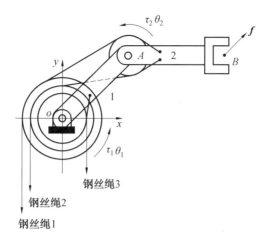

图 3.5　开环传动机构

上述方式将电机动力通过钢丝绳张力传递到手术器械各关节被动滑轮上以实现手术器械的运动。

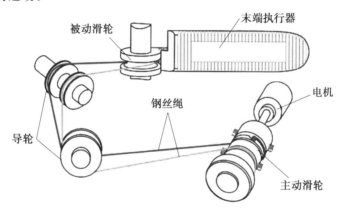

图 3.6　手术器械钢丝绳－滑轮传动系统构型图

3.2　刚性手术器械

　　刚性手术器械是指由刚性杆连接末端执行器和传动机构的一类手术器械，是机器人辅助微创手术中使用较为广泛的手术器械。

　　微创手术的术前准备工作中，医生会在患者体内建立气腹，并在每个手术切口位置固定一个戳卡，以保证气体不会泄漏，手术器械通过戳卡插入患者体内。戳卡与手术器械的配合口径有 5 mm、8 mm 和 10 mm。本节以 8 mm 杆径的手术剪为例介绍一种刚性手术器械的设计方法,手术器械整体图如图 3.7 所示,其结构包括传动箱、手术剪和操作杆三个部分。传动箱与电力驱动部分连接,在电机驱动下通过绳索传动将动力传递到器械的末端执行器。本节将介绍刚性手术器械传动箱、耦合运动原理及解耦方法。

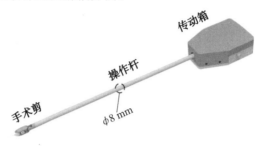

图 3.7 手术器械整体图

3.2.1 手术器械耦合运动

与传统微创手术用手术器械相比,微创手术机器人用手术器械增加了类人腕部结构。手术器械的自由度如图 3.8 所示,手术器械一般具有四个自由度,分别为操作杆绕自身轴线的旋转运动、器械腕关节的旋转运动、手术剪的俯仰运动和开合运动。手术器械各自由度的运动范围见表 3.1。

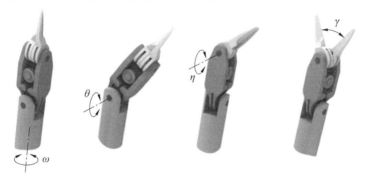

图 3.8 手术器械的自由度

表 3.1 手术器械各自由度的运动范围

运动自由度	运动范围
操作杆旋转	$\omega = \pm 90°$
腕关节旋转	$\theta = \pm 90°$
手术剪俯仰	$\eta = 0° \sim 150°$
手术剪开合	$\gamma = 0° \sim 150°$

手术器械末端执行器与腕关节相对独立运动。驱动末端执行器(图 3.9 所示手术剪)运动的钢丝绳,其一个滑轮位于腕部转动关节,这使得腕部运动就会引起末端执行器运动,即手术器械腕部与末端执行器存在耦合运动,图 3.9 展示了手术器械腕关节耦合运动的产生原理。图中滑轮 1 与滑轮 2 是手术剪的张紧轮,滑轮 1 与腕关节同轴。牵引手术剪的钢丝绳依次经过滑轮 2 和滑轮 1 后到达手术器械的传动机构。当器械腕部发生转动时,滑轮 1 对应的牵引钢丝绳包角发生变化,即手术剪的牵引钢丝绳线长发生改变,手术剪的状态也会发生变化,包角的变化可以通过式(3.1)求取。不同的手术器械具有不同的零件尺寸,其耦合运动的大小也有所不同。

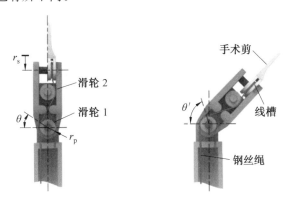

图 3.9　手术器械腕关节耦合运动的产生原理

$$\Delta\alpha = \frac{r_p}{r_s} \times (\theta' - \theta) \tag{3.1}$$

式中,$\Delta\alpha$ 为耦合运动产生的包角差值;r_p 为滑轮 1 的半径;r_s 为手术剪的转动半径;θ 为初始包角;θ' 为腕关节运动后的包角。

　　该手术器械传动箱与绕线示意图如图 3.10 所示。四个传动盘 A、B、C 和 D 分别与电机相连,将电机的驱动力传递到操作杆和手术剪。其中,传动盘 A 连接操作杆实现旋转运动,传动盘 B 用于实现腕关节的俯仰运动,传动盘 C 和传动盘 D 控制手术剪的运动。

　　图 3.10 展示了传动箱内部结构及其钢丝绳的走线布局。结合图 3.11 中解耦机构的齿轮系对钢丝绳的走线布局进行介绍。当腕关节运动时,钢丝绳缠绕在滑轮 B 上,穿过操作杆的内腔并缠绕在腕关节上;当手术剪运动时,钢丝绳缠绕在滑轮 C 或滑轮 D 上,穿过滑轮 B 进入操作杆的内腔并固定在两片手术剪上。驱动操作杆的牵引钢丝绳缠绕在传动盘 A 上,引出后直接缠绕在操作杆上,传动钢丝绳通过预紧力作用缠绕在线槽内,并将动力由传动箱传递到器械末端。钢丝绳一般通过末端绳结的方式固定在线槽旁的圆孔内以保证钢丝绳传动过程中

不会出现打滑现象。电机的动力输入同步传递到运动关节上，可保证手术器械的运动精度。

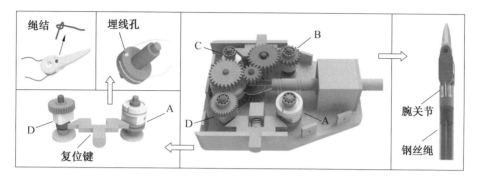

图 3.10　传动箱与绕线示意图

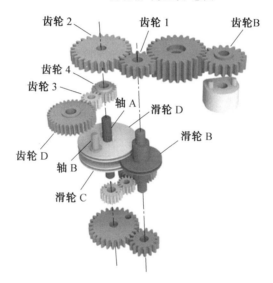

图 3.11　解耦方法一

　　在传动箱内，另设有一对复位按键，方便手术器械迅速回复到初始状态（即手术剪闭合、无转动，腕关节无转动，操作杆无转动）。如图 3.10 中的左侧图所示，在传动盘 A 和传动盘 D 的滑轮上有一个切平面（传动盘 B 和传动盘 C 同理），复位键的两侧为斜面。当手术器械安装在机械臂上或从机械臂上拆卸时，按压器械传动箱两侧的复位键，复位键上的斜面和传动盘滑轮的切平面会从线接触变成面接触，直到相互贴合带动四个传动盘回到初始状态。以此使传动箱底部与驱动电机配合的四个离合盘方向一致，实现在机械臂的导轨上安装或拆卸，手术器械末端执行器从戳卡口中进入或取出。

3.2.2　手术器械解耦方法

通常,解决手术器械的耦合运动有两种方法,分别是软件补偿和机械结构补偿。使用软件补偿时,需根据所用手术器械末端执行器类型和尺寸以及传动比例参数进行相应的软件参数设置,其解耦效果依赖于软件质量,存在因软件失效而带来的风险。相比于软件补偿解耦,机械结构补偿解耦的方式可靠性更高,且不用针对不同手术器械类型进行调整,具有更好的通用性。下面阐述两种机械结构补偿解耦方法。

(1)解耦方法一如图 3.11 所示,在 3.2.1 节中介绍的传动盘 B、传动盘 C 和传动盘 D 之间设置一套齿轮系将三者连接在一起,通过轮系装置实现手术器械腕关节的解耦。腕关节的耦合运动是单方向的,即当操控手术剪运动时,腕关节不会产生伴随运动。齿轮传动具有结构紧凑、承载能力高、可靠性高等优点,同时可以实现同步运动及单向传动。

图 3.11 中,轴 B 以紧配合的方式固定在齿轮 2 上的盲孔上,齿轮 3 套在轴 B 上。齿轮 2 绕着轴 A 旋转,齿轮 3 绕着轴 B 旋转;齿轮 4 固定在滑轮 D 上,并与滑轮 D 同步绕着轴 A 转动。另外,齿轮 1 固定在滑轮 B 上,两者运动同步。图 3.12 为腕关节与手术剪运动的传动流程图。

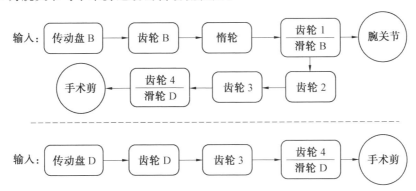

图 3.12　腕关节与手术剪运动的传动流程图

当电机驱动传动盘 B 时,齿轮 B 转动,通过惰轮将动力传递到齿轮 1,即滑轮 B 转动,带动腕关节牵引钢丝,完成腕关节的俯仰运动。同时齿轮 1 的部分动力传递给齿轮 2,当齿轮 2 转动时,轴 B 围绕着轴 A 转动。由于齿轮 D 受到传动盘 D 的电机约束而不能转动,因此轴 B 上的齿轮 3 将带动齿轮 4 转动,即滑轮 D 将会转动。解耦机构上下对称,滑轮 C 的运动过程同滑轮 D 相同。当电机驱动传动盘 D 时,齿轮 D 转动,并将动力传递给齿轮 3,并由齿轮 3 带动齿轮 4,齿轮 4 与滑轮 D 同步转动。滑轮 D 带动手术剪牵引钢丝绳,完成手术剪的动作,此过程中滑轮 B 没有发生转动,腕关节不受影响。当手术剪和腕关节同时运动时,手术

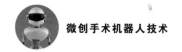

剪的运动是其自身运动和补偿运动的叠加。

经过详细的传动比计算,可得到精确的运动补偿。在末端执行机构中,腕关节的导向轮直径与滑轮相同,牵引腕关节运动的钢丝绳走线速度和驱动末端执行器的钢丝绳速度相同,并且末端执行器的额外运动的方向和补偿运动的方向相反,即耦合运动被补偿。传动箱内各零件符号见表3.2。

表3.2　传动箱内各零件符号

符号	意义	符号	意义
ΔL	腕关节线长变化量	θ_B	腕部运动输入量
r_B	齿轮 B 分度圆半径	θ_{P1}	滑轮 1 的转动角度
r_{G1}	齿轮 1 分度圆半径	θ_{G2}	齿轮 2 的转动角度
r_{G2}	齿轮 2 分度圆半径	θ_{P2}	滑轮 2 的转动角度
r_{G3}	齿轮 3 分度圆半径	r_{G4}	齿轮 4 分度圆半径

由图 3.11 中的轮系关系可得

$$\Delta L = r_B \cdot \theta_B = r_{G1} \cdot \theta_{P1} = r_{G2} \cdot \theta_{G2} \tag{3.2}$$

$$r_{G4} \cdot \theta_{G2} = r_{G3} \cdot \theta_{P2} \tag{3.3}$$

由图 3.9 及式(3.1)可得

$$r_{P2} \cdot \theta_{P2} = r_{P1} \cdot \theta_{P1} \tag{3.4}$$

由式(3.2)~(3.4)联立,得

$$\frac{r_{P1}}{r_{P2}} = \frac{r_{G1}}{r_{G2}} \cdot \frac{r_{G4}}{r_{G3}} \tag{3.5}$$

式(3.5)中的比例关系也是解耦齿轮系中各个齿轮之间的齿数关系。根据固定钢丝绳的滑轮直径与手术剪线槽直径之间的比例关系,结合传动箱整体尺寸,代入式(3.5),可确定各个传动部件的尺寸。

(2)解耦方法二如图 3.13 所示,将支撑轴设计成半圆柱形,并使钢丝绳穿过支撑轴中心孔。由图可知,旋转前和旋转后,be' 段钢丝绳的长度没有发生变化,实现了腕部和小爪的解耦运动。

手术器械的解耦效果好坏是考查其能否投入使用的重要因素。下面介绍一种手术器械的解耦效果的实验测试方法,该实验测试方法依然采用手术剪为实验对象。在两片手术剪的刀刃位置分别标记点 A 和 B,在手术剪的平面上选择标记点 C,通过三点之间的相对位置变化检验手术器械的解耦效果,手术剪标记点的设置如图 3.14 所示。

理想情况下,当腕关节转动时,标记点 A、B 和 C 之间的相对位置关系是不变的。本例测试中使用 NDI 公司生产的 Aurora 系列电磁跟踪系统检验三点之

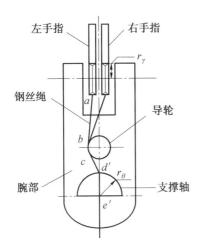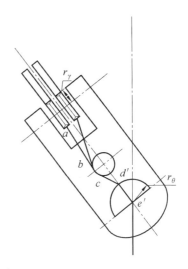

图 3.13 解耦方法二

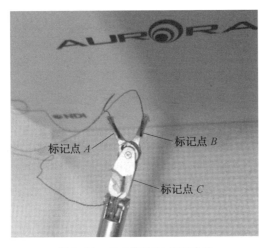

图 3.14 手术剪标记点的设置

间的距离变化,从而得到三点的位置信息。在测试过程中,腕关节反复多次在其关节运动范围内(本例中为 $-90° \sim +90°$)转动。对测量得到的三个标记点的位置数据进行处理分析,本例中标记点之间位置变化如图 3.15 所示,标记点 D 和 E 之间的距离偏差在 $0 \sim 2.3$ mm 之间,标记点 D 和 F 之间的距离偏差在 $0 \sim 1.8$ mm之间,标记点 E 和 F 之间的距离偏差在 $0 \sim 1.3$ mm 之间。

腕关节运动引起的手术剪耦合运动,会造成标记点之间的相对位置变化,引起手术剪剪切力的变化,也会发生两个刀片的整体偏转。当发生刀片整体偏转时,刀片上两个标记点之间的相对位置不发生变化,手术剪剪切力的大小不变,但手术剪的施力点发生偏移。

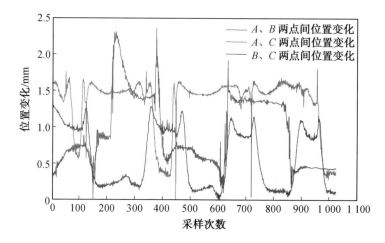

图 3.15　标记点之间位置变化(彩图见附录)

图 3.16 为手术剪的角度偏差。图中 P_A、P_B 和 P_C 表示标记点 A、B 和 C 的初始位置,P'_A、P'_B 和 P'_C 为腕关节运动后标记点 A、B 和 C 的位置,点 O 为两个刀片的转动中心。

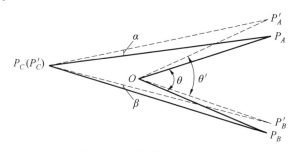

图 3.16　手术剪的角度偏差

由器械结构和腕关节运动可知,P_C 和 P'_C 两点位置重合,O 点位置不变。另外在图 3.16 中,OP_A 和 OP_B 的长度均为 15 mm;P_AP_B 为标记点 A 和 B 之间的初始距离,$P'_AP'_B$ 为腕关节转动过程中标记点 A 和 B 之间的距离;OP_A 和 OP_B 之间的夹角 θ 代表刀片之间的初始角度,OP'_A 和 OP'_B 之间的夹角 θ' 代表腕关节转动过程中刀片之间的角度。P_CP_A 与 $P_CP'_A$ 之间的夹角 α 和 P_CP_B 与 $P_CP'_B$ 之间的夹角 β 反映了刀片与腕关节之间的转动偏差。

由上述几何关系,得到 θ 的函数关系式:

$$\theta = 2 \times \arcsin \frac{P_AP_B}{2OP_A} \tag{3.6}$$

腕关节转动时,θ 和 θ' 之间的差值反映了刀片之间的角度变化:

$$\Delta\theta = 2 \times \left| \arcsin \frac{P_AP_B}{2OP_A} - \arcsin \frac{P'_AP'_B}{2OP_A} \right| \tag{3.7}$$

α 和 β 可通过以下方程获得：

$$\alpha = \arccos \frac{P_C P_A^2 + P_C P_A^{'2} - P_A P_A^{'2}}{2 \cdot P_C P_A \cdot P_C P_A'} \tag{3.8}$$

$$\beta = \arccos \frac{P_C P_B^2 + P_C P_B^{'2} - P_B P_B^{'2}}{2 \cdot P_C P_B \cdot P_C P_B'} \tag{3.9}$$

另外，可通过末端执行器（本例中为手术剪）的夹角变化衡量解耦效果。本例实验结果如图 3.17 所示，由夹角变化曲线图中可以看出，α 的最大值为 $0.04°$，β 的最大值为 $0.07°$。$\Delta\theta$ 可以描述刀片之间的相对姿态变化，其最大值为 $0.17°$。

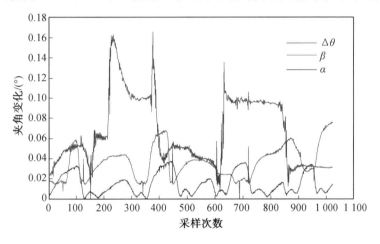

图 3.17　夹角变化曲线（彩图见附录）

$\Delta\theta$ 引起的压力波动也是影响手术剪操作的一个因素，使用压力传感器来测量腕关节运动时两个刀片间的压力波动。为使压力传感器获得充分的接触面积，防止传感器被刀片损伤，在两个刀片上分别固定一个尼龙带。剪切力波动实验如图 3.18 所示。

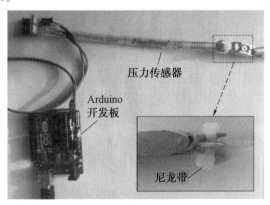

图 3.18　剪切力波动实验

通过上述多组测试结果可判断腕部与末端执行器之间耦合运动的解耦效果。本例腕关节引起的耦合运动导致刀片转动变化以及刀片间的剪切力变化，剪切力波动曲线如图 3.19 所示，解耦后剪切力波动较小。

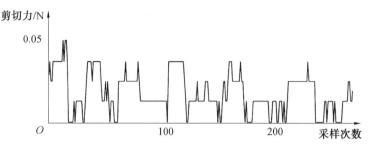

图 3.19　剪切力波动曲线

手术器械的各关节运动精度直接影响手术操作效果，手术器械的运动精度越高，则实现的手术操作越精密，手术效果越好。下面以海克斯康关节臂三坐标测量仪为测量仪器介绍手术器械运动精度测试方法，手术器械运动精度测试如图 3.20 所示。

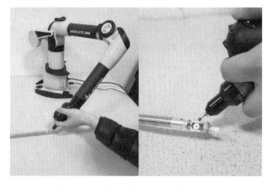

图 3.20　手术器械运动精度测试

操作杆旋转精度测试：将手术器械平放在试验台上，手术器械的初始状态记为 0°。操控手术器械沿同一方向转动操作杆，每次旋转一定理论角度，转动多次，采集实际转动角度，操作杆旋转精度测试如图 3.21 所示，比较理论转动角度与实际转动角度，操作杆旋转运动误差如图 3.22 所示，衡量操作杆的旋转精度。

腕关节的弯曲精度测试：将手术器械平放在试验台上，器械的初始状态记为 0°。操控手术器械向上弯曲，每次弯曲一定角度至关节运动极限，然后再向下弯曲回到初始状态。以同样的方式，器械从初始状态开始先向下弯曲并返回。腕关节的弯曲精度测试如图 3.23 所示。

手术器械每次弯曲运动后进行测量并记录，通过比较理论弯曲角度和实际测得角度衡量腕关节运动精度，腕关节弯曲运动误差如图 3.24 所示。

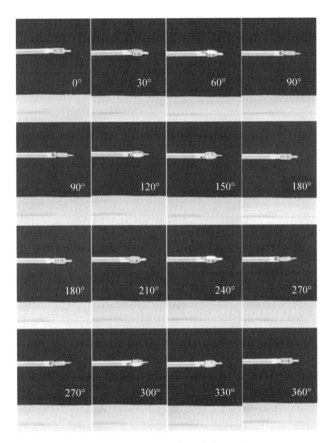

图 3.21　操作杆旋转精度测试

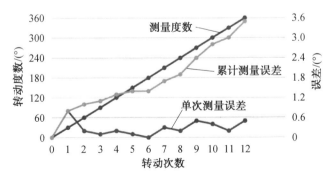

图 3.22　操作杆旋转运动误差

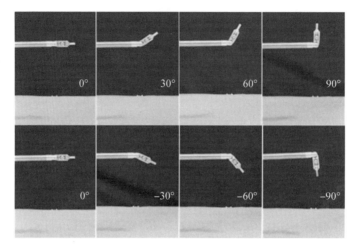

图 3.23　腕关节的弯曲精度测试

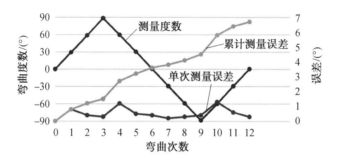

图 3.24　腕关节弯曲运动误差

3.3　柔性手术器械

柔性手术器械依靠器械自身的旋转和弯曲运动,实现手术器械在患者体内的位姿调整。在手术器械末端执行器设置转动关节,保证手术器械可以自由调整手术钳的开合角度。

3.3.1　离散体柔性手术器械

离散体柔性手术器械的柔性轴部分通过多个转动关节进行串联,从而实现手术器械的灵活弯曲运动,使手术器械能够在操作区域内到达目标点,且有效避免各关节的运动耦合的问题。本节以图 3.25 所示柔性手术器械为例介绍一种离散体柔性手术器械设计方法。

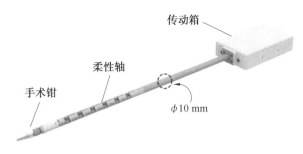

图 3.25　柔性手术器械

1. 手术钳

手术钳作为手术器械的末端执行器，实现开合和旋转动作，本例中手术钳由一个固定钳和一个活动钳组成。活动钳通过一对滚动轴承嵌入到固定钳内，手术钳结构如图 3.26 所示。

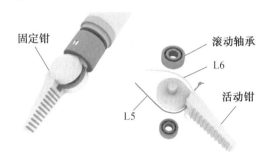

图 3.26　手术钳结构

器械末端采用绳索（钢丝绳）传动的方式来实现手术钳的开合。钢丝绳的一端固定并缠绕在活动钳的线槽内，从而保证钢丝绳与手术钳的运动效果一致。手术钳的最大开合角可达 120°。

夹持操作是手术钳最基本的操作，手术钳需要一个旋转自由度在进行夹持操作时调整开口方向。但手术器械是采用绳索驱动的方式将动力传到各个关节，钢丝绳的牵引方向是沿着操作杆的轴线方向，钢丝绳的牵引方向需转换成与操作杆轴线垂直的方向。由于手术器械结构紧凑，手术钳的旋转运动采用丝杠螺母副的方式。旋转部分的展开图如图 3.27 所示，图中轴 1 为丝杠，轴 2 为螺母。轴 1 的一端与手术钳固定并连接，轴 2 的一端与柔性轴部分固定并连接，轴 1 与轴 2 通过螺纹配合。轴 1 的螺纹部分设有两个穿线孔，牵引钢丝绳 L7 和 L8 各一端打结并固定在轴 1 的中心通孔内，另一端从穿线孔中引出。两根线沿着螺纹槽缠绕（每根线缠绕 1～2 个螺距），在两根线相交之前，牵引钢丝绳沿着螺纹切线方向引出。在轴 2 螺纹槽的切线方向上方是侧盖 3 的穿线孔，牵引钢丝绳 L7 和 L8 穿出后，顺着侧盖 3 的线槽一直到达柔性轴部分，并进入柔性轴的中心通孔内。轴 2 的外侧通过套管 4 安装确保牵引钢丝绳 L7 和 L8 在侧盖 3 的线槽内，避免钢丝绳裸露在外。手术钳牵引钢丝绳的放置如图 3.28 所示。

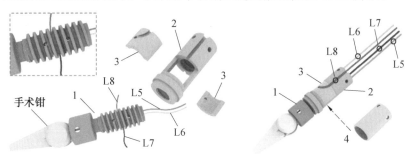

图 3.27　旋转部分的展开图　　　　图 3.28　手术钳牵引钢丝绳的放置
　　1、2—轴；3—侧盖　　　　　　　1、2—轴；3—侧盖；4—套管

牵引钢丝绳 L7 被传动箱内对应的线轮拉动时，带动轴 1 随之转动，即带动手术钳转动。此时，牵引钢丝绳 L7 从轴 1 的螺纹段释放，而牵引钢丝绳 L8 在螺纹槽内缠绕。当两根线的张力状态改变时，手术钳会朝反方向转动。丝杠螺母副中螺纹是螺距 1.5 mm 的非标准梯形螺纹。通常，手术钳的旋转角度在 $\pm 90°$ 内，这意味着手术钳沿轴线方向的最大移动距离是四分之一的螺距，即 0.375 mm。手术钳的旋转角度可达到 $\pm 180°$。

2. 柔性轴

如图 3.29(a)所示，本例中的手术器械柔性轴由六个微型万向联轴节串联而成。前后两个关节的连接如图 3.29(b)所示，其中前一个关节通过四个紧定螺钉与后一个关节相连。每一个微型万向联轴节能够沿 x 轴或 y 轴转动 $18°$，即手术器械的最大弯曲角度可达 $108°$。图 3.29(c)是一个联轴节的主视图，此时 x 轴平行于水平面，y 轴垂直于水平面，可以看出柔性轴由四根沿轴线方向均匀分布的牵引钢丝绳 L1～L4 所驱动。当牵引钢丝绳 L1 和 L2 被拉动，牵引钢丝绳 L3 和 L4 被释放时，手术器械绕着 y 轴沿 x 轴的负方向弯曲；当牵引钢丝绳 L3 和 L4 收紧，牵引钢丝绳 L1 和 L2 放线时，手术器械绕着 y 轴沿 x 轴的正方向弯曲。同理，器械也可以绕着 x 轴弯曲。由于 L1～L4 是四根独立的牵引钢丝绳，手术器械可以实现复合弯曲。如图 3.29(c)所示，n 轴是介于 x 轴和 y 轴之间的任意轴。在计算出四根牵引钢丝绳所需的线长变化量和电机转速后，手术器械可以绕着 n 轴弯曲。这意味着柔性轴可以绕着器械操作杆轴线周围任意方向弯曲。此柔性轴中每个微型万向联轴节的长度为 18 mm，总长为 108 mm。手术器械就像一条比例缩小的蛇，不仅运动灵活，而且有较大的运动空间。

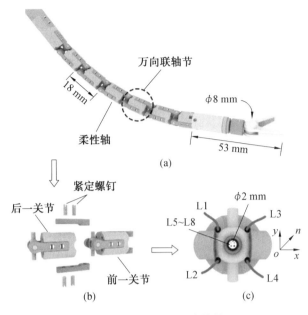

图 3.29 柔性轴部分结构

3.传动箱

以上述手术器械为例介绍传动箱的一种设计方法。传动箱内的布局如图 3.30(a)所示,传动箱中有六个绳索驱动滑轮,其中四个滑轮用于柔性轴的驱动,两个滑轮用于手术钳的驱动。牵引钢丝绳的放置如图 3.30(b)所示。

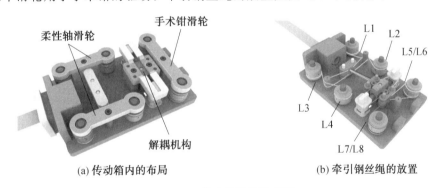

(a) 传动箱内的布局   (b) 牵引钢丝绳的放置

图 3.30 传动箱结构示意图

在传动箱内安装一个与手术钳绳索驱动滑轮相连的解耦机构。驱动手术钳的牵引钢丝绳需要穿过柔性轴的中心通孔到达传动箱内,而由于柔性轴为堆叠式结构,当手术器械弯曲时,器械的中心轴线长度与初始状态相比有所加长。这就在手术钳与器械的弯曲运动之间产生了耦合运动。当器械到达最大弯曲角度时,柔性轴中轴线的长度的变化量是 L_c,有

$$L_c = L_j \times N = (6.77 - 6) \times 6 = 4.62 \,(\text{mm}) \tag{3.10}$$

式中，L_j 为每个微型万向联轴节中轴线的变化长度；N 为关节个数。

在两个手术钳绳索驱动滑轮之前装有一个解耦机构，传动箱中的解耦机构如图 3.31 所示，解耦机构由两对导向轮和一对滑动轴组成，两对导向轮对称分布在滑动轴的两侧，滑动轴被一对压缩弹簧所张紧。无论手术钳是否处于操作状态，当手术器械发生弯曲运动时，解耦机构通过临时压缩弹簧的动作对手术钳的牵引钢丝绳进行相应的线长补偿。六个微型直流电机安装在传动箱的底部，分别与一个绳索驱动滑轮相连。

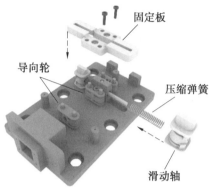

图 3.31　传动箱中的解耦机构

4. 手术钳旋转运动测试方法

将旋转自由度添加到手术钳上，医生可以调整手术钳的开口方向，方便手术操作。由于手术钳与驱动电机间的关系由手术器械的尺寸决定，因此在测试前应调整驱动电机的相关参数，使电机与器械建立对应的运动关系。测试过程中，控制电机实现手术钳沿顺时针方向旋转理论角度，并在每次旋转运动后进行旋转角度的测量。当手术钳转动理论次数后，手术钳改变旋转方向重复上述过程。手术钳的旋转运动测试如图 3.32 所示，手术钳的旋转运动误差如图 3.33 所示。

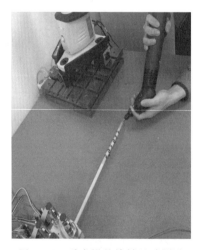

图 3.32　手术钳的旋转运动测试

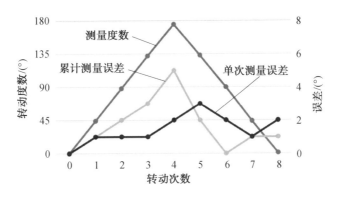

图 3.33 手术钳的旋转运动误差

手术钳的旋转运动在精度测试之外,还需要在负载状态下进行性能测试。在手术钳的上下平面上分别贴上红色标记点和蓝色标记点,操控手术钳夹持黄色布条,在布条的一端连有一个拉压力计。当拉力计屏幕的数值稳定在一定范围内(手术钳对布条的拉力超过极限时,布条会从手术钳中脱离出来)时,停止手术器械在水平方向上的移动。最后,操控手术钳沿正负两个方向分别自转指定角度,每次转动一定角度后拍一张测试照片。负载状态下手术钳的旋转运动测试如图 3.34 所示。

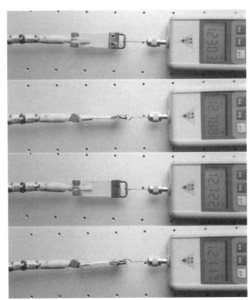

图 3.34 负载状态下手术钳的旋转运动测试

5. 手术钳夹持操作测试方法

手术器械末端执行器作为执行机构,操作稳定性和夹持力大小是检验末端执行器性能的重要因素。本节介绍末端执行器(以手术钳为例)操作性能的两组测试。第一组测试使用一对弹性垫片;第二组测试使用一块离体的猪肝脏,使用压力传感器来测量夹持力的大小并记录实时数据。

第一组测试中,手术器械平放在试验台上。将手术钳调整一定张角,并将一对弹性垫片放置在手术钳内,再将一个压力传感器插入到两个弹性垫片之间,确认压力传感器和垫片被放置在手术钳的中部位置。完成准备工作后,操控手术钳闭合。当压力传感器开始数据收集时,调整电机,使手术钳缓慢闭合,同时观察压力值。当夹持力接近压力传感器极限值(需在传感器的量程范围内)时,停止手术钳的开合运动,保持此刻手术器械的静态状态,等待 20 min,并观察手术钳夹持力的波动变化。手术钳夹持力测试如图 3.35 所示。将压力传感器收集到的夹持力数据绘制成力与时间的关系曲线,在本例中,测试结果如图 3.36 所示。从图 3.36 中可以看出,手术钳的夹持力迅速达到峰值,并在手术钳停止开合运动后保持在 14 N 左右。另外,大约从 400 s 处开始,手术钳的夹持力趋于稳定。从 400 s 到测试结束的这段时间,夹持力平均值为 13 629 mN,此数值可视为夹持力的稳定值。测试过程中夹持力的最大值为 14 872 mN,最大值和稳定值的差值是 1 243 mN。产生误差的主要原因是弹性垫片的形变和其他误差。设定不同的夹持力峰值,重复多次实验,可测试末端执行器(手术钳)的夹持力和稳定性。

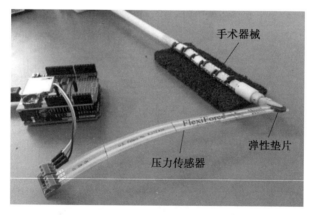

图 3.35　手术钳夹持力测试

第二组选用一片猪的肝脏进行夹持和提拉测试。将猪肝放置在一个透明的容器中,并在猪肝表面喷洒生理盐水以保持其表面湿润。测试开始前,使用手术刀在肝脏的边缘切一个合适的横向切口,将压力传感器插入到切口内。将手术器械固定在透明容器上方开口处,平行于试验台台面放置。操控手术器械定位到肝脏切口附近,张开手术钳对肝脏切口部位进行夹持,并确认手术钳是否压住传感器,夹取组织边缘如图 3.37 所示。当压力传感器被加载到接近极限值(与

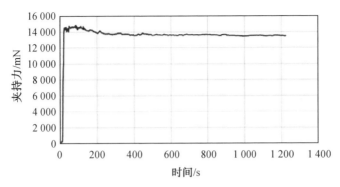

图 3.36　一对弹性垫片下的手术钳夹持力

第一组测试相同)时,停止手术钳的开合运动,压力传感器则持续收集手术钳夹持力数据。在手术钳停止运动后,缓慢向上弯曲器械,并向后移动,将猪肝边缘提起,提拉猪肝如图 3.38 所示。猪肝的一侧边缘被提起后,停止手术器械的动作,保持猪肝的提拉状态,等待 20 min,观察手术钳夹持力的波动变化。本例中,夹持力随时间的变化曲线如图 3.39 所示。从图中可看出,当手术钳夹持力迅速达到峰值后,夹持力开始缓慢下降,逐渐稳定在 11~12 N。450~680 s、680~970 s、970 s 到测试结束这三段曲线,呈现出相似的形状和大小,形成一个稳定的周期循环。从 450 s 到测试结束,夹持力的平均值为 12 042 mN,将其认定为夹持力的稳定值。测试过程中夹持力的最大值为 14 313 mN,稳定值与峰值的差值为 2 271 mN。夹持力从峰值缓慢下降主要是由猪肝脏的生物组织黏弹性引起,同时也存在一些其他误差。在离体猪肝脏的边缘处选取几处切口位置,重复多次实验。经过多次实验,可测得手术器械夹持力和提拉稳定性。

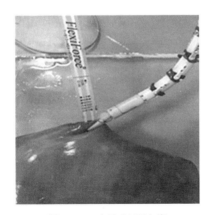

图 3.37　夹取组织边缘

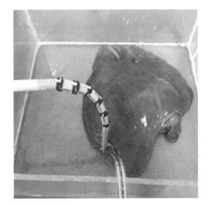

图 3.38　提拉猪肝

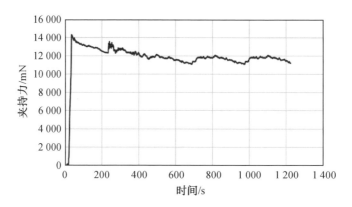

图 3.39 离体猪肝下的手术钳夹持力

6. 柔性轴弯曲运动测试方法

手术器械的多关节铰接式结构可使柔性轴具有两个相互垂直方向上的弯曲运动自由度。在本例中,由于柔性轴的四根牵引钢丝绳是相互独立的,通过不同的比例分配,手术器械可以实现任意角度、任意方向的弯曲。由此,柔性轴的弯曲运动测试可以分为三组,分别是器械绕 x 轴的弯曲测试、器械绕 y 轴(垂直于 x 轴)的弯曲测试和器械绕 n 轴的弯曲测试。在第一组和第二组测试中,器械从初始位置开始弯曲,直到器械的最大弯曲角度;在第三组测试中,选取 x 轴和 y 轴之间的对角线作为任意偏角方向上的 n 轴,操控手术器械依次到达四个象限内的对应位置附近。每组测试的过程如图 3.40~3.42 所示。在这些测试中,手术器械在每一个角度位置上都表现出较好的可弯曲性能。

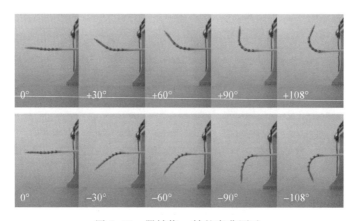

图 3.40 器械绕 x 轴的弯曲测试

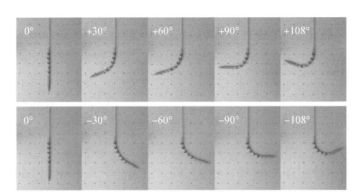

图 3.41 器械绕 y 轴的弯曲测试

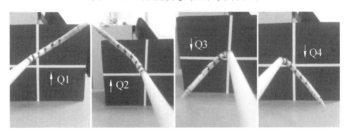

图 3.42 器械绕 n 轴的弯曲测试

手术器械负载状态下的弯曲运动测试方法:手术器械在负载状态下的弯曲测试可从 1 N 开始,并逐步增加。测试可采用一组标准砝码作为负载。首先,将砝码平放在试验台上,手术器械位于砝码的右侧。操控器械向砝码一侧弯曲,张开手术钳夹取砝码上方的挂钩。然后,缓慢提起砝码直到砝码离开试验台,操控器械逐步向右侧弯曲。当手术器械到达直线位置(初始位置)时,操控器械开始向上弯曲。最后,操控器械向下运动再次回到直线位置,并继续向右侧弯曲直到器械的最大弯曲角度。负载状态下的弯曲运动测试如图 3.43 所示。

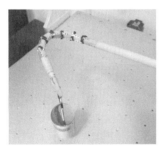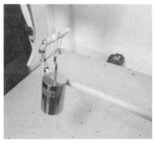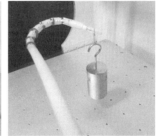

图 3.43 负载状态下的弯曲运动测试

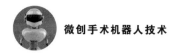

3.3.2 连续体柔性手术器械

1. 末端执行器及柔性轴

本节以小爪结构为例,介绍手术器械末端执行器的一种设计方法。该末端执行器主要由两个小爪、类人腕部关节、腕部关节连接件、转动轴等组成,末端执行器结构示意图如图 3.44 所示。两个小爪可实现±45°的开合运动,类人腕部关节结构可以实现末端小爪 ± 60°的偏摆运动。将腕部关节与其转动轴(图 3.44(c))过盈配合,并在转动轴上打孔以使驱动小爪的钢丝绳通过腕部关节走线孔再经转动轴走线孔进入操作杆,这种走线方式可保证驱动小爪运动的钢丝绳沿小爪切线方向进入操作杆而不受腕部关节运动的影响,可有效地解除腕部关节运动而带来的耦合运动。图 3.44(e)为小爪钢丝绳在图 3.44(d)中 E 透视方向的布置简图。

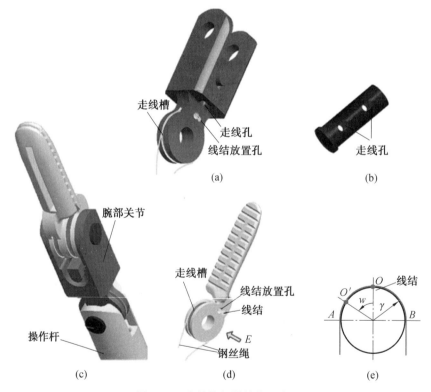

图 3.44 末端执行器结构示意图

图 3.45 所示的是连续体柔性手术器械柔性轴。该柔性轴由柔性腕部关节、超弹性柔性管、柔性腕部关节连接件组成。柔性轴外径为 10 mm,基于腕部关节三角切口的理论研究,建立柔性腕部关节三维模型。基于 ANSYS Workbench

（ANSYS 仿真软件）对其进行仿真优化后可确定腕部关节切口夹角 2α、切口深度 $2L$、腕部关节三角切口单元个数等参数。

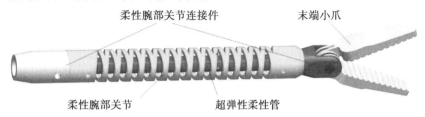

柔性腕部关节连接件　　　　　末端小爪

柔性腕部关节　　　　　超弹性柔性管

图 3.45　连续体柔性手术器械柔性轴

由图 3.45 可知,超弹性柔性管安装在柔性腕部关节内部,跟随柔性腕部关节发生被动弯曲,在柔性腕部关节运动过程中可使末端小爪位姿不受其运动状态影响,驱动末端小爪运动的钢丝绳通过超弹性柔性管进入细长操作杆。

2. 传动箱

图 3.46 所示为一种手术器械传动箱的结构,该传动箱主要包括:两个末端小爪开合运动传动机构、柔性腕部关节偏摆运动传动机构、操作杆自转机构、第一快速复位机构、第二快速复位机构、第一快换机构、第二快换机构、导向机构、驱动电机模块以及其他连接机构。

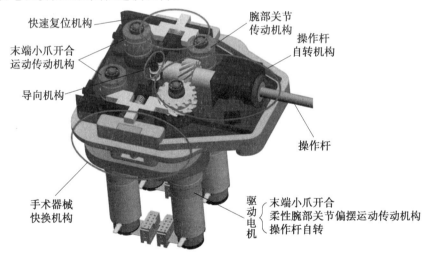

快速复位机构　　　　腕部关节传动机构　　操作杆自转机构

末端小爪开合运动传动机构

导向机构

操作杆

手术器械快换机构

驱动电机 { 末端小爪开合
柔性腕部关节偏摆运动传动机构
操作杆自转

图 3.46　传动箱

操作杆自转机构、腕部关节传动机构以及两个末端小爪开合运动传动机构呈矩形安装在适配器壳体上,操作杆连接套管的一端安装在适配器壳体上,另一端通过柔性腕部关节与末端小爪相连;第一快速复位机构、第一快换机构与第二快速复位机构、第二快换机构分别对称安装在适配器壳体的两侧。

操作杆自转运动,采用一对交错轴斜齿轮,实现了从操作杆传动离合器盘到手术器械操作杆在空间上的交错传动,该传动方式具有传动效果平稳、传动方式简单等优点。套管斜齿轮与套管加工成一体,通过两个轴承安装在适配器壳体上,进而与操作杆相配合。

末端小爪开合运动与柔性腕部关节偏摆运动的钢丝绳走线方式如下。

对于一个末端小爪,将一根钢丝绳对折并在对折点处将钢丝绳打结,钢丝绳两端穿过线结放置孔并缠绕于走线槽,拉紧钢丝绳将线结放置于线结放置孔,再将钢丝绳的两端穿入柔性腕部关节连接件,依次进入超弹性柔性管、操作杆,然后通过导向机构固定在传动机构上的相应线轮上。

对于柔性腕部关节,分别将两根钢丝绳打结,两根钢丝绳分别穿过柔性腕部关节线结放置孔,拉紧钢丝绳将线结放置于线结放置孔,然后将两根钢丝绳穿入柔性腕部关节连接件,再通过操作杆,最后通过导向机构固定在传动机构上的相应线轮上。

如图3.47(a)所示,操作杆自转机构、腕部关节传动机构以及两个末端小爪开合运动传动机构分别安装在适配器底座,通过离合器(图3.47(b))、离合器盘将驱动电机的运动传递给适配器中的各运动传递机构,进而分配给柔性腕部关节以及末端小爪,四个驱动电机固定在电机座上。离合器上设置一字通槽与离合器盘相配合,通过紧固螺钉将其固定在电机输出轴上。

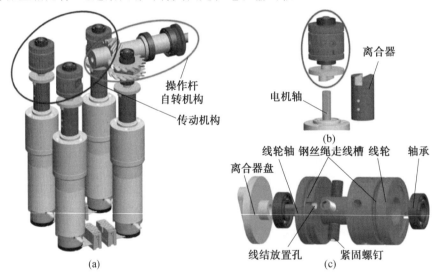

图3.47　柔性手术器械电机与传动机构接口

对于两个末端小爪开合运动传动机构与柔性腕部关节偏摆运动传动机构,驱动电机传递过来的运动通过两个线轮以及相应导向机构将动力传递给柔性腕部关节和末端小爪。钢丝绳传动线轮如图3.47(c)所示,一个线轮设计成线轮轴,另一个线轮通过紧固螺钉固定在线轮轴上。离合器盘设置为D形孔,与线轮轴相配合。线轮上设置钢丝绳走线槽和钢丝绳线结放置孔,在手术器械安装阶段将钢丝绳打结后放置于线结放置孔,旋转线轮直至钢丝绳张紧,然后通过紧固螺钉将线轮固定在线轮轴上。

　　在手术操作过程中,不同手术器械更换安装前,各传动机构需要回复初始状态,需要对电机驱动装置设计快速复位机构。柔性手术器械快速复位机构如图3.48所示,快速复位机构主要由第一复位键、第二复位键以及复位弹簧等零件组成。

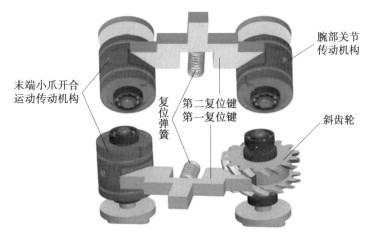

图 3.48　柔性手术器械快速复位机构

　　在交错轴斜齿轮的中间以及其余传动机构的线轮上设置与两个复位键相配合的切槽,复位键的按压端穿过适配器壳体的矩形槽。复位弹簧一端固定在适配器壳体的弹簧座里,一端与复位键相连。两个复位键杆从相对应的通槽中压入与弹回,实现手术器械的复位功能。

　　柔性手术器械快换机构如图 3.49 所示,主要由快换键、复位弹簧、电机平衡块、电机座等组成。两个快换机构对称装配在适配器的两侧,复位弹簧用于快换键的快速复位。在手术操作过程中,需要更换手术器械时,按下快换键即可使适配器即手术器械驱动装置与电机驱动装置快速分离,这种快换机构结构简单可靠。

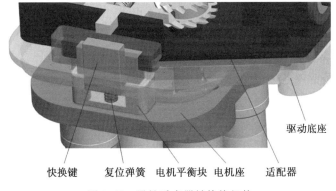

快换键　　复位弹簧　电机平衡块　电机座　适配器

图 3.49　柔性手术器械快换机构

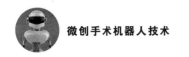

3.4 柔性手术器械运动学

为实现对柔性手术器械的精准控制,使器械依照既定轨迹运动,需要对手术器械进行运动学分析。本节以图 3.25 中的离散体柔性手术器械为例,介绍手术器械运动学及工作空间。

改进 D－H 表示法是一种通用方法,在机器人的每个连杆上建立一个坐标系,并用 4×4 的齐次变换矩阵来描述相邻两连杆的空间关系,通过依次变换最终推导出末端机构相对于基坐标系的位姿。

根据改进 D－H 表示法,设转动关节的关节变量为旋转角 θ,移动关节的关节变量为 d,相邻两连杆之间的变换通过以下四步标准运动得到。

(1)绕 x_{i-1} 轴转动 α_{i-1}。

(2)沿 x_{i-1} 轴移动 a_{i-1}。

(3)绕 z_i 轴转动 θ_i。

(4)沿 z_i 轴移动 d_i。

这些子变换都是沿当前坐标系进行的,按照从左到右的原则,可得

$$^{i-1}\boldsymbol{T}_i = \mathrm{rot}(x,\alpha_{i-1})\mathrm{Trans}(x,a_{i-1})\mathrm{rot}(z,\theta_i)\mathrm{Trans}(z,d_i) \tag{3.11}$$

连杆变换通式为

$$^{i-1}\boldsymbol{T}_i = \begin{bmatrix} c_{\theta_i} & -s_{\theta_i} & 0 & a_{i-1} \\ s_{\theta_i}c_{\alpha_{i-1}} & c_{\theta_i}c_{\alpha_{i-1}} & -s_{\alpha_{i-1}} & -d_i s_{\alpha_{i-1}} \\ -s_{\theta_i}s_{\alpha_{i-1}} & c_{\theta_i}s_{\alpha_{i-1}} & c_{\alpha_{i-1}} & d_i c_{\alpha_{i-1}} \\ 0 & 0 & 0 & 1 \end{bmatrix} \tag{3.12}$$

将各个连杆变换通式相乘,得到

$$^{0}\boldsymbol{T}_n = \prod_{i=1}^{n} {}^{i-1}\boldsymbol{T}_i \tag{3.13}$$

3.4.1 柔性手术器械正运动学

根据手术器械的结构特点,将手术器械正运动学分为柔性轴和末端执行器这两部分进行求解,柔性轴又可分为刚性块和类柔性体两部分。将各部分的齐次变换矩阵依次相乘求解,得到手术器械整体的运动学方程。由手术器械结构特性和力矩平衡条件可知,当手术器械发生弯曲时,组成手术器械的每个微型万向联轴节的运动具有一致性,因此可对每个类柔性体的运动状态进行单独分析。第 i 个类柔性体坐标系如图 3.50 所示。

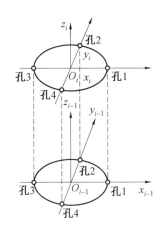

图 3.50 第 i 个类柔性体坐标系

当类柔性体发生偏转时,根据广义变换矩阵定义,将类柔性体上下表面的坐标系变换关系视为旋转变换和平移变换通过一定顺序作用的结果,由此可将柔性运动转化为多步骤的刚性运动求解。第 i 个类柔性体中心线投影如图 3.51 所示,由三角函数关系可知:

$$O_i V = r \times \sin \theta \tag{3.14}$$

$$VT = r \times \cos \phi \times (1 - \cos \theta) \tag{3.15}$$

$$VK = r \times \sin \phi \times (1 - \cos \theta) \tag{3.16}$$

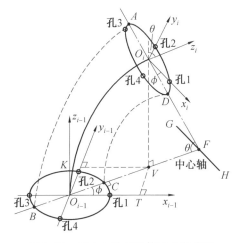

图 3.51 第 i 个类柔性体中心线投影

设 $s_\theta = \sin \theta, c_\theta = \cos \theta, s_\phi = \sin \phi, c_\phi = \cos \phi$,由此可得到 $\boldsymbol{T}_{1i}$:

$$\boldsymbol{T}_{1i} = \mathrm{Trans}[rc_\phi(1-c_\theta) \quad rs_\phi(1-c_\theta) \quad rs_\theta] \times \mathrm{rot}(z, \phi) \times \mathrm{rot}(y, \theta) \times \mathrm{rot}(z, \phi)$$

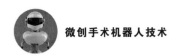
$$= \begin{bmatrix} c_\phi^2 c_\theta + s_\theta^2 & c_\varphi s_\varphi c_\theta - c_\phi s_\phi & c_\phi s_\theta & rc_\phi(1-c_\theta) \\ c_\phi s_\phi c_\theta - c_\phi s_\phi & s_\phi^2 c_\theta + c_\phi^2 & s_\phi s_\theta & rs_\phi(1-c_\theta) \\ -c_\phi s_\theta & -s_\phi s_\theta & c_\theta & rs_\theta \\ 0 & 0 & 0 & 1 \end{bmatrix} \tag{3.17}$$

钢丝绳在第 i 个类柔性体上的投影如图 3.52 所示,其下截面投影如图 3.53 所示。

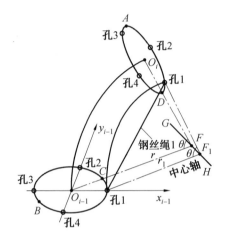

图 3.52　钢丝绳在第 i 个类柔性体上的投影

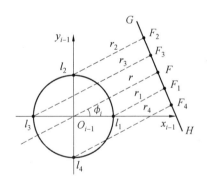

图 3.53　钢丝绳在第 i 个类柔性体下截面投影

结合三角函数关系,得到 ϕ、θ、r 三个参数与四根钢丝绳线长的关系式如下:

$$r = \sqrt{\frac{(l_1+l_3)^2 \times (l_2+l_4)^2 \times R^2}{(l_1-l_3)^2 (l_4+l_2)^2 + (l_1+l_3)^2 (l_2-l_4)^2}} \tag{3.18}$$

$$\phi=\begin{cases}\arctan\dfrac{(l_2-l_4)(l_1+l_3)}{(l_2+l_4)(l_1-l_3)} & (l_1<l_3)\\[3mm] \arctan\dfrac{(l_2-l_4)(l_1+l_3)}{(l_2+l_4)(l_1-l_3)}+\pi & (l_1>l_3)\\[3mm] \pi & (l_1=l_3)\end{cases} \tag{3.19}$$

$$\begin{cases}\theta=2\arcsin\left(\dfrac{l_1+l_3+l_4+l_2}{8}\times q\right)\\[3mm] q=\dfrac{\sqrt{(l_1-l_3)^2\times(l_2+l_4)^2+(l_1+l_3)^2\times(l_2-l_4)^2}}{(l_1+l_3)\times(l_2+l_4)\times R}\end{cases} \tag{3.20}$$

因此将式(3.18)～(3.20)代入式(3.17)中,即为每个类柔性体的齐次变换矩阵。

设第 i 个刚性块的齐次变换矩阵为 $\boldsymbol{T}_{2i}$,则有

$$\boldsymbol{T}_{2i}=\begin{bmatrix}1 & 0 & 0 & 0\\0 & 1 & 0 & 0\\0 & 0 & 1 & d_{2i}\\0 & 0 & 0 & 1\end{bmatrix} \tag{3.21}$$

分析末端执行机构,由 D−H 法得到末端执行机构 D−H 表,见表 3.3。

表 3.3　末端执行机构 D−H 表

连杆 i	θ	d	a	α
1	θ_{31}	d_{31}	0	d_{33}
2	$-\theta_{31}+3\pi/4$	d_{32}	0	$\pi/2$
3	$\theta_{32}-\pi/2$	0	d_{33}	0

设末端执行机构部分的连杆 i 的齐次变换矩阵为 $\boldsymbol{T}_{3i}$,则有

$$\boldsymbol{T}_{31}=\begin{bmatrix}c_{\theta_{31}} & -s_{\theta_{31}}c_{a_{31}} & 0 & 0\\ s_{\theta_{31}} & s_{\theta_{31}}c_{a_{31}} & 0 & 0\\ 0 & 0 & 1 & d_{31}\\ 0 & 0 & 0 & 1\end{bmatrix} \tag{3.22}$$

$$\boldsymbol{T}_{32}=\begin{bmatrix}c_{\theta_{31}+3\pi/4} & 0 & s_{\theta_{31}+3\pi/4} & 0\\ s_{\theta_{31}+3\pi/4} & 0 & -c_{\theta_{31}+3\pi/4} & 0\\ 0 & 1 & 0 & d_{32}\\ 0 & 0 & 0 & 1\end{bmatrix} \tag{3.23}$$

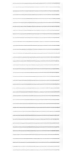

$$\boldsymbol{T}_{33} = \begin{bmatrix} c_{\theta_{32}-\pi/2} & -s_{\theta_{32}-\pi/2} & 0 & d_{33}c_{\theta_{32}-\pi/2} \\ s_{\theta_{32}-\pi/2} & c_{\theta_{32}-\pi/2} & 0 & d_{33}s_{\theta_{32}-\pi/2} \\ 0 & 0 & 1 & 0 \\ 0 & 0 & 0 & 1 \end{bmatrix} \tag{3.24}$$

$$\begin{aligned} {}_0^{15}\boldsymbol{T} = &\boldsymbol{T}_{11} \times \boldsymbol{T}_{21} \times \boldsymbol{T}_{12} \times \boldsymbol{T}_{22} \times \boldsymbol{T}_{13} \times \boldsymbol{T}_{23} \times \boldsymbol{T}_{14} \times \boldsymbol{T}_{24} \times \\ &\boldsymbol{T}_{15} \times \boldsymbol{T}_{25} \times \boldsymbol{T}_{16} \times \boldsymbol{T}_{26} \times \boldsymbol{T}_{31} \times \boldsymbol{T}_{32} \times \boldsymbol{T}_{33} \end{aligned} \tag{3.25}$$

随机选取一组钢丝绳线长,将使用几何角度关系得到末端点的坐标和使用正运动学方程得到的末端点坐标相比较。钢丝绳 $l_1 \sim l_4$ 的长度分别为 33 mm、37.2 mm、41.4 mm、37.2 mm,钢丝绳 l_5、l_6 的长度变化分别为 4 mm、4 mm。柔性关节空间几何关系如图 3.54 所示,OA 代表类柔性体,AB 代表刚性块,根据结构和几何关系计算得

$$\beta_1 = 0.069\,95 \tag{3.26}$$

$$\beta_{i+1} = 2\beta_i \quad (i=1,2,3,\cdots,12) \tag{3.27}$$

代入手术器械尺寸参数,经计算,利用几何关系得到末端点坐标为 (26.711 2,12.020 8,138.680 8)。

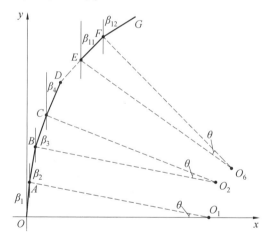

图 3.54　柔性关节空间几何关系图

将器械结构参数和钢丝绳线长代入正运动学方程中,得到末端位姿如下:

$$\boldsymbol{T} = \begin{bmatrix} -0.646\,5 & 0.407\,8 & 0.645\,6 & 26.711\,2 \\ 0.707\,1 & 0 & 0.707\,1 & 12.020\,8 \\ 0.288\,4 & 0.913\,1 & -0.288\,4 & 138.680\,8 \\ 0 & 0 & 0 & 1 \end{bmatrix} \tag{3.28}$$

综上,由纯几何角度变换得到的末端点坐标与使用正运动学方程得到的坐标相同,即所求得的正运动学方程正确。

3.4.2　柔性手术器械逆运动学

根据矩阵变换对正运动学方程进行变形,得到等式:

$$\boldsymbol{T}_{26}^{-1}\times\boldsymbol{T}_{16}^{-1}\times\boldsymbol{T}_{25}^{-1}\times\boldsymbol{T}_{15}^{-1}\times\boldsymbol{T}_{24}^{-1}\times\boldsymbol{T}_{14}^{-1}\times\boldsymbol{T}_{23}^{-1}\times$$

$$\boldsymbol{T}_{13}^{-1}\times\boldsymbol{T}_{22}^{-1}\times\boldsymbol{T}_{12}^{-1}\times\boldsymbol{T}_{21}^{-1}\times\boldsymbol{T}_{11}^{-1}\times{}_{0}^{15}\boldsymbol{T}$$

$$=\boldsymbol{T}_{31}\times\boldsymbol{T}_{32}\times\boldsymbol{T}_{33} \tag{3.29}$$

对式(3.29)进行分析可知,未知量 θ、r、ϕ 分布在等式左边,未知量 θ_{31} 和 θ_{32} 分布在等式右边。根据矩阵相等时等式左右两边对应项相等的特点,可以得到含有上述 5 个未知量的 5 个等式。使用牛顿迭代法对等式进行求解,解出上述 5 个变量值。牛顿法的基本公式为

$$x^{(k+1)}=x^{(k)}+\Delta x^{(k)} \tag{3.30}$$

$$\boldsymbol{F}'(x^{(k)})\Delta x^{(k)}=-F(x^{(k)}) \tag{3.31}$$

对于五元非线性方程组而言,$F(x)$ 是含有 5 个变量 θ、r、ϕ、θ_{31} 和 θ_{32} 的 5 个方程组,$x^{(k)}$ 代表在第 k 次迭代时每个未知量的值,$\boldsymbol{F}'(x)$ 是 $F(x)$ 的雅可比矩阵。在求解方程组时,以 $x^{(0)}$ 为初始迭代点开始迭代计算,由式(3.31)求解出 $\Delta x^{(k)}$,再通过式(3.30)得到 $x^{(k+1)}$ 的值,依此循环直到 $\Delta x^{(k)}$ 在所要求的误差范围内,此时的 $x^{(k)}$ 即为方程组的解。

采用牛顿迭代法求解多元方程组虽然速度快、准确性高,但结果受迭代起始点的影响较大。因此,求解逆运动学时,可选择描述初始位姿的 5 个变量值为初始迭代点,这 5 个变量值为上文提到的类柔性体与 x_{i-1} 轴正方向夹角 θ、偏转半径 r、偏转圆心角 ϕ、自转结构自转角度 θ_{31}、手术钳开合角度 θ_{32}。由此方法求解具有精度高、速度快、解唯一的特点。

经过迭代求解,可得任一姿态下 $(\theta,r,\phi,\theta_{31},\theta_{32})$ 的解。根据手术器械结构参数,可得上述参数与各线长的关系,如式(3.32)~(3.37)所示:

$$l_1=(r-10\times\cos\phi)\times2\sin\theta/2 \tag{3.32}$$

$$l_2=(r-10\times\sin\phi)\times2\sin\theta/2 \tag{3.33}$$

$$l_3=(r+10\times\cos\phi)\times2\sin\theta/2 \tag{3.34}$$

$$l_4=(r+10\times\sin\phi)\times2\sin\theta/2 \tag{3.35}$$

$$l_5=\frac{r_5\times\theta_{31}}{\pi} \tag{3.36}$$

$$l_6=\frac{r_6\times\theta_{32}}{\pi} \tag{3.37}$$

为保证柔性手术器械的运动精度,需对其运动学进行验证。下面介绍一种柔性手术器械运动学验证方法。在工作空间内选取一段末端轨迹,对这段末端轨迹取点,通过逆运动学求解出每个坐标点下各个关节的运动变化量,再由各个

关节变量通过正运动学求解出末端实际轨迹。选取末端轨迹如图 3.55 所示。

在 Matlab 软件中对轨迹进行取点(共取 36 个点),将得到的点的坐标输入运动学求解程序中,得到逆运动学的求解结果。设 E_x 为 x 轴坐标理论值与实际值的差值,E_y 为 y 轴坐标理论值与实际值的差值,E_z 为 z 轴坐标理论值与实际值的差值,理论值与实际值坐标差值分析如图 3.56 所示。

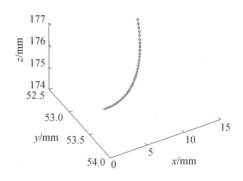

图 3.55 选取末端轨迹

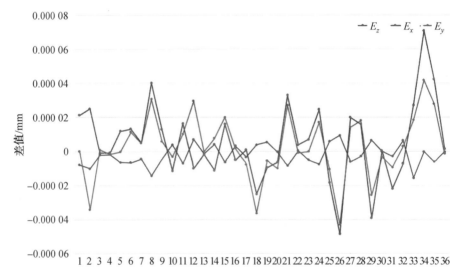

图 3.56 理论值与实际值坐标差值分析(彩图见附录)

由图 3.56 可知,末端点在 z 轴上的误差在 $0\sim0.000\ 01$ mm 范围内,在 x、y 轴上的误差在 $0\sim0.000\ 1$ mm 范围内,远小于实验仪器误差,在实际过程中基本可以忽略。

3.4.3 柔性手术器械工作空间

本章介绍的离散柔性体最大张角为 $120°$,旋转角度可达 $\pm180°$,手术器械的最大弯曲角为 $108°$,采用多关节串联而成的柔性轴具有类似于人手的灵活操作能力。手术钳与柔性轴的总长度为 161 mm,这与普通人手掌的长度大抵相似。根据手术器械的正逆运动学分析,可得到该器械的工作空间近似为半径 150 mm 的半球体,柔性手术器械的工作空间如图 3.57 所示。在微创手术中,手术器械通常是从患者的腹腔或胸腔的上方插入,因此图 3.57 中的工作空间处于垂直向下的方向。另外,手术器械安置在可沿轴线方向运动的机械臂上,使手术器械可以直线探入(探出)运动,因此,手术器械的工作空间是图 3.57 所示范围的一个轴向扩展。

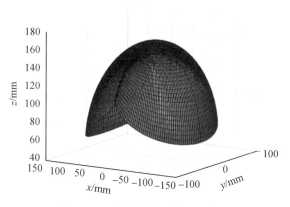

图 3.57　柔性手术器械的工作空间

3.5　单孔微创手术器械

单孔微创手术器械进行手术操作时只需要一个手术切口,不仅能减少麻醉及止痛药物的用量,还能进一步减少切口带来的疤痕,带来更好的美容效果。单孔微创手术系统与常规(多孔)微创手术系统最主要的区别在于所配备的手术器械。从进入体内的形式划分,单孔微创手术器械有普通器械和集成式器械两种类型。普通器械是在传统微创手术器械上经过适当改造,利用 X 型或 Y 型方式使数个手术器械与腔镜通过单一切口进入患者体内。而集成式器械是将一个腔镜与两到三个手术器械整合为一个手术器械。相比而言,集成式单孔手术器械简化了床旁机械臂系统,能带来更简洁的手术环境。而如何形成手术操作三角,是集成式单孔手术器械的设计难点。

本节以一种集成式单孔微创手术器械为例,介绍单孔微创手术器械的设计方法。该集成式单孔微创手术器械用于医生单孔手术操作训练,由控制器(左手控制器、右手控制器)、牵引钢丝绳张紧机构、牵引钢丝绳输送机构及手术器械管四部分组成,一种手控式单孔微创手术器械如图 3.58 所示。其中,手术器械管是进行手术操作的执行机构,包含一对手术器械和一个腹腔镜;牵引钢丝绳输送机构用于手术器械管的探入、手术器械展开时对牵引钢丝绳的长度补偿;牵引钢丝绳张紧机构用于连接手术器械管与控制器,并完成对每一根牵引钢丝绳的预

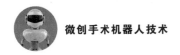
紧和调节。下面分别对单孔微创手术器械各个部分进行详细介绍。

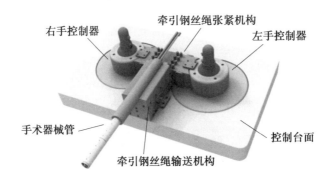

图 3.58　一种手控式单孔微创手术器械

3.5.1　末端执行器

手术器械管是单孔微创手术器械中的执行机构,它包含一对柔性手术器械和一个腹腔镜。手术时,手术器械管经切口进入患者体内,再从前端开口处伸出一对手术器械和腹腔镜,之后手术器械进行展开变形并形成工作三角区。至此,手术器械管完成了从初始状态到工作状态的转变。

手术器械管的作用在于手术器械的展开变形,在患者体内形成稳定的工作三角。本例中,单孔手术器械配备的柔性手术器械借鉴了人体手臂结构,采用手臂的三段式结构,使这对手术器械具有一定的灵活性和较大的运动空间,不仅能满足手术操作的需求,还能完成手术器械的展开变形与回收。柔性手术器械可划分为四段,Severance Ⅰ所用手术器械结构如图 3.59 所示:第一段为柔性器械,对应手掌部分;第二段和第三段为关节臂,分别对应小臂和大臂部分;第四段为尾管,用于手术器械的后续连接与钢丝对接。

1.柔性器械

手术器械的第一段为柔性器械,即对应人体手臂中的手掌部分,是实施手术操作的末端执行机构。由于手术器械需要在体内展开变形,若第一段柔性器械的尺寸过长,其末端执行器(手术钳、手术剪或电刀等)可能会在展开过程中划伤患者脏器表面或内侧肚皮。因此,柔性器械的长度不宜过长。柔性器械具有四个运动自由度,其运动自由度及运动范围见表3.4。柔性器械的设计方法可参考3.3 节中的相关部分。

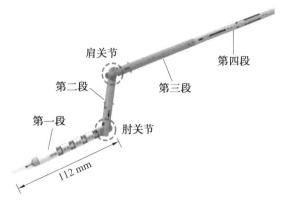

图 3.59　Severance Ⅰ 所用手术器械结构

表 3.4　柔性器械运动自由度及运动范围

运动自由度	运动范围
手术钳开合	$0° \sim 120°$
手术钳旋转	$-180° \sim +180°$
绕 x 轴弯曲	$-72° \sim +72°$
绕 y 轴弯曲	$-72° \sim +72°$

2. 关节臂

手术器械的第二段和第三段为关节臂结构,即对应人体手臂中的小臂和大臂,两段关节臂的转动关节分别对应手臂中的肘关节和肩关节,如图 3.59 所示。关节臂的作用是在手术器械管经单通道进入患者体内之后,变形展开并固定,为手术器械形成一个稳定的工作三角区;在手术结束时可以回复到初始形态,并退回到手术器械管内,方便回收。

关节臂为曲杆推拉式结构,并以卡槽的方式进行关节锁定。以右侧手术器械的两段关节臂为例,关节臂展开过程如图 3.60 所示,具体过程如下。

(1)手术器械在手术器械管内沿固定倾斜角放置。

(2)手术器械沿滑动轨道伸出,直到肘关节完全伸出。

(3)手术器械沿逆时针方向自转 30°,第二段关节臂上的推拉杆转动到竖直方向。

(4)后撤手术器械,推拉杆被挡板向前推动一段固定距离,器械肘关节向下弯曲 60°。

(5)手术器械沿顺时针方向自转,将推拉杆锁定在卡槽内,手术器械回到滑动轨道方向。

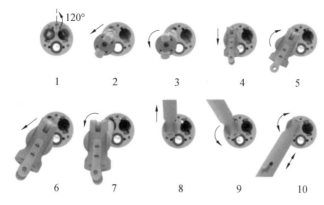

图 3.60　关节臂展开过程

（6）手术器械沿滑动轨道继续伸出，直到肩关节完全伸出。

（7）手术器械沿逆时针方向自转 30°，第三段关节臂上的推拉杆转动到竖直方向。

（8）后撤手术器械，推拉杆被挡板向前推动一段固定距离，器械肩关节向上弯曲 60°。

（9）手术器械沿逆时针方向自转，将推拉杆锁定在卡槽内。

（10）根据手术需求，手术器械适当伸出，并沿逆时针方向自转到合适角度。

需要注意的是：①手术器械两节关节臂上推拉杆卡槽的位置相反，防止从同一手术器械管中伸出的两个手术器械发生干涉；②左右两个手术器械相同位置上关节臂的卡槽位置相反；③手术器械回收时，关节臂的动作即是上述步骤的逆过程。

3. 尾管

尾管是柔性手术器械的最后一段，是手术器械与牵引钢丝绳输送机构的连接纽带。手术器械使用八根钢丝绳驱动，钢丝绳的走线为从末端手术钳开始到控制器部分，不仅走线路径长，而且缠绕复杂，具有发生磨损甚至断裂的可能。

尾管分为前后两段，每段设有四个换线滑块，即手术器械的八根牵引钢丝绳每根对应一个换线滑块。尾管结构示意图如图 3.61 所示，尾管上均布有四个滑槽和四个穿线孔，八根钢丝绳沿圆周方向均匀进入尾管。两段尾管沿中轴线呈 45°布置，第一段尾管中固定在换线滑块内的 4 根钢丝绳在第二段尾管中则进入穿线孔内。换线滑块由一对空心圆柱体组成，通过一根销轴装配在一起。由末端执行器引入的第一段钢丝绳穿过换线滑块前端的小孔，在滑块内打结并固定在滑块内。相应地，第二段钢丝绳的一端同样打结固定在滑块内，另一端穿过滑块后端的小孔向后延续。通过牵引钢丝绳的分段走线，极大地方便了在钢丝绳断裂时的快速排查和更换，也方便手术器械作为一个整体的快速安装与拆除保管。

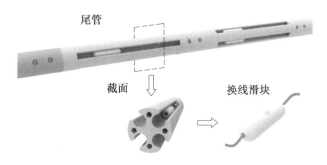

图 3.61　尾管结构示意图

4. 手术器械管的工作流程

手术器械管先置入患者体内,再变形展开,执行操作,最后变形回收,完成手术。手术器械管的工作流程如图 3.62 所示,工作过程具体如下:①将手术器械管经肚脐插入患者体内;②伸出手术器械的第一段,即柔性器械;③展开手术器械的肘关节;④伸出手术器械的第二段;⑤展开手术器械的肩关节;⑥沿自身轴线方向转动手术器械,形成工作三角区;⑦伸出腹腔镜;⑧操作手术器械的第一段(柔性器械)动作;⑨手术器械具有沿自身轴线方向的旋转自由度,以及沿手术器械管方向的探入探出移动自由度。

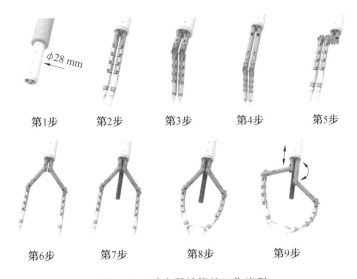

图 3.62　手术器械管的工作流程

除了四个运动自由度,手术器械还具有沿手术器械管轴线方向的直线探入探出移动自由度,以及绕自身轴线方向的旋转自由度。因此,具有六个运动自由度的手术器械动作灵活、运动范围广、位姿调整方便。当完成手术时,手术器械

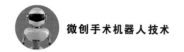

管的回收过程即为其工作过程的逆过程。手术器械管可从在腹部设置的一个手术切口或肚脐位置插入患者体内。

表 3.5 中列出了手术器械管的运动自由度及其具体分配情况。

表 3.5 手术器械管的运动自由度及其具体分配情况

部件	主动自由度	具体分配	被动自由度	具体分配
手术器械(左)	6	手术钳开合、转动; 柔性关节弯曲; 沿手术器械管的直线移动和转动	2	两节展开关节
手术器械(右)	6	手术钳开合、转动; 柔性关节弯曲; 沿手术器械管的直线移动和转动	2	两节展开关节
手术器械管	1	沿切口方向的直线运动	无	无

5. 手术器械管的工作空间

由上文介绍可知,本例中末端手术钳的最大张角为 120°,手术钳的旋转角度达到 ±180°,柔性器械部分的长度为 112 mm、最大弯曲角达到 72°。当两个手术器械按照上述过程完成展开变形,形成工作三角区之后,根据手术器械的正逆运动学分析,求解出器械的工作空间近似为两个半球体的叠加,一对柔性手术器械的工作空间如图 3.63 所示。

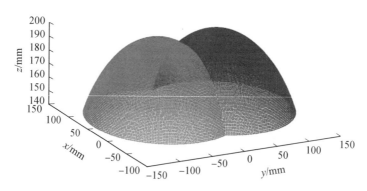

图 3.63　一对柔性手术器械的工作空间

3.5.2　传动装置

1.牵引钢丝绳输送机构

牵引钢丝绳输送机构用于安装手术器械管,并在手术器械管探入患者体内形成工作状态的过程中为手术器械提供牵引钢丝绳的线长供给。另外,牵引钢丝绳输送机构紧邻牵引钢丝绳张紧机构,它将从手术器械传递过来的钢丝绳传递到牵引钢丝绳张紧机构。牵引钢丝绳输送机构如图 3.64 所示,其整体为左右对称的两部分,每部分对应一个手术器械。当手术器械管向前探入时,打开牵引钢丝绳输送机构左右两侧的开关,滑轮沿滑槽移动,不断为手术器械输出钢丝绳,直到手术器械管完成工作状态的转换,再关闭牵引钢丝绳输送机构左右两侧的开关。牵引钢丝绳输送机构内的钢丝绳为手术系统的第二段钢丝绳,自手术器械尾管部分的换线滑块开始,一直传递到牵引钢丝绳张紧机构内。

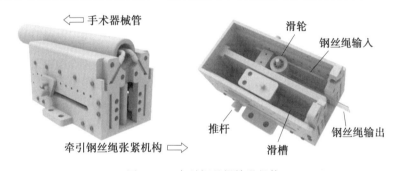

图 3.64　牵引钢丝绳输送机构

2.牵引钢丝绳张紧机构

微创手术用手术器械是一类细长型的器械,由于其特殊的结构,采用钢丝绳传动的器械通常具有高效、可靠的特性。有别于齿轮传动等动力传递方式,绳索传动需要定期对钢丝绳进行预紧,以保证动力传递的效率和手术器械的运动精度。目前,在临床中使用的微创手术用手术器械会在出厂前完成对钢丝绳的预紧工作。部分手术器械采用一次性设计,当钢丝绳出现松弛时,不再使用该器械;部分手术器械采用厂家回收的方式,对器械进行重新设置。以达芬奇微创手术系统为例,系统配备的手术器械内安装有计数器,当器械使用次数达到预设值后器械将被锁定,需要回收处理。手术器械的使用与保养增加了手术的成本。本例介绍的单孔微创手术器械中加装了牵引钢丝绳张紧机构,结合分段式钢丝绳设计,方便医生在术前准备时对每根钢丝绳进行预紧。牵引钢丝绳张紧机构如图 3.65 所示。

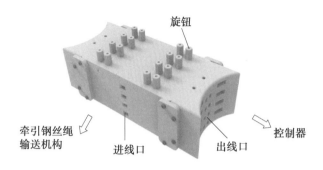

图 3.65　牵引钢丝绳张紧机构

　　牵引钢丝绳张紧机构紧邻牵引钢丝绳输送机构,当钢丝绳从牵引钢丝绳输送机构引出后,从位于牵引钢丝绳张紧机构前端面的进线口引入,经过张紧机构,最后从两侧的出线口引出。牵引钢丝绳张紧机构由四层张紧模块组成,每层引入四根钢丝绳。张紧模块由一对齿轮齿条组成,齿条下方固定有滑轮。钢丝绳沿着每层底板上的线槽走线,并绕过齿条下方固定的滑轮。当转动旋钮时,齿轮轴带动齿轮转动,齿条和滑轮沿滑槽移动,滑轮会带动缠绕其上的钢丝绳,直到钢丝绳被预紧。张紧模块机构示意图如图 3.66 所示。另外,在钢丝绳引出位置的直线段线槽内,有与手术器械尾管部分相同的换线滑块。手术系统的第三段钢丝绳自张紧机构部分的换线滑块开始,一直到控制器内。

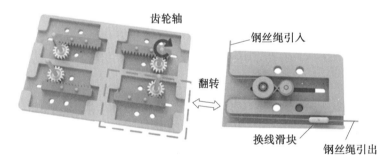

图 3.66　张紧模块机构示意图

　　可借助医用微创手术器械仿真练习模块,通过小球套取、蛇形穿孔和缝合三个手术动作操作验证该单孔微创手术器械的性能。

　　(1)小球套取。

　　小球套取测试可验证手术钳的夹取、提拉操作的能力,以及手术器械的灵活性和精准度。测试开始前,先将测试用底板固定在试验台上,选取黄色、粉色和绿色小球放入透明器皿内。首先,移动手术器械到放置小球的透明器皿上方,张开末端手术钳,通过小球中间的圆形通孔夹取黄色小球。接着,手术器械夹着小球缓慢提起,并移动到右侧的支架附近。最后,对准其中一个支架,打开手术钳将小球套入支架上。重复上述套取过程,依次将粉色和绿色小球套入支架上。单孔手术系统小球套取测试如图 3.67 所示。

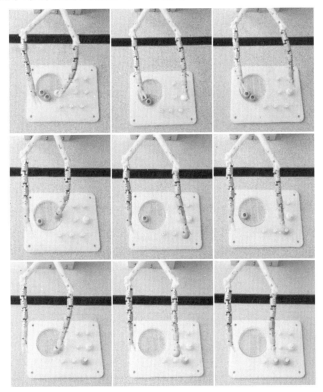

图 3.67　单孔手术系统小球套取测试(彩图见附录)

(2)蛇形穿孔。

穿孔测试可验证两个手术器械的协调能力和精准度。测试开始前,先将测试用底板固定在试验台上,将钢丝软条放置在底板旁边。首先,由靠近钢丝软条的 1 号手术器械将其夹取、提拉到第一个金属环旁,再弯曲手术器械使钢丝软条穿过第一个金属环。此时,将 2 号手术器械移动到第一和第二个金属环之间,并夹取钢丝软条的一端。接着,松开 1 号手术器械并夹取钢丝软条远离金属环一侧的位置,通过弯曲手术器械向金属环内输送钢丝软条,直到其穿过第二个金属环。通过两个手术器械的反复操作和协同配合,最终将钢丝软条以蛇形穿进全部金属环内。单孔手术系统蛇形穿孔测试如图 3.68 所示。

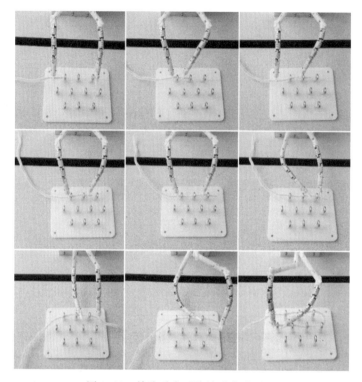

图 3.68 单孔手术系统蛇形穿孔测试

(3)缝合操作。

缝合操作为外科手术中较为复杂的手术操作之一,其动作完成情况可考查手术器械之间的协同操作能力。在传统单孔微创手术中,两个手术器械的相对位置较近,难以形成工作三角区或者手术器械工作空间较小,因此较难完成缝合操作。缝合操作可用于验证手术器械在展开变形后工作状态的稳定性,手术器械间的配合能力,以及末端手术钳的输出扭矩大小。以上述手术器械为例,操作开始前,先将带有模拟伤口的硅胶缝合垫放置在试验台上,并将穿好线的缝合针固定在硅胶垫上。首先,由靠近缝合针的 1 号手术器械夹取缝合针,并慢慢靠近硅胶垫边缘处的长条形伤口。转动末端手术钳,使手术钳上的缝合针刺入伤口外侧。继续转动手术钳,直到缝合针穿出伤口。此时,由 2 号手术器械夹取缝合针针头位置,并转动手术器械整体,使缝合线穿到伤口的另一侧。转动 1 号手术器械,夹取缝合针,并转回伤口位置,实施第二次缝合操作。单孔手术系统缝合操作测试如图 3.69 所示。通过缝合操作可知,该单孔手术器械具有足够的工作空间和操作稳定性,且具有足够的转矩。

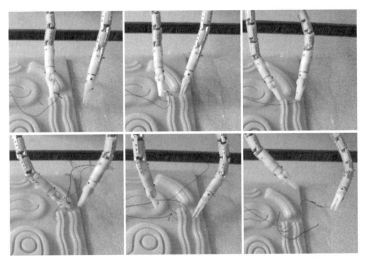

图 3.69　单孔手术系统缝合操作测试

3.6　力感知手术器械

本节介绍几种具有力感知功能的手术器械设计方法。力感知功能的手术器械设计需要解决如下两个问题:第一个问题是需要检测哪些力分量?检测元件必须与手术器械集成,待检测力的自由度数决定了检测元件的尺寸和复杂性;第二个问题是如何在手术器械上布置检测元件?检测元件的布置方式会影响待检测力信号的质量。根据相关研究可知,力反馈的效果与手术所需操作密切相关。

(1)组织触摸。

为了更有效地执行手术操作,医生需要鉴别组织的属性并感知组织的变化。外科手术过程中,埋在组织表面下方的肿瘤、神经、血管和器官等硬质结构不易被内窥镜发现,需要通过接触去判断。核磁共振检查和超声图像不能发现直径小于 1 cm 的小块肿瘤并对其进行精确定位。在利用视觉手段很难有效地完成这项技术操作时,可以通过力觉手段对肿瘤进行定位,并获得肿瘤的尺寸信息。

(2)钝性分离。

在外科手术中,分离是一种重要的技术操作,具体指医生使用刀柄、止血钳或者分离钩插入组织间隙内,再施加适当的力量将周围组织分离开来。钝性分离可避免神经血管意外受损,减少组织机能破坏,避免组织过度开张,主要针对结缔组织,包括组织间隙、组织粘连、肿瘤或囊肿、扁平肌肉等。引入力反馈有利于降低接触力,减少失误次数,提高操作精度,减小创伤面积。

对比各种检测方法可知,应变计的优势在于解调方便、体积较小、防水性好、易实现多轴测量等。电阻式微型力传感器的检测原理为:当外力作用在传感器末端时,传感器的弹性体就会产生相应的应力及应变,粘贴在弹性体上的应变计能够将产生的应变检测出来。同时,将应变计作为可变电阻通过双绞线接入惠斯通电桥的桥路中,其阻值的变化会引起电桥输出电压的变化,即可标定出输出电压与外作用力的关系,从而将外作用力检测出来。

惠斯通电桥的基本形式如图 3.70 所示,桥路的输出电压为

$$U_0 = \left(\frac{R_1}{R_1 + R_2} - \frac{R_4}{R_3 + R_4}\right)E = \frac{R_1 R_3 - R_2 R_4}{(R_1 + R_2)(R_3 + R_4)}E \qquad (3.38)$$

式中,R_1、R_2、R_3、R_4 分别为四个桥臂的电阻(Ω);E 为 a、c 两端的直流电源(V);U_0 为 b、d 两端的输出电压(V)。

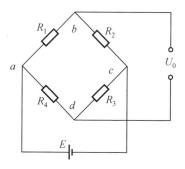

图 3.70 惠斯通电桥

由式(3.38)可知,要让电桥输出为零,需要满足以下关系:

$$R_1 R_3 = R_2 R_4 \qquad (3.39)$$

根据式(3.39),如果每个桥臂的电阻值选择适当,则 U_0 只与待测量有关系。初始状态下,电桥中四只应变计电阻值取为相等,即

$$R_1 = R_3 = R_2 = R_4 = R \qquad (3.40)$$

考虑到 ΔR 远远小于 R,将 ΔR 的高次项忽略,可得

$$U_0 = \frac{E}{4}\left(\frac{\Delta R_1}{R} - \frac{\Delta R_2}{R} + \frac{\Delta R_3}{R} - \frac{\Delta R_4}{R}\right) \qquad (3.41)$$

式中,ΔR_1、ΔR_2、ΔR_3、ΔR_4 分别为四只应变计的电阻变化量(Ω)。

如果电桥每个桥臂上应变计的灵敏度相同,则式(3.41)可改写为

$$u_0 = \frac{E}{4}S_g(\varepsilon_1 - \varepsilon_2 + \varepsilon_3 - \varepsilon_4) \qquad (3.42)$$

式中,ε_1、ε_2、ε_3、ε_4 分别为四只应变计所测量的应变;S_g 为每只应变计的灵敏度。

由式(3.42)可知,电桥可以有三种工作方式,电桥工作方式和输出电压见表 3.6。

表 3.6　电桥工作方式和输出电压

工作方式	单臂	双臂	四臂
应变计所在桥臂	R_1	R_1、R_2	R_1、R_2、R_3、R_4
输出电压 U_0	$ES_g\epsilon/4$	$ES_g\epsilon/2$	$ES_g\epsilon$

下面根据手术操作介绍几种力感知手术器械的设计方法。

3.6.1　三维力检测手术器械

1. 弹性体结构综合

下面介绍一种用于脏器触诊的力感知手术器械。组织触摸操作时需要检测三维力分量,为获得较高的测量精度,微型传感器的应变计通常需要粘贴在一块弹性体上,弹性体的设计是传感器设计的关键。目前,在微创手术机器人环境中应用较为广泛的力传感器弹性体结构是管状结构,如图 3.71(a)所示。另外,还有一些管状结构的变形体,图 3.71(b) 表示的是三脚架结构,其轴向和径向的灵敏度均高于管状结构。

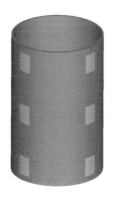
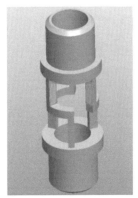

(a) 管状结构　　　　　　　　　　(b) 三脚架结构

图 3.71　管状结构及三脚架结构

表 3.7 对管状弹性体结构在轴向、径向、弯曲和扭转方向上的灵敏度和刚度进行了定性分析,表中符号"－ －"表示不合格,"o"表示合格,"＋"表示良好,"＋＋"表示优秀。

表 3.7　管状弹性体结构定性分析

	管状结构		正交梁结构	
	灵敏度	刚度	灵敏度	刚度
轴向	− −	+ +	+	+
径向	o	+	+	o
弯曲	o	+	+	o
扭转	− −	+ +	+	o

图 3.72(a)表示的是三脚架结构模型,由上下两个圆盘和连接上下圆盘的三组相同正交梁(B_1、B_2 和 B_3)组成,每组正交梁包括两根竖梁和一根横梁。上圆盘的功能是作为一个基座来支撑所有梁,下圆盘是一个可以活动的平台,当有外力作用在器械末端时,三组梁会随之发生弯曲,带动下平台的旋转和移动。三组正交梁关于弹性体中心轴线呈对称分布,其中三根横梁组成一个水平三角形结构,中心点记为 C,所以称之为三脚架结构。

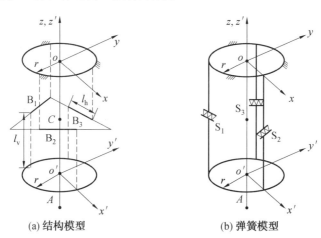

(a) 结构模型　　　　　　　　(b) 弹簧模型

图 3.72　三脚架弹性体结构

三脚架结构的特点是平面内刚度较低,平面外刚度较高。弹性体变形的主导模式就依赖于结构的平面内活动,即弹性体在绕 z 轴的转动和沿 x 轴、y 轴的移动方向上具有较大的柔性,而在沿 z 轴的移动和绕 x 轴、y 轴的转动方向上刚度较大。当弹性体受到轴向载荷作用时,三组梁将产生同样的偏斜,然而弹性体受到径向载荷作用时,三组梁将产生彼此不同的偏斜。

图 3.72(b)所示为三脚架弹性体结构的弹簧模型,在结构产生小变形时可用三根弹簧 S_1、S_2 和 S_3 表示弹性体的力学特征。在模型中,三根弹簧互相间隔

120°,关于弹性体中心轴线呈对称布置。因三根横梁组成的三角形结构使其在轴线方向的刚度比其他方向的刚度大,故所有弹簧产生的变形都会被限制在水平面内。

图 3.73 所示为单组正交梁结构,图 3.73(a)为轴向力作用下单组正交梁发生弯曲变形的示意图,图 3.73(b)为其弹簧模型。弯曲变形时,竖梁上粘贴的应变计的电阻值便会随之发生改变,在得知应变计位置和梁的尺寸的情况下,可计算出外力 F_z 的大小。

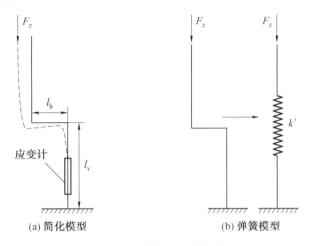

图 3.73　单组正交梁结构

应变计所处的竖梁可看作纯弯曲梁,根据梁的弯曲理论可以计算出应变计应变与外加轴向力之间的关系:

$$\varepsilon = \frac{F_z l_h}{E I_v} h_v = \frac{1}{k'} F_z \qquad (3.43)$$

式中,ε 为应变计所测量的应变;I_v 为竖梁横截面惯性矩(mm^4);E 为材料的弹性模量(MPa);h_v 为竖梁高度(mm);k' 为外力与应变的比例系数,$k' = E I_v /(l_h h_v)$。

在径向力作用情况下,同样可以依照上述方法得出应变与径向力之间的数学关系。根据上述分析,轴向作用力和径向作用力均使正交梁产生拉压,轴向是其主应变方向,三脚架弹性体简化弹簧模型如图 3.74 所示,可将弹性体简化为一种弹簧模型。

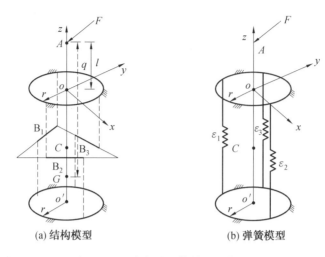

(a) 结构模型　　　　　　　　　　(b) 弹簧模型

图 3.74　三脚架弹性体简化弹簧模型

2. 刚度矩阵优化

对于结构的小变形情况,弹性体的力学特征可以用一个线性刚度模型来表示,即用一个 3×3 的刚度矩阵 $\mathbf{K}$ 将外作用力和结构位移联系起来,即

$$\begin{bmatrix} e_1 \\ e_2 \\ e_3 \end{bmatrix} = \mathbf{K}^{-1} \cdot \begin{bmatrix} F_x \\ F_y \\ F_z \end{bmatrix} \tag{3.44}$$

式中,e_1、e_2、e_3 分别为竖梁末端变形的线性位移(mm);F_x、F_y、F_z 分别为三维外作用力(N)。

在分析此弹性体的刚度特征时,需要将刚度矩阵进行求逆得到柔度矩阵 $\mathbf{K}^{-1}$,根据静力平衡原理求得。

当弹性体承受沿 x 轴方向的径向载荷时,三角形平面内的力平衡方程为

$$F_x - ke_1 \cdot \cos(\varphi - 90°) - ke_3 \cdot \cos(\varphi - 90°) = 0 \tag{3.45}$$

式中,k 为竖梁的切向刚度(N/mm);φ 为 x 轴到横梁 1 和 3 末端的角距离,$\varphi = 120°$。

由于三根横梁所组成的三角形结构的轴向刚度较大,横梁在轴线方向的变形可以忽略,下圆盘的活动只有一个沿 x 轴方向的移动,因此有

$$e_1 = e_3 \tag{3.46}$$

$$e_2 = 0 \tag{3.47}$$

将式(3.46)代入式(3.45)中,可以得到

$$F_x - \sqrt{3} \cdot ke_1 = 0 \tag{3.48}$$

因而有

$$e_1 = \frac{1}{\sqrt{3}} \cdot \frac{F_x}{k} \tag{3.49}$$

当弹性体承受沿 y 轴方向的径向载荷时,三角形平面内的力平衡方程为

$$F_y - ke_1 \sin(\varphi - 90°) - ke_3 \sin(\varphi - 90°) - ke_2 = 0 \tag{3.50}$$

下圆盘沿 y 轴的移动使三根横梁产生变形满足以下关系:

$$e_3 = -e_1 = \frac{e_2}{2} \tag{3.51}$$

将式(3.51)代入式(3.50)中,可以得到

$$F_y - ke_2 = 0 \tag{3.52}$$

或者

$$e_2 = \frac{F_y}{k} \tag{3.53}$$

当轴向载荷作用时,弹性体的力平衡方程为

$$F_z - \frac{2l_v}{3l_h}ke_1 - \frac{2l_v}{3l_h}ke_2 - \frac{2l_v}{3l_h}ke_3 = 0 \tag{3.54}$$

式中,l_v 为竖梁的长度(mm);l_h 为横梁的长度(mm)。

由于每组梁承受相同的载荷,可以得到

$$e_1 = e_2 = e_3 = \frac{F_z l_h}{2l_v k} \tag{3.55}$$

将式(3.46)、式(3.47)、式(3.49)、式(3.51)、式(3.53)、式(3.55)代入式(3.54),弹性体的柔度矩阵最终可表示为

$$\boldsymbol{K}^{-1} = \begin{bmatrix} \dfrac{1}{\sqrt{3}} \cdot \dfrac{1}{k} & -\dfrac{1}{2} \cdot \dfrac{1}{k} & \dfrac{l_h}{2l_v k} \\[2mm] 0 & \dfrac{1}{k} & \dfrac{l_h}{2l_v k} \\[2mm] \dfrac{1}{\sqrt{3}} \cdot \dfrac{1}{k} & \dfrac{1}{2} \cdot \dfrac{1}{k} & \dfrac{l_h}{2l_v k} \end{bmatrix} \tag{3.56}$$

因轴向载荷作用,横梁不仅为竖梁提供弯曲力矩,还传递了轴向力,所以弹性体会出现轴向位移。竖梁在轴向力和弯曲力矩的作用下,除了产生水平面内的挠度外,还出现轴向的弯曲,弹性体承受了一种耦合模式的复合变形,对式(3.56)进行修正,可得

$$\boldsymbol{K}^{-1} = \begin{bmatrix} \dfrac{1}{\sqrt{3}} \cdot \dfrac{1}{\tilde{k}} & -\dfrac{1}{2} \cdot \dfrac{1}{\tilde{k}} & \dfrac{l_h}{2l_v k} + \Delta_{1z} \\[2mm] 0 & \dfrac{1}{\tilde{k}} & \dfrac{l_h}{2l_v k} + \Delta_{2z} \\[2mm] \dfrac{1}{\sqrt{3}} \cdot \dfrac{1}{\tilde{k}} & \dfrac{1}{2} \cdot \dfrac{1}{\tilde{k}} & \dfrac{l_h}{2l_v k} + \Delta_{3z} \end{bmatrix} \tag{3.57}$$

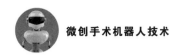

式中，Δ_{1z}、Δ_{2z}、Δ_{3z} 分别为三根正交梁附加变形引起的偏差（mm/N）；$\tilde{k}$ 为 k 的修正值（N/mm）。

3. 特征矩阵优化

对于结构的小变形情况，弹性体的力学特征可以用一个线性特征矩阵 $\boldsymbol{M}$ 将外作用力和结构应变联系起来：

$$[\varepsilon_1 \quad \varepsilon_2 \quad \varepsilon_3]^{\mathrm{T}} = \boldsymbol{M} \cdot [F_x \quad F_y \quad F_z]^{\mathrm{T}} \tag{3.58}$$

式中，ε_1、ε_2、ε_3 分别为三组应变计所测量的应变。

由静力平衡原理，弹性体分别在 F_x、F_y、F_z 单独作用的情况下得到：

$$\begin{cases} F_x = \dfrac{k'r}{q}\left(\dfrac{1}{2}\varepsilon_1 + \varepsilon_2 + \dfrac{1}{2}\varepsilon_3\right) \\[3mm] \varepsilon_1 = \varepsilon_3 = -\dfrac{1}{2}\varepsilon_2 \end{cases} \tag{3.59}$$

$$\begin{cases} F_y = \dfrac{\sqrt{3}}{2}\dfrac{k'r}{q}(\varepsilon_1 + \varepsilon_3) \\[3mm] \varepsilon_1 = \varepsilon_3, \quad \varepsilon_2 = 0 \end{cases} \tag{3.60}$$

$$\begin{cases} F_z = k'(\varepsilon_1 + \varepsilon_2 + \varepsilon_3) \\[2mm] \varepsilon_1 = \varepsilon_2 = \varepsilon_3 \end{cases} \tag{3.61}$$

将三个关系式联立，可以得到

$$\boldsymbol{M} = \begin{bmatrix} \dfrac{q}{3k'r} & \dfrac{q}{\sqrt{3}k'r} & \dfrac{1}{3k'} \\[3mm] -\dfrac{2q}{3k'r} & 0 & \dfrac{1}{3k'} \\[3mm] \dfrac{q}{3k'r} & -\dfrac{q}{\sqrt{3}k'r} & \dfrac{1}{3k'} \end{bmatrix} \tag{3.62}$$

式中，r 为上下圆盘的半径（mm）；q 为力作用点 A 到应变计中心 G 的距离，$q = 3l_v/2 + l$（mm）；l 为力作用点 A 到上圆盘中心 o 的距离（mm）。

图 3.75 给出了 $\mathrm{cond}(\boldsymbol{M})$ 与 l 和 l_v 变化曲面。从图中可以看出，$\mathrm{cond}(\boldsymbol{M})$ 随着 l 和 l_v 的减小而减小，理论上要尽可能地减小 $\mathrm{cond}(\boldsymbol{M})$。另外，考虑到应变计的基底尺寸，还要为弹性体预留足够的装配空间，经过优化的结果为 $l_v = 6$ mm，$l = 7$ mm，$\mathrm{cond}(\boldsymbol{M})$ 的取值为 4.53。

上述分析中，弹性体结构被简化成一种弹簧模型，而且只在轴线方向产生应变。实际上，弹性体在承受径向力的作用时还会发生其他方向上的应变，这样就给式（3.62）引入了误差。因此，弹性体结构应变与外力的实际关系矩阵应该改写为

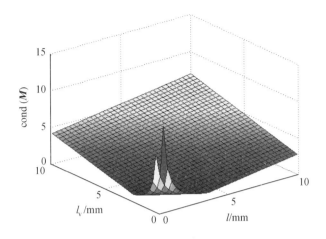

图 3.75　矩阵 **M** 条件数与 l 和 l_v 的关系

$$
\boldsymbol{M}_a = \begin{bmatrix}
\dfrac{q}{3\tilde{k}'r}+\Delta_{1x} & \dfrac{q}{\sqrt{3}\,\tilde{k}'r}+\Delta_{1y} & \dfrac{1}{3\tilde{k}'} \\[3mm]
-\dfrac{2q}{3\tilde{k}'r}+\Delta_{2x} & \Delta_{2y} & \dfrac{1}{3\tilde{k}'} \\[3mm]
\dfrac{q}{3\tilde{k}'r}+\Delta_{3x} & -\dfrac{q}{\sqrt{3}\,\tilde{k}'r}+\Delta_{3y} & \dfrac{1}{3\tilde{k}'}
\end{bmatrix}
\tag{3.63}
$$

式中,Δ_{1x}、Δ_{2x}、Δ_{3x} 为 x 轴方向应变引起的偏差值(1/N);Δ_{1y}、Δ_{2y}、Δ_{3y} 为 y 轴方向应变引起的偏差值(1/N);$\tilde{k}'$ 为 k' 的修正值(N)。

图 3.76 所示为弹性体三维造型。这种整体结构的显著优点是可以使用通用机床将整个三脚架结构在一个很小的体积内加工出来,梁结构连接处摩擦所带来的问题也可以消除。弹性体结构几何参数见表 3.8。表 3.8 中管外径 D 为 10 mm,与 10 mm 鞘套的外径一致,管内径 d 为 5 mm,为应变计导线留出足够的空间;横梁和竖梁的宽度为 2.1 mm,距离上下圆盘边缘 0.4 mm,为传感器外壳的安装预留空间。

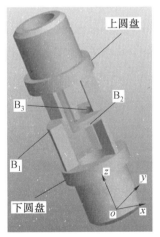

图 3.76　弹性体三维造型

表 3.8 弹性体结构几何参数   mm

参数	数值	参数	数值
管外径 D	10	横梁高度 h_h	1
管内径 d	5	横梁宽度 w_h	2.1
管长度 L	30	横梁长度 l_h	4
连接段长度 l	7	竖梁高度 h_v	0.7
连接段外径 Φ	8	竖梁宽度 w_v	2.1
圆盘高度 h	2	竖梁长度 l_v	6

4. 弹性体结构有限元分析方法

图 3.77 所示为弹性体应力分布,弹性体材料为铝合金 2024,该材料具有很好的耐腐蚀性、生物兼容性、抗冲击性、抗疲劳性、较高的强度、较低的弹性模量和较低的迟滞性,并且易于加工。模型承受的轴向(z 轴方向)载荷为 3.0 N,径向(x 轴方向和 y 轴方向)载荷为 1.5 N,从图中可知,结构所承受的应力(von Mises)未超过材料的比例极限。

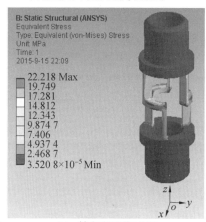
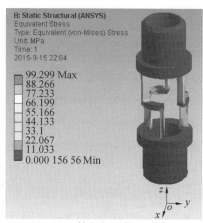

(a) z 轴方向承载 3.0 N   (b) x 轴方向承载 1.5 N

图 3.77 弹性体应力分布

弹性体的位移(x、y 和 z 轴方向)如图 3.78 所示,根据有限元分析方法计算得到弹性体的切向刚度 $\tilde{k} = 7.8$ N/mm,这与根据线性刚度模型中计算得到的 $k = 8.0$ N/mm 的结果基本一致。按照表 3.8 中给定的弹性体结构几何参数,偏差 Δ_{1z}、Δ_{2z}、Δ_{3z} 为 1.3×10^{-3} mm/N,通过这些数据,线性刚度模型可以对有限元分析结果进行精确估计,均方根误差不超过 2.1%。另外,弹性体在 x、y 和 z 轴方向满载情况下的变形量为 0.15 mm、0.15 mm 和 0.01 mm。

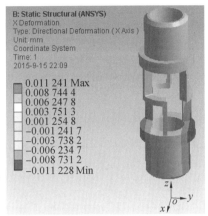

(a) x 轴方向(F_z=3.0 N)

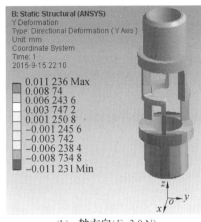

(b) y 轴方向(F_z=3.0 N)

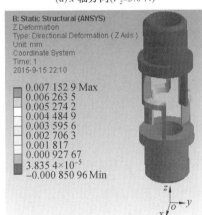

(c) z 轴方向(F_z=3.0 N)

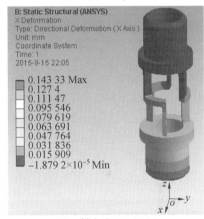

(d) x 轴方向(F_x=1.5 N)

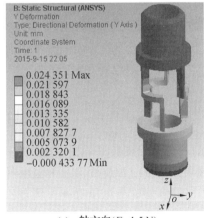

(e) y 轴方向(F_x=1.5 N)

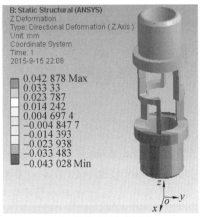

(f) z 轴方向(F_x=1.5 N)

图 3.78　弹性体的位移（$F_z = 3.0$ N 和 $F_x = 1.5$ N）

图 3.79 表示的是，在满载情况下（$F_z = 3.0$ N 和 $F_x = 1.5$ N）的弹性体应变（Normal Elastic），根据有限元分析结果可以求得

$$M_a = 10^{-3} \times \begin{bmatrix} 0.127\,9 & 0.207\,9 & 0.022\,9 \\ -0.259\,5 & -0.002\,9 & 0.023\,5 \\ 0.118\,5 & -0.198\,8 & 0.023\,4 \end{bmatrix} \quad (3.64)$$

根据简化线性模型(3.63)求得

$$M = 10^{-3} \times \begin{bmatrix} 0.135\,5 & 0.234\,5 & 0.023\,6 \\ -0.270\,8 & 0 & 0.023\,6 \\ 0.135\,4 & -0.234\,5 & 0.023\,6 \end{bmatrix} \quad (3.65)$$

对比式(3.64)和式(3.65)可以得到，$\Delta_{1x} = 0.76 \times 10^{-5}$ mm/N，$\Delta_{2x} = 1.13 \times 10^{-5}$ mm/N，$\Delta_{3x} = 1.6 \times 10^{-5}$ mm/N，$\Delta_{1y} = 2.66 \times 10^{-5}$ mm/N，$\Delta_{2y} = 0.29 \times 10^{-5}$ mm/N，$\Delta_{3y} = 3.57 \times 10^{-5}$ mm/N。通过这些数据，简化线性模型可以对有限元分析结果进行估计，且简化线性模型和有限元分析结果之间的微小误差说明整个弹性体结构具有较好的线性度。

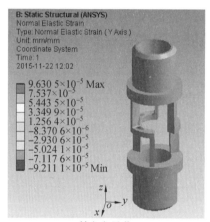

(a) z 轴方向承载 3.0 N

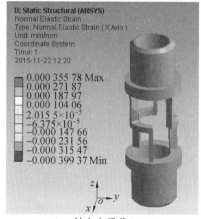

(b) x 轴方向承载 1.5 N

图 3.79　弹性体应变

5. 微型传感器原理

将六片应变计粘贴在弹性体三根竖梁的两侧来检测传感器受力时产生的应变，应变计与两个精密电阻组成一个惠斯通半桥。每一对应变计互为温度补偿，不仅可以有效地抑制温度漂移等噪声信号，还可以使输出电压提高一倍，提高传感器的灵敏度。半桥输出的电压信号经过放大、滤波、采样、输出等环节之后传送至 PC 上位机进行分析和处理。下位机程序的主要任务是控制采样芯片并与 PC 上位机进行通信，下位机程序流程图如图 3.80 所示。受到手术器械的空间

限制,传感器的电路系统是机械本体之外的独立模块。

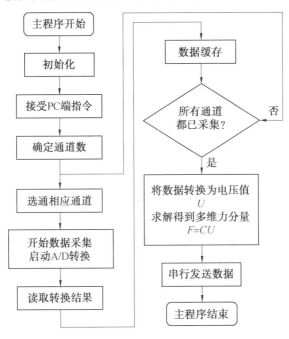

图 3.80　下位机程序流程图

图 3.81 所示为微型三维力传感器,包括应变计(一个三脚架结构的弹性体)。应变计间隔 $120°$,关于弹性体中心轴线呈对称布置(传感器外径为 10 mm,质量为 65 g)。弹性体的顶端与手术器械轴通过紧配合连接起来,同样,底端与圆柱轴套通过紧配合连接在一起。两片 0.2 mm 厚的半圆柱壳合在一起粘在弹性体的上圆盘上。薄壳的另一端与下圆盘之间在轴向和径向预留了 0.2 mm 间

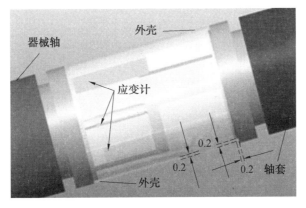

图 3.81　微型三维力传感器

隙,为弹性体的变形和过载保护提供足够的空间。传感器末端装上一个球形滚子之后,就完成微型力传感器与碾压装置的集成,在微创手术环境中可开展连续的组织触摸操作。

6. 三维力传感器的静态标定方法

评价多维力传感器的性能指标有很多,静态耦合是其中一个重要指标,直接影响多维力传感器的测量精度。如果多维力传感器的维间耦合是线性的,可基于最小二乘原理建立传感器各通道输出与对应多维分力之间的线性关系,求解标定矩阵,达到理想的解耦效果。本节介绍上述传感器的静态标定方法。

传感器的静态标定可采用砝码重锤式加载方式,实验装置示意图如图 3.82 所示。该装置的左右滑杆上下可调,可对传感器独立施加六个力和力矩分量,采用拉力方式,加力值精度较高。传感器一端固定在加载帽里,顶杆要穿过传感器轴线,而传感器另一端则固定在分度头上。

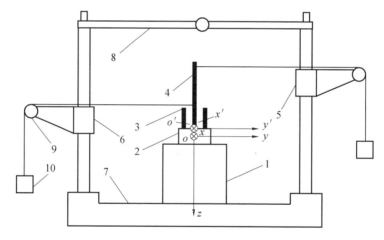

图 3.82 实验装置示意图

1—分度头;2—加载帽;3—受力柱;4—顶杆;5—右滑杆;

6—左滑杆;7—底座;8—上滑杆;9—滑轮;10—砝码

考虑到传感器末端球形滚子,标定时所用的参考平面是 oxy 平面沿 z 轴负方向平移 18 mm 后的 $o'x'y'$ 平面。加载的步骤如下。

(1) 在 x 轴正方向施加力时,转动分度头使 x 轴方向与右滑杆的拉线方向重合,绕过滑轮依次添加砝码;在 x 轴负方向施加力时,只需将分度头旋转 $180°$,然后绕过滑轮依次添加砝码。

(2) 在 y 轴方向施加力的方法与 x 轴方向相同,只需将分度头逆时针旋转 $90°$。

（3）在 z 轴正方向施加力时，直接把砝码放在加载帽上；在 z 轴负方向施加力时，将拉线绕过上滑杆再绕到右滑轮上，依次添加砝码。

每次径向加载时砝码的增量为 20 g，即 0.196 N，直到满载 1.5 N 为止；每次轴向加载时砝码的增重为 40 g，即 0.392 N，直到满载 3 N 为止。卸载时要有序卸载，每次加载和卸载时都需要记录三个通道的电压输出信号 u_1、u_2、u_3。

三个加载及卸载循环下（即 x、y、z 轴三个方向），传感器三个通道的输出响应如图 3.83 所示。图 3.83(d) 表示的是三组应变计的位置，从图中可知在标定范围内传感器输出电压与外加负载之间存在较好的线性关系。

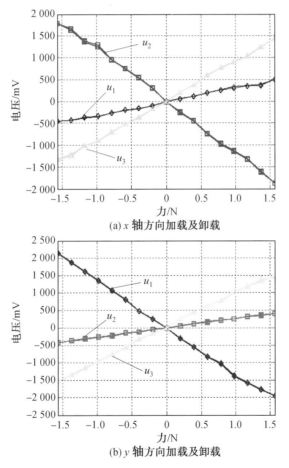

图 3.83　传感器三个通道的输出响应

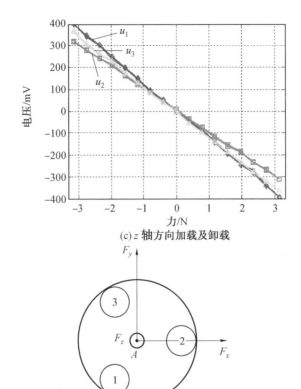

(c) z 轴方向加载及卸载

(d) 三组应变计的位置

续图 3.83

这种线性关系从数学上可以表达为如下形式：

$$[F_x \quad F_y \quad F_z]^T = \boldsymbol{C} \cdot [u_1 \quad u_2 \quad u_3]^T \qquad (3.66)$$

或者

$$[u_1 \quad u_2 \quad u_3]^T = \boldsymbol{C}^{-1} \cdot [F_x \quad F_y \quad F_z]^T \qquad (3.67)$$

式中，$[F_x \quad F_y \quad F_z]^T$ 为外力分量；$[u_1 \quad u_2 \quad u_3]^T$ 为输出电压；$\boldsymbol{C}$ 为 3 阶标定矩阵，用来描述传感器三个通道输出响应与三维正交力分量之间的线性关系。

基于最小二乘法求解标定矩阵中的每一个元素，传感器的标定矩阵 $\boldsymbol{C}$ 为

$$\boldsymbol{C} = \begin{bmatrix} 0.133 & -0.541 & 0.328 \\ -0.452 & 0.152 & 0.364 \\ -2.813 & -3.032 & -3.052 \end{bmatrix} \times 10^{-3} \qquad (3.68)$$

图 3.84 所示为传感器检测结果，检测结果可由式(3.66)式(3.67)计算获得，图 3.84(d) 表示实际外力分量。根据标定结果，F_z 对 F_x、F_y 的耦合较大，分别为 5.20% 和 5.27%。由图 3.84 可知，传感器的测量范围为径向 1.5 N，轴向 3.0 N。传感器在 F_x、F_y、F_z 方向的迟滞率分别为 1.91%、1.83%、2.07%，最

大测量误差分别为 2.57%、2.64%、3.97%。所以测量精度为径向 0.04 N，轴向 0.12 N，与人手力感知的差别阈限相匹配，不会对所需要的力信息造成损失。

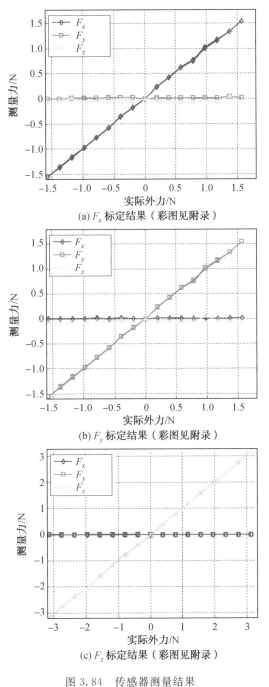

(a) F_x 标定结果（彩图见附录）

(b) F_y 标定结果（彩图见附录）

(c) F_z 标定结果（彩图见附录）

图 3.84　传感器测量结果

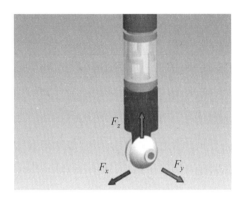

(d) 外力分量

续图 3.84

7. 组织触摸实验设计方法

传感器原理样机固定在一台两轴移动平台上,末端同时安装一个标准力和力矩传感器,移动平台可以精确地控制传感器的位置和运动。将一颗球形硬糖埋在肾皮质中且靠近组织表面,用来模拟一个隐藏的恶性肿瘤,其组织刚度要比周围正常组织高一些。

肾脏模型放在一个平板上,通过改变平板的定位高度能够调整肾脏模型与传感器末端的垂直距离,然后将传感器垂直地贴近组织表面达到预先设定的碾压深度。设定一定的前进速度使传感器原理样机的末端滚子碾压过肾脏表面的预定区域,并记录传感器的输出信号,通过对比两套传感器的检测结果,获得微型力传感器的组织触摸效果。

3.6.2 六维力/力矩手术器械

以三脚架结构作为弹性体的三维力传感器,主要用于进行组织触摸技术操作,其具有灵敏度高、精度高等优点,能够在微创环境下发现隐藏在组织内部的细小肿瘤。若有复杂程度较高的检测操作,将检测到的交互作用力反馈给操作者,三维力传感器的检测维数和范围还需扩展和提高。本节介绍基于 Stewart 平台结构开发的用于力反馈的一种六维力和力矩传感器。

1. Stewart 平台结构静态模型

Stewart 平台结构具有刚度高、可测量、适应性强、环状外形等特点,而且只需要线性力变换器,不需要剪切力变换器,因而成为用于典型外科手术的六维力和力矩传感器的理想弹性体结构。力变换器粘贴在中间的六根连杆上,其纵向与传感器的轴线方向相一致。

Stewart 平台结构包括一组六个单轴双向力变换器的网状连杆组件,每一根连杆都通过球铰独立安装在上下两个平台之间。这种网状连杆组件可保证结构具有较高的刚度,并在三个坐标轴方向提供了较好的承载能力。Stewart 平台几何参数如图 3.85 所示,其中两个圆周上的点 $1'2'3'4'5'6'$ 和 $1''2''3''4''5''6''$ 是球铰的中心,六根连杆分别将位于平面 Σ' 和 Σ'' 内的上下圆盘连接起来,轴线 $o'o''$ 连接两个圆周的中心。

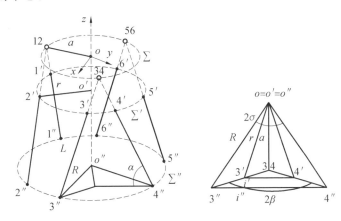

图 3.85　Stewart 平台几何参数

图中,2β 为连杆 3 和 4 在平面 Σ'' 上投影的夹角(°);2σ 为角 $3''o''4''$(°)。

相邻两根连杆相交于一点,即 $1\equiv2,3\equiv4,5\equiv6$,平面 Σ 与 Σ' 平行而且三个交点都在平面 Σ 上,轴线 $o'o''$ 与平面 Σ 的交点记为 o。坐标 $oxyz$ 位于 Stewart 结构的上平台上,原点为 o,平面 oxy 与平面 Σ 重合,z 轴与轴线 $o'o''$ 重合。L 为每根连杆的长度,R 为圆 o'' 的半径,r 为圆 o' 的半径。

施加给上圆盘的力如图 3.86 所示,变换器 1 和 2 通过连杆 1 和 2 轴线的交叉点 12 施加给平台顶圆盘的力分别为 F_1 和 F_2,而 F_1 和 F_2 可沿着径向(即 ρ 向)、切向(即 τ 向)和法向(即 κ 向)进行分解;同样,F_3 和 F_4、F_5 和 F_6 也可在交叉点 34 和 56 进行分解。考虑 $oxyz$ 坐标系中所表示的外力和力矩,计算出外加载荷与六根连杆轴向力之间的关系为

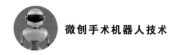
$$\begin{bmatrix} F_x \\ F_y \\ F_z \\ M_x \\ M_y \\ M_z \end{bmatrix} = \begin{bmatrix} n & -n & \frac{\sqrt{3}}{2}m-\frac{1}{2}n & \frac{\sqrt{3}}{2}m+\frac{1}{2}n & -\frac{\sqrt{3}}{2}m-\frac{1}{2}n & -\frac{\sqrt{3}}{2}m+\frac{1}{2}n \\ -m & -m & \frac{1}{2}m+\frac{\sqrt{3}}{2}n & \frac{1}{2}m-\frac{\sqrt{3}}{2}n & \frac{1}{2}m-\frac{\sqrt{3}}{2}n & \frac{1}{2}m+\frac{\sqrt{3}}{2}n \\ q & q & q & q & q & q \\ aq & aq & \frac{-aq}{2} & \frac{-aq}{2} & \frac{-aq}{2} & \frac{-aq}{2} \\ 0 & 0 & aq\frac{\sqrt{3}}{2} & aq\frac{\sqrt{3}}{2} & aq\frac{\sqrt{3}}{2} & aq\frac{\sqrt{3}}{2} \\ an & -an & an & -an & an & -an \end{bmatrix} \begin{bmatrix} F_1 \\ F_2 \\ F_3 \\ F_4 \\ F_5 \\ F_6 \end{bmatrix}$$

$$(3.69)$$

式中，$m=\cos\alpha\cos\beta$；$n=\cos\alpha\sin\beta$；a 为圆 o 的半径（mm），$a=R\sin(\beta-\sigma)/\sin\beta$；$q=\sin\alpha$；$\alpha$ 为连杆与平面 Σ'' 的夹角（°）。

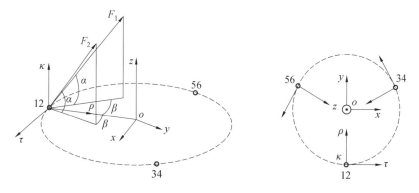

图 3.86　施加给上圆盘的力

引入 Stewart 平台结构力和力矩传感器的特征矩阵 $\boldsymbol{A}$，并将六根连杆的轴向力矢量记为 $\boldsymbol{f}_{axi}$，式（3.69）可以表示为

$$\begin{bmatrix} F_x \\ F_y \\ F_z \\ M_x \\ M_y \\ M_z \end{bmatrix} = \boldsymbol{A} \begin{bmatrix} F_1 \\ F_2 \\ F_3 \\ F_4 \\ F_5 \\ F_6 \end{bmatrix} = \boldsymbol{A}\boldsymbol{f}_{axi} \qquad (3.70)$$

式中，F_x、F_y、F_z、M_x、M_y、M_z 分别为三个方向上的外作用力和力矩（N，N·mm）；F_1、F_2、F_3、F_4、F_5、F_6 为六根连杆的轴向力（N）。

需要注意的是，坐标的变更会直接影响到特征矩阵 $\boldsymbol{A}$，初始坐标系记为 $\{B\}$，$\{B\}$ 系下外作用力矢量 $\boldsymbol{f}$ 可由式（3.71）表示，$\{B\}$ 系经过旋转和平移后获得的新

坐标系记为$\{C\}$,新坐标系下 f 可由式(3.72)表示:

$$^{B}\boldsymbol{f} = \begin{bmatrix} F_x \\ F_y \\ F_z \\ M_x \\ M_y \\ M_z \end{bmatrix} = \begin{bmatrix} ^{B}\boldsymbol{f}_F \\ ^{B}\boldsymbol{f}_M \end{bmatrix} \quad\quad (3.71)$$

$$^{C}\boldsymbol{f} = \begin{bmatrix} ^{C}\boldsymbol{f}_F \\ ^{C}\boldsymbol{f}_M \end{bmatrix} \quad\quad (3.72)$$

根据力的坐标变换可以得到

$$\begin{bmatrix} ^{C}\boldsymbol{f}_F \\ ^{C}\boldsymbol{f}_M \end{bmatrix} = \begin{bmatrix} ^{C}_{B}\boldsymbol{R} & \boldsymbol{0} \\ \boldsymbol{S}(^{B}P_{C0}) \cdot {}^{C}_{B}\boldsymbol{R} & {}^{C}_{B}\boldsymbol{R} \end{bmatrix} \begin{bmatrix} ^{B}\boldsymbol{f}_F \\ ^{B}\boldsymbol{f}_M \end{bmatrix} \quad\quad (3.73)$$

式中,$^{C}_{B}\boldsymbol{R}$ 为坐标系的旋转矩阵;$\boldsymbol{S}(^{B}P_{C0})$ 与坐标系的位置矢量 $\boldsymbol{p} = \begin{bmatrix} p_x & p_y & p_z \end{bmatrix}^{\mathrm{T}}$ 有关,可以表示为

$$\boldsymbol{S}(^{B}P_{C0}) = \begin{bmatrix} 0 & -p_z & p_y \\ p_z & 0 & -p_x \\ -p_y & p_x & 0 \end{bmatrix} \quad\quad (3.74)$$

由式(3.70)可知,

$$\begin{bmatrix} ^{C}\boldsymbol{f}_F \\ ^{C}\boldsymbol{f}_M \end{bmatrix} = {}^{C}\boldsymbol{A} \cdot \boldsymbol{f}_{\mathrm{axi}} \qu\quad (3.75)$$

$$\begin{bmatrix} ^{B}\boldsymbol{f}_F \\ ^{B}\boldsymbol{f}_M \end{bmatrix} = {}^{B}\boldsymbol{A} \cdot \boldsymbol{f}_{\mathrm{axi}} \quad\quad (3.76)$$

由式(3.73)~(3.76)可以得到

$$^{C}\boldsymbol{A} = \begin{bmatrix} ^{C}_{B}\boldsymbol{R} & \boldsymbol{0} \\ \boldsymbol{S}(^{B}P_{C0}) \cdot {}^{C}_{B}\boldsymbol{R} & {}^{C}_{B}\boldsymbol{R} \end{bmatrix} \cdot {}^{B}\boldsymbol{A} \quad\quad (3.77)$$

由式(3.77)可知,坐标系的变换对特征矩阵 $\boldsymbol{A}$ 的影响很大,影响传感器的标定矩阵。

2. Stewart 平台结构的各向同性

对于六维力和力矩传感器,除了测量范围、测量精度、带宽、迟滞等常规的性能指标之外,还须具备较好的力各向同性度和较好的灵敏度各向同性度。低维数力传感器设计过程中有关各向同性度指标的定义已经比较规范,然而对于Stewart 平台结构六维传感器,有关各向同性的指标比较复杂,并且受弹性体的结构参数影响。

六维力传感器在工作中,输出信号 $\boldsymbol{u}$ 存在噪声 $\delta\boldsymbol{u}$,由于存在加工误差等因

素,传感器的真实特征矩阵和人工标定矩阵 A 之间也存在误差 δA。在传感器实际测量过程中,上述两种误差造成的六维广义力误差记为 δf。输出信号噪声和特征矩阵误差对传感器测量精度的综合影响为

$$\frac{\|\delta f\|}{\|f\|} \leqslant \text{cond}(A) \cdot \left(\frac{\|\delta u\|}{\|u\|} + \frac{\|\delta A\|}{\|A\|}\right) \tag{3.78}$$

式中,$\text{cond}(A)$ 表示矩阵 A 的条件数,即

$$\text{cond}(A) = \|A\| \cdot \|A^{-1}\| \tag{3.79}$$

条件数综合反映了输出信号噪声和特征矩阵误差对传感器测量误差的影响。噪声信号和特征矩阵的相对误差可导致传感器产生 $\text{cond}(A)$ 倍的相对误差,$\text{cond}(A)$ 实际上是相对误差放大倍数的最大值。当 $\text{cond}(A)$ 较大时,A 为病态矩阵,或将 A 视为坏条件,测量结果对输出信号和特征矩阵的相对误差非常敏感。当 $\text{cond}(A)$ 较小时,A 为良态矩阵,或将 A 视为好条件,输出信号和特征矩阵的相对误差对测量结果影响较小。当 $\text{cond}(A)$ 为 1 时,上述两类相对误差对传感器的测量结果影响最小,是传感器设计的最佳状态,传感器可被看作具备了广义力各向同性。

如果将矩阵 A 的前三行定义为力传递因子,把矩阵 A 的后三行定义为力矩传递因子,可以进一步地把广义力各向同性划分为力各向同性及力矩各向同性。如上所述,矩阵 A 可以一分为二:

$$A = \begin{bmatrix} A_F \\ A_M \end{bmatrix} \tag{3.80}$$

$$A \cdot A^{\mathrm{T}} = \begin{bmatrix} A_F A_F^{\mathrm{T}} & A_F A_M^{\mathrm{T}} \\ A_M A_F^{\mathrm{T}} & A_M A_M^{\mathrm{T}} \end{bmatrix} \tag{3.81}$$

力各向同性度 μ_F 根据矩阵 A_F 条件数的倒数来计算:

$$\mu_F = \frac{1}{\text{cond}(A_F)} = \frac{\gamma_{F\min}}{\gamma_{F\max}} \tag{3.82}$$

式中,$\gamma_{F\min}$、$\gamma_{F\max}$ 分别为矩阵 A_F 的最小和最大奇异值;μ_F 为力各向同性度,取值在 0 和 1 之间。

力矩各向同性度 μ_M 根据矩阵 A_M 条件数的倒数来定义:

$$\mu_M = \frac{1}{\text{cond}(A_M)} = \frac{\gamma_{M\min}}{\gamma_{M\max}} \tag{3.83}$$

式中,$\gamma_{M\min}$、$\gamma_{M\max}$ 分别为矩阵 A_M 的最小和最大奇异值;μ_M 为力矩各向同性度,取值在 0 和 1 之间。

广义力各向同性度 μ 由矩阵 A 条件数的倒数给出:

$$\mu = \frac{1}{\text{cond}(A)} = \frac{\gamma_{\min}}{\gamma_{\max}} \tag{3.84}$$

式中,$\gamma_{\min}$、$\gamma_{\max}$ 分别为矩阵 A 的最小和最大奇异值;μ 取值在 0 和 1 之间。

由式(3.70)和应变计的检测原理可知,传感器输出输入之间($u \sim f$)与弹性体连杆轴向力和输入之间($f_{axi} \sim f$)只相差一个比例常数,因此用 f_{axi} 作为传感器的输出来研究弹性体结构对灵敏度的影响是可行的。将力雅可比矩阵 $\boldsymbol{J}$ 定义为特征矩阵 $\boldsymbol{A}$ 的逆矩阵:

$$\boldsymbol{J} = \boldsymbol{A}^{-1} \tag{3.85}$$

力雅可比矩阵可表示为

$$\boldsymbol{J} = \begin{bmatrix} J_1 & J_2 & J_3 & J_4 & J_5 & J_6 \end{bmatrix} \tag{3.86}$$

将传感器力雅可比矩阵改写划分为前三列和后三列:

$$\boldsymbol{J} = \begin{bmatrix} \boldsymbol{J}_F & \boldsymbol{J}_M \end{bmatrix} \tag{3.87}$$

式中,$\boldsymbol{J}_F$ 为三个力分量到电压输出信号之间的传递因子;$\boldsymbol{J}_M$ 为三个力矩分量到电压输出信号之间的传递因子。

力灵敏度由 $\boldsymbol{J}_F$ 的 F - 范数表示为

$$s_F = \sqrt{\mathrm{tr}(\boldsymbol{J}_F^{\mathrm{T}} \boldsymbol{J}_F)} \tag{3.88}$$

力矩灵敏度由 $\boldsymbol{J}_M$ 的 F - 范数表示为

$$s_M = \sqrt{\mathrm{tr}(\boldsymbol{J}_M^{\mathrm{T}} \boldsymbol{J}_M)} \tag{3.89}$$

与广义力各向同性度的定义一样,由于力雅可比矩阵中单位的不同以及物理意义的不同,可将传感器灵敏度各向同性度划分为力灵敏度各向同性度及力矩灵敏度各向同性度。

力灵敏度各向同性度由矩阵 $\boldsymbol{J}_F$ 条件数的倒数来表示:

$$\mu_{s_F} = \frac{1}{\mathrm{cond}(\boldsymbol{J}_F)} = \frac{\delta_{F\min}}{\delta_{F\max}} \tag{3.90}$$

式中,$\delta_{F\min}$、$\delta_{F\max}$ 分别为矩阵 $\boldsymbol{J}_F$ 的最小和最大奇异值。

力矩灵敏度各向同性度由矩阵 $\boldsymbol{J}_M$ 条件数的倒数来表示:

$$\mu_{s_M} = \frac{1}{\mathrm{cond}(\boldsymbol{J}_M)} = \frac{\delta_{M\min}}{\delta_{M\max}} \tag{3.91}$$

式中,$\delta_{M\min}$、$\delta_{M\max}$ 分别为矩阵 $\boldsymbol{J}_M$ 的最小和最大奇异值。

3. Stewart 平台结构

Stewart 平台结构的几何参数中,R 取决于手术器械的外径,L 取决于单轴力变换器的长度,α、β、σ 满足以下关系:

$$0 < \sigma < 60° \tag{3.92}$$

$$\sigma < \beta \leqslant 90° \tag{3.93}$$

$$\arccos \frac{R \sin \sigma}{L \sin \beta} < \alpha < 90° \tag{3.94}$$

可通过传感器的力雅可比矩阵 $\boldsymbol{J}$ 和外作用力得到连杆轴向力,$n(n \geqslant 6)$ 组独立的外加负载作用在每一个有效传感器结构上就会产生 $6 \times n$ 个连杆轴向力。

传感器结构需达到以下指标:①i'和i''要大于制造工艺所允许的最小距离;②在给定的外部载荷下,各连杆受力的标准差s最小,最大设计载荷见表 3.9;③力的各向同性度和力矩各向同性度(μ_F和μ_M)最大,同时力灵敏度各向同性度和力矩灵敏度各向同性度(μ_{s_F}和μ_{s_M})最大。

表 3.9　最大设计载荷

连杆	F_x/N	F_y/N	F_z/N	$M_x/(\text{N}\cdot\text{mm})$	$M_y/(\text{N}\cdot\text{mm})$	$M_z/(\text{N}\cdot\text{mm})$
1	10	0	0	0	0	0
2	0	10	0	0	0	0
3	0	0	10	0	0	0
4	0	0	0	160	0	0
5	0	0	0	0	160	0
6	0	0	0	0	0	160

实际上,上述三种指标之间往往相互冲突,在优化设计传感器弹性体时必须综合考虑。确定弹性体尺寸为 $R = 4.4$ mm,$L = 4.6$ mm,$\beta = 90°$,连杆受力标准差s和各向同性度$\mu_F(\mu_{s_F})$以及$\mu_M(\mu_{s_M})$与参数α、σ的变化关系曲面如图 3.87 和图 3.88 所示。

由图 3.87 和图 3.88 可以看出,利用关系曲面图解的方法可判断单一指标最优时的几何参数,但是要得到综合指标最优时精确的结构参数值却比较困难。

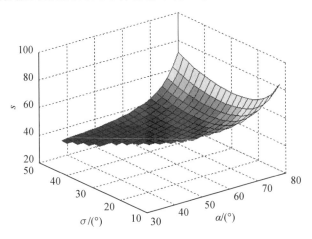

图 3.87　连杆受力标准差

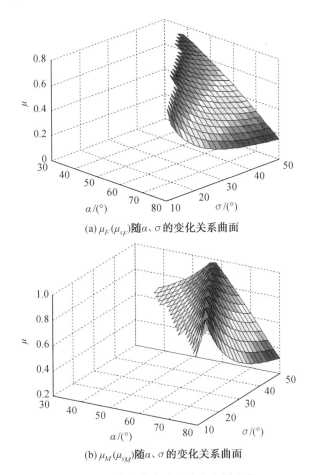

(a) $\mu_F(\mu_{s_F})$ 随 α、σ 的变化关系曲面

(b) $\mu_M(\mu_{s_M})$ 随 α、σ 的变化关系曲面

图 3.88　广义力和灵敏度各向同性度

优化算法种类有很多，比如目标加权法、最大最小法、距离函数法，这类传统的方法都有一定的局限性。进化算法是在传统方法的基础上进行了多目标优化，在优化变量比较多的情况下，可对大范围搜索空间进行处理，在单轮循环内便可产生多个最优解。所以可选择非支配排序遗传算法（NSGA－Ⅱ）对 Stewart 平台弹性体结构进行参数优化。

经过优化可得，$\alpha = 60.182\ 7°$，$\sigma = 47.832\ 9°$，相对应的 s、$\mu_F(\mu_{s_F})$ 和 μ_M（μ_{s_M}）为 30、0.462 和 0.923，同时，i' 和 i'' 分别为 1.2 mm 和 6 mm。

图 3.89 所示为 Stewart 平台弹性体结构。弹性体选择圆弧形铰链，由一体式结构制造出来，弹性体结构不需要装配，因此不会产生由偏斜和连接造成的机械应力。

弹性体结构中连杆受力（以图 3.85 中 $1'$—$1''$ 连线方向为例）后发生的变形应为纯压缩或拉伸，所以弹性铰链的中轴线和矩形连杆的中轴线与 $1'$—$1''$ 连线相

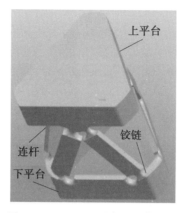

图 3.89 Stewart 平台弹性体结构

重合。铰链与连杆的横截面如图 3.90 所示,铰链的横截面面积和形心位置为

$$A_j = A_{rect} + A_{semic} = 2r_j k + \frac{1}{2}\pi r_j^2 \tag{3.95}$$

$$e_{jc} = \frac{\frac{k}{2}A_{rect} + \left(k + \frac{4r_j}{3\pi}\right)A_{semic}}{A_{rect} + A_{semic}} = \frac{k^2 r_j + \frac{1}{2}\pi r_j^2 \left(k + \frac{4r_j}{3\pi}\right)}{2r_j k + \frac{1}{2}\pi r_j^2} \tag{3.96}$$

式中,A_j、A_{rect}、A_{semic} 分别为铰链及其矩形和半圆形组成部分的横截面面积(mm^2);e_{jc}、r_j、k 分别为铰链形心距离、半圆半径、矩形宽度(mm)。

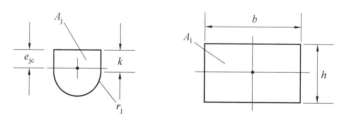

图 3.90 铰链与连杆的横截面

由图 3.90 可知,铰链与连杆中轴线重合,由此可确定形心的位置,铰链的横截面面积由连杆的横截面面积乘以引入的比例常数 c 来确定:

$$e_{jc} = h/2 \tag{3.97}$$

$$A_j = cA_1 \tag{3.98}$$

式中,A_1 为连杆横截面面积(mm^2);h 为连杆横截面高度(mm)。

弹性铰链承受横向力和力矩,与理想球铰相比有承载误差。减小尺寸可以减小误差,但轴向应力会增大,整个承载能力会下降。连杆还需具备较大的转动惯量来减小测量时产生的力矩,同时需要保证能够产生足够的轴向变形。综合上述,确定 c 为 0.25,k 为 0.2 mm,r_j 为 0.2 mm。

4. 传感器弹性体有限元分析方法

图 3.91 为 x 轴方向受力 10 N 和绕 y 轴方向力矩 160 N·mm 两种情况下，整个弹性体有限元模型的应力和应变分布。

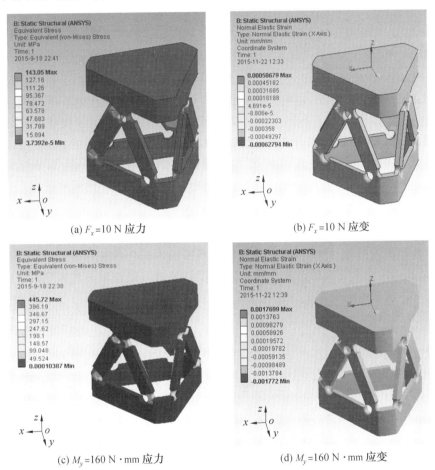

(a) F_x=10 N 应力　　　　　　　　　(b) F_x=10 N 应变

(c) M_y=160 N·mm 应力　　　　　　(d) M_y=160 N·mm 应变

图 3.91　Stewart 平台结构应力应变分布

可通过式(3.70)计算弹性体受载时六根连杆的轴向力，由轴向拉压杆模型计算每根连杆随之产生的应变。在弹性体结构中，每根连杆的横截面面积 $A=$ 0.56 mm²，材料是铝合金 7075，弹性模量为 71 000 MPa，泊松比为 0.33，给定载荷下的连杆应变见表 3.10。表 3.10 中，上面一行数据是有限元法计算值，下面一行数据是数学模型计算值。从表 3.10 可以看出，关于应变的有限元法计算值与数学模型计算值吻合较好。

表 3.10　给定载荷下的连杆应变

情况	ε_1	ε_2	ε_3	ε_4	ε_5	ε_6
$F_x = 10$ N	1.58×10^{-4}	-1.57×10^{-4}	-0.80×10^{-4}	0.81×10^{-4}	-0.78×10^{-4}	0.80×10^{-4}
	1.66×10^{-4}	-1.66×10^{-4}	-0.83×10^{-4}	0.83×10^{-4}	-0.83×10^{-4}	0.83×10^{-4}
$M_y = 160$ N·mm	0.04×10^{-4}	-0.04×10^{-4}	4.70×10^{-4}	4.62×10^{-4}	-4.57×10^{-4}	-4.71×10^{-4}
	0	0	4.76×10^{-4}	4.76×10^{-4}	-4.76×10^{-4}	-4.76×10^{-4}

从图中还可以看出,结构所承受的应力没有超过材料的比例极限,需要注意的是,图 3.91 只给出了 $F_x = 10$ N 和 $M_y = 160$ N·mm 两种承载情况,其他四种满载情况下,结构的应力也没有超过材料的比例极限。另外,在六维力和力矩分量满载的情况下,弹性体的最大变形量分别为 0.005 mm、0.005 mm、0.01 mm、0.016 mm、0.016 mm、0.02 mm,可说明弹性体的刚度较高。

5.六维微型传感器原理

图 3.92 所示为本例传感器六个应变计的结构组成,六个应变计粘贴在弹性体六根连杆的前面,弹性体的底端与手术器械轴由一个连接件通过紧配合连接起来,顶端由一个相似的连接件通过紧定螺钉和销与圆柱轴套和末端钩子连接在一起。传感器末端装上一个钩子之后,完成了微型力传感器与手术器械的集成,可以在微创手术环境中有效地开展钝性分离操作。

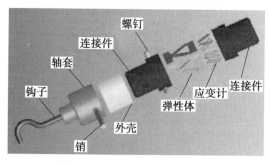

图 3.92　微型六维传感器装配

将六个应变计分别粘贴在弹性体六根连杆的正面来检测传感器受力时产生的应变,一个应变计和三个精密电阻组成一个惠斯通电桥。六维力传感器与三维力传感器共用一套下位机程序和用户程序;电路系统中的惠斯通电桥由双臂模块改为单臂。

6.传感器的静态标定方法

静态标定采用砝码重锤式加载方式,加载装置如图 3.82 所示。由于该传感器末端钩子和弹性体下端连接,标定用的参考平面是 oxy 平面沿 z 轴正方向平移 36 mm 后的 $ox'y'$ 平面。

在 x、y、z 轴方向加载力的方法同三维力传感器静态标定加载力方法一样，三个力矩分量的加载方法如下所述。

（1）绕 x 轴正方向施加力矩时，需令左、右滑杆的高度有一定相差，两者高度差作为力臂，左滑杆在上而右滑杆在下，两侧添加质量相等的砝码；绕 x 轴负方向施加力矩时，需令右滑杆在上而左滑杆在下，且高度差不变。

（2）绕 y 轴方向施加力矩的方法与 M_x 相同，只需将分度头旋转 90°。

（3）绕 z 轴正方向施加力矩时，将拉线固定在受力柱上，旋转分度头使受力柱连线垂直于 y 轴，力臂就由受力柱间距给定，令左、右滑杆与受力柱处于同高度的位置，右滑杆在前而左滑杆在后，两侧添加相等质量的砝码，便可得 M_z；绕 z 轴负方向施加力矩时与 M_z 正向相同，但左滑杆在前而右滑杆在后。

本例中，每次加载的砝码质量为 125 g、250 g、500 g、1 000 g；每次转动加载时，砝码质量为 50 g、100 g、200 g、400 g，力臂为 40 mm。基于最小二乘法求解标定矩阵中的每一个元素，得到式（3.99）。矩阵 C 包括传感器参考平面变更而引起的坐标变换关系，Stewart 平台结构将外载变换为应变的转换关系，应变计将应变变换为电压信号以及检测电路将电压信号放大和数字化的转换关系。

$$
C=\begin{bmatrix}
11.907 & -12.034 & -6.033 & 5.937 & -6.065 & 5.905 \\
-0.256 & 0.586 & 9.026 & -9.343 & -8.707 & 8.694 \\
21.352 & 18.059 & 18.465 & 20.860 & 19.125 & 19.381 \\
0.052 & 0.041 & -0.408 & 0.333 & 0.325 & -0.403 \\
0.421 & -0.423 & -0.160 & 0.256 & -0.264 & 0.163 \\
0.024 & -0.027 & 0.042 & -0.042 & 0.035 & -0.033
\end{bmatrix}
$$

$$(3.99)$$

该传感器标定结果如图 3.93 所示，6 张图分别给出了六个力和力矩分量与外加载荷的关系，图中力分量用实线表示，力矩分量用虚线表示。传感器对应所施加载荷方向的输出应如角平分线所示，其他方向为零。由图 3.93 可知，传感器的输出 F_x、F_y、M_x、M_y、M_z 与角平分线符合较好，F_z 则较差，原因是在 z 轴方向施加精确的载荷比较困难；另外，Stewart 平台 z 轴方向的灵敏度较低。

可通过统计出传感器的标定误差矩阵，度量传感器的精度和维间耦合，见式（3.100）。6 行元素分别表示的是 F_x、F_y、F_z、M_x、M_y、M_z 相对于各自量程的误差，6 列分别对应标定过程中加载的 F_x、F_y、F_z、M_x、M_y、M_z 的六维力分量。考虑到在每个分量上有过多次加载，E 中每个元素表示的是在加载某个分量时在该方向上所产生的最大值。

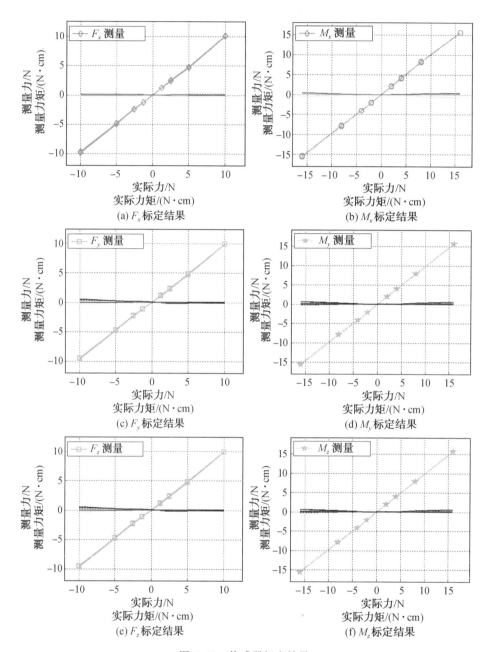

图 3.93　传感器标定结果

$$E = \begin{bmatrix} 0.012 & 0.010 & 0.010 & 0.006 & 0.011 & 0.011 \\ 0.005 & 0.012 & 0.010 & 0.009 & 0.007 & 0.011 \\ 0.020 & 0.022 & 0.050 & 0.040 & 0.040 & 0.040 \\ 0.010 & 0.020 & 0.025 & 0.032 & 0.026 & 0.013 \\ 0.010 & 0.021 & 0.040 & 0.020 & 0.031 & 0.020 \\ 0.008 & 0.012 & 0.030 & 0.010 & 0.018 & 0.032 \end{bmatrix} \tag{3.100}$$

该传感器在 x、y 轴方向上的精度为 1.2%，即 0.12 N；在 z 轴方向上精度为 5%，即 0.5 N；三个转动方向上的精度大约为 3.2%，即 5 N·mm。由此可见，F_x、F_y 的检测精度接近 0.1 N，F_z 的检测精度较低。另外，传感器六个通道的迟滞率分别为 1.9%、2.1%、2.5%、1.8%、2.0%、1.7%。

3.6.3　模块化关节力感知手术器械

根据可实现一致运动的关节组件数目，手术器械腕部的关节可分为单组件关节和多组件关节（模块化关节）。手术器械在不同应用环境下对自由度、运动范围和灵活度有着不同的需求，可通过对腕部每个自由度上的关节数目进行灵活配置，满足上述不同需求。

模块化关节力感知手术器械较传统手术器械有以下两点特性：力感知功能，微型传感器布置在钳爪与关节之间，能够将手术器械与患者组织之间的六维交互作用力准确地检测出来；模块化，微型传感器在手术器械中可安装和拆卸。

以图 3.94 中的手术器械为例，介绍一种模块化关节力感知手术器械的设计方法。该器械包括单自由度夹钳、六维微型力和力矩传感器、二自由度腕部机构、单自由度转动器械轴和一套驱动单元。

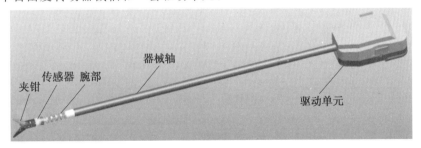

图 3.94　手术器械总成效果

1.腕部结构

腕部的单元关节由上平台、下平台、连杆和销轴组成，单元关节如图 3.95 所示。单个关节由两根钢丝绳驱动，上下平台中间两侧对称布置四个钢丝绳过孔。上下平台外围四周对称留下四个螺纹孔，用于相邻单元关节之间的螺钉连接。

上下平台和连杆中间还留有一个圆孔,作为夹钳驱动钢丝绳和传感器导线的通路。

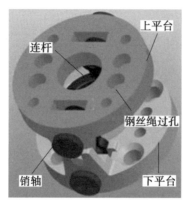

图 3.95　腕部的单元关节

　　图 3.96 所示为腕部的单元关节机构简图,连杆分别与上平台和下平台构成两个转动副,上平台圆柱滑块和下平台的导向槽则构成了一个移动副,这个单元关节类似于一个平面连杆机构。当钢丝绳 2 向下拉紧时,钢丝绳 1 向上运动,圆柱滑块向上移动一定距离,上平台随之按顺时针方向发生偏转,相对于中心轴线的偏转角度为 α;反之,钢丝绳 1 向下拉紧时,钢丝绳 2 向上运动,上平台随之按逆时针方向产生偏转,转动效果如图 3.97 所示。

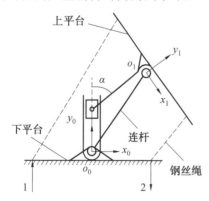

图 3.96　腕部的单元关节机构简图

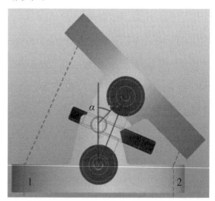

图 3.97　转动效果

　　可通过余弦定理获得滑块的移动距离、上下平台销轴轴线与圆柱滑块中心轴线的距离、连杆的有效长度。本例中,一个单元关节的上平台可以达到相对下平台 ±45° 的转动范围。引入单元关节后,可以选择特定的组合方式构成多自由度模块化关节。

　　图 3.98 所示为腕部机构 PYPY 组合方式,由图 3.98 可知,两个相邻关节采用正交组合方式,从而造成两不相邻关节之间的平行组合,组合后的结果是:相

邻两关节在相互垂直的两平面内运动,实现末端机构的俯仰和偏航;不相邻两关节在同一平面内运动,实现同一平面内运动的叠加。这种设计使腕部机构俯仰和偏航的范围均可达到±90°,这种组合可称之为 Pitch－Yaw－ Pitch－Yaw 组合,即 PYPY 组合。

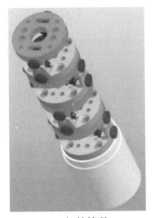
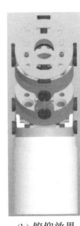
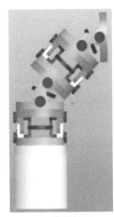

(a) 初始情况　　　　　　　(b) 俯仰效果　　　　　　　(c) 偏航效果

图 3.98　腕部机构 PYPY 组合方式

2. 夹钳机构

图 3.99 所示为夹钳机构的三维造型,将微型传感器布置在钳爪之后,腕部之前,使传动钢丝绳对交互作用力的检测影响较小。包括传感器在内的整套夹钳机构通过紧配合固定在后支撑上,后支撑与腕部机构前端通过螺钉相连接。传感器前支撑上依次布置了导向轮、小线轮和大线轮,用来分解夹钳驱动钢丝绳的张紧力,降低钢丝绳张紧力对传感器力检测的干扰。钳爪的回转轴线上还安装了一根扭簧,使钳爪保持一定角度的张开常态,当驱动钳爪的两根钢丝绳同时拉紧时,两片钳爪将同时闭合,将医用针夹持住。

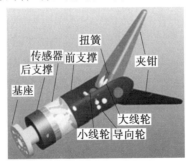

图 3.99　夹钳机构

夹钳夹持医用针时,会产生一个夹持力 F_g,增大驱动钢丝绳的张紧力 F_c,根据经验，F_C 比待测的交互作用力 F 大得多，甚至有可能超出传感器的测量范围。下面介绍一种张力分解机构设计方法，夹钳机构简图如图 3.100 所示。两根钢丝绳一端固定并缠绕在夹钳线轮上，将两根钢丝绳按相反方向缠绕，在线轮正向转动时能够保证两根钢丝绳同时张紧，而反向转动时同时放松；另一端穿过布置在轴线附近的导向轮，然后绕过固定在前支撑上的大小线轮，最后固定在两片夹钳的凹槽处。

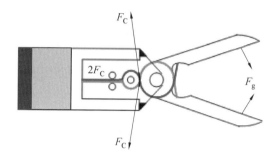

图 3.100　夹钳机构简图

　　一根钢丝绳绕过一个线轮时，会对线轮产生正压力，如图 3.101(a)所示。若考虑到钢丝绳与线轮之间的摩擦作用，在一段连续的钢丝绳中，拉力是不相等的。根据 Capstan 公式，线轮左右两端钢丝绳拉力之间的关系为

$$F_c + \Delta F_c = F_c \cdot e^{\mu\alpha} \tag{3.101}$$

式中，$F_c + \Delta F_c$、F_c 分别为线轮左右两端钢丝绳的拉力(N)；α 为钢丝绳在线轮上的包角(°)；μ 为钢丝绳与线轮之间的摩擦系数。

　　线轮受到的正压力的大小可由式(3.102)表示，方向沿两根钢丝绳拉力所成夹角的平分线垂直向下。

$$F_R = F_c(1 + e^{\mu\alpha}) \cdot \sin\frac{\alpha}{2} \tag{3.102}$$

式中，F_R 为线轮所受到的正压力(N)。

　　在两根钢丝绳对称缠绕的情况下，线轮受到两个 F_R 的挤压，如图 3.101(b)所示。两个 F_R 的铅垂方向分量 F_{R1} 大小相等，方向相反；水平方向分量 F_{R2} 大小相等，方向相同。F_{R1} 和 F_{R2} 可由式(3.103)和式(3.104)表示：

$$F_{R1} = F_R\cos\gamma \tag{3.103}$$

$$F_{R2} = F_R\sin\gamma \tag{3.104}$$

式中，F_{R1}、F_{R2} 分别为 F_R 的铅垂力分量和水平力分量(N)；γ 为 F_R 与铅垂方向的夹角(°)，$\gamma = \frac{\pi}{2} - \frac{\alpha}{2}$。

　　将 γ 代入式(3.104)中，可以得到

$$2F_{R2} = F_C(1 + e^{\mu\alpha})\sin\alpha \tag{3.105}$$

由图 3.101(b)可知,α 趋近于 π,则 $2F_{R2}$ 趋近于零。

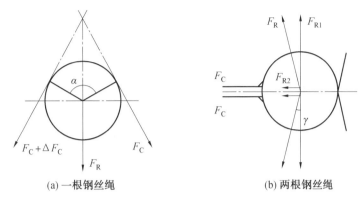

(a) 一根钢丝绳　　　　　　　　(b) 两根钢丝绳

图 3.101　钢丝绳对线轮的作用

驱动夹钳的两根钢丝绳在穿过导向轮之前,先要穿出微型传感器的 Stewart 平台,为此需要在 Stewart 平台的上平台轴线附近开两个小孔,Stewart 平台三维图如图 3.102 所示。安装 Stewart 平台时,将两小孔中心线与夹钳机构中大小线轮的轴线共面且平行。将两根钢丝绳布置在手术器械的中心轴线附近,给传感器的导线布置和引出提供足够的空间。

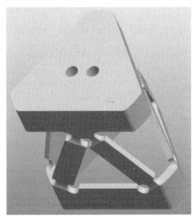

图 3.102　Stewart 平台三维图

3.器械传动系统

腕部传动机构如图 3.103 所示,器械腕部由四个单元关节组合而成,使用两组(一组四根,一共八根)钢丝绳来实现腕部俯仰和偏航动作的传动。以负责腕部偏航动作的单元关节 2 和 4 为例,钢丝绳 3 和钢丝绳 4 的一端固定在单元关节 4 上平台的钢丝绳过孔处,一端固定并缠绕在钢丝绳线轮上;钢丝绳 1 和钢丝绳

2 的一端固定在单元关节 2 上平台的钢丝绳过孔处,一端固定并缠绕在另一个钢丝绳线轮上。两个半径不同的线轮设计成一体式结构,由一个直流伺服电机驱动。腕部驱动线轮的一体式设计既能够保证腕部传动的灵活性,又可少使用一个电机,保证了腕部传动的紧凑性。

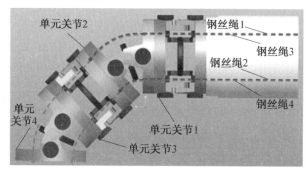

图 3.103　腕部传动机构(彩图见附录)

假设腕部偏航线轮顺时针转过 $d\varphi$,钢丝绳 1 的伸长量 $dl = 2Rd\varphi$,钢丝绳 2 的缩短量 $dl = 2Rd\varphi$,钢丝绳 3 的伸长量 $dl = Rd\varphi$,钢丝绳 4 的缩短量 $dl = Rd\varphi$。在钢丝绳的传动下,单元关节 2 和单元关节 4 分别转过相同的角度,完成腕部的偏航动作;同样地,线轮逆时针转动时,腕部反方向完成偏航动作。腕部俯仰动作与偏航采用相同的传动方式,在此不重复解释。负责单元关节 2 和单元关节 4 的四根传动钢丝绳处于同一平面内,负责单元关节 1 和单元关节 3 的四根传动钢丝绳处于另一平面内,而且两组钢丝绳所在两个平面相互垂直,避免了腕部偏航和俯仰的运动耦合。

手术器械的驱动单元也称为线轮盒,如图 3.104 所示。钢丝绳线轮机构可预紧、可实现远距离传动,而且体积小、质量轻。通过线轮驱动实现器械长轴的横滚、腕部俯仰和偏航、夹钳机构的开合。驱动线轮布置在线轮盒内,主要包括横滚线轮、夹钳线轮、俯仰线轮、偏航线轮、导向轮、底座。

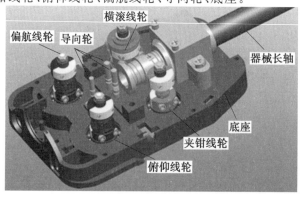

图 3.104　手术器械线轮盒

腕部俯仰和偏航的八根钢丝绳穿过器械长轴,长距离的传动会造成钢丝绳之间的窜动、对撞、纠缠。可通过将八根钢丝绳装上线套(不锈钢毛细管)避免上述现象。另外,三个导向轮放置在长轴顶端外侧,三个导向轮的圆柱面上都留有指定深度的线槽,导向轮的放置如图 3.105 所示。

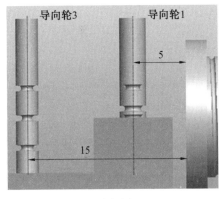

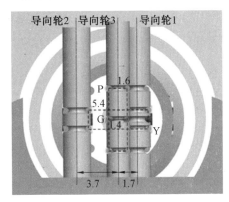

(a) 右视图　　　　　　　　　　　　　　(b) 后视图

图 3.105　导向轮的放置(彩图见附录)

本例中,导向轮 1 和导向轮 2 距离长轴顶端 5 mm,导向轮 1 距离长轴轴线偏右 1.7 mm,导向轮 2 距离长轴轴线偏左 3.7 mm,导线轮 3 布置在长轴轴线上距离长轴顶端 15 mm 处。如图 3.105(b) 所示,俯仰线轮上引出的四根钢丝绳绕过导向轮 1 的左侧和导向轮 3 的左侧,四根钢丝绳的轴线位置组成矩形 P;偏航线轮上引出的四根钢丝绳绕过导向轮 1 的右侧和导向轮 2 的右侧,四根钢丝绳的轴线位置组成矩形 Y;夹钳线轮上引出的两根钢丝绳绕过导向轮 1 的左侧和导向轮 3 的左侧,两根钢丝绳轴线连线为线段 G。

矩形 P 和 Y 的两条边长分别为 5.4 mm 和 1.6 mm,与单元关节上下平台留的四个钢丝绳过孔的相对位置保持一致;线段 G 水平穿过器械轴心且长度为 1.4 mm,与 Stewart 结构上平台留的两个钢丝绳过孔的位置保持一致。

横滚传动机构如图 3.106 所示,器械长轴的横滚使用两根钢丝绳传动。两根钢丝绳一端固定并缠绕在横滚线轮上,另一端固定在器械长轴顶端并与其上下圆周相切。横滚线轮直径与长轴顶端直径相同,当直流伺服电机驱动横滚线轮转动时,线轮将牵引钢丝绳驱动器械长轴转过相同的角度。

4. 运动精度测试方法

微创手术机器人末端执行器的运动范围和精度等技术指标直接影响微创手术的质量和效率。本节以上述力感知手术器械为例,介绍运动范围和重复定位精度测试方法。

运动范围测试方法:将手术器械安装在驱动平台上,测定手术器械各个自由

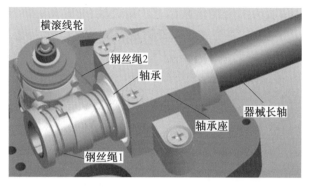

图 3.106 横滚传动机构

度的运动范围。以该力感知手术器械偏航自由度（以 β 表示）为例，腕部偏航运动演示如图 3.107 所示，通过运动范围测试可验证力感知手术器械单元关节和腕部关节机构的合理性和灵活性。

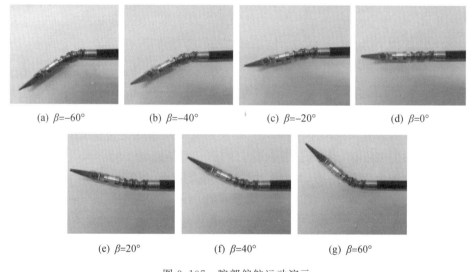

(a) $\beta=-60°$　　　　(b) $\beta=-40°$　　　　(c) $\beta=-20°$　　　　(d) $\beta=0°$

(e) $\beta=20°$　　　　(f) $\beta=40°$　　　　(g) $\beta=60°$

图 3.107 腕部偏航运动演示

重复定位精度测试方法：除运动范围之外，手术器械在每个自由度上的重复定位精度也是一个非常重要的技术指标。可采用三维运动捕捉系统（例如 NDI 系统）来测试该指标。对器械每一个自由度做指定的运动规划并重复定位数次，每次记录终点时的三坐标值，最终统计出手术器械在各个自由度上的重复定位精度。

5. 钝性分离实验方法

可使用一个动物脏器作为体外实验模型，对其进行定位，让手术器械对脏器表面进行数次钝性分离并记录传感器的输出信号。可通过测得力和力矩的最大值判定手术器械在操作中施加给血管周围组织的作用力是否合理。

本章参考文献

[1] 冯美,李妍,赵继,等.机器人辅助微创手术器械丝传动张力传递研究[J].机械工程学报,2021,57(11):120-127.

[2] 金星泽.微创手术机器人末端执行器械关键技术研究[D].长春:吉林大学,2018.

[3] 牛国君.腹腔微创手术机器人系统从手机构与控制的研究[D].哈尔滨:哈尔滨工业大学,2017.

[4] 冯元桢.生物力学[M].北京:科学出版社,1983.

[5] 张海军.系列化微创外科手术器械研究[D].长春:吉林大学,2019.

[6] 蔡自兴.机器人学[M].2版.北京:清华大学出版社,2009.

[7] 俞晓瑾.柔性机械臂的运动学和动力学建模及视觉伺服控制[D].上海:上海交通大学,2013.

[8] 马昌凤,林伟川.现代数值计算方法[M].北京:科学出版社,2008.

[9] PRASAD S K, KITAKAWA M, FISCHER G S, et al. A modular 2-DOF force-sensing instrument for laparoscopic surgery[C]//Proceedings of the International Conference on Medical Image Computing and Computer Assisted Intervention. Montreal, Canada：Springer，2003：279-286.

[10] 李坤.微创手术机器人力检测关键技术研究[D].哈尔滨:哈尔滨工业大学,2016.

[11] SORLI M, PASTORELLI S. 6-axis reticulated structure force/torque sensor with adaptable performance[J]. Mechatronics, 1995, 5(6): 585-601.

[12] 王洪瑞,陈贵林,高峰,等.基于Stewart平台的6维力传感器各向同性的进一步分析[J].机械工程学报,2000,36(4)：49-52.

[13] COOPER T G, WALLACE D T, CHANG S, et al. Surgical tool having positively positionable tendon-actuated multi-disk wrist joint: US6817974B2[P]. 2004-11-16.

第 4 章

微创手术机器人主手端系统

在 微创手术机器人系统中,主手作为一种人机交互设备,用于将医生的手部动作转换为输入信号,并传输给控制系统,以控制从手端机器人完成手术操作。本章介绍的主手涉及如下相关技术:主手的构型设计及其优化方法,主手重力补偿及运动摩擦补偿,主手动力学辨识及反馈力控制策略。

4.1　主手构型

根据构型,主手可以分为并联型机构和串联型机构。并联型机构通常由多个支链与基座铰接相连构成,支链的支撑使并联型机构运动平台的刚度较高,驱动装置安装在底座上可减小并联型机构运动部分的整体惯量。但并联型机构的工作空间较小,并且工作空间中某些区域的可控性差,操作受限。串联型机构相较于并联型机构,具有工作空间大,运动灵活,且能够输出人手等量反馈力的优势。串联型机构需要将驱动装置布置在关节处,惯量较大,刚度较低,但通过巧妙合理的配置,如将串联型机构前几个关节的驱动前置,可减小主手的整体惯量。

4.1.1　主手人机工程学

应用微创手术机器人进行手术,医生操作主手时,小臂和手掌会直接参与操作,因此需要提取出医生的小臂和手掌尺寸以及手腕和小臂的转动角度作为主手结构设计的主要依据。人机工程学中人体静态尺寸数据如图 4.1 所示,选取我国成年男性 95 百分位(百分位表示具有小于等于某一人体尺寸人占统计对象总人数的百分比)前臂和手掌的长度作为设计依据,来模拟操作者的身体条件。由图 4.1 可知,操作者前臂长 $L_{10}=258$ mm,由人体各部分与身高的比例关系可推算出手掌长度 $L_{20}=200$ mm。

人体主要肢体活动范围如图 4.2 所示,在操作主手时,人手位置会随着小臂和手掌在竖直平面以及向身体内外侧的摆动而发生改变。基于人体小臂和手掌尺寸的限制以及人体肢体各关节活动范围的极限角度,可得出人在肘部有支撑的坐姿下,人手的极限操作空间。人体主要肢体活动范围见表 4.1。

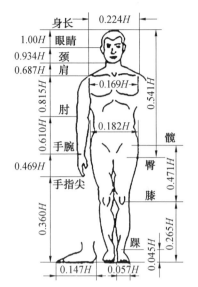
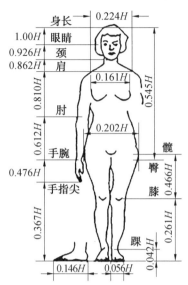

我国成年人人体主要尺寸

年龄分组	男（18～60岁）							女（18～55岁）						
百分位数	1	5	10	50	90	95	99	1	5	10	50	90	95	99
身高/mm	1 543	1 583	1 604	1 678	1 754	1 775	1 814	1 449	1 484	1 503	1 570	1 640	1 659	1 697
体重/kg	44	48	50	59	71	75	83	39	42	44	52	63	66	74
上臂长/mm	279	289	294	313	333	338	349	252	262	267	284	303	308	319
前臂长/mm	206	216	220	237	253	258	268	185	193	198	213	229	234	242
大腿长/mm	413	428	436	465	496	505	523	387	402	410	438	467	476	494
小腿长/mm	324	338	344	369	396	403	419	300	313	319	344	370	376	390

图 4.1　人机工程学中人体静态尺寸数据

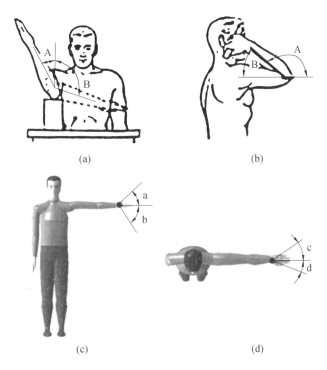

图 4.2　人体主要肢体活动范围图示

表 4.1　人体主要肢体活动范围

序号	部位及活动方式	角度代号	男子极限角度/(°)		女子极限角度/(°)	
			5 百分位	95 百分位	5 百分位	95 百分位
1	小臂带动肩部转动	A	旋外 46.3	旋外 96.7	旋外 53.8	旋外 85.8
		B	旋内 90.5	旋内 146.6	旋内 95.8	旋内 130.9
2	肘部伸展	A	140.5	159	144.9	165.9
3	手背屈曲	a	65			
	手掌屈曲	b	75			
4	手掌内收	c	30			
	手掌外展	d	15			

　　但是人手在舒适状态下的操作空间对主手的设计更有参考意义。舒适是一种主观的感受,基于这四个关节的极限转动角度范围定义一个舒适转动角度区

间,人体四关节舒适转动角度区间如图 4.3 所示,每个关节的总转动角度约占总极限转动角度的 50%。

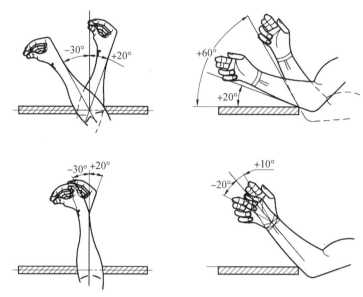

图 4.3　人体四关节舒适转动角度区间

　　由于肘部支撑位置会窜动,且操作时手掌呈半握状,在计算人手舒适操作区间时,取前臂长度 $L_1 = 258 \times 2/3$ mm,手掌长度 $L_2 = 200 \times 3/4$ mm。以人手肘部支撑位置为坐标原点建立坐标系,规定人体正对的方向为 x 轴正方向,右手侧方向为 z 轴正方向,竖直向上方向为 y 轴正方向。基于前臂、手掌尺寸和人体四个转动角度容易得到人手舒适操作情况下能到达的点 $P(x,y,z)$,表达式如下:

$$\begin{cases} x = L_1 \cdot \cos\theta_2 \cdot \cos\theta_3 + L_2 \cdot \cos(\theta_1 - 180 + \theta_2) \cdot \cos(\theta_3 + \theta_4) \\ y = L_1 \cdot \sin\theta_2 \cdot \cos\theta_3 + L_2 \cdot \sin(\theta_1 - 180 + \theta_2) \cdot \cos(\theta_3 + \theta_4) \quad (4.1) \\ z = -L_1 \cdot \sin\theta_3 - L_2 \cdot \sin(\theta_3 + \theta_4) \end{cases}$$

式中,L_1 为腕部距离肘部支撑点的距离;L_2 为腕部距离夹持点的距离;θ_1 为竖直平面内手掌与小臂的相对转动夹角,$\theta_1 \in (160°, 190°)$;$\theta_2$ 为竖直平面内小臂摆动时小臂与水平面的角度,$\theta_2 \in (20°, 60°)$;θ_3 为小臂向身体内外侧摆动时小臂与竖直面的角度,$\theta_3 \in (-30°, 20°)$;θ_4 为手掌向身体内外侧摆动时手掌与竖直面的角度,$\theta_4 \in (-30°, 20°)$。

　　将人体四个舒适角度范围和 L_1、L_2 代入式(4.1),即可得到人手舒适的操作空间。对 L_1、L_2 尺寸参数估算进行补偿,将计算得到的人手操作空间乘以修正因子并进行圆整。人手操作空间计算结果见表 4.2。

表 4.2　人手操作空间计算结果

方向	最小值/mm	最大值/mm	操作空间/mm	修正操作空间/mm
X	100.129 9	311.627 1	211.497 2	250
Y	50.946 1	289.910 1	238.964 0	290
Z	215.903 7	164.893 4	380.797 1	420

4.1.2　主手设计要求

为实现微创手术机器人任意的空间六维运动,主手至少要具备六个自由度。微创手术机器人一般采用主从异构的结构形式,因此可以不考虑从手端机器人的结构形式,对主手进行独立的设计,以便灵活配置主手的位置输出机构和姿态输出机构自由度。对比人类的手臂构型,主手的位置输出机构可设计为连杆式机械臂,实现空间位置的输出;对比人类的手腕构型,主手姿态机构可设计为轴线相互垂直的转动关节机构,模拟人手腕部的灵活姿态。为了增加操作的灵活性,并且避免主手姿态关节临近奇异点,可增加一个冗余自由度。此外,微创手术机器人从手端手术器械有一个开合的小爪,这个自由度与机器人的六维运动相对独立,可在主手的末端设计一个独立的夹持机构来控制从手端手术器械小爪的开合动作。

综上,微创手术机器人主手自由度配置如图 4.4 所示,主手具有八个自由度,前三个关节组成手臂结构,其作用是输出医生手部的三维位置运动;接着四个关节组成冗余自由度的腕部机构,其作用是输出医生手部操作的三维姿态运动。其中,第一个手腕关节为主动调整关节,其余关节在操作状态下为被动关节,手腕各关节轴线汇交于一点,最后一个自由度为主手的末端夹持机构,实现医生手部操作的夹持动作。

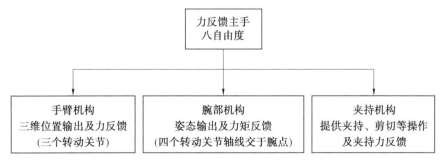

图 4.4　微创手术机器人主手自由度配置

主手是医生和从手端之间传递信息的载体,为了使医生能够感受到机械臂端与人体组织之间的相互作用力,主手还应该具有力反馈的功能。参考国际上通用的主手设计指标(以及人手敏感的持续力作用大小),主手反馈力的大小为8 N,腕部自由度的力矩反馈为 250 mN·m,夹持力为 6 N。

针对微创手术需求和主手构型特点,主手要求三维的位置输出及力反馈,三维的姿态输出及力矩反馈和一维夹持输出及夹持力反馈。此外,拥有较大工作空间的主手可以减少操作者在主从控制过程中的操作空间限制,降低主从切换频次。主手性能设计指标见表 4.3。

表 4.3　主手性能设计指标

机构	性能设计指标				
	精度	重复精度	分辨率	持续力/力矩反馈	峰值力/力矩反馈
手臂机构	≤2 mm	≤0.5 mm	≤0.05 mm	≥8 N	≥12 N
腕部机构	≤1.5°	≤0.3°	≤0.15°	≥250 mN·m	≥350 mN·m
夹持机构	≤0.5°	≤0.2°	≤0.1°	≥6 N	≥8 N

4.2　主手优化设计

主手优化设计应以实现手术任务为出发点,增大主手的工作空间,降低整体惯量和摩擦,为医生提供更舒适灵活的操作感受。此外,主手实现位姿输出和力反馈输出需要控制系统的算法支持,需要对主手的控制系统进行设计和软件功能的分析。

4.2.1　主手结构

基于人机工程学及医生的操作习惯对主手进行构型配置,可使主手的操控更加舒适,降低手术操作的疲劳强度,提高微创手术操作的效率。接下来详细介绍一种主手设计方法。

主手整体结构如图 4.5 所示,该主手是一个腕部具有冗余自由度的八自由度串联型机械臂,由三部分组成,分别为进行空间三维位置输出和三维力反馈的手臂机构,进行灵活姿态输出和力矩反馈的腕部机构以及进行夹持动作输出和夹持力反馈的夹持机构。

1.手臂机构

手臂机构作为主手的位置输出和力反馈装置,配置了三个自由度,均为转动关节。每个关节配置一个驱动装置来实现主动运动控制、重力摩擦力补偿和反馈力输出。电机驱动相对于液压驱动、气动驱动等方式具有体积小、相对安全、

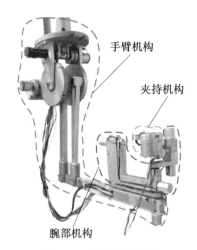

手臂机构

夹持机构

腕部机构

图 4.5　主手整体结构

安装配置方便、易于控制等优势,因此选用电机作为主手关节的驱动力矩源。电机虽能够输出较高的额定转速,但额定转矩相对较小,难以满足主手对力矩的需求,需要对电机进行减速增扭。由于行星齿轮箱、谐波减速器、RV 减速器等类型的减速器体积和惯量较大,而且摩擦力相对较大,反向驱动特性很差,因此不适合应用在主手中。此外,主手的设计要求传动部件质量和惯量低,摩擦力小,传动精度高,因此主手通常采用绳索传动的方式对电机进行减速增扭。采用钢丝绳进行传动时,钢丝绳的质量小,可以依据主手的空间结构灵活走丝,通过有效的预紧可以消除部件传动的间隙,提高传动精度。

　　手臂机构设计如图 4.6 所示,关节 1 由连杆 1 与底座在竖直方向上转动连接。关节 2 和关节 3 则在竖直面内形成一个平行四边形机构。手臂机构引入平行四边形机构的主要目的是将关节 3 的驱动装置前移,使之可以安装在底座或者靠近底座的连杆上,一方面简化了当前关节的结构设计,另一方面减小了前一个关节对此关节的重力补偿的输出,从整体上减小了主手的总惯量,同时 RE30 电机还可以作为重力补偿的一部分,平衡来自腕部机构的重力矩作用。

　　主手平行四边形机构由连杆 2、连杆 3、辅助连杆、关节 3 转盘组成。连杆 2 与固定在连杆 1 上的关节 2 转轴转动连接。连杆 3 则与连杆 2 通过关节 3 转轴转动连接。关节 3 转盘与关节 2 转轴转动连接,同时与辅助连杆的一端转动连接,而辅助连杆的另一端则与连杆 3 转动连接,这样就形成了一个平行四边形传动回路。电机通过绳索传动驱动关节 3 转盘绕关节 2 轴线转动,进而牵引辅助连杆带动连杆 3 相对连杆 2 转动,从而形成关节 3 的转动。关节 3 转角的大小可通过平行四边形的内角关系,由关节 3 转盘转角的大小计算转换得来。在手臂机构的每个关节安装一个绝对编码器来测量手臂机构三个关节的转角。第一关

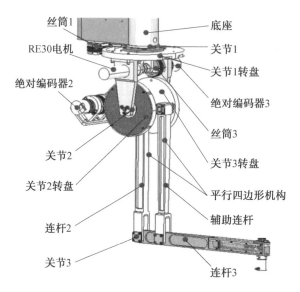

图 4.6 手臂机构设计

节的转角由与其相连接的绝对编码器测得,手臂机构的第二关节和第三关节配置的绝对编码器与丝筒轴相连接,通过测量丝筒的转角间接测量关节的转角,其中丝筒与转盘的传动比为 1∶3。

手臂机构力反馈传动装置如图 4.7 所示,主要由电机、丝筒、钢丝绳、转盘等组成。丝筒轴与电机输出轴通过联轴器固定连接,作为电机力矩的输出端。丝筒上开有丝槽,两根钢丝绳一端固定到转盘上,另一端从丝筒的两侧沿丝槽分别以顺时针和逆时针向中间缠绕,然后再绕到转盘上。丝筒与转盘通过钢丝绳形

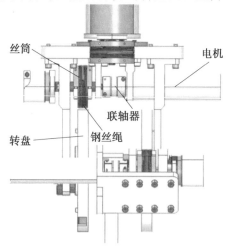

图 4.7 手臂机构力反馈传动装置

成一个双向封闭的绳索传动回路,电机通过该绳索传动回路将电机输出力矩传递到关节处,从而让操作者感受到力觉反馈。通过合适的预紧力将钢丝绳固定在转盘上,这种双向封闭的绳索传动方式能够以很高的精度传递运动和力,同时,丝筒和转盘具有一定的传动比,能够增大电机的输出力矩。

2. 腕部机构

腕部机构设计如图 4.8 所示,腕部机构由具有冗余自由度的四关节串联连杆构成。腕部连杆 4 与手臂连杆 3 通过腕部关节 4 连接。关节的所有轴线相交于一点为腕点,并且相邻两关节轴线垂直。腕部各关节配置一个电机,一方面为腕部不同姿态下连杆的重力补偿输出力矩,另一方面作为腕部关节动力源输出力矩。为简化机构的传动布置,用一对锥齿轮改变电机轴的输出转动方向,使电机能够更合理地布置在连杆内部。每个关节配置一个绝对编码器,用来直接测量关节的转动角度。为防止腕部关节运动超限,在关节处设计限位槽和限位销钉对关节的运动范围进行机械限位,对关节进行保护。

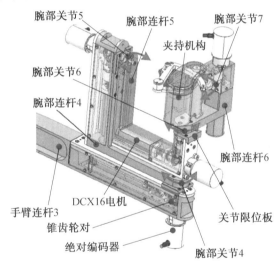

图 4.8　腕部机构设计

腕部机构的特点是腕部关节 4 设计为冗余主动调整关节,使得腕部机构具有诸多优点。

(1)主动调整关节的实时运动,可以使其他关节在操作时远离奇异位置。

(2)如果末端位姿保持不变,主动调整关节的运动可以使腕部各关节处于最理想的位置,有利于提高手腕操作的灵活性,还可以避免人手运动时与腕部机构连杆的碰撞和干涉。

(3)主动调整关节增加了腕部各关节的运动范围。

腕部机构驱动方式如图 4.9 所示,腕部机构力反馈传动装置主要由电机、传动轴、锥齿轮和输出轴等组成。

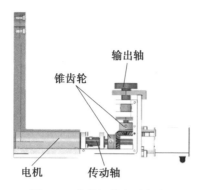

图 4.9 腕部机构驱动方式

3.夹持机构

夹持机构主要将医生的手部夹持、拾取等动作传递给从手端手术器械,要求医生握持时舒适,符合人手抓握习惯。夹持动作以一定的比例控制手术器械的开合角,其最大开合角不需要与手术器械的最大开合角相一致,只要符合人手的夹持动作即可。夹持机构设计如图 4.10 所示,夹持机构由手柄主体、固定连杆、L 形弧杆、指托、丝筒、DCX 电机等部件组成。固定连杆和手柄主体由螺钉固连为一体,L 形弧杆和固定连杆通过轴承连接形成转动关节。指托与 L 形弧杆通过销轴连接,二者可相对转动。指托上固定有指套,将食指与指托固定,防止进行夹持操作时食指与指托脱落。编码器安装在 DCX 电机后面,DCX 电机则固定在手柄主体的空腔内。DCX 电机输出端无齿轮箱,丝筒固定在 DCX 电机输出轴上,因此编码器直接测量 DCX 电机输出轴及丝筒转角。丝筒则与 L 形弧杆通过绳索传动连接。由于绳索传动摩擦小、惯量小、间隙小而且精度高,因此编码器测得的丝筒转角可转化为 L 形弧杆与固定连杆的相对转角。人手食指控制 L 形弧杆的转动形成夹持机构的开合动作,开合角的大小即为 L 形弧杆与固定连杆

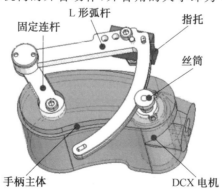

图 4.10 夹持机构设计

的相对转角。由于 DCX 电机后面的编码器为增量编码器,因此开机时,需要先控制 DCX 电机驱动 L 形弧杆转到限位槽两端极限位置确定夹持机构的开合角零点位置。DCX 电机的存在使夹持机构不但能够将人手的夹持动作传给从手端手术器械,而且在从手端手术器械装有力检测装置时,可通过控制系统的驱动控制将从手端手术器械与环境的夹持力反馈给人手,因此人获得对从手端的力感知,提高手术操作的效率和安全性。

4.2.2　主手运动学

主手的平行四边形机构可等价为连杆串联结构,关节角的计算可通过平行四边形机构的运动求出。夹持机构的开合自由度通常作为独立的一部分,在主手运动学的位姿计算中不用考虑在内。

主手连杆坐标系如图 4.11 所示,采用改进的 D－H 方法建立主手的各连杆坐标系,主手 D－H 参数见表 4.4。相邻各连杆之间的齐次变换矩阵为

$$
^{i-1}\boldsymbol{T}_i = \begin{bmatrix} \cos\theta_i & -\sin\theta_i & 0 & a_{i-1} \\ \sin\theta_i\cos\alpha_i & \cos\theta_i\cos\alpha_{i-1} & -\sin\alpha_{i-1} & -d_i\sin\alpha_{i-1} \\ \sin\theta_i\sin\alpha_{i-1} & \cos\theta_i\sin\alpha_{i-1} & \cos\alpha_{i-1} & d_i\cos\alpha_{i-1} \\ 0 & 0 & 0 & 1 \end{bmatrix} \quad (4.2)
$$

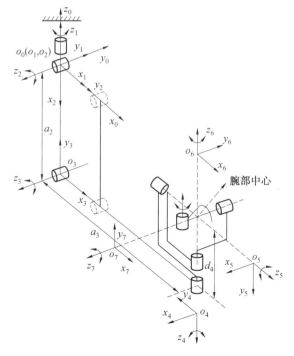

图 4.11　主手连杆坐标系

表 4.4 主手 D−H 参数

关节	$\alpha_{i-1}/(°)$	a_i/mm	$\theta_i/(°)$	d_i/mm	运动范围/(°)
1	0	0	$\theta_1(0)$	0	$[-45,45]$
2	90	0	$\theta_2(-90)$	0	$[-145,-30]$
3	0	a_2	$\theta_3(90)$	0	$[30,120]$
4	90	a_3	$\theta_4(90)$	d_4	$[0,180]$
5	90	0	$\theta_5(0)$	0	$[-90,90]$
6	90	0	$\theta_6(90)$	0	$[0,180]$
7	90	0	$\theta_7(0)$	0	$[-90,90]$

将表 4.4 中主手的相邻连杆 D−H 参数代入式(4.2)，依次相乘可以建立主手夹持机构坐标系相对于主手基坐标系的运动学模型：

$$^0T_7 = {}^0T_1\, {}^1T_2\, {}^2T_3\, {}^3T_4\, {}^4T_5\, {}^5T_6\, {}^6T_7 = \begin{bmatrix} n_x & o_x & a_x & p_x \\ n_y & o_y & a_y & p_y \\ n_z & o_z & a_z & p_z \\ 0 & 0 & 0 & 1 \end{bmatrix} \tag{4.3}$$

矩阵中各元素的具体表达式为

$$\begin{cases}
n_x = -c_7\{-c_6[s_5c_1s_{23}+c_5(s_1s_4+c_1c_4c_{23})]+s_6(c_4s_1-c_1s_4c_{23})\}+ \\
\quad s_7[-c_5c_1s_{23}+s_5(s_1s_4+c_1c_4c_{23})] \\
n_y = c_7\{-c_6[-s_5s_1s_{23}+c_5(c_1s_4-c_4s_1c_{23})]+s_6(c_1c_4+s_1s_4c_{23})\}- \\
\quad s_7[c_5s_1s_{23}+s_5(c_1s_4-s_1c_{23}c_4)] \\
n_z = s_7(c_5c_{23}+c_4s_5s_{23})-c_7[c_6(s_5c_{23}-c_5c_4s_{23})-s_4s_6s_{23}] \\
o_x = -s_7\{-c_6[s_5c_1s_{23}+c_5(s_1s_4+c_1c_4c_{23})]+s_6(c_4s_1-c_1s_4c_{23})\}+ \\
\quad c_7[s_5(s_1s_4+c_1c_4c_{23})-c_1c_5c_{23}(c_1c_2s_3+c_1c_3s_2)] \\
o_y = -s_7\{s_6(c_1c_4+c_{23}s_1s_4)-c_6[c_5(c_1s_4-c_{23}c_4s_1)-s_{23}s_1s_5]\}- \\
\quad c_7[s_5(c_1s_4-c_{23}c_4s_1)+s_{23}c_5s_1] \\
o_z = c_7(c_{23}c_5+s_{23}c_4s_5)+s_7[c_6(c_{23}s_5-s_{23}c_4c_5)+s_4s_6s_{23}] \\
a_x = c_6(c_4s_1-c_1s_4c_{23})+s_6[s_5c_1s_{23}+c_5(s_1s_4+c_4c_1c_{23})] \\
a_y = -s_6[s_5s_1s_{23}+c_5(c_1s_4-s_1c_4c_{23})]-c_6(c_1c_4+s_4s_1c_{23}) \\
a_z = -s_6(s_5c_{23}-c_4s_5s_{23})-c_6s_4s_{23} \\
p_x = c_1(a_3c_{23}+d_4s_{23}+a_2c_2) \\
p_y = s_1(a_3c_{23}+d_4s_{23}+a_2c_2) \\
p_z = a_3s_{23}-d_4c_{23}+a_2s_2
\end{cases} \tag{4.4}$$

式中，$s_i = \sin \theta_i$；$c_i = \cos \theta_i$；$s_{ij} = \sin(\theta_i + \theta_j)$；$c_{ij} = \cos(\theta_i + \theta_j)$；$i = 1,2,3,\cdots,7$；$j = 1,2,3,\cdots,7$。

对于主手逆运动学的求解，由于主手腕部关节各轴线相交于一点，符合存在封闭解的条件。通过对式(4.3)主手的正运动学方程进行分离变换，得到各关节变量，求解过程如下。

(1)求解 θ_1。

根据主手的正运动学公式，提取位置向量为

$$\begin{cases} p_x = c_1(a_3c_{23} + d_4s_{23} + a_2c_2) \\ p_y = s_1(a_3c_{23} + d_4s_{23} + a_2c_2) \\ p_z = a_3s_{23} - d_4c_{23} + a_2s_2 \end{cases} \tag{4.5}$$

应用三角函数变换，解得

$$\theta_1 = \operatorname{atan2}(p_y, p_x) \tag{4.6}$$

式中，atan2 为反正切函数，返回的是方位角，返回以弧度表示的 y/x 的反正切，其中 y 和 x 的值的符号决定了正确的象限。

(2)求解 θ_3。

将式(4.5)中各项等号两端平方后相加得

$$a_3c_3 + d_4s_3 = k \tag{4.7}$$

式中

$$k = \frac{p_x^2 + p_y^2 + p_z^2 - a_2^2 - a_3^2 - d_4^2}{2a_2} \tag{4.8}$$

利用三角代换：

$$a_3 = \rho\cos\psi, \quad d_4 = \rho\sin\psi \tag{4.9}$$

代入式(4.7)得

$$\theta_3 = \operatorname{atan2}\left[\pm\sqrt{1 - \left(\frac{k}{\rho}\right)^2}, \frac{k}{\rho}\right] + \operatorname{atan2}(d_4, a_3) \tag{4.10}$$

式中

$$\rho = \sqrt{a_3^2 + d_4^2}, \quad \psi = \operatorname{atan2}(d_4, a_3),$$

$$\cos(\theta_3 - \psi) = \frac{k}{\rho}, \quad \sin(\theta_3 - \psi) = \pm\sqrt{1 - \left(\frac{k}{\rho}\right)^2} \tag{4.11}$$

(3)求解 θ_2。

为分离出 θ_2，主手正运动学方程两端依次左乘 ${}^0\boldsymbol{T}_1^{-1}$、${}^1\boldsymbol{T}_2^{-1}$ 得

$${}^1\boldsymbol{T}_2^{-1}\,{}^0\boldsymbol{T}_1^{-1}\,{}^0\boldsymbol{T}_7 = {}^2\boldsymbol{T}_7 \tag{4.12}$$

$$\begin{bmatrix} c_1c_2 & c_2s_1 & s_2 & 0 \\ -c_1s_2 & -s_1s_2 & c_2 & 0 \\ s_1 & -c_1 & 0 & 0 \\ 0 & 0 & 0 & 1 \end{bmatrix} \begin{bmatrix} n_x & o_x & a_x & p_x \\ n_y & o_y & a_y & p_y \\ n_z & o_z & a_z & p_z \\ 0 & 0 & 0 & 1 \end{bmatrix} = {}^2\boldsymbol{T}_3\,{}^3\boldsymbol{T}_4\,{}^4\boldsymbol{T}_5\,{}^5\boldsymbol{T}_6\,{}^6\boldsymbol{T}_7 \tag{4.13}$$

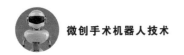

式(4.13)矩阵方程两边的元素(1,4)和(2,4)对应相等,得

$$c_1 c_2 p_x + c_2 s_1 p_y + s_2 p_z = a_2 + a_3 c_3 + d_4 s_3 \tag{4.14}$$

$$-c_1 s_2 p_x - s_1 s_2 p_y + c_2 p_z = a_3 s_3 - d_4 c_3 \tag{4.15}$$

式(4.14)两边同乘 p_z,式(4.15)两边同乘 A,考虑 $\theta_2 \in [-\pi/6, \pi/6]$,得

$$\sin \theta_2 = \frac{Bp_z - CA}{A^2 + p_z^2}, \quad \cos \theta_2 = \frac{BA + Cp_z}{A^2 + p_z^2}, \quad \theta_2 = \mathrm{atan2}(k_2, \sqrt{1 - k_2^2}) \tag{4.16}$$

其中

$$A = c_1 p_x + s_1 p_y, \quad B = a_2 + a_3 c_3 + d_4 s_3,$$

$$C = a_3 s_3 - d_4 c_3, \quad k_2 = \frac{Bp_z - CA}{A^2 + p_z^2} \tag{4.17}$$

(4)求解 θ_4。

在主手初始姿态与从手端机械臂器械小爪姿态对齐时,即 $\theta_4 = \pi - \theta_6$ 时,主手腕部雅可比矩阵的灵活度取值为最大值,由此设定关节4的转角值。

(5)求解 θ_5 和 θ_6。

由已解得的关节角1、2、3可得齐次变换矩阵的逆 ${}^0\boldsymbol{T}_1^{-1}$、${}^1\boldsymbol{T}_2^{-1}$、${}^2\boldsymbol{T}_3^{-1}$。主手运动学方程做如下变换:

$$
{}^3\boldsymbol{T}_4\,{}^4\boldsymbol{T}_5\,{}^5\boldsymbol{T}_6\,{}^6\boldsymbol{T}_7 = {}^2\boldsymbol{T}_3^{-1}\,{}^1\boldsymbol{T}_2^{-1}\,{}^0\boldsymbol{T}_1^{-1}\,{}^0\boldsymbol{T}_7 = \begin{bmatrix} \sim & \sim & A_3 & \sim \\ D_3 & E_3 & B_3 & \sim \\ \sim & \sim & C_3 & \sim \\ 0 & 0 & 0 & 1 \end{bmatrix} \tag{4.18}
$$

式(4.18)两边元素(1,3),(2,3),(3,3)对应相等,可得

$$
\begin{cases} c_4 c_5 s_6 - c_6 s_4 = A_3 \\ -s_5 s_6 = B_3 \\ c_4 c_6 + c_5 s_4 s_6 = C_3 \end{cases} \tag{4.19}
$$

又因为 $\theta_4 = \pi - \theta_6$,得

$$\cos \theta_4 = -\cos \theta_6, \quad \sin \theta_4 = \sin \theta_6 \tag{4.20}$$

联立式(4.19)和式(4.20)可得(符号选取依据关节角取值范围及已知计算数值)

$$\theta_5 = \mathrm{acos}\left[\frac{-B_3 + \sqrt{B_3^4 - 4(C_3 + 1)(B_3^2 - C_3 - 1)}}{2C_3 + 2} \right] \tag{4.21}$$

由此可得

$$\theta_6 = \mathrm{asin}\,\frac{B_3}{s_5} \tag{4.22}$$

(6)求解 θ_7。

最后由式(4.18)两边元素(2,1)和(2,2)对应相等,可求得

$$\theta_7 = \mathrm{asin}\, \frac{D_3 c_5 + E_3 c_6 s_5}{c_5^2 + c_6^2 s_5^2} \tag{4.23}$$

主手运动学模型建立后,可根据主手的机械结构参数计算主手末端的理论位置。主手的理论输出位置是冗余腕部各关节的交点位置,即腕点的位置。主手机械结构精度可通过比较主手末端理论输入位置与实际输出位置进行衡量。主手末端实际输出位置可使用实时高速六维动态追踪系统对主手输出位置进行跟踪测量。使用实时高速六维动态追踪系统时,要通过目标追踪位置处粘贴的三个 Mark 点实现位置跟踪功能,但夹持机构一般是一个不规则的曲面体,其表面无法粘贴 Mark 点。为解决这一问题,可用一个替代体来代替夹持机构进行主手的精度测试,将替代体安装在夹持机构的安装位置,同时保证替代体表面的中心位置与夹持机构的腕点位置重合。将一个 Mark 点安装在替代体的中心位置,另外两个 Mark 点安装在替代体的表面,与中心点的 Mark 点呈不规则排列。布置好实时高速六维动态追踪系统后,操作主手在工作空间中运动,记录主手的位姿并进行理论计算。

获得主手的理论位姿,即指令位姿,提取式(4.3)中主手的位置向量,则指令位置为

$$\boldsymbol{P}_c = \begin{bmatrix} p_x & p_y & p_z \end{bmatrix} = \begin{bmatrix} x_c & y_c & z_c \end{bmatrix} \tag{4.24}$$

提取式(4.3)中主手的夹持机构姿态矩阵:

$${}_7^0\boldsymbol{R} = \begin{bmatrix} n_x & o_x & a_x \\ n_y & o_y & a_y \\ n_z & o_z & a_z \end{bmatrix} = \begin{bmatrix} r_{11} & r_{12} & r_{13} \\ r_{21} & r_{22} & r_{23} \\ r_{31} & r_{32} & r_{33} \end{bmatrix} \tag{4.25}$$

式(4.25)是夹持机构绕基坐标系 X_0、Y_0、Z_0 轴旋转 α、β、γ 所得,则

$${}_7^0\boldsymbol{R}_{XYZ}(\gamma,\beta,\alpha) = R_Z(\alpha)R_Y(\beta)R_X(\gamma) = \begin{bmatrix} c_a c_\beta & c_a s_\beta s_\gamma - s_a c_\gamma & c_a s_\beta c_\gamma + s_a s_\gamma \\ s_a c_\beta & s_a s_\beta s_\gamma + c_a c_\gamma & s_a s_\beta c_\gamma - c_a s_\gamma \\ -s_\beta & c_\beta s_\gamma & c_\beta c_\gamma \end{bmatrix}$$
$$\tag{4.26}$$

根据各关节转角求得 α、β、γ 的理论转角为

$$\beta = \mathrm{atan2}\left(-r_{31},\sqrt{r_{11}^2 + r_{21}^2}\right)$$
$$\alpha = \mathrm{atan2}(r_{21}/c_\beta, r_{11}/c_\beta) \tag{4.27}$$
$$\gamma = \mathrm{atan2}(r_{32}/c_\beta, r_{33}/c_\beta)$$

定义主手的位姿定位精度(AP)为主手夹持机构的理论计算位姿与由替代体上 Mark 点直接测量的实际位姿之间的偏差。位置精度 AP_p 为

$$AP_p = \sqrt{(\bar{x}-x_c)^2 + (\bar{y}-y_c)^2 + (\bar{z}-z_c)^2} \tag{4.28}$$

$$AP_x = \bar{x} - x_c, \quad AP_y = \bar{y} - y_c, \quad AP_z = \bar{z} - z_c \tag{4.29}$$

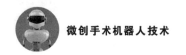

$$\bar{x} = \frac{1}{n}\sum_{j=1}^{n} x_j, \quad \bar{y} = \frac{1}{n}\sum_{j=1}^{n} y_j, \quad \bar{z} = \frac{1}{n}\sum_{j=1}^{n} z_j \tag{4.30}$$

主手的姿态定位精度 AP_u 为

$$\begin{cases} AP_{\alpha} = \bar{\alpha} - \alpha_{\alpha} \\ AP_{\beta} = \bar{\beta} - \beta_{\beta} \\ AP_{\gamma} = \bar{\gamma} - \gamma_{\gamma} \end{cases} \tag{4.31}$$

$$\bar{\alpha} = \frac{1}{n}\sum_{j=1}^{n} \alpha_j, \quad \bar{\beta} = \frac{1}{n}\sum_{j=1}^{n} \beta_j, \quad \bar{\gamma} = \frac{1}{n}\sum_{j=1}^{n} \gamma_j \tag{4.32}$$

理论位置可由采集的各关节转角信息通过式(4.3)计算得: $\boldsymbol{P}_c = [x_c \; y_c \; z_c]$，实际位置直接由测量获得: $\boldsymbol{P}_m = [\bar{x} \; \bar{y} \; \bar{z}]$；理论姿态 $(\alpha_{\alpha}, \beta_{\beta}, \gamma_{\gamma})$ 由采集的各关节转角信息通过式(4.27)计算，实际姿态 $(\alpha_j, \beta_j, \gamma_j)$ 直接由测量获得。

通过比较主手位置和姿态的理论值与实际值，即可获得主手的位置定位精度和姿态定位精度。

重复位姿定位精度(RP)也是衡量主手性能的一个重要指标，将其定义为控制主手多次到达指定位姿，主手实际到达位姿的离散分布情况。可通过控制主手关节多次往复运动一定的转角，得到该指定转角的起始、终止点的重复位姿定位精度数据来计算主手的重复位姿定位精度。

位置重复定位精度 RP_p 为

$$RP_p = \bar{l} + 3S_l \tag{4.33}$$

$$l = \frac{1}{n}\sum_{j=1}^{n} l_j \tag{4.34}$$

$$l_j = \sqrt{(x_j - \bar{x})^2 + (y_j - \bar{y})^2 + (z_j - \bar{z})^2} \tag{4.35}$$

$$S_l = \sqrt{\frac{\sum_{j=1}^{n}(l_j - \bar{l})^2}{n-1}} \tag{4.36}$$

由式(4.35)~(4.36)计算姿态重复定位精度 RP_u，得

$$RP_{\alpha} = \pm 3S_{\alpha} = \pm 3\sqrt{\frac{\sum_{j=1}^{n}(\alpha_j - \bar{\alpha})^2}{n-1}} \tag{4.37}$$

$$RP_{\beta} = \pm 3S_{\beta} = \pm 3\sqrt{\frac{\sum_{j=1}^{n}(\beta_j - \bar{\beta})^2}{n-1}} \tag{4.38}$$

$$RP_{\gamma} = \pm 3S_{\gamma} = \pm 3\sqrt{\frac{\sum_{j=1}^{n}(\gamma_j - \bar{\gamma})^2}{n-1}} \tag{4.39}$$

主手分辨率体现了主手对于输入微小位姿的感知能力,分为位置分辨率和姿态角分辨率。对于位置输出的手臂机构,单独控制各关节运动一定角度,可利用实时高速六维动态追踪系统记录腕点运动位移,同时读取关节绝对编码器的脉冲数,获得各轴的分辨率,取各轴分辨率中的最大值作为主手的位置分辨率。姿态角的变化受到前三个自由度的影响,而前三个关节绝对编码器的分辨率一般比腕部关节绝对编码器的分辨率高出数倍,因此可单独测量腕部关节的转角分辨率作为主手的姿态角分辨率。对于姿态输出的腕部关节,单独控制各关节运动一定角度,记录腕点运动的角度,同时读取关节绝对编码器的脉冲数,获得腕部各关节的转角分辨率,取腕部各关节转角分辨率中的最大值作为主手的姿态角分辨率。

夹持机构可通过粘贴 Mark 点测量夹持开合角,利用三角形原理计算其精度、重复定位精度和分辨率。

4.2.3　主手操作宜人性

主手的结构尺寸对主手工作空间、运动学性能以及主手操控的舒适性等具有直接影响,可根据人机工程学和主手运动学指标对主手结构尺寸进行优化,使得主手具有较大的工作空间和较高的灵巧度,满足操控者对主手大工作空间且操作灵活的要求。此外,腕部冗余自由度的引入增加了主手控制的复杂性,需要对主手进行工作空间内的奇异位形分析,冗余自由度的奇异回避规划等,使主手腕部运动避开奇异位形。

下面介绍两种主手结构尺寸的优化方法。

1. 优化方法一

为使主手覆盖人手操作空间,需对参与主手位姿调整的手部结构尺寸及关节活动范围进行分析,以求取人手操作空间,进而对主手工作空间进行优化。手术时,操控者坐在主控台且前肘部支撑在主控台上,手掌呈半握状把持主手,手臂操作主手时的姿态如图 4.12 所示,操控者的手部、前臂和肘部关节参与主手的位置调整。为描述人手操作空间,在前臂与主控台桌面接触处建立坐标系 $oxyz$,坐标系 z 轴垂直桌面并指向天花板,y 轴与水平方向平行指向操控者左侧。定义如下变量:当操控主手运动时,以操控者前臂的运动角度 φ_v、φ_h 来表征前臂和肘部关节运动量,其中 φ_v 为前臂运动与平面 oxz 的夹角,φ_h 为前臂运动与 oxy 的夹角;实际操作时,前臂一般在台面上有一定的窜动量,以缓解固定姿态操作引起的疲劳,记此前臂窜动量为 λ;通过查阅人机工程学中人体静态尺寸,选取我国成年人 95 百分位的男性前臂和手掌的长度作为设计依据,成年男性的前臂平均长度 l_a 为 258 mm,手掌长度 l_h 为 200 mm。

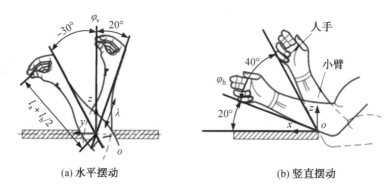

(a) 水平摆动   (b) 竖直摆动

图 4.12　手臂操作主手时的姿态

在操作主手时,人手位置会随着小臂和手掌在竖直平面以及向身体内外侧的摆动而发生改变。由于人体小臂和手掌尺寸的限制,再加上人体肢体各关节活动范围存在极限角度,为得出人在肘部有支撑的坐姿条件下,人手的极限操作空间,选取 10 名医生以主手操作姿态进行手臂运动 15 min 并采集手臂关节运动数据,获取操作主手时前臂运动角度 φ_v、φ_h 和窜动量 λ 的取值范围如下:

$$
\begin{cases}
\varphi_v \in [-30°, 20°] \\
\varphi_h \in [20°, 60°] \\
\lambda \in [0, 100]
\end{cases}
\tag{4.40}
$$

在上述关节运动范围下,手部运动轨迹(P_x,P_y,P_z)所包络的体积定义为人手操作空间 $\boldsymbol{W}_h$:

$$
\boldsymbol{W}_h =
\begin{bmatrix}
\left(l_a + \dfrac{l_h}{2} - \lambda\right) \cos \varphi_v \cos \varphi_h \\
\left(l_a + \dfrac{l_h}{2} - \lambda\right) \sin \varphi_v \sin \varphi_h \\
\left(l_a + \dfrac{l_h}{2} - \lambda\right) \sin \varphi_h
\end{bmatrix}^{\mathrm{T}}
\tag{4.41}
$$

主手设计的工作空间要覆盖人手的操作空间,但不宜超出人手操作空间过多,造成主手尺寸过大,操作灵巧度降低。主手工作时,在空间里扫过的空间位置由前三关节转动角和第一连杆、第二连杆的长度决定,因此根据人手操作空间的需求对主手连杆长度进行优化显得十分必要。

根据主手构型可知,主手工作空间由关节 1、2、3 的转动范围和连杆长度 a_2、a_3 决定,主手工作空间可表示为主手末端轨迹的包络空间,即

$$
\boldsymbol{W}_m =
\begin{bmatrix}
\cos \theta_1 (a_3 \cos(\theta_2 + \theta_3) + a_2 \cos \theta_2 + a_0) \\
\sin \theta_1 (a_3 \cos(\theta_2 + \theta_3) + a_2 \cos \theta_2 + a_0) \\
-a_3 \sin(\theta_2 + \theta_3) - a_2 \sin \theta_2
\end{bmatrix}^{\mathrm{T}}
\tag{4.42}
$$

由式(4.42)可知,影响主手工作空间大小的主要参数为连杆长度 a_2、a_3,因

此使主手工作空间尽量覆盖人手操作空间,只需进行连杆尺寸优化。人手操作空间 W_h 与主手工作空间 W_m 的交集空间 W_{hm} 为主手的可操作空间;令 f_1 为应用交集空间 W_{hm} 的体积 V_{hm} 与人手极限操作空间 W_h 的体积 V_h 的比值,作为主手工作空间在人手操作空间的覆盖率:

$$\begin{cases} W_{hm} = W_h \bigcap W_m \\ f_1 = V_{hm}/V_h \end{cases} \tag{4.43}$$

主手工作空间在人手操作空间的覆盖率越大表示主手越可较好地覆盖人手操作空间,有利于减少操作时由于主手到达极限位置而必须切断主从连接以调整位置的情况。然而,覆盖率 f_1 越大意味着主手工作空间也越大,主手结构尺寸和转动惯量也会较大,容易造成操控者疲劳。为此,以人手操作空间与主手工作空间的交集空间体积 V_{hm} 与主手工作空间体积 V_m 的比值 f_2 作为主手工作空间利用率评价指标,利用此优化指标可在保证主手工作空间利用率的同时降低主手结构尺寸。

$$f_2 = V_{hm}/V_m \tag{4.44}$$

通过上述两个优化指标 f_1 和 f_2 可优化主手结构尺寸 a_2 和 a_3,以保证主手工作空间能够较好地覆盖人手操作空间的同时减小主手结构尺寸。主手结构优化在保证工作空间的前提下,还应具有较好的运动学性能,即较好的操作舒适性和灵活性。用灵巧度评价主手沿任意方向到达指定位姿的运动能力,将主手运动学雅可比矩阵的条件数的倒数作为主手操作灵巧度指标,即

$$g = \sigma_{\min}[J(\theta)]/\sigma_{\max}[J(\theta)] \tag{4.45}$$

式中,$\sigma_{\max}[J(\theta)]$、$\sigma_{\min}[J(\theta)]$ 为雅可比矩阵在某位姿下的最大奇异值和最小奇异值。

为保证主手在可操作空间中具有较好的运动灵活性,以主手在人手操作空间 W_h 与主手工作空间 W_m 的交集空间 W_{hm} 的灵巧度平均值 f_3 作为优化指标,通过主手结构尺寸优化以获取较大的 f_3 指标值,进而提高主手在可操作空间的全局灵活度。优化指标 f_3 计算公式为

$$f_3 = \int_{W_{hm}} g \, dW_{hm} \Big/ \int_{W_{hm}} dW_{hm} \tag{4.46}$$

此外,主手的运动学性能除了满足在可操作空间具有较好的全局灵巧度,还应在人手舒适操作空间具有较小的灵巧度波动,以保证长时间操作下在各方向运动能力的一致性。应用灵巧度波动的倒数来衡量主手在舒适操作空间运动能力的一致性,即

$$f_4 = \sqrt{\int_{W_{cm}} dW_{cm} \Big/ \int_{W_{cm}} \left(g - \frac{\int_{W_{cm}} g \, dW_{cm}}{\int_{W_{cm}} dW_{cm}} \right)^2 dW_{cm}} \tag{4.47}$$

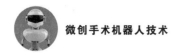

式中,W_{cm}为人手舒适操作空间与主手工作空间的交集空间。

使若干名医生以操作主手姿态进行前臂的前后及左右摆动 30 min,前臂完成前后及左右摆动为一个周期,采集每个运动周期前臂在前、后、左、右四个方向的运动角度,将某方向运动角度占据该方向全体数据 50% 以上定义为该方向关节舒适运动角度,进而获得前臂运动角度 φ_v、φ_h 所对应的舒适角度 φ_v'、φ_h' 分别为 $[-15°,10°]$ 及 $[30°,40°]$。

上述分别从主手操作空间和运动学性能建立了主手结构尺寸的优化指标函数,利用式(4.48)对不同维度优化指标函数进行归一化处理,并对不同优化指标赋予不同权重 w_i,利用式(4.49)建立综合优化指标。

$$F_i = (f_i - f_{i\min})/(f_{i\max} - f_{i\min}) \quad (i=1,2,3,4) \tag{4.48}$$

$$G = \sum_{i=1}^{4} w_i F_i \tag{4.49}$$

为求取不同优化指标的权重分配,采用组合权重法进行 w_i 求解,即利用主观赋权法和客观赋权法相结合的方法进行 w_i 求解,使得主手结构尺寸优化结果既满足主手操控者使用要求,同时又符合不同优化指标对综合优化指标影响的内在规律,使优化指标权重 w_i 兼顾主观与客观要求。

为使主手优化后的工作性能满足操控者要求,采用专家评分法选用 n 名医生对上述四个优化指标的权重进行打分,则各优化指标的权重 w_i' 为

$$w_i' = \sum_{t=1}^{20} u_{it}/n \tag{4.50}$$

式中,u_{it} 为 t 号医生对 f_i 优化指标的权重打分值。

当主手结构尺寸变化时,上述优化指标值 $f_i(i=1,2,3,4)$ 会随之变化,因此通过分析优化指标变化程度可判定其对综合指标的影响程度(即权重),当优化指标变化程度越大,即对综合优化指标的影响权重也越大。为实现这一目的,利用熵值法来分析不同优化指标的信息熵,通过信息熵来反映当主手结构参数变化时,不同优化指标的变化程度,进而确定不同优化指标的权重值。

为分析主手结构尺寸变化时各优化指标的变化情况,选用 n 组主手结构尺寸参数,利用式(4.43)~(4.46)计算每组主手结构尺寸参数下的各优化指标,并利用式(4.48)对各优化指标进行归一化处理,得到第 j 组主手结构参数的优化指标 F_{ij},则 F_{ij} 在该优化指标全组中所占比例 p_{ij} 为

$$p_{ij} = F_{ij}/\sum_{j=1}^{n} F_{ij} \tag{4.51}$$

利用式(4.52)计算优化指标 F_i 的信息熵 E_i:

$$E_i = -\ln n^{-1} \sum_{i=1}^{n} p_{ij}\ln p_{ij} \tag{4.52}$$

则优化指标 F_i 的权重系数 w_i'' 为

$$w_i'' = (1 - E_i) \Big/ \sum_{i=1}^{4} (1 - E_i) \tag{4.53}$$

结合专家打分法和熵值法计算优化指标 F_i 权重：

$$w_i = \sqrt{w_i' w_i''} \Big/ \sum_{i=1}^{4} \sqrt{w_i' w_i''} \tag{4.54}$$

方法一利用人机工程学和主操作手运动学建立了关于主操作手工作空间和操作灵巧度的多个优化指标，并采用组合赋权法通过合理赋予不同优化指标权重建立了主操作手结构优化的综合性能指标。

2. 优化方法二

首先求解主手的雅可比矩阵表达式，然后基于灵巧度的定义对主手进行杆件参数优化。主手的雅可比矩阵可以看作是从主手关节空间向主手操作空间速度传递的线性映射：

$$\dot{x} = J(\theta)\dot{\theta} \tag{4.55}$$

式中，$\dot{x}$ 为末端执行器在操作空间的速度矢量；$\dot{\theta}$ 为主手各关节速度矢量；$J(\theta)$ 为 6×7 的雅可比矩阵。

雅可比矩阵的求解采用 Whitney 基于运动坐标系的概念提出的求机器人雅可比的矢量积法。主手的各个关节为转动关节，关于基坐标系的雅可比矩阵具有下列形式：

$$^0J(\theta) = \begin{bmatrix} z_1 \times {}^1p_7^0 & z_2 \times {}^2p_7^0 & \cdots & z_7 \times {}^7p_7^0 \\ z_1 & z_2 & \cdots & z_7 \end{bmatrix} \tag{4.56}$$

式中，${}^ip_n^0$ 表示末端连杆坐标系原点相对连杆 i 坐标系 $\{i\}$ 的位置矢量在基坐标系 $\{0\}$ 中的表示，即

$$^ip_n^0 = {}_i^0R \cdot {}^ip_n \tag{4.57}$$

z_i 是坐标系 $\{i\}$ 的 z 轴单位向量在基坐标系 $\{0\}$ 中的表示，即

$$z_i = {}^0R_i z_0 \tag{4.58}$$

因此，结合式(4.56)，最终求得主手关于基坐标系的雅可比矩阵为

$$^0J(\theta) = \left[\begin{array}{ccc|cccc} & & & 0 & 0 & 0 & 0 \\ & {}^0J_{11} & & 0 & 0 & 0 & 0 \\ & & & 0 & 0 & 0 & 0 \\ \hline 0 & s_1 & s_1 & & & & \\ 0 & -c_1 & -c_1 & z_4 & z_5 & z_6 & z_7 \\ 1 & 0 & 0 & & & & \end{array} \right] \tag{4.59}$$

其中

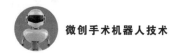

$$
{}^{0}\boldsymbol{J}_{11} = \begin{bmatrix} -s_1(a_3c_{23}+d_4s_{23}+a_2c_2) & -c_1(a_3s_{23}-d_4c_{23}+a_2s_2) & c_1(d_4c_{23}-a_3s_{23}) \\ c_1(a_3c_{23}+d_4s_{23}+a_2c_2) & -s_1(a_3s_{23}-d_4c_{23}+a_2s_2) & s_1(d_4c_{23}-a_3s_{23}) \\ 0 & a_3c_{23}+d_4s_{23}+a_2c_2 & a_3c_{23}+d_4s_{23} \end{bmatrix},
$$

$$
\boldsymbol{z}_4 = \begin{bmatrix} s_{23}c_1 \\ s_{23}s_1 \\ -c_{23} \end{bmatrix}, \quad \boldsymbol{z}_5 = \begin{bmatrix} -c_4s_1+s_4c_1c_{23} \\ c_1c_4+s_4s_1c_{23} \\ s_{23}s_4 \end{bmatrix}, \quad \boldsymbol{z}_6 = \begin{bmatrix} s_5(s_1s_4+c_4c_1c_{23})-c_5c_1s_{23} \\ -s_5(c_1s_4-c_4s_1c_{23})-c_5s_1s_{23} \\ c_{23}c_5+s_{23}c_4s_5 \end{bmatrix},
$$

$$
\boldsymbol{z}_7 = \begin{bmatrix} c_6(c_4s_1-s_4c_1c_{23})+s_6(c_5(s_1s_4+c_4c_1c_{23})+s_5c_1s_{23}) \\ -c_6(c_1c_4+s_4s_1c_{23})-s_6(c_5(c_1s_4-c_4s_1c_{23})-s_5s_1s_{23}) \\ -s_6(c_{23}s_5-s_{23}c_4c_5)-s_{23}c_6s_4 \end{bmatrix} \tag{4.60}
$$

雅可比矩阵可以在不同的连杆坐标系(参考坐标系)中表示,某些情况下分析在不同的连杆坐标系下的雅可比矩阵对于分析机器人的奇异位形、计算操作空间受到的力向关节空间的转换等具有重要意义。雅可比矩阵在不同连杆参考坐标系中的变换为

$$
{}^{A}\boldsymbol{J}(\boldsymbol{\theta}) = \begin{bmatrix} {}^{A}_{B}\boldsymbol{R} & \boldsymbol{0} \\ \boldsymbol{0} & {}^{A}_{B}\boldsymbol{R} \end{bmatrix} \cdot {}^{B}\boldsymbol{J}(\boldsymbol{\theta}) \tag{4.61}
$$

式中,${}^{A}_{B}\boldsymbol{R}$ 为连杆坐标系 B 相对于连杆坐标系 A 的旋转矩阵。

由式(4.59)和式(4.61)可以求得关于连杆 3 的雅可比矩阵,该矩阵为分析主手奇异位形的重要公式:

$$
{}^{3}\boldsymbol{J}(\boldsymbol{\theta}) = \begin{bmatrix} 0 & d_4+a_2s_3 & d_4 & 0 & 0 & 0 & 0 \\ 0 & a_3+a_2c_3 & a_3 & 0 & 0 & 0 & 0 \\ -a_3c_{23}-d_4s_{23}-a_2c_2 & 0 & 0 & 0 & 0 & 0 & 0 \\ s_{23} & 0 & 0 & 0 & s_4 & c_4s_5 & c_4c_5s_6-c_6s_4 \\ c_{23} & 0 & 0 & -1 & 0 & c_5 & -s_5s_6 \\ 0 & 1 & 1 & 0 & -c_4 & s_4s_5 & c_4c_6+c_5s_4s_6 \end{bmatrix} \tag{4.62}
$$

为主手操控在期望工作空间内达到更好的效果,需要对手臂机构的杆长进行优化设计。定义相关的杆长参数 a_2、a_3 为设计变量,期望工作空间的约束条件为

$$
\text{s. t.} \begin{cases} (x_d-430)^2+y_d^2 \leqslant 150 \\ -235 \leqslant z_d \leqslant 15 \end{cases} \tag{4.63}
$$

杆件的长度太大会导致主手机构的体积变大,占用主控台大量的空间,且主手之间容易形成干涉。除此之外,还会增加主手的惯量,增大关节电机的驱动力矩负担,一般的电机型号难以满足驱动要求。综合考虑两杆长之和的约束条件为

$$\text{s. t.} \, a_2 + a_3 \leqslant 725 \, \text{mm} \tag{4.64}$$

雅可比矩阵作为机械臂关节速度和末端速度的映射能够反映机械臂的运动性能。基于雅可比矩阵的条件数反映了机械臂远离奇异位形的指标,其定义为

$$k[\boldsymbol{J}(\boldsymbol{\theta})] = \begin{cases} \|\boldsymbol{J}(\boldsymbol{\theta})\| \cdot \|\boldsymbol{J}^{-1}(\boldsymbol{\theta})\| & (m = n \text{ 且 } \boldsymbol{J}(\boldsymbol{\theta}) \text{ 非奇异}) \\ \|\boldsymbol{J}(\boldsymbol{\theta})\| \cdot \|\boldsymbol{J}^{+}(\boldsymbol{\theta})\| & (m < n) \end{cases} \tag{4.65}$$

式中,$\| \cdot \|$ 为矩阵的范数。

条件数与奇异值的关系为

$$k(\boldsymbol{J}) = \frac{\sigma_1}{\sigma_r} \tag{4.66}$$

式中,σ_1、σ_r 为矩阵的最大和最小奇异值。

条件数满足

$$1 \leqslant k(\boldsymbol{J}) < \infty \tag{4.67}$$

当 $k = 1$ 时,机械臂所处位形的各向同性最好,灵活度最高,故雅可比矩阵的条件数越小越好。但是,条件数只能反映指定位姿下主手向各方向的运动能力,为反映整个期望工作空间内的整体运动能力,提出期望工作空间条件数均值指标(WCI)。该指标可以反映整个期望工作空间内的整体运动性能,对期望工作空间内的条件数取均值为

$$\text{WCI} = \frac{\int_w k \, \mathrm{d}W}{\int_w \mathrm{d}W} \tag{4.68}$$

式中,k 为某一位姿下的条件数;W 为期望工作空间。

由于主手在工作空间内运动时需保持平稳,故提出条件数波动性能指标(WCIF),在期望工作空间内对条件数取方差:

$$\text{WCIF} = \sqrt{\frac{\int_w (k - \text{WCI})^2 \, \mathrm{d}W}{\int_w \mathrm{d}W}} \tag{4.69}$$

针对主手的位置工作空间进行杆长参数的优化,雅可比矩阵选取仅对位置运动有影响的 $^0\boldsymbol{J}_{11}$。

确定指标函数后,采用 NSGA-Ⅱ遗传算法对主手的杆长参数优化进行求解。首先确定相关参数的变化范围:$a_2 \in [345, 380]$(mm),$a_3 \in [345, 380]$(mm),$d_4 = [-150, -140]$(mm)(d_4 选为变量之一是因为对雅可比矩阵条件数的计算有影响)。设定合适的种群数量和进化代数,目标函数的 Pareto 优化解集如图 4.13 所示。

从最终的优化解集中取 10 组 Pareto 优化解,将这些优化列出进行对比选择,10 组 Pareto 优化解见表 4.5。

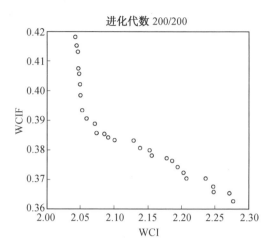

图 4.13　目标函数的 Pareto 优化解集

由表中观察可知,d_4 的绝对值始终为最小值,说明连杆 4 偏距越小越好,设计腕部时,应尽量使其最小。前五组数据的条件数均值小于后五组的数据,整体灵活性优于后者,但是其波动性大于后者。应选取灵活性优先,且兼顾波动性的前五组中的第 1 组数据,经圆整后取 $a_2 = 380$ mm,$a_3 = 353$ mm,$d_4 = -140$ mm。

表 4.5　10 组 Pareto 优化解

ID	设计变量			目标函数	
	a_2/m	a_3/m	d_4/m	WCI	WCIF
1	0.38	0.352 965	−0.14	2.050 37	0.398 443
2	0.38	0.354 954	−0.14	2.049 71	0.402 155
3	0.379 033	0.355 819	−0.14	2.059 02	0.390 535
4	0.377 23	0.357 756	−0.14	2.073 67	0.385 678
5	0.378 14	0.356 578	−0.14	2.067 36	0.388 89
6	0.354 866	0.38	−0.14	2.277 74	0.362 618
7	0.355 699	0.379 177	−0.14	2.272 04	0.365 332
8	0.365 332	0.376 757	−0.14	2.248 15	0.365 659
9	0.358 161	0.376 777	−0.14	2.248 15	0.365 659
10	0.358 161	0.376 237	−0.14	2.247 57	0.367 512

基于优化后的杆长参数用蒙特卡洛法绘制的主手工作空间如图 4.14 所示,黑色圆柱体区域代表主手的期望工作空间,散点区域表示主手的实际可达工作空间。从图中可以看到期望的工作空间包含在实际可达工作空间,满足设计

要求。

　　为比较优化效果,优化前取值为:$a_2 = 365$ mm,$a_3 = 365$ mm,$d_4 = -145$ mm。取 $y=0$ 截面,得到主手的条件数在其工作空间内的分布,优化后的条件数要小于优化前的,表明优化后的主手工作空间内,各点具有更好的灵活性。由此得出,主手的参数优化提高了工作空间内的灵巧度。

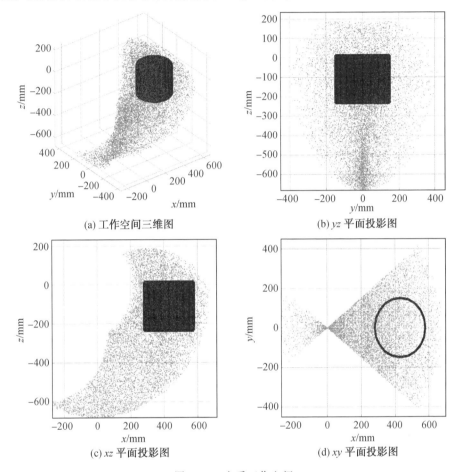

图 4.14　主手工作空间

　　基于优化后的杆长参数分析主手在其工作空间内任意一点的灵活性。为观察方便,选取条件数的倒数表示灵活性,即 $0 \leqslant 1/k \leqslant 1$。主手工作空间是由连杆 2、连杆 3 和腕部所形成的平面工作空间绕关节 1 旋转形成。选取 $y=0$ 截面,计算主手工作空间内的各点条件数的倒数,分析主手在可达工作空间内各点的灵活性以及期望工作空间内的灵活性。图 4.15 所示为主手灵活性指标分布,主手可达工作空间各点的条件数倒数值越大越好。1 号区域为灵活性小于 0.2 的可达工作空间;2 号区域灵活性在 0.2～0.3 之间;3 号区域灵活性较好,在 0.3～

0.4 之间;4 号区域灵活性在 0.4～0.5 之间;5 号区域灵活性最好,大于 0.5。黑色方形区域为主手的期望工作空间,其所占区域为主手灵活性较优的区域。

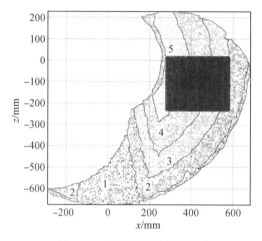

图 4.15 主手灵活性指标分布

方法二基于主手雅可比矩阵,对主手的雅可比矩阵进行了推导,从雅可比矩阵条件数均值指标和条件数波动性指标出发,优化了主手的杆长参数。通过工作空间内的灵活性分析验证了优化后的主手具有较好的可操作性。

接下来介绍主手冗余自由度的奇异回避方法。

雅可比矩阵是位形 q 的函数,使雅可比矩阵 J 不满秩的位形称其为运动学奇异位形,即

$$\text{rank}(\boldsymbol{J})<6 \tag{4.70}$$

根据线性代数中的矩阵理论:

$$\text{rank}(\boldsymbol{J}\boldsymbol{J}^{\text{T}})=\text{rank}(\boldsymbol{J}) \tag{4.71}$$

用行列式的值是否为零来判断矩阵的奇异:

$$\det(\boldsymbol{J}\boldsymbol{J}^{\text{T}})=0 \tag{4.72}$$

对前述推导的主手雅可比矩阵进行如下的分块:

$$\boldsymbol{J}_{w}=\begin{bmatrix} \boldsymbol{J}_{11} & \vdots & \boldsymbol{0}_{3\times4} \\ \cdots & \cdots & \cdots \\ \boldsymbol{J}_{21} & \vdots & \boldsymbol{J}_{22} \end{bmatrix}_{6\times7} \tag{4.73}$$

式中,$\boldsymbol{J}_{11}$、$\boldsymbol{J}_{21}$ 为 3×3 的雅可比子矩阵;$\boldsymbol{J}_{22}$ 为 3×4 的雅可比子矩阵。

定义

$$\dot{\boldsymbol{\theta}}_{i}=\begin{bmatrix} \dot{\boldsymbol{\theta}}_{u} \\ \dot{\boldsymbol{\theta}}_{l} \end{bmatrix} \tag{4.74}$$

式中,$\dot{\boldsymbol{\theta}}_{u}=\begin{bmatrix} \dot{\theta}_{1} & \dot{\theta}_{2} & \dot{\theta}_{3} \end{bmatrix}$;$\dot{\boldsymbol{\theta}}_{l}=\begin{bmatrix} \dot{\theta}_{4} & \dot{\theta}_{5} & \dot{\theta}_{6} & \dot{\theta}_{7} \end{bmatrix}$。

则关节速度与末端执行器速度的关系改写为

$$\boldsymbol{V}_w = \begin{bmatrix} \boldsymbol{V}_w \\ \boldsymbol{\Omega}_w \end{bmatrix} = \boldsymbol{J}_u \dot{\boldsymbol{q}} = \begin{bmatrix} \boldsymbol{J}_{11} & \vdots & \boldsymbol{0}_{3\times 4} \\ \cdots & \vdots & \cdots \\ \boldsymbol{J}_{21} & \vdots & \boldsymbol{J}_{22} \end{bmatrix} \begin{bmatrix} \dot{\boldsymbol{\theta}}_u \\ \dot{\boldsymbol{\theta}}_l \end{bmatrix} \tag{4.75}$$

式(4.75)可以表示为

$$\begin{cases} \boldsymbol{V}_w = \boldsymbol{J}_{11} \dot{\boldsymbol{\theta}}_u \\ \boldsymbol{\Omega}_w = \boldsymbol{J}_{21} \dot{\boldsymbol{\theta}}_u + \boldsymbol{J}_{22} \dot{\boldsymbol{\theta}}_l \end{cases} \tag{4.76}$$

式中,$\boldsymbol{V}_w$ 为线速度;$\boldsymbol{\Omega}_w$ 为角速度。

具有冗余自由度的主手关节速度和末端执行器速度的关系式(4.75)分解成了两个等式(式(4.76)),那么主手的奇异问题可被解耦为两个分离的问题:位置奇异问题和姿态奇异问题。

位置奇异:由式(4.76)可得线速度 $\boldsymbol{V}_w$ 只是受到手臂结构(关节1、2、3)的影响,因此手臂机构的位置奇异条件为

$$\det \boldsymbol{J}_{11} = 0 \tag{4.77}$$

姿态奇异:根据式(4.76),角速度 $\boldsymbol{\Omega}_w$ 由手臂机构关节和手腕机构关节共同决定,因此姿态奇异的条件为

$$\text{rank}\left(\begin{bmatrix} \boldsymbol{J}_{21} & \vdots & \boldsymbol{J}_{22} \end{bmatrix}\right) < 3 \tag{4.78}$$

而姿态奇异问题又分为手臂关节的姿态奇异问题、手腕关节的姿态奇异问题以及整体主手的姿态奇异问题。

根据主手腕部各关节轴线相交于一点的结构特点,选择适当的连杆作为参考系,以获得雅可比矩阵的简洁形式。将每一个连杆都作为参考系分别计算,经对比发现,选择连杆3作为参考系时主手的雅可比矩阵形式更简单。

前述计算的关于连杆3的雅可比矩阵式(4.62),分块表示为

$$^3\boldsymbol{J} = \begin{bmatrix} ^3\boldsymbol{J}_{11} & \vdots & \boldsymbol{0}_{3\times 4} \\ \cdots & \vdots & \cdots \\ ^3\boldsymbol{J}_{21} & \vdots & ^3\boldsymbol{J}_{22} \end{bmatrix} \tag{4.79}$$

其中

$$^3\boldsymbol{J}_{11} = \begin{bmatrix} 0 & d_4 + a_2 s_3 & d_4 \\ 0 & a_3 + a_2 c_3 & a_3 \\ -a_3 c_{23} - d_4 s_{23} - a_2 c_2 & 0 & 0 \end{bmatrix} \tag{4.80}$$

$$^3\boldsymbol{J}_{21} = \begin{bmatrix} s_{23} & 0 & 0 \\ c_{23} & 0 & 0 \\ 0 & 1 & 1 \end{bmatrix} \tag{4.81}$$

$$
{}^3\boldsymbol{J}_{22} = \begin{bmatrix} 0 & s_4 & c_4 s_5 & c_4 c_5 s_6 - c_6 s_4 \\ -1 & 0 & c_5 & -s_5 s_6 \\ 0 & -c_4 & s_4 s_5 & c_4 c_6 + c_5 s_4 s_6 \end{bmatrix} \tag{4.82}
$$

手臂机构的位置奇异为

$$
\det {}^3\boldsymbol{J}_{11} = a_2 (d_4 c_3 - a_3 s_3)(a_3 c_{23} + d_4 s_{23} + a_2 c_2) = 0 \tag{4.83}
$$

求解式(4.83),得出手臂机构处于奇异位形时的关节角 2、关节角 3 的值。

$$
\tan \theta_3 = \frac{d_4}{a_3} \tag{4.84}
$$

或者

$$
f(\theta_2, \theta_3) = a_3 c_{23} + d_4 s_{23} + a_2 c_2 = 0 \tag{4.85}
$$

式(4.85)为一个具有多解的二元方程,可求出此方程的数值解,其各解代表主手的奇异位形。

图 4.16 所示为手臂机构奇异位形分析,主手的两种奇异位形分别对应式(4.84)及式(4.85)。臂奇异位形 I 又称为边界奇异,不代表真正的缺陷,可通过限制关节运动范围避免。臂奇异位形 II 又称为内部奇异,需要加以避免。

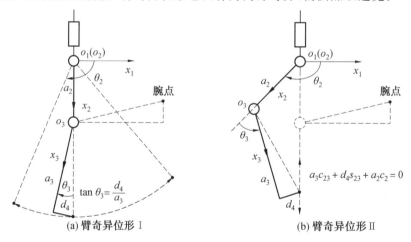

(a) 臂奇异位形 I   (b) 臂奇异位形 II

图 4.16　手臂机构奇异位形分析

在这两种奇异位形下,${}^3\boldsymbol{J}_{11}$ 变为

$$
{}^3\boldsymbol{J}_{11} = \begin{bmatrix} 0 & d_4 + a_2 s_3 & d_4 \\ 0 & 0 & 0 \\ -a_3 c_{23} - d_4 s_{23} - a_2 c_2 & 0 & 0 \end{bmatrix} \tag{4.86}
$$

或者

$$^3\boldsymbol{J}_{11} = \begin{bmatrix} 0 & d_4 + a_2 s_3 & d_4 \\ 0 & a_3 + a_2 c_3 & a_3 \\ 0 & 0 & 0 \end{bmatrix} \tag{4.87}$$

观察雅可比矩阵分块的子式 $^3\boldsymbol{J}_{21}$ 可知,该 3×3 矩阵的第 2 列、第 3 列线性相关,因此其行列式总是为零,即

$$\det{}^3\boldsymbol{J}_{21} \equiv 0 \tag{4.88}$$

可以得出,无论关节 1、2、3 的角度为何值,关节 2 与关节 3 的轴线都是平行的,手臂机构无法实现垂直于关节 1 和关节 2 轴线所在平面的旋转。手臂机构姿态奇异位形如图 4.17 所示。

考虑手腕机构的姿态奇异位形时,综合式(4.72)和式(4.82)得到

$$\det({}^3\boldsymbol{J}_{22} \cdot {}^3\boldsymbol{J}_{22}^{\mathrm{T}}) = 2s_5^2 + 2s_6^2 - 2s_5^2 s_6^2 = 0 \tag{4.89}$$

求解式(4.89),在关节 5、关节 6 限位区间内,求出

$$\begin{cases} \theta_5 = 0° \\ \theta_6 = 0° \text{ 或 } 180° \end{cases} \tag{4.90}$$

手腕姿态奇异位形如图 4.18 所示,关节 5 轴线和关节 7 轴线重合,手腕机构无法实现垂直于关节 4、关节 5 和关节 7 所在轴线旋转。

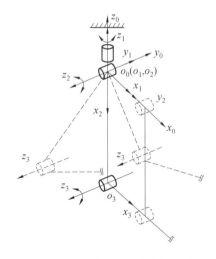

图 4.17　手臂机构姿态奇异位形

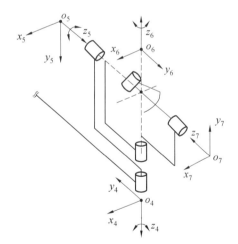

图 4.18　手腕姿态奇异位形

在这种位形下, $^3\boldsymbol{J}_{22}$ 变为

$$^3\boldsymbol{J}_{22} = \begin{bmatrix} 0 & s_4 & 0 & -s_4 \\ -1 & 0 & 1 & 0 \\ 0 & -c_4 & 0 & c_4 \end{bmatrix} \tag{4.91}$$

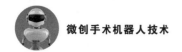
将式(4.81)手臂机构姿态奇异和式(4.91)手腕机构姿态奇异组合,获得主手整体姿态奇异分析矩阵,即

$$[\,{}^3\boldsymbol{J}_{21}\,|\,{}^3\boldsymbol{J}_{22}\,] = \begin{bmatrix} s_{23} & 0 & 0 & 0 & s_4 & 0 & -s_4 \\ c_{23} & 0 & 0 & -1 & 0 & 1 & 0 \\ 0 & 1 & 1 & 0 & -c_4 & 0 & c_4 \end{bmatrix} \tag{4.92}$$

为了使式(4.92)的秩(rank)$\leqslant 2$,令 $s_{23}=0$,$s_4=0$,则

$$\begin{cases} \theta_2 + \theta_3 = 0° \\ \theta_4 = 0° \end{cases} \tag{4.93}$$

将手臂机构姿态奇异、手腕机构姿态奇异联合,可以得到主手整体姿态奇异为

$$\begin{cases} \theta_2 + \theta_3 = 0° \\ \theta_4 = 0° \\ \theta_5 = 0° \\ \theta_6 = 0° \end{cases} \tag{4.94}$$

主手整体姿态奇异位形如图 4.19 所示。

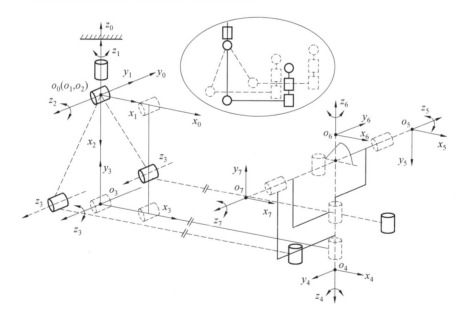

图 4.19　主手整体姿态奇异位形

在位置工作空间内,主手的位置运动是不存在奇异位形的,而主手的姿态是存在奇异位形的。主手设计的冗余腕部自由度就是为了实现避开操作时的姿态奇异位形。同时,需要避免主手腕部杆件与人手手臂的干涉,以及驱动关节远离

腕部各关节极限位置。

　　在进行主手冗余自由度奇异回避规划之前,首先需要观察人手腕部的运动与主手腕部的运动特性,人手腕部自然状态运动空间如图 4.20 所示。

　　主手腕部姿态空间必须包含人手腕部运动空间,且任意姿态向任意方向运动需要有较大的灵活性。如图 4.20 所示,人手自然放置时,人手腕部水平面内运动范围基本小于 160°,竖直面内运动范围基本约 170°。图 4.21 所示为主手腕部灵活最优位形;图 4.22 所示为人手自然放置状态下,人手腕部与主手腕部姿态匹配。

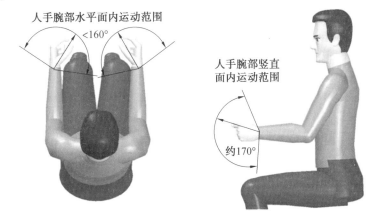

图 4.20　人手腕部自然状态运动空间

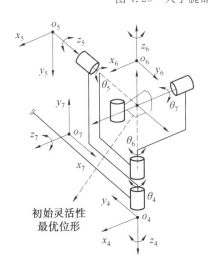

图 4.21　主手腕部灵活最优位形

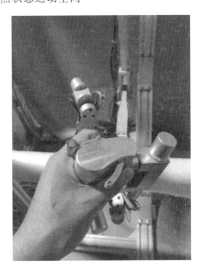

图 4.22　人手腕部与主手腕部姿态匹配

　　在对主手进行冗余自由度运动规划时,需要考虑主手的工作状态。主手的工作状态分为两种功能模式:主动模式和被动模式。工作在主动模式时,主手接收从手端机械臂或虚拟环境传递过来的位姿请求,主动运动使得操作手柄的位姿与之对应。这时主手各关节均为主动关节,主手的运动规划类同于普通冗余自由度机器人的运动规划。主手工作在被动模式时,除腕部冗余关节为主动关节外,其他关节均为被动关节。此时,人手可以牵引手柄在工作空间内任意运动,冗余主动关节在奇异回避算法的规划下做主动调整运动,防止腕部姿态奇异位形的发生。

由位置奇异条件可知,主手的位置奇异由前三关节的关节位形决定,存在边界奇异和内部奇异。主手的位置奇异为边界奇异时,主手的腕点在其工作空间的边界上;为内部奇异时,主手的腕点在关节 1 轴线上。由前述主手的工作空间分析可知,主手的需求工作空间在其设计工作空间的内部,没有达到主手的设计工作空间边界,并且远离关节 1 的轴线。因此,主手的位置奇异问题可以不用考虑。同时,在控制程序的设计中,设置了软件安全限位,以保证主手的操作在其需求工作空间内部。

由姿态奇异条件分析可知,主手可描述为手臂姿态奇异和腕部姿态奇异。当同时满足手臂姿态奇异和腕部姿态奇异时,才会出现整体姿态奇异的情况,因此,只考虑腕部姿态的奇异回避即可避免整体姿态奇异。腕部冗余主动调整关节的设计就是为了解决操作力反馈主手的姿态奇异问题。其本质原理是利用腕部冗余自由度在关节零空间内不改变末端位置和姿态的自运动来避免奇异位形,解决了操作主手的姿态奇异问题。确定末端位姿后,利用雅可比矩阵构造的指标函数,通过冗余自由度在零空间内的自运动,实现在指定优化指标下保持末端位姿不变的适当位形。

依据零空间的自运动原理,最基本的奇异回避算法为基于梯度投影法的冗余自由度机械臂奇异回避算法,采用梯度投影法的基本公式为

$$\dot{\boldsymbol{\theta}} = \boldsymbol{J}^+ \dot{\boldsymbol{x}}_e + k(\boldsymbol{I} - \boldsymbol{J}^+ \boldsymbol{J}) \nabla \boldsymbol{H}(\boldsymbol{\theta}) \tag{4.95}$$

式中,$\boldsymbol{I}$ 为 $n \times n$ 单位矩阵;$\boldsymbol{I} - \boldsymbol{J}^+ \boldsymbol{J}$ 为零空间投影矩阵;k 为增益系数;$\nabla \boldsymbol{H}(\boldsymbol{\theta})$ 为性能指标函数 $\boldsymbol{H}(\boldsymbol{\theta})$ 的梯度向量,

$$\nabla \boldsymbol{H}(\boldsymbol{\theta}) = \begin{bmatrix} \dfrac{\partial \boldsymbol{H}}{\partial \theta_1} & \dfrac{\partial \boldsymbol{H}}{\partial \theta_2} & \cdots & \dfrac{\partial \boldsymbol{H}}{\partial \theta_n} \end{bmatrix}^{\mathrm{T}} \tag{4.96}$$

性能指标函数反映了机械臂接近奇异位形的程度,典型的可选指标函数有"可操作度""灵巧度""雅可比矩阵的最小奇异值"等。为减轻运算复杂度,基于基本的梯度投影法引出分块主子式奇异回避方法以及降阶分块主子式奇异回避方法。

确定指标函数后,由前述主手的奇异位形分析可知,腕部冗余自由度运动仅

能够对姿态奇异回避产生影响,将主手奇异问题、关节限位、与人手的干涉、首选构型(位形)描述为一种惩罚函数。参考初始点最优的奇异回避规划方法,在主手初始化位姿的时候,保证主手的位形为位置和姿态向任意方向运动时的最灵活位形,将此位形下的关节角作为首选关节角,偏离首选关节角的偏差作为惩罚函数。根据各关节偏离首选关节角对主手灵活性的影响分配权值,惩罚函数表示为

$$C = \sum w_i (q_i - c_i)^2 \tag{4.97}$$

式中,w_i 为权值;q_i 为腕部关节的实时角度;c_i 为腕部关节的首选关节角。

由于选择的惩罚函数为偏离首选关节角的偏差,偏差越大,则人操作手柄越是朝着姿态不灵活的方向运动,最终可能会达到某个奇异位形。因此,冗余主动调整关节的运动方向应是朝着使惩罚函数变小的方向,选择惩罚函数的负梯度方向作为主动调整关节运动的方向,惩罚函数梯度的大小作为调整关节角。惩罚函数的梯度计算公式为

$$\nabla C = 2w_i (q_i - c_i) \tag{4.98}$$

抓握主手手柄在工作空间内自由运动时,控制器将由惩罚函数梯度计算出的调整关节角输出到冗余主动调整关节,驱动腕部姿态在零空间内的自运动朝灵活性更好的方向运动。该方法避免了基于梯度投影法的雅可比矩阵求伪逆运算、指标函数优化计算等的消耗。

下面介绍一种奇异回避功能的测试方法,该方法通过操作主手在工作空间内的自由运动来测试主手的奇异回避功能。先让主手工作在主动模式,控制器根据给定的主手期望位姿,借由逆运动学算法以及冗余自由度奇异回避规划得出的主手首选位形条件,计算出主手各关节的关节角,将关节角信息发给各关节驱动器并驱动电机运动,使主手到达到指定位姿。当外部信号变化使主手工作在被动模式下时,主动调整关节为位置模式,其余主手关节为力矩模式,此时,主手可在人手的牵引下在工作空间自由运动。抓握手柄在主手工作空间内自由运动,从初始位置先向右上运动并做手柄姿态变换动作,再操作手柄向左下运动并做姿态变换动作,奇异回避运动如图 4.23 所示。如此通过人手牵引主手在工作空间的自由运动,可验证在冗余自由度奇异回避算法的作用下,腕部是否能够有效地远离姿态奇异位形,同时保持了手柄在任意工作空间点向任意姿态方向运动的灵活性。

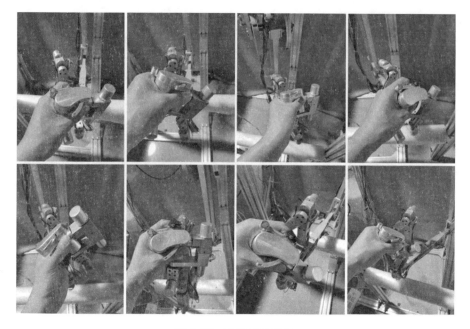

图 4.23 奇异回避运动

4.2.4 主手控制系统

主手控制系统直接影响主手功能的实现和算法的实施。主手通常与从手端设备进行连接,需选择开放式和可扩展的控制系统结构。本节基于主手控制系统的技术要求对主手控制系统、软件功能模块和软件执行流程进行介绍。

1. 主手控制系统

主手是一个多关节、多自由度的机器人,需要控制系统能够采集多个关节的角度信息以及对电机进行驱动控制。同时,为实现较高品质的反馈力,主手的控制应具有较高的实时性。主手控制系统的具体需求如下。

①位置控制和力矩控制。在主从操作开始之前,需要主手姿态与从手端器械姿态对齐,各关节电机控制工作在位置模式;进行主从控制时,各关节电机控制主要工作在力矩模式。因此要求控制系统对主手的关节电机能够实现力矩控制和位置控制,且力矩模式和位置模式能够实现相互切换。

②运算能力强。主手需要进行正逆运动学解算,重力及摩擦补偿算法解算,动力学的计算和力反馈算法的实施等,要求控制系统运算速度快,算法执行效率高。

③实时性。为了实现真实的力反馈,主手的控制频率达上千赫兹,要求控制系统具有很强的实时性。

④安全性和可靠性。主手用于安全性要求苛刻的手术机器人中时,要求控制系统能够符合微创手术机器人的临床安全性需求,并且系统长时间运行稳定可靠。

⑤开放性好和可扩展性强。主手通常作为主控制端与从手端机械臂组成主从控制机器人系统,要求控制系统具有良好的开放性及可扩展性。

⑥接口丰富。具有丰富的外部通信接口,能够接收 USB 设备,如键盘、鼠标、串口设备、网口设备等外部设备的信息输入。

机器人运动控制系统多采用工业 PC,多轴运动控制卡和驱动器对关节进行驱动控制。驱动器可工作在位置环或者力矩环,PC 和运动控制卡根据机器人的需求,完成运动学计算、轨迹规划或者动力学计算及算法的实现,以及人机交互和监控任务。采用 PCI(Peripheral Component Interconnect)接口的运动控制卡与主控计算机的通信速率很高,能够满足主手对实时性的要求。但是运动控制卡的缺点是接线复杂,需要从板卡处往伺服驱动器和机器人关节处引出很多的信号线和控制线,走线复杂,稳定性不高。

目前,运动控制器基于 PC 硬件不仅实现了逻辑运算(Programmable Logic Controller,PLC)功能,而且具有强大的运动控制(Numerical Control,NC)功能,并且它们之间的数据交换更加直接快速。运动控制器的开发环境集成在微软的 Visual Studio 集成开发平台,软件开发环境友好。随着工业实时总线技术的发展,总线的带宽和通信速率越来越高,已经能够满足机器人控制对总线通信的实时性要求。对于主手这种控制频率要求极高的系统,总线通信速率已完全满足要求,因此主手控制系统采用基于工业 PC 的运动控制器+实时工业总线+驱动器的控制系统结构。

主手通过基于 PC 的运动控制器和基于总线的驱动器构建了基于集中式控制和分布式 I/O 的控制系统架构。主手的每个关节配置一个基于总线的驱动器作为底层分布式 I/O 节点,对主手的关节编码器、电机进行信号采集和驱动控制。主控计算机利用运动控制器集成的函数库通过总线通信对主手的各关节驱动器发送实时控制命令,驱动电机实现主手的位置控制及力矩控制。这种控制系统架构的优点是主控计算机只需一条物理网线就能实现对主手各关节的控制,且实时性强,稳定可靠,可扩展性强。

测量主手各关节的关节角信息可选用光电式绝对编码器,手腕关节可选用精度足够高的微小型磁性绝对编码器。选用绝对编码器对主手进行一次标定之后,每次上电开机时,无须对主手各关节进行寻零位操作,从而简化了主手的控制程序。

如图 4.24 所示为主手控制信息转换。医生操作主手进行主从操作时,由关节绝对编码器测得的关节脉冲和电机编码器测得的电机端脉冲通过总线通信传给驱动器,经由驱动器处理后得到关节角信息和角速度信息,再传给主控计算机。依据主手的关节角信息和角速度信息,在运动控制器中编写实现主手的正逆运动学算法、重力补偿算法、摩擦力补偿算法、力反馈控制算法等。这些算法最终实现的控制信息再经由总线传给驱动器,然后驱动电机实现对主手的控制。

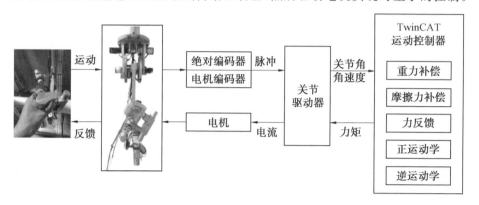

图 4.24　主手控制信息转换

2.主手控制软件功能模块及执行流程

依据主手执行主从控制任务的需求,将主手控制软件功能设计为若干独立功能模块,接下来介绍其执行流程。

主手的控制模式按照其实现的功能分为两种工作模式:主动模式和被动模式。主动模式是指从手端机械臂在进行术前术中摆位调整、更换手术器械或调整腹腔镜后,通过主手自主运动实现主手姿态与从手端姿态对齐的自主运动功能模式。被动模式是指手眼协调控制建立后,医生操作主手进行主从控制实现主手位姿及夹持输出,以及后续介绍的自身重力、摩擦力补偿,力反馈输出也是被动操作模式。主动模式和被动模式可以通过模式切换功能进行转换。

主手控制软件在程序执行的过程中可以划分为如下几个相对独立的功能模块,便于主手整体功能的实现和算法程序的编写。主手控制执行流程如图 4.25 所示。

(1)开机自检功能。开机后先进行自动检测与系统初始化,检测各关节驱动器、绝对编码器的工作状态是否正常,然后各关节驱动器上电,并驱动主手运动到初始位姿。

(2)位姿夹持计算模块。采集各关节绝对编码器数值进行主手正运动学解算,将主手手柄当前的位置、姿态和夹持角计算出来。

(3)重力、摩擦力补偿模块。调用重力矩计算公式和摩擦力补偿公式,计算各关节所需输出力矩,发送命令给驱动器,驱动电机输出相应力矩。

(4)冗余主动调整模块。调用主手奇异回避算法公式,计算主动关节调整运

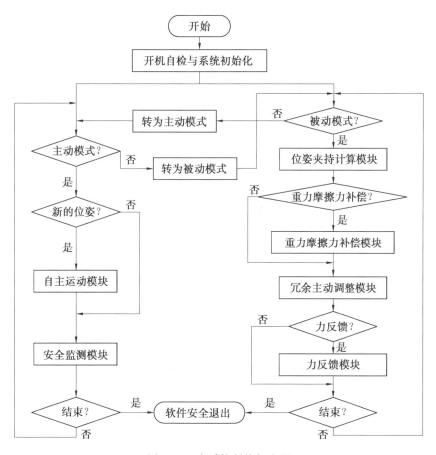

图 4.25　主手控制执行流程

动所需关节转角,发送命令给驱动器,驱动电机转动相应转角。

（5）自主运动模块。在主从控制开始之前,接收期望的位姿命令,执行主手的逆运动学运算,计算各关节期望转角,发送命令给驱动器,驱动电机转动相应转角。

（6）力反馈模块。接收期望的反馈力命令,执行力反馈控制算法程序运算,计算各关节期望输出力矩,发送命令给驱动器,控制电机输出相应力矩。

（7）安全监测模块。主手工作过程中,每个周期调用该模块,监测各关节转角、电机转速和电机力矩是否超限,编码器和驱动器是否出现工作异常。

主手的安全性措施包括硬件安全性措施和软件安全性措施,不仅能够保护主手的硬件,还可防止主手在运行过程中出现意外失控,对人身安全造成伤害。一旦系统出现非正常运行状态,则安全性措施被激活,系统停止运行,保护现场,并将异常信息发送给使用者。

硬件安全性措施是系统最高层级的保护措施,包括关节极限限位,限流、限压保护和紧急停止按钮。

①关节极限限位。主手的每个关节都有一个限位销以及配套的限位槽,保证主手的关节运动不会超过关节极限位置,防止破坏电气走线。

②限流、限压保护。为防止电机工作时电流电压过高损坏电机,驱动器会自动报警,并停止伺服运动。

③紧急停止按钮。当以上安全措施失效或出现紧急情况时,切断电源,停止一切运动。

除了硬件安全性措施外,在主手的软件设计上也采用了一些措施用于保证主手工作的安全性。

①关节角限位。主手各关节配有一个绝对编码器,通过软件设定的方式限定每个关节的极限转角,保证主手运行过程中,不能超越关节极限转角。

②跟踪误差极限。当关节实际位置跟踪控制器命令位置的滞后超出预设值时,控制器终止程序运行,并将出错指令发送至监控程序。

③速度极限。主手在主动运动过程中,控制器将主手各关节速度与其速度极限进行比较,如果命令速度超过关节设定的速度阈值,控制器将使电机运行在限速范围内。

④力矩限制。主手在被动模式下工作时,各关节电机处于力矩模式,如果在运动过程中,力矩命令超过设定的力矩限定值,控制器则将低于力矩限定值的力矩发送给驱动器驱动电机工作。

⑤参数设置错误。当输入的运动参数不当时,可能会导致系统运行异常,甚至引起系统崩溃。软件保护模块将检测并报告此类错误,同时给予提示改正信息。

3.验证实验

下面介绍一种验证主手正逆运动学以及控制系统的正确性和稳定性的实验方法。操作实验:操作主手控制从手端手术器械夹持橡胶套圈穿过S形金属滑杆,要求整个过程中橡胶套圈不脱落,并且不与金属滑杆发生碰撞。此时应使主手工作在被动模式下,由操作者牵引操作,同时进行位姿夹持动作输出。操作者通过视觉观察,使用主手控制从手端手术器械夹持橡胶套圈穿过S形金属滑杆,在整个过程中,操作者需要不断调整主手手柄姿态,以防止橡胶套圈与金属滑杆发生碰撞,最终使套圈中心顺利穿过金属滑杆,主从控制套圈滑杆如图4.26所示。将套圈滑杆操作过程中采集到的主从末端轨迹在同一张图中绘制出来,主从末端轨迹跟踪如图4.27所示,主从末端轨迹形状的吻合度用来衡量从手端手术器械主手轨迹的复现能力(＊为主从跟踪轨迹的起始点)。

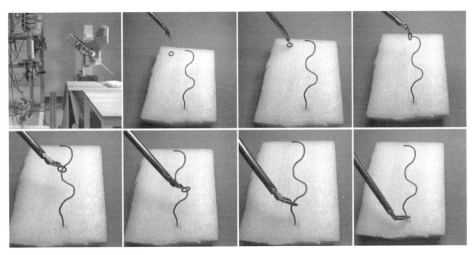

图 4.26　主从控制套圈滑杆

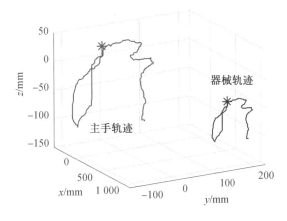

图 4.27　主从末端轨迹跟踪

在控制套圈滑杆的操作过程中,可设置控制器的主从控制周期为 10 ms,采集由主手发送给从手端机械臂的期望位置姿态命令以及从手端机械臂各关节的实际跟踪位置,将其绘制在同一张图中,各关节跟踪效果如图 4.28 所示。将三个关节轨迹局部放大可获得从手端跟随主手端的延迟和最大延迟时间,判断其是否低于人眼能够觉察的延迟时间以及主从跟随的平滑程度。

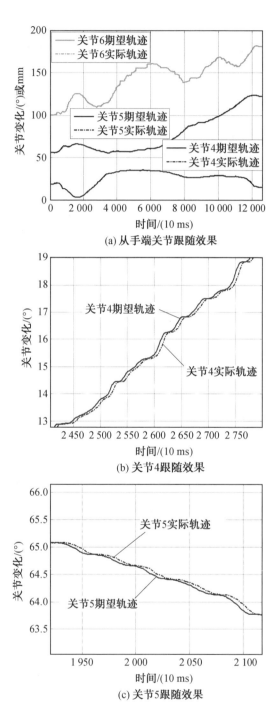

(a) 从手端关节跟随效果

(b) 关节4跟随效果

(c) 关节5跟随效果

图 4.28　各关节跟随效果

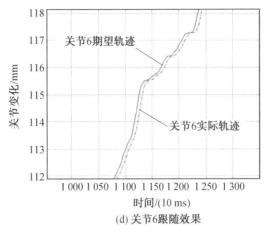

(d) 关节6跟随效果

续图 4.28

上述套圈滑杆操作的顺利完成可表明主手正逆运动学的正确性,以及基于总线和运动控制器构建的实时控制系统具有较好的稳定性和实时性。

4.3　主手重力补偿及运动摩擦补偿

由于主手连杆自身的重力和各关节间的摩擦阻力矩,医生操控主手时易产生疲劳,降低操作的舒适性,因此主手开发须考虑主手重力补偿和运动摩擦补偿。

微创手术机器人进行微创手术的过程中,从手端手术器械主要动作有移动、触碰、夹持、剥离、牵扯和缝合等手术动作,为实现主从手眼协调操作,医生需操作主手执行这些操作动作,主手将医生的这些操作动作传递给从手端手术器械。使用主手在其工作空间内模拟这些典型操作,记录主手各关节速度值,并将各关节运动速度最大的一段时间－速度变化曲线在同一张图中绘制出来,进行典型操作时手臂和腕部各关节速度如图 4.29 和图 4.30 所示。从图中可以看到,手臂关节最大转动速率不超过 2 rad/s,平均转动速度小于 0.74 rad/s;手腕关节最大转动速度略高,但不超过 3.8 rad/s,平均转动速度小于 1.47 rad/s。

主手的关节速度属于低速运动范畴,主手模拟典型操作下各关节速度的最大值和平均值为主手的重力补偿、运动摩擦补偿,惯性力和耦合力的处理,以及力反馈控制中关节速度信号提供了参考值,这对分析和简化主手的运动学和动力学特性提供了实践依据。

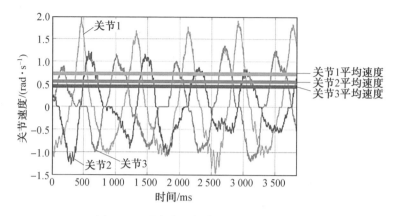

图 4.29　进行典型操作时手臂各关节速度

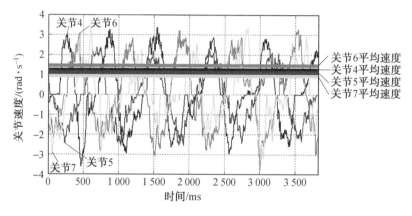

图 4.30　进行典型操作时腕部各关节速度

4.3.1　重力补偿

主手的重力补偿因素有主手各杆件的重力,主手运动时产生的惯性力和科里奥利力(简称哥氏力)。由于医生操控主手运动时的速度与加速度相对较低(主手末端平均速度、关节加速度),产生的惯性力和哥氏力相对重力矩较小,对主手的操作性能产生的影响较小,因此可将其当作外部干扰力来处理。主手各杆件的重力矩影响较大,必须加以平衡和消除,以便改善主手的操作性能,提高力反馈的精度。

计算主手各连杆的重力矩模型作用时,将摩擦阻力矩忽略,认为主手是一个具有理想约束的多刚体系统。虚位移原理是解决质点系平衡问题的普遍原理,利用虚位移原理可以求解三方面的问题:确定主动力之间的关系;求约束反力;确定系统在已知主动力时的平衡位置。

对于主手这个多刚体系统,虚位移原理可以表述为:加在主手上的所有主动

力在任何虚位移中所做的虚功之和等于零,即

$$\sum \delta W_F = 0 \tag{4.99}$$

设任意连杆 M_j 上的主动力和虚位移分别为 F_j 和 δr_j,则直角坐标系的投影表达式为

$$\sum_{j=1}^{n} (F_{xj}\delta x_j + F_{yj}\delta y_j + F_{zj}\delta z_j) = 0 \tag{4.100}$$

将主手看作具有理想约束的质点系,假定主手在图 4.31 所示初始关节角的位姿条件下处于平衡状态,则在此状态下主手各主动关节的输出力矩、主手各连杆的重力等约束力在任何虚位移中所做的虚功之和等于零。

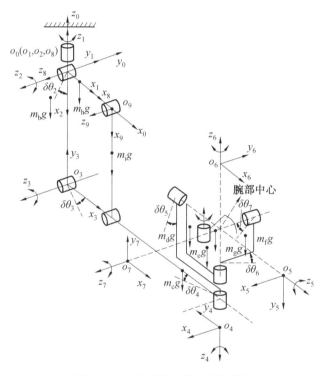

图 4.31　主手重力补偿虚位移原理

假设在每个主动关节角上产生一个微小的虚位移 $\delta\theta_j$,关节主动输出力矩产生的虚功为

$$\delta W_{\tau_j} = \tau_j \delta\theta_j \tag{4.101}$$

选取各主动关节的关节角作为广义坐标,则各连杆的重心坐标方程为

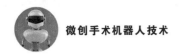

$$\begin{bmatrix} ^0x_{cj} \\ ^0y_{cj} \\ ^0z_{cj} \\ 1 \end{bmatrix} = {}^0\boldsymbol{T}_j \begin{bmatrix} ^jx_{cj} \\ ^jy_{cj} \\ ^jz_{cj} \\ 1 \end{bmatrix} \tag{4.102}$$

式中，$^0x_{cj}$ 为连杆 j 相对于基坐标系的质心位置；$^jx_{cj}$ 为连杆 j 相对于连杆牵连坐标系的质心位置；$^0\boldsymbol{T}_j$ 为连杆牵连坐标系相对于基坐标系的齐次变换矩阵。

$$^0\boldsymbol{T}_j = {}^0\boldsymbol{T}_1 \cdots {}^{j-1}\boldsymbol{T}_j \quad (j=1,\cdots,9) \tag{4.103}$$

求得各杆件质心在基坐标系下的坐标为

$$\begin{bmatrix} ^0x_a \\ ^0y_a \\ ^0z_a \\ 1 \end{bmatrix} = {}^0\boldsymbol{T}_1 \begin{bmatrix} ^1x_a \\ ^1y_a \\ ^1z_a \\ 1 \end{bmatrix}, \quad \begin{bmatrix} ^0x_b \\ ^0y_b \\ ^0z_b \\ 1 \end{bmatrix} = {}^0\boldsymbol{T}_2 \begin{bmatrix} ^2x_b \\ ^2y_b \\ ^2z_b \\ 1 \end{bmatrix}, \quad \begin{bmatrix} ^0x_c \\ ^0y_c \\ ^0z_c \\ 1 \end{bmatrix} = {}^0\boldsymbol{T}_3 \begin{bmatrix} ^3x_c \\ ^3y_c \\ ^3z_c \\ 1 \end{bmatrix},$$

$$\begin{bmatrix} ^0x_d \\ ^0y_d \\ ^0z_d \\ 1 \end{bmatrix} = {}^0\boldsymbol{T}_4 \begin{bmatrix} ^4x_d \\ ^4y_d \\ ^4z_d \\ 1 \end{bmatrix}, \quad \begin{bmatrix} ^0x_e \\ ^0y_e \\ ^0z_e \\ 1 \end{bmatrix} = {}^0\boldsymbol{T}_5 \begin{bmatrix} ^5x_e \\ ^5y_e \\ ^5z_e \\ 1 \end{bmatrix}, \quad \begin{bmatrix} ^0x_f \\ ^0y_f \\ ^0z_f \\ 1 \end{bmatrix} = {}^0\boldsymbol{T}_6 \begin{bmatrix} ^6x_f \\ ^6y_f \\ ^6z_f \\ 1 \end{bmatrix},$$

$$\begin{bmatrix} ^0x_g \\ ^0y_g \\ ^0z_g \\ 1 \end{bmatrix} = {}^0\boldsymbol{T}_7 \begin{bmatrix} ^7x_g \\ ^7y_g \\ ^7z_g \\ 1 \end{bmatrix}, \quad \begin{bmatrix} ^0x_h \\ ^0y_h \\ ^0z_h \\ 1 \end{bmatrix} = {}^0\boldsymbol{T}_8 \begin{bmatrix} ^8x_h \\ ^8y_h \\ ^8z_h \\ 1 \end{bmatrix}, \quad \begin{bmatrix} ^0x_i \\ ^0y_i \\ ^0z_i \\ 1 \end{bmatrix} = {}^0\boldsymbol{T}_9 \begin{bmatrix} ^9x_i \\ ^9y_i \\ ^9z_i \\ 1 \end{bmatrix} \tag{4.104}$$

根据直角坐标系下的虚位移原理，重力只在竖直方向产生虚功，对各主动关节分别采用虚位移原理，对于关节 $j(j=2,3,\cdots,7)$ 的虚位移公式表示为

$$\tau_j \delta\theta_j - \left[m_a g \frac{\mathrm{d}}{\mathrm{d}\theta_j}(^0z_a)\delta\theta_j + m_b g \frac{\mathrm{d}}{\mathrm{d}\theta_j}(^0z_b)\delta\theta_j + m_c g \frac{\mathrm{d}}{\mathrm{d}\theta_j}(^0z_c)\delta\theta_j + \right.$$

$$m_d g \frac{\mathrm{d}}{\mathrm{d}\theta_j}(^0z_d)\delta\theta_j + m_e g \frac{\mathrm{d}}{\mathrm{d}\theta_j}(^0z_e)\delta\theta_j + m_f g \frac{\mathrm{d}}{\mathrm{d}\theta_j}(^0z_f)\delta\theta_j +$$

$$\left. m_g g \frac{\mathrm{d}}{\mathrm{d}\theta_j}(^0z_g)\delta\theta_j + m_h g \frac{\mathrm{d}}{\mathrm{d}\theta_j}(^0z_h)\delta\theta_j + m_i g \frac{\mathrm{d}}{\mathrm{d}\theta_j}(^0z_i)\delta\theta_j \right] = 0 \tag{4.105}$$

由此可得主手静态平衡下的重力补偿公式为

$$\tau_2 = gm_i(a_8c_{23} + {}^9x_ic_2 - {}^9y_is_2) + gm_h({}^8x_hc_{23} - {}^8y_hs_{23}) + gm_b({}^2x_bc_2 - {}^2y_bs_2) +$$

$$gm_c({}^3x_cc_{23} - {}^3y_cs_{23} + a_2c_2) + gm_d(a_3c_{23} + d_4s_{23} + {}^4z_ds_{23} + {}^4x_dc_{23}c_4 - {}^4y_dc_{23}s_4) +$$

$$gm_e[a_3c_{23} + d_4s_{23} + a_2c_2 + {}^5x_e(s_5s_{23} + c_{23}c_4c_5) + {}^5y_e(s_{23}c_5 - c_{23}c_4s_5) + {}^5z_es_4c_{23}] +$$

$$gm_f(a_3c_{23} + a_2c_2 - {}^6z_fs_{23}c_5 + {}^6y_fc_{23}c_6s_4 + {}^6z_fc_{23}c_4s_5 + {}^6x_fc_{23}s_4s_6 + d_4s_{23} +$$

$$^6x_fs_{23}c_6s_5 - {}^6y_fs_{23}s_5s_6 + {}^6x_fc_{23}c_4c_5c_6 - {}^6y_fc_{23}c_4c_5s_6) + gm_g$$

$$\{a_3c_{23} + a_2c_2 - {}^7x_g[s_7(s_{23}c_5 - c_{23}c_4s_5) - c_7(c_{23}s_4s_6 + s_{23}c_6s_5 + c_{23}c_4c_5c_6)] -$$

$$^7y_g\left[c_7\left(s_{23}c_5-c_{23}c_4s_5\right)+s_7\left(c_{23}s_4s_6+s_{23}c_6s_5+c_{23}c_4c_5c_6\right)\right]+$$
$$^7z_g\left(s_{23}s_5s_6-c_{23}c_6s_4+c_{23}c_4c_5s_6\right)+d_4s_{23}\Big\},$$

$$\tau_3=g\big[a_3\left(m_dc_{23}+m_ec_{23}+m_fc_{23}+m_gc_{23}\right)+a_8m_ic_{23}+d_4\left(m_ds_{23}+m_es_{23}+m_gs_{23}\right)+$$
$$m_h{}^8x_hc_{23}+m_c{}^3x_cc_{23}-m_c{}^3y_cs_{23}+m_d\left(^4z_ds_{23}+{}^4x_dc_4c_{23}-{}^4y_dc_4s_{23}\right)+$$
$$m_e{}^5y_ec_5s_{23}+m_e{}^5z_ec_{23}s_4-m_h{}^8y_hs_{23}-m_f{}^6z_fc_5s_{23}+$$
$$m_e{}^5x_es_5s_{23}+m_e{}^5x_ec_4c_5c_{23}-m_e{}^5y_ec_4s_5c_{23}+$$
$$m_f{}^6x_f\left(c_{23}s_4s_6+c_6s_5s_{23}+c_4c_5c_6c_{23}\right)-m_f{}^6y_f\left(c_4c_5s_6c_{23}-s_5s_6s_{23}+c_6s_4c_{23}\right)+$$
$$m_g{}^7x_g\left(c_4c_5s_7c_{23}+c_7c_{23}s_4s_6+c_6c_7s_5s_{23}-c_5s_7s_{23}+c_4c_5c_6c_7s_{23}\right)-$$
$$m_g{}^7y_g\left(c_{23}s_4s_6s_7+c_4c_7s_5s_{23}-c_6s_5s_7s_{23}+c_4c_5c_6s_7s_{23}\right)+$$
$$m_g{}^7z_g\left(s_5s_6s_{23}+c_4c_5c_{23}s_6-c_6s_4c_{23}\right)\big]-m_g{}^6y_gc_5c_7s_{23}+m_f{}^6z_fc_4s_5c_{23},$$

$$\tau_4=m_eg\left(^5z_ec_4s_{23}-{}^5x_ec_5s_4s_{23}+{}^5y_es_4s_5s_{23}\right)-m_dg\left(^4y_dc_4s_{23}+{}^4x_ds_4s_{23}\right)+$$
$$m_fg\left[^6x_f\left(c_4s_6s_{23}-c_5c_6s_4s_{23}\right)+{}^6y_f\left(c_4c_6s_{23}+c_5s_4s_6s_{23}\right)-{}^6z_fs_4s_5s_{23}\right]-$$
$$m_gg\Big\{^7z_g\left(c_4c_6s_{23}+c_5s_4s_6s_{23}\right)-{}^7x_g\left[c_7\left(c_4s_6s_{23}-c_5c_6s_4s_{23}\right)-s_4s_5s_7s_{23}\right]+$$
$$^7y_g\left[s_7\left(c_4s_6s_{23}-c_5c_6s_4s_{23}\right)+c_7s_4s_5s_{23}\right]\Big\},$$

$$\tau_5=-m_eg\left[^5x_e\left(c_{23}c_5+s_{23}c_4s_5\right)-{}^5y_e\left(c_{23}s_5+s_{23}c_4c_5\right)\right]-$$
$$m_gg\Big\{^7z_gs_6\left(s_{23}c_4s_5-c_{23}c_5\right)+{}^7x_g\left[s_7\left(c_{23}s_5-s_{23}c_4c_5\right)+c_6c_7\left(c_{23}c_5+s_{23}c_4s_5\right)\right]+$$
$$^7y_g\left[s_7\left(c_{23}s_5-s_{23}c_4c_5\right)-c_6s_7\left(c_{23}c_5+s_{23}c_4s_5\right)\right]\Big\}-$$
$$m_fg\left[^6z_f\left(c_{23}s_5-s_{23}c_4c_5\right)-{}^6y_fs_6\left(c_{23}c_5+s_{23}c_4s_5\right)-{}^6x_fc_6\left(c_{23}c_5+s_{23}c_4s_5\right)\right],$$

$$\tau_6=m_gg\left[^7z_g\left(s_{23}s_4s_6-c_{23}c_6s_5+s_{23}c_4c_5c_6\right)+{}^7x_gc_7\left(s_{23}c_6s_4+c_{23}s_5s_6-s_{23}c_4c_5s_6\right)-\right.$$
$$\left.^7y_gs_7\left(s_{23}c_6s_4+c_{23}s_5s_6-s_{23}c_4c_5s_6\right)\right]-m_fg\left[^6y_f\left(s_{23}s_4s_6-c_{23}c_6s_5+s_{23}c_4c_5c_6\right)-\right.$$
$$\left.^6x_f\left(s_{23}c_6s_4+c_{23}s_5s_6-s_{23}c_4c_5s_6\right)\right],$$

$$\tau_7=m_gg\Big\{^7x_g\left[c_7\left(c_{23}c_5+s_{23}c_4s_5\right)-s_7\left(s_{23}s_4s_6-c_{23}c_6s_5+s_{23}c_4c_5c_6\right)\right]-$$
$$^7y_g\left[s_7\left(c_{23}c_5+s_{23}c_4s_5\right)+c_7\left(s_{23}s_4s_6-c_{23}c_6s_5+s_{23}c_4c_5c_6\right)\right]\Big\} \tag{4.106}$$

式中，$s_i=\sin\theta_i$；$c_i=\cos\theta_i$；$s_{ij}=\sin\left(\theta_i+\theta_j\right)$；$c_{ij}=\cos\left(\theta_i+\theta_j\right)$；$i=1,\cdots,7$；$j=1,\cdots,7$。

由测量得到的主手各连杆(图 4.5)质心参数见表 4.6。

表 4.6　主手各连杆质心参数

连杆表示		质量/kg	相对于连杆牵连坐标系质心/mm		
标号 i	代号		x_{ci}	y_{ci}	z_{ci}
1	a	4.144	1.705	−15.408	119.298
2	b	1.770	27.713	−87.886	−19.445
3	c	0.513	216.014	−3.177	0
4	d	0.279	0	99.933	66.738

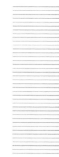

续表 4.6

连杆表示		质量/kg	相对于连杆牵连坐标系质心/mm		
标号 i	代号		x_{ci}	y_{ci}	z_{ci}
5	e	0.295	0	80.101	−44.643
6	f	0.214	0	56.969	−25.043
7	g	0.185	0.241	−3.545	−5.161
8	h	0.395	1.077	1.134	−3.909
9	i	0.242	162.921	0	0

在主手各关节角运动范围内,任意选取连续的关节角变化,利用三维模型软件测量得到的各杆件质心参数和推导的重力矩公式,计算主手各关节运动时的关节力矩值,在 Matlab 中绘制其力矩曲线。同时,将主手的三维模型导入 Adams 中,使各关节角变化规律与 Matlab 中的相同。对比重力补偿公式的计算值与在 Adams 中的仿真值,可验证重力补偿的准确性。验证采用的各关节角仿真变化规律,见表 4.7。为消除 Adams 仿真中关节变化导致的惯性力、哥氏力和向心力的影响,可将 Matlab 中的关节变化规律的周期扩大十倍,而关节力矩的数据采集周期也扩大十倍。各关节重力矩仿真与计算对比如图 4.32 所示。

表 4.7　各关节角仿真变化规律

关节 i	Matlab 计算关节角变化规律/rad	Adams 仿真关节角变化规律/rad
1	$\pi/4 \times \sin(2\pi t/3)$	$\pi/4 \times \sin(2\pi t/30)$
2	$-\pi/2 - \pi/6 \times \sin(2\pi t/3)$	$-\pi/2 - \pi/6 \times \sin(2\pi t/30)$
3	$\pi/2 - \pi/6 \times \sin(4\pi t/3)$	$\pi/2 - \pi/6 \times \sin(4\pi t/30)$
4	$\pi/2 - \pi/3 \times \sin(2\pi t/3)$	$\pi/2 - \pi/3 \times \sin(2\pi t/30)$
5	$-\pi/3 \times \sin(2\pi t/3)$	$-\pi/3 \times \sin(2\pi t/30)$
6	$\pi/2 - \pi/3 \times \sin(2\pi t/3)$	$\pi/2 - \pi/3 \times \sin(2\pi t/30)$
7	$-\pi/3 \times \sin(2\pi t/3)$	$-\pi/3 \times \sin(2\pi t/30)$

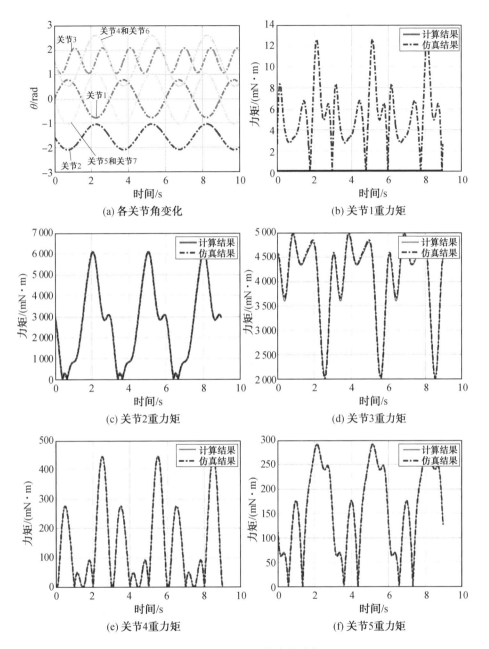

图 4.32　各关节重力矩仿真与计算对比

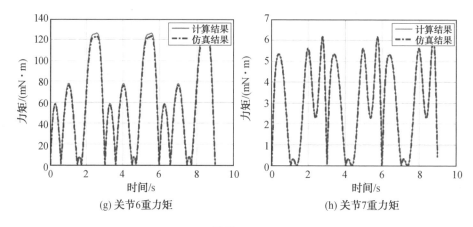

(g) 关节6重力矩

(h) 关节7重力矩

续图 4.32

由图 4.32 中的各关节力矩对比可以看出,除去由于非重力产生的微小误差外,Matlab 计算重力补偿模型的结果与 Adams 仿真结果的关节力矩值吻合性较好,由此可说明基于虚位移原理推导出来的重力补偿计算式(4.106)的准确性,可以将其作为重力补偿控制算法的输入力矩。

下面介绍一种验证重力补偿效果的实验方法。主手重力补偿效果如图 4.33 所示,在重力补偿的作用下,医生操作主手将其置于工作空间的任意位置、任意

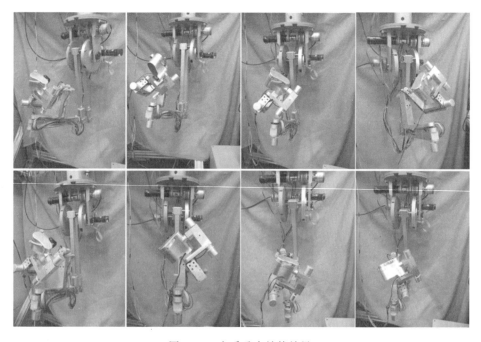

图 4.33　主手重力补偿效果

姿态下放开主手,若主手在原处能够保持平衡,则表明各关节电机输出力矩能够补偿主手重力作用,主手可在工作空间内的任意一点保持平衡。

为了更准确地判断重力补偿的效果,将主手的重力补偿效果量化,可用多维力传感器对补偿前后的主手进行力数据采集,测量操作时主手末端受到的力,比较补偿前后的效果。

对于前述主手的腕部结构,主手手柄为不规则曲面体,而力传感器的安装需要特殊的接口,导致主手手柄无法与力传感器对接,因此使用前述的替代体作为手柄与传感器的接口。替代体装在手柄安装的位置,力传感器与替代体对接时,需保证力传感器的测量面经过腕点,力传感器的轴心与关节 7 的轴心重合。力传感器安装完成后,操作主手在工作空间内任意运动,记录重力补偿前和重力补偿后力传感器的输出值,对比相同操作过程中补偿前后力传感器的输出值,无补偿的和重力补偿下的末端作用力和力矩分别如图 4.34 和图 4.35 所示。

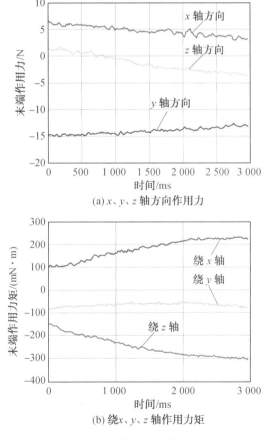

(a) x、y、z 轴方向作用力

(b) 绕 x、y、z 轴作用力矩

图 4.34　无补偿的末端作用力和力矩

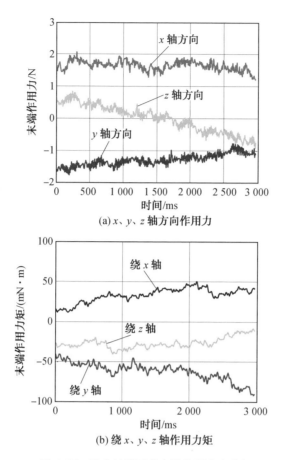

(a) x、y、z 轴方向作用力

(b) 绕 x、y、z 轴作用力矩

图 4.35 重力补偿下的末端作用力和力矩

观察重力补偿前后力传感器的输出可判断重力补偿效果。

4.3.2 运动摩擦补偿

在主手的各个关节传动链中,传动部件的相对运动会产生摩擦,摩擦所带来的阻力感容易引起医生的操作疲劳。为解决此问题,可利用电机输出的反向力矩来补偿主手传动链的运动摩擦。关节摩擦力矩的估计可通过选定合适的摩擦模型,利用辨识的方式获得其摩擦模型系数,并在操控主手时获得其摩擦力矩估计值。

图 4.36 所示为手臂机构的第一关节(第二关节和第三关节的传动与之类似)传动链中各摩擦现象,伺服电机通过自带的减速箱减速后带动丝筒轴转动,丝筒绕有双向传动的钢丝,钢丝带动转盘绕转盘轴运动,输出第一关节的转动。通过分析手臂关节的传动可知,手臂关节传动机构中的摩擦主要有:电机转子与

定子的摩擦、电机齿轮箱的啮合摩擦、丝筒轴支撑轴承的摩擦、绳索传动的摩擦、关节轴承的摩擦等。由于钢丝形变量很小,忽略其弹性形变,可不考虑钢丝的弹性变形在转盘上的摩擦。关节输出端的轴承摩擦较小,可以忽略不计。但是输入端电机轴承经过一个较大减速比的放大效应,这是造成摩擦的一个主要因素;另外,电机齿轮箱的齿轮啮合摩擦也是一个主要摩擦来源。这两个摩擦是手臂关节传动机构中最主要的摩擦力矩来源。

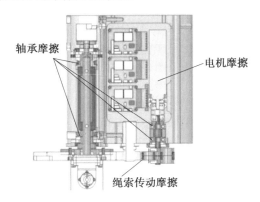

图 4.36　手臂关节传动链中各摩擦现象

由于腕部机构为两两垂直的四个转动关节,结构紧凑,采用锥齿轮作为电机输出轴线与关节轴线的转向装置。其传动路径为:伺服电机轴传动到电机自带的减速箱减速后带动主动锥齿轮转动,然后由齿轮啮合带动从动齿轮转动,进而带动腕部关节转动。手腕关节传动链中各摩擦现象如图 4.37 所示,腕部关节的摩擦力矩主要来源于电机转子与定子的摩擦、电机齿轮箱的啮合摩擦、齿轮轴支撑轴承的摩擦、锥齿轮啮合的摩擦,所有摩擦均为硬表面的接触摩擦,其中齿轮的啮合摩擦力矩占主导地位。

如图 4.38 所示夹持机构传动链中各摩擦现象,主要有电机转子轴承的摩擦、钢丝的弹性摩擦以及 L 形弧杆绕其转轴的轴承摩擦。由于轴承的摩擦和钢丝的弹性摩擦都比较小,因此夹持机构的摩擦力矩可以忽略不计。

针对不同的摩擦现象有诸多经典摩擦模型,库仑摩擦模型、静摩擦模型、黏滞摩擦模型是其中最具代表性的摩擦模型。库仑摩擦模型揭示了摩擦力与接触面的正压力和运动方向的关系;最大静摩擦模型揭示了摩擦力在物体运动开始之前外力与摩擦力的关系;黏滞摩擦模型则揭示了速度与摩擦力的关系。工程实践中,通常将几种经典摩擦模型组合使用,如图 4.39(a)、(b)所示。

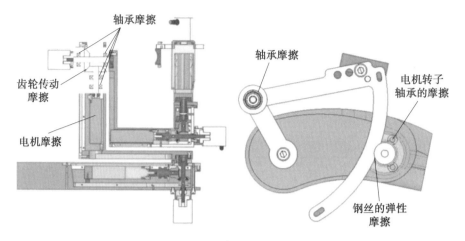

图 4.37　手腕关节传动链中各摩擦现象　　图 4.38　夹持机构传动链各摩擦现象

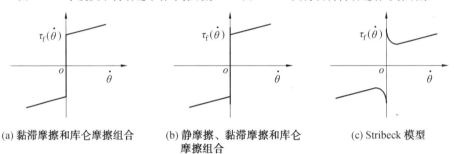

(a) 黏滞摩擦和库仑摩擦组合　　(b) 静摩擦、黏滞摩擦和库仑　　(c) Stribeck 模型
　　　　　　　　　　　　　　　摩擦组合

图 4.39　静态摩擦模型

如图 4.39(c)所示,摩擦力从零速经由低速向高速运动时是随着关节速度的逐渐增大先减小而后再增大的。其公式可以表示为

$$
\tau = \begin{cases} \tau(\dot{\theta}) & (\dot{\theta} \neq 0) \\ \tau_e & (\dot{\theta} = 0 \text{ 且 } |\tau_e| < \tau_s) \\ \tau_s \mathrm{sgn}(\tau_e) & (其他) \end{cases} \tag{4.107}
$$

式中,τ_e 为施加的外力矩;$\tau(\dot{\theta})$ 为 Stribeck 相关曲线函数,用来描述摩擦力矩与速度的关系特性:

$$
\tau(\dot{\theta}) = [\tau_c + (\tau_s - \tau_c)\mathrm{e}^{-|\dot{\theta}/\dot{\theta}_s|^{\delta_s}}]\mathrm{sgn}(\dot{\theta}) + \sigma_v \dot{\theta} \tag{4.108}
$$

式中,$\dot{\theta}_s$ 为 Stribeck 速度;$\dot{\theta}$ 为关节速度;δ_s 为 Stribeck 形状系数;τ_s 为最大静摩擦力矩;τ_c 为库仑摩擦力矩;σ_v 为黏性摩擦系数。

Stribeck 模型较为全面地反映了库仑摩擦、负黏滞摩擦和黏滞摩擦等摩擦现象。

以上摩擦模型只与当前关节速度的大小有关,属于静态摩擦模型的范畴。基于静态摩擦模型的摩擦补偿虽然在诸多领域展现出了不错的性能,但是在高精度、低速跟踪控制时,不能达到理想的控制效果。为了实现更好的控制效果,人们对复杂动态摩擦模型进行了研究,并提出了几种动态摩擦模型。

最简单的 Dahl 摩擦模型为了描述摩擦动态特性,引入了一个内部状态变量 z,由一个非线性方程和力矩输出方程构成,将摩擦特性表述为具有类似弹簧的属性:

$$\begin{cases} \dot{z} = \dot{\theta} - \dfrac{|\dot{\theta}|}{\tau_c} \sigma z \\ \tau = \sigma z \end{cases} \tag{4.109}$$

式中,σ 为弹簧的平均变形量;τ_c 为库仑摩擦力矩。

Dahl 模型没有考虑静摩擦力矩和 Stribeck 效应,只是增加了速度变化时摩擦力矩变化的滞后现象。

Lugre 摩擦模型将摩擦现象模拟为接触面上刚毛的相互作用,更为精确地预测摩擦力矩在零速附近的动态特性:

$$\begin{cases} \dfrac{\mathrm{d}z}{\mathrm{d}t} = \dot{\theta} - \dfrac{|\dot{\theta}|}{g(\dot{\theta})} \sigma_0 z \\ \tau = \sigma_0 z + \sigma_1 \dfrac{\mathrm{d}z}{\mathrm{d}t} + f(\dot{\theta}) \end{cases} \tag{4.110}$$

式中,z 为刚毛平均变形量;σ_0 为刚毛的刚度;σ_1 为阻尼;$g(\dot{\theta})$ 为 Stribeck 效应;$f(\dot{\theta})$ 为黏滞摩擦。

稳定状态下的摩擦力矩 τ_{ss} 为

$$\tau_{ss} = g(\dot{\theta}) \operatorname{sgn}(\dot{\theta}) + f(\dot{\theta}) \tag{4.111}$$

动态摩擦模型能够更为精细地描述摩擦现象,但是动态摩擦模型的应用较为复杂,其辨识和测量较难实现。

综合考虑静态摩擦模型和动态摩擦模型,可选择 Stribeck 摩擦模型作为主手的关节摩擦模型,反映了静态摩擦模型中的几种经典摩擦现象,同时兼顾了摩擦力矩补偿计算的效率和摩擦力矩补偿的实时性。

但是,由于 Stribeck 模型在零速时是不连续的,在经过零速时会出现力矩的跳变,这会对主手的性能产生较大的影响,严重影响主手的操作感受。而采用波普斯等的摩擦力矩模型,如式(4.112)所示,该模型在 Stribeck 模型的基础上增加了一个新项,使得关节运动过零速时的摩擦力矩变化平滑连续。改进的 Stribeck 摩擦模型如图 4.40 所示,该模型可以提高主手在频繁往复操作时的平稳感受。

$$\tau_f(\dot{\theta}) = f_1\dot{\theta} + f_2\mathrm{sgn}(\dot{\theta}) - f_3\mathrm{sgn}(\dot{\theta})\ e^{\frac{-|\dot{\theta}|}{f_4}} - f_5\mathrm{sgn}(\dot{\theta})e^{-\frac{1}{f_6|\dot{\theta}|}} \quad (4.112)$$

式中，f_i 为新关节摩擦模型的系数；$i=1,\cdots,6$。

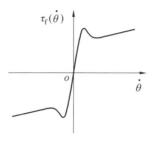

图 4.40　改进的 Stribeck 摩擦模型

　　摩擦模型确定之后，模型中的参数需要通过实验的方式辨识出来。机器人摩擦模型的参数辨识分为在线辨识和离线辨识。在线辨识是根据机器人关节在运动过程中的运动状态，考虑运动时的温度、速度变化等因素，实时辨识摩擦模型参数，具有较高的精确度。但是，在线辨识需要大量的计算，对控制系统的软硬件要求较高。离线辨识可以通过精心设计的运动采集相应的数据，通过后续处理得到摩擦模型的参数。这种方式虽然没有在线辨识的准确度高，但是误差在允许范围内，实用性强。

　　摩擦模型的离线辨识需要得到速度－摩擦力矩映射图，即关节以不同的速度运动时，电机克服摩擦力矩的平均驱动力矩值，然后利用最小二乘法拟合参数，拟合获得摩擦模型的曲线及各个参数。

　　辨识竖直轴关节的摩擦力矩时，对于主手这种轻量型、低惯量的机械臂，当其余关节的位形变化时，竖直关节负载力矩变化范围较小，摩擦力矩随其余关节角的变化可以忽略，作为一个固定大小的摩擦力矩处理。辨识非竖直轴关节的摩擦力矩时，由于重力矩的存在，其随着关节角的变化对关节输出力矩的影响不能忽略，因此针对竖直轴和非竖直轴的主手关节，其摩擦力矩的获取分为两种不同的情况。

　　(1)对于关节轴线与重力方向平行或通过调整可使关节轴线与重力方向平行的一类主手关节的摩擦力矩辨识方法，锁定其余关节，当关节运动时，关节的动力学方程可以表示为

$$\tau_m - \tau_f(\dot{\theta}) = J\ddot{\theta} \quad (4.113)$$

式中，τ_m 为电机输出力矩；$\tau_f(\dot{\theta})$ 为摩擦力矩。

　　当关节速度为匀速时，等式右端惯性力矩为零，电机输出力矩等于关节摩擦力矩。通过采集一系列关节从零速不断增大时的速度－力矩数据，可以得到关节的速度－摩擦力矩映射曲线，并拟合得出关节摩擦模型的各个系数。

（2）对于关节轴线非竖直的主手关节，锁定其余关节，当关节运动时，关节的动力学方程可以表示为

$$\tau_{m} - \tau_{f}(\dot{\theta}) + \tau_{g} = J\ddot{\theta} \tag{4.114}$$

式中，τ_{g} 为重力矩；$\tau_{f}(\dot{\theta})$ 为摩擦力矩。

当关节匀速运动时，等式右端惯性力为零，电机输出力矩等于关节摩擦力矩和重力矩。正向运动时，关节电机输出力矩为

$$\tau_{m+} = \tau_{g}(\theta) + \tau_{f}(\dot{\theta}) \tag{4.115}$$

负向运动时，关节电机输出力矩为

$$\tau_{m-} = \tau_{g}(\theta) + \tau_{f}(-\dot{\theta}) \tag{4.116}$$

关节输出力矩可直接由驱动器读取电机电流获得，而重力矩则由前述基于虚位移原理推导的重力矩补偿公式计算并换算成电流值。采集一系列从零速增大到最大速度时的电机电流，然后除去重力矩，并求均值可得到关节的速度—摩擦力矩映射曲线，拟合得出摩擦模型的各个参数。

主手关节 1、关节 4、关节 6 可以通过调整其他关节角使其关节轴线与重力方向平行，直接采用驱动关节匀速运动并采集电机电流值的方式辨识关节摩擦模型系数。关节 2、关节 3、关节 5、关节 7 不能实现关节轴线与重力方向平行，必须考虑重力矩的影响，采用非竖直轴的方式辨识关节摩擦模型系数。

将电机从初始运行的期望速度多次递增到指定速度。在每一运行速度下，关节正反方向记录多次电机电流数据求取平均值，每个关节进行多次测量，完成摩擦模型的辨识实验，并将电机端速度转换为关节端角速度。图 4.41 和图 4.42 所示为各关节速度对应的电机端采集的电流实验数据及摩擦模型曲线。经辨识拟合的各关节摩擦模型系数见表 4.8 和表 4.9。

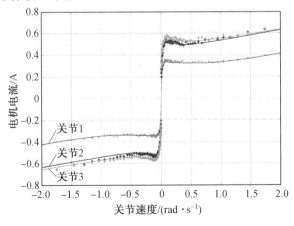

图 4.41　前三关节摩擦力矩实验数据和曲线拟合

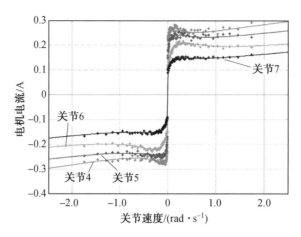

图 4.42　后四关节摩擦力矩实验数据和曲线拟合

表 4.8　关节正向运动辨识的摩擦模型系数

关节	关节正向运动摩擦模型系数					
	f_1	f_2	f_3	f_4	f_5	f_6
1	0.116 2	0.663 2	0.446 9	0.162 2	0.524 1	5.978 7
2	0.103 1	0.865 9	0.744 5	0.031 5	0.449 8	28.440
3	0.095 5	0.782 6	0.513 7	0.041 3	0.347 3	15.282
4	0.025 0	0.132 6	−0.098 8	0.236 8	−0.103 1	26.736
5	0.021 2	0.094 6	−0.068 8	0.467 8	−0.112 9	36.379
6	0.023 1	0.218 9	0.104 5	0.106 0	0.093 5	1.416 2
7	0.021 4	0.181 2	0.088 9	0.131 5	0.067 7	4.343 8

表 4.9　关节负向运动辨识的摩擦模型系数

关节	关节负向运动摩擦模型系数					
	f_1	f_2	f_3	f_4	f_5	f_6
1	0.114 7	0.676 3	0.453 7	0.157 2	0.523 6	6.034 3
2	0.102 7	0.874 6	0.751 2	0.032 3	0.452 1	29.563
3	0.097 8	0.785 3	0.554 2	0.042 4	0.335 8	14.775
4	0.028 7	0.143 4	−0.071 3	0.367 2	−0.082 1	89.573
5	0.021 7	0.113 4	−0.063 1	0.541 2	−0.092 1	49.925
6	0.023 7	0.229 6	0.087 8	0.102 4	0.099 7	1.532 7
7	0.022 3	0.179 7	0.085 1	0.137 2	0.068 1	3.026 6

主手各关节的摩擦模型辨识出来之后,就可以采用基于模型的摩擦力矩前馈补偿方法对主手操作时的摩擦进行补偿,结合主手的冗余腕部自由度调整策略以及主手的重力补偿模型,可以得到主手的重力及摩擦力矩前馈补偿控制框图,如图 4.43 所示。

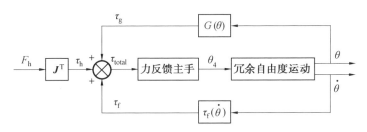

图 4.43　重力及摩擦力矩前馈补偿控制框图

下面介绍一种验证主手运动摩擦补偿效果的方法。在 4.3.1 节重力补偿效果较为理想的前提下,人手抓握夹持机构在操作空间内任意运动,采集摩擦力补偿前后多维力传感器的测量值,将各方向受力绘制在同一张图中进行比较,以观察摩擦力补偿的效果,摩擦力补偿后接触作用力和力矩如图 4.44 所示。

对比仅重力补偿下(图 4.35)和增加摩擦力补偿后(图 4.44)的结果可以看出,进行摩擦力补偿后,力传感器输出的值进一步小于只补偿重力作用的输出值,减小了人手操作主手需要克服的阻力,提高了主手的操作性和舒适性。

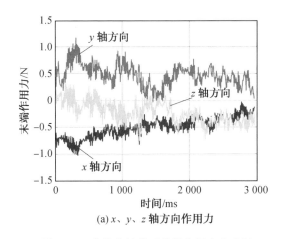

(a) x、y、z 轴方向作用力

图 4.44　摩擦力补偿后接触作用力和力矩

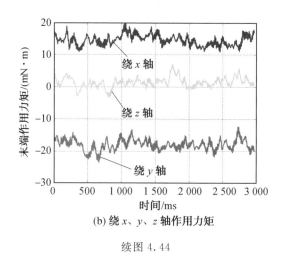

(b) 绕 x、y、z 轴作用力矩

续图 4.44

4.4　主手力感知控制策略

主手除了作为运动输出设备外,还作为感知设备,将手术器械与患者组织的交互作用力反馈给医生,使医生能够感知手术操作力大小。精确的反馈力输出依赖于主手的动力学模型以及合适的力反馈控制算法。接下来介绍主手动力学、动力学模型参数辨识和主手的力控制策略。

4.4.1　主手动力学

机器人动力学典型的建模方法有牛顿－欧拉法、拉格朗日法、高斯最小原理法、Kane 方程法等。牛顿－欧拉法适合于纯串联机构,而且采用迭代的方式,计算效率较高。由于主手手臂机构有一个平行四边形环链,因此不适宜采用牛顿－欧拉法。拉格朗日法结构形式简明,物理意义明确,适用于各种开链形式、闭链形式及树形结构的机器人系统。

拉格朗日函数的定义为

$$L = K - P \tag{4.117}$$

式中,K 为主手各连杆的总动能;P 为主手相对于零势能点的总势能。

拉格朗日动力学方程为

$$\tau_i = \frac{\mathrm{d}}{\mathrm{d}t} \frac{\partial L}{\partial \dot{\theta}_i} - \frac{\partial L}{\partial \theta_i} \tag{4.118}$$

式中,$\dot{\theta}_i$ 为主手的主动关节角速度;θ_i 为主手的主动关节角;τ_i 为主动关节的关节力矩。

主手在操作状态下的动力学可以表示为式(4.119)所示的关节空间的动力学模型：

$$M(\boldsymbol{\theta})\ddot{\boldsymbol{\theta}}+C(\boldsymbol{\theta},\dot{\boldsymbol{\theta}})\dot{\boldsymbol{\theta}}+\boldsymbol{F}_{\mathrm{v}}\dot{\boldsymbol{\theta}}+\boldsymbol{F}_{\mathrm{s}}\mathrm{sgn}(\dot{\boldsymbol{\theta}})+g(\boldsymbol{\theta})=\boldsymbol{\tau}-{}^{0}\boldsymbol{J}^{\mathrm{T}}(\boldsymbol{\theta})\boldsymbol{F}_{\mathrm{h}} \qquad (4.119)$$

式中，$\boldsymbol{\theta}$、$\dot{\boldsymbol{\theta}}$、$\ddot{\boldsymbol{\theta}}\in\mathbf{R}^{7\times1}$ 为关节的位置矢量、速度矢量和加速度矢量，7 为主手的关节数量；$M(\boldsymbol{\theta})$ 为 6×7 的惯性矩阵；$C(\boldsymbol{\theta},\dot{\boldsymbol{\theta}})$ 为 6×7 的离心力和哥氏力影响矩阵；$g(\boldsymbol{\theta})$ 为重力矢量；$\boldsymbol{F}_{\mathrm{v}}\in\mathbf{R}^{7\times7}$ 为黏滞摩擦系数对角矩阵；$\boldsymbol{F}_{\mathrm{s}}\in\mathbf{R}^{7\times7}$ 为库仑摩擦系数对角矩阵；$\boldsymbol{\tau}$ 为各关节电机需要输出的力矩；${}^{0}\boldsymbol{J}^{\mathrm{T}}(\boldsymbol{\theta})$ 为相对于基坐标系的雅可比矩阵的转置矩阵；$\boldsymbol{F}_{\mathrm{h}}$ 为操作者施加在末端执行器的外力。

图 4.45 所示为操作者操作主手时的力学分析。

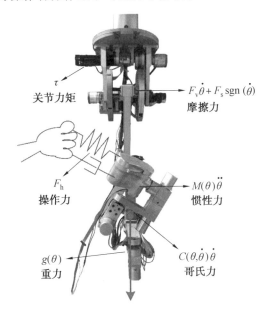

图 4.45　操作者操作主手时的力学分析

对于七个自由度的动力学模型的实时计算会导致过重的系统负担，而腕部运动产生的哥氏力和耦合力对手臂关节的力矩影响较为有限，将腕部的动力学部分作为系统的扰动来处理，可以提高主手控制的计算效率。

将腕部等效为一个固定于手臂连杆的质量块处理，其质心和惯量参数与手臂连杆 3 一块考虑。图 4.46 所示为主手的简化机械结构模型，图 4.47 所示为主手动力学坐标系，主手各个独立计算的杆件图中已分别指出，表 4.10 为主手各计算杆件划分。

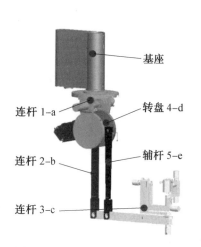

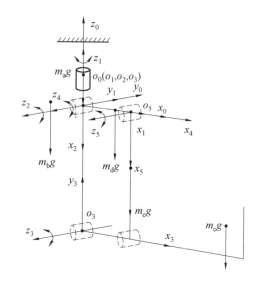

图 4.46　主手的简化机械结构模型　　　图 4.47　主手动力学坐标系

表 4.10　主手各计算杆件划分

基座	坐标系	质心坐标	质量
	$o_0 x_0 y_0 z_0$	—	—
连杆 1	$o_1 x_1 y_1 z_1$	(x_a, y_a, z_a)	m_1
连杆 2	$o_2 x_2 y_2 z_2$	(x_b, y_b, z_b)	m_2
连杆 3	$o_3 x_3 y_3 z_3$	(x_c, y_c, z_c)	m_3
转盘 4	$o_4 x_4 y_4 z_4$	(x_d, y_d, z_d)	m_4
辅杆 5	$o_5 x_5 y_5 z_5$	(x_e, y_e, z_e)	m_5

各连杆相对于其连杆质心的惯性张量为

$$
{}^{c1}\boldsymbol{I}_1 = \begin{bmatrix} I_{xxa} & I_{xya} & I_{xza} \\ I_{yxa} & I_{yya} & I_{yza} \\ I_{zxa} & I_{zya} & I_{zza} \end{bmatrix}, \quad
{}^{c2}\boldsymbol{I}_2 = \begin{bmatrix} I_{xxb} & I_{xyb} & I_{xzb} \\ I_{yxb} & I_{yyb} & I_{yzb} \\ I_{zxb} & I_{zyb} & I_{zzb} \end{bmatrix}, \quad
{}^{c3}\boldsymbol{I}_3 = \begin{bmatrix} I_{xxc} & I_{xyc} & I_{xzc} \\ I_{yxc} & I_{yyc} & I_{yzc} \\ I_{zxc} & I_{zyc} & I_{zzc} \end{bmatrix}
$$

$$
{}^{c4}\boldsymbol{I}_4 = \begin{bmatrix} I_{xxd} & I_{xyd} & I_{xzd} \\ I_{yxd} & I_{yyd} & I_{yzd} \\ I_{zxd} & I_{zyd} & I_{zzd} \end{bmatrix}, \quad
{}^{c5}\boldsymbol{I}_5 = \begin{bmatrix} I_{xxe} & I_{xye} & I_{xze} \\ I_{yxe} & I_{yye} & I_{yze} \\ I_{zxe} & I_{zye} & I_{zze} \end{bmatrix} \tag{4.120}
$$

如图 4.47 所示的机构坐标系,结合运动学模型,其中连杆 1、连杆 2、连杆 3 的坐标系与前述运动学的坐标系相同,齐次变换矩阵也相同。转盘 4 和辅杆 5 的坐标系建立也采用改进的 D－H 法。转盘 4 与辅杆 5 的齐次变换矩阵为

$$\begin{cases} {}^2\boldsymbol{T}_4 = \begin{bmatrix} -\sin\theta_3 & -\cos\theta_3 & 0 & 0 \\ \cos\theta_3 & -\sin\theta_3 & 0 & 0 \\ 0 & 0 & 1 & 0 \\ 0 & 0 & 0 & 1 \end{bmatrix} \\[4mm] {}^2\boldsymbol{T}_5 = \begin{bmatrix} 1 & 0 & 0 & -a_8\sin\theta_3 \\ 0 & 1 & 0 & a_8\cos\theta_3 \\ 0 & 0 & 1 & 0 \\ 0 & 0 & 0 & 1 \end{bmatrix} \end{cases} \tag{4.121}$$

各连杆质心在其基坐标系下的表示为

$$ {}^0\boldsymbol{C}_i = {}^0\boldsymbol{T}_i\,{}^i\boldsymbol{C}_i \tag{4.122}$$

式中，$^0\boldsymbol{C}_i$ 为质心在基坐标系下的表示；$^i\boldsymbol{C}_i$ 为质心在其连体坐标系下的表示。

因此有

$$^0\boldsymbol{a} = {}^0\boldsymbol{T}_1\boldsymbol{a} = [x_a - y_a s_1 \quad y_a c_1 + x_a s_1 \quad z_a \quad 1]^\mathrm{T},$$

$$^0\boldsymbol{b} = {}^0\boldsymbol{T}_2\boldsymbol{b} = [z_b s_1 + x_b c_1 c_2 - y_b s_1 s_2 \quad x_b c_2 s_1 - z_b c_1 - y_b s_1 s_2 \quad y_b c_2 + x_b s_2 \quad 1]^\mathrm{T},$$

$$^0\boldsymbol{c} = {}^0\boldsymbol{T}_3\boldsymbol{c} = [c_1(x_c c_{23} - y s_{23} + a_2 c_2) \quad s_1(x_c c_{23} - y_c s_{23} + a_2 c_2)$$
$$y_c c_{23} + x_c s_{23} + a_2 s_2 \quad 1]^\mathrm{T},$$

$$^0\boldsymbol{d} = {}^0\boldsymbol{T}_4\boldsymbol{d} = [z_d s_1 + x_d c_{23} c_1 \quad x_d c_{23} s_1 - z_d c_1 \quad x_d s_{23} \quad 1],$$

$$^0\boldsymbol{e} = {}^0\boldsymbol{T}_5\boldsymbol{e} = [c_1(a_8 c_{23} + x_e c_2) \quad s_1(a_8 c_{23} + x_e c_2) \quad a_8 s_{23} + x_e s_2 \quad 1] \tag{4.123}$$

主手的总动能为上述各连杆动能总和，而每个连杆的动能表达为

$$k_i = \frac{1}{2} m_i \boldsymbol{v}_{ci}^\mathrm{T} \boldsymbol{v}_{ci} + \frac{1}{2}\,{}^i\boldsymbol{\omega}_i^\mathrm{T}\,{}^{ci}\boldsymbol{I}_i\,{}^i\boldsymbol{\omega}_i \tag{4.124}$$

式中，$\boldsymbol{v}_{ci}$ 为质心相对于基坐标系的速度；$^i\boldsymbol{\omega}_i$ 为刚体 i 在连体坐标系 $\{i\}$ 下的角速度；$^{ci}\boldsymbol{I}_i$ 为刚体 i 对质心的惯性张量。

式 (4.124) 中主手各连杆质心速度 $\boldsymbol{v}_{ci}$ 和连杆角速度 $^i\boldsymbol{\omega}_i$ 可以通过对连杆质心求导以及连杆之间角速度的传递关系求得，则有

$$\boldsymbol{v}_a = [-y_a c_1 \dot{\theta}_1 - x_a s_1 \dot{\theta}_1 \quad x_a c_1 \dot{\theta}_1 - y_a s_1 \dot{\theta}_1 \quad 0]^\mathrm{T},$$

$$\boldsymbol{v}_b = \begin{bmatrix} z_b c_1 \dot{\theta}_1 + y_b s_1 s_2 \dot{\theta}_1 - y_b c_1 c_2 \dot{\theta}_2 - x_b c_2 s_1 \dot{\theta}_1 - x_b c_1 s_2 \dot{\theta}_2 \\ z_b s_1 \dot{\theta}_1 - x_b s_1 s_2 \dot{\theta}_2 + x_b c_1 c_2 \dot{\theta}_1 - y_b c_1 s_2 \dot{\theta}_1 - y_b c_2 s_1 \dot{\theta}_2 \\ (x_b c_2 - y_b s_2)\dot{\theta}_2 \end{bmatrix},$$

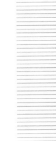

$$v_c = \begin{bmatrix} -c_1(a_2 s_2 \dot{\theta}_2 + (y_c c_{23} + x_c s_{23})(\dot{\theta}_2 + \dot{\theta}_3)) - s_1(x_c c_{23} - y_c s_{23} + a_2 c_2)\dot{\theta}_1 \\ c_1(x_c c_{23} - y_c s_{23} + a_2 c_2)\dot{\theta}_1 - s_1(a_2 s_2 \dot{\theta}_2 + (y_c c_{23} + x_c s_{23})(\dot{\theta}_2 + \dot{\theta}_3)) \\ x_c c_{23}(\dot{\theta}_2 + \dot{\theta}_3) - y_c s_{23}(\dot{\theta}_2 + \dot{\theta}_3) + a_2 c_2 \dot{\theta}_2 \end{bmatrix},$$

$$v_d = \begin{bmatrix} z_d c_1 \dot{\theta}_1 - x_d(c_{1+2+3}(\dot{\theta}_2 + \dot{\theta}_1 + \dot{\theta}_3)/2 + c_{1-2-3}(\dot{\theta}_2 - \dot{\theta}_1 + \dot{\theta}_3)/2) \\ z_d s_1 \dot{\theta}_1 - x_d(s_{1-2-3}(\dot{\theta}_2 + \dot{\theta}_1 + \dot{\theta}_3)/2 + s_{1+2+3}(\dot{\theta}_2 - \dot{\theta}_1 + \dot{\theta}_3)/2) \\ x_d c_{23}(\dot{\theta}_2 + \dot{\theta}_3) \end{bmatrix},$$

$$v_e = \begin{bmatrix} -c_1(x_e s_2 \dot{\theta}_2 + a_8 s_{23}(\dot{\theta}_2 + \dot{\theta}_3)) - s_1(a_8 c_{23} + x_e c_2)\dot{\theta}_1 \\ c_1(a_8 c_{23} + x_e c_2)\dot{\theta}_1 - s_1(x_e s_2 \dot{\theta}_2 + a_8 s_{23}(\dot{\theta}_2 + \dot{\theta}_3)) \\ x_e c_2 \dot{\theta}_2 + a_8 c_{23}(\dot{\theta}_2 + \dot{\theta}_3) \end{bmatrix} \tag{4.125}$$

根据连杆之间角速度的传递关系有

$$^{i+1}\boldsymbol{\omega}_{i+1} = {}^{i+1}_i \boldsymbol{R}\, {}^i \boldsymbol{\omega}_i + \dot{\theta}_{i+1}\, {}^{i+1}\hat{\boldsymbol{Z}}_{i+1} \tag{4.126}$$

可得

$$\begin{cases} ^0\boldsymbol{\omega}_0 = 0 \\ ^1\boldsymbol{\omega}_1 = {}^1_0\boldsymbol{R}\,{}^0\boldsymbol{\omega}_0 + \begin{bmatrix} 0 & 0 & \dot{\theta}_1 \end{bmatrix}^T = \begin{bmatrix} 0 & 0 & \dot{\theta}_1 \end{bmatrix}^T \\ ^2\boldsymbol{\omega}_2 = {}^2_1\boldsymbol{R}\,{}^1\boldsymbol{\omega}_1 + \begin{bmatrix} 0 & 0 & \dot{\theta}_2 \end{bmatrix}^T = \begin{bmatrix} s_2\dot{\theta}_1 & c_2\dot{\theta}_1 & \dot{\theta}_2 \end{bmatrix}^T \\ ^3\boldsymbol{\omega}_3 = {}^3_2\boldsymbol{R}\,{}^2\boldsymbol{\omega}_2 + \begin{bmatrix} 0 & 0 & \dot{\theta}_3 \end{bmatrix}^T = \begin{bmatrix} s_{23}\dot{\theta}_1 & c_{23}\dot{\theta}_1 & \dot{\theta}_2 + \dot{\theta}_3 \end{bmatrix}^T \\ ^4\boldsymbol{\omega}_4 = {}^3\boldsymbol{\omega}_3 \\ ^5\boldsymbol{\omega}_5 = {}^2\boldsymbol{\omega}_2 \end{cases} \tag{4.127}$$

设电机转子的转动惯量为 J_{mi}，加上电机转子产生的动能，主手的总动能表述为

$$K = \sum_{i=1}^{5} k_i + \sum_{i=1}^{3} J_{mi}\,{}^i\boldsymbol{\omega}_i^2 \tag{4.128}$$

由于主手一般操控在低速条件下，电机转子的惯量相对较小，可在动力学计算时忽略，其影响经由动力学辨识分配到其他动力学参数上。

将基坐标系的 xy 平面选为势能零点，根据各连杆质心在基坐标系下的坐标，可以得到各连杆的势能如下：

$$\begin{cases} P_1 = m_1 g z_a \\ P_2 = m_2 g (y_b c_2 + x_b s_2) \\ P_3 = m_3 g (y_c c_{23} + x_c s_{23} + a_2 s_2) \\ P_4 = m_4 g x_d s_{23} \\ P_5 = m_5 g x_e s_2 + a_8 s_{23} \end{cases} \tag{4.129}$$

主手的总势能为

$$P = \sum_{i=1}^{5} P_i \tag{4.130}$$

根据式(4.128)与式(4.130)可得主手的拉格朗日函数为

$$L = \sum_{i=1}^{5} k_i + \sum_{i=1}^{3} J_i{}^i \boldsymbol{\omega}_i^2 - \sum_{i=1}^{5} P_i \tag{4.131}$$

代入式(4.118),可得主手的动力学方程为

$$\begin{cases} \tau_1 = \dfrac{\mathrm{d}}{\mathrm{d}t} \dfrac{\partial L}{\partial \dot{\theta}_1} - \dfrac{\partial L}{\partial \theta_1} \\[3mm] \tau_2 = \dfrac{\mathrm{d}}{\mathrm{d}t} \dfrac{\partial L}{\partial \dot{\theta}_2} - \dfrac{\partial L}{\partial \theta_2} \\[3mm] \tau_3 = \dfrac{\mathrm{d}}{\mathrm{d}t} \dfrac{\partial L}{\partial \dot{\theta}_3} - \dfrac{\partial L}{\partial \theta_3} \end{cases} \tag{4.132}$$

经过整理化简可以得到标准形式的主手动力学方程:

$$\begin{bmatrix} \tau_1 \\ \tau_2 \\ \tau_3 \end{bmatrix} = \begin{bmatrix} \boldsymbol{M}_{11} & \boldsymbol{M}_{12} & \boldsymbol{M}_{13} \\ \boldsymbol{M}_{21} & \boldsymbol{M}_{22} & \boldsymbol{M}_{23} \\ \boldsymbol{M}_{31} & \boldsymbol{M}_{32} & \boldsymbol{M}_{33} \end{bmatrix} \begin{bmatrix} \ddot{\theta}_1 \\ \ddot{\theta}_2 \\ \ddot{\theta}_3 \end{bmatrix} + \begin{bmatrix} C_{11} & C_{12} & C_{13} \\ C_{21} & C_{22} & C_{23} \\ C_{31} & C_{32} & C_{33} \end{bmatrix} \begin{bmatrix} \dot{\theta}_1 \\ \dot{\theta}_2 \\ \dot{\theta}_3 \end{bmatrix} + \begin{bmatrix} N_1 \\ N_2 \\ N_3 \end{bmatrix} \tag{4.133}$$

式中,$\boldsymbol{M}_{ij}$ 为主手的质量矩阵;C_{ij} 为向心力和哥氏力影响因子;N_i 为重力项。

$M_{11} = [I_{xxb} + I_{xxc} + I_{xxd} + I_{xxe} + I_{yyb} + I_{yyc} + I_{yyb} + I_{yye} + 2I_{zza} + 2m_1 x_a^2 + 2m_1 y_a^2 + m_2 x_b^2 + m_3 x_c^2 + m_4 x_d^2 + m_5 x_e^2 + m_2 y_b^2 + m_3 y_c^2 + 2m_2 z_b^2 + 2m_4 z_d^2 - (I_{xxb} + I_{xxe} - I_{yyb} - I_{yye}) c_{22} + 2I_{xyb} s_{22} - (I_{xxc} + I_{xxd} - I_{yyc} - I_{yyd}) c_{2233} + 2I_{xyc} s_{2233} + (a_2^2 m_3 + x_e^2 m_5 + x_b^2 m_2 - y_b^2 m_2) c_{22} + (a_8^2 m_5 + m_3 x_c^2 + m_4 x_d^2 - m_3 y_c^2) c_{2233} - 2a_2 m_3 y_c s_{223} - 2m_2 x_b y_b s_{22} - 2m_3 x_c y_c s_{2233} + (2a_2 m_3 x_c + 2a_8 m_5 x_e) c_3 - 2a_2 m_3 y_c s_3 + (2a_8 m_5 x_e + 2a_2 m_3 x_c) c_{223}] / 2 + a_2^2 m_3 + a_8^2 m_5,$

$M_{21} = I_{xzd} s_{23} + I_{yzb} c_2 + I_{xzb} s_2 - m_4 x_d z_d s_{23} - m_2 y_b z_b c_2 - m_2 x_b z_b s_2,$

$M_{31} = I_{xzd}s_{23} - m_4 x_d z_d s_{23}$,

$M_{12} = I_{xzd}s_{23} + I_{yzb}c_2 + I_{xzb}s_2 - m_4 x_d z_d s_{23} - m_2 y_b z_b c_2 - m_2 x_b z_b s_2$,

$M_{22} = m_3 a_2^2 + 2m_3 c_3 a_2 x_c - 2m_3 s_3 a_2 y_c + m_5 a_8^2 + 2m_5 c_3 a_8 x_e + m_2 x_b^2 + m_3 x_c^2 + m_4 x_d^2 +$

$\qquad m_5 x_e^2 + m_2 y_b^2 + m_3 y_c^2 + I_{zzb} + I_{zzc} + I_{zzd} + I_{zze}$,

$M_{32} = m_5 a_8^2 - m_5 x_e c_3 a_8^2 + m_3 x_c^2 + a_2 m_3 x_c c_3 + m_4 x_d^2 + m_3 y_c^2 - a_2 m_3 s_3 y_c + I_{zzc} + I_{zzd}$,

$M_{13} = I_{xzd}s_{23} - m_4 x_d z_d s_{23}$,

$M_{23} = m_5 a_8^2 - m_5 x_e c_3 a_8^2 + m_3 x_c^2 + a_2 m_3 x_c c_3 + m_4 x_d^2 + m_3 y_c^2 - a_2 m_3 s_3 y_c + I_{zzc} + I_{zzd}$,

$M_{33} = m_5 a_8^2 + m_3 x_c^2 + m_4 x_d^2 + m_3 y_c^2 + I_{zzc} + I_{zzd}$ \hfill (4.134)

$C_{11} = -2I_{xyb}\dot{\theta}_2 c_{22} + \dot{\theta}_2 s_{22}(I_{xxb} + I_{xxe} - I_{yyb} - I_{yye}) + \dot{\theta}_2 s_{22}(-a_2^2 m_3 - m_2 x_b^2 -$

$\qquad m_5 x_e^2 + m_2 y_b^2) + s_{2233}(I_{xxc}\dot{\theta}_2 + I_{xxc}\dot{\theta}_3 + I_{xxd}\dot{\theta}_2 + I_{xxd}\dot{\theta}_3 - I_{yyc}\dot{\theta}_2 - I_{yyc}\dot{\theta}_3 -$

$\qquad I_{yyd}\dot{\theta}_2 - I_{yyd}\dot{\theta}_3 - a_8^2 \dot{\theta}_2 m_5 - a_8^2 \dot{\theta}_3 m_5) + s_{2233}(-\dot{\theta}_2 m_3 x_c^2 - m_3 x_c^2 \dot{\theta}_3 - \dot{\theta}_2 m_4 x_d^2 -$

$\qquad m_4 x_d^2 \dot{\theta}_3 + \dot{\theta}_2 m_3 y_c^2 + m_3 y_c^2 \dot{\theta}_3) - a_2 m_3 y_c \dot{\theta}_3 c_3 - \dot{\theta}_3 s_3 (a_2 m_3 x_c + a_8 m_5 x_e) +$

$\qquad s_{223}(-2a_2 \dot{\theta}_2 m_3 x_c - a_2 \dot{\theta}_3 m_3 x_c - 2a_8 \dot{\theta}_2 m_5 x_e - a_8 \dot{\theta}_3 m_5 x_e) - 2c_{22}\dot{\theta}_2 m_2 x_b y_b -$

$\qquad c_{2233}(2\dot{\theta}_2 m_3 x_c y_c + 2\dot{\theta}_3 m_3 x_c y_c) - c_{223}(2a_2 \dot{\theta}_2 m_3 y_c + a_2 \dot{\theta}_3 m_3 y_c) +$

$\qquad 2c_{2233}(I_{xyc}\dot{\theta}_2 + I_{xyc}\dot{\theta}_3)$

$C_{21} = s_{22}\dot{\theta}_1(I_{yyb} - I_{xxb} - I_{xxe} + I_{yye})/2 - \dot{\theta}_1 c_{2233}(I_{xyc} + m_3 x_c y_c) -$

$\qquad \dot{\theta}_1 s_{2233}(I_{xxc} + I_{xxd} - I_{yyc} - I_{yyd}) + \dot{\theta}_1 s_{22}(a_2^2 m_3 + m_2 x_b^2 + m_5 x_e^2 - m_2 y_b^2) +$

$\qquad \dot{\theta}_1 s_{2233}(a_8^2 m_5 + m_3 x_c^2 + m_4 x_d^2 - m_3 y_c^2) + \dot{\theta}_1 c_{223}(a_2 m_3 y_c) +$

$\qquad \dot{\theta}_1 s_{223}(a_2 m_3 x_c + a_8 m_5 x_e) + \dot{\theta}_1 c_{22}(m_2 x_b y_b - I_{xyb})$

$C_{31} = \dot{\theta}_1 s_{2233}(I_{yyc} - I_{xxc} - I_{xxd} + I_{yyd} + a_8^2 m_5 + x_c^2 m_3 + x_d^2 m_4 - y_c^2 m_3)/2 -$

$\qquad \dot{\theta}_1 c_{2233}(I_{xyc} - m_3 x_c y_c) + (a_2 m_3 y_c c_3 \dot{\theta}_1)/2 + \dot{\theta}_1 s_3(a_2 m_3 x_c + a_8 m_5 x_e)/2 +$

$\qquad \dot{\theta}_1 s_{223}(a_2 m_3 x_c + a_8 m_5 x_e)/2 + \dot{\theta}_1 c_{223}(a_2 m_3 y_c)/2$

$C_{12} = (I_{xzb} - m_2 x_b z_b)c_2 \dot{\theta}_2 - (I_{yzb} - m_2 y_b z_b)s_2 \dot{\theta}_2 + I_{xzd}c_{23}\dot{\theta}_2 + 2I_{xzd}c_{23}\dot{\theta}_3 -$

$\qquad \dot{\theta}_2 m_4 x_d z_d c_{23} - 2m_4 x_d z_d c_{23}\dot{\theta}_3$

$C_{22} = -2(a_2 m_3 y_c c_3 + a_2 m_3 x_c s_3 + a_8 m_5 x_e s_3)\dot{\theta}_3$

$C_{32} = (a_2 m_3 y_c c_3 + a_2 m_3 x_c s_3 + a_8 m_5 x_e s_3)\dot{\theta}_2$

$C_{13} = (-m_4 x_d z_d c_{23} + I_{xzd}c_{23})\dot{\theta}_3$

$$C_{23} = -(a_2 m_3 y_c c_3 + a_2 m_3 x_c s_3 + a_8 m_5 x_e s_3) \dot{\theta}_3$$

$$C_{33} = 0$$

$$N_1 = 0$$

$$N_2 = (a_8 m_5 + m_4 x_d + m_3 x_c) g c_{23} - m_3 g y_c s_{23} + (a_2 m_3 + x_b m_2 + x_e m_5) g c_2 -$$
$$m_2 g y_b s_2$$

$$N_3 = (a_8 m_5 + m_3 x_c + m_4 x_d) g c_{23} - m_3 g y_c s_{23}$$

将 Adams 中主手虚拟样机得到的关节力矩与前述推导的动力学方程式在 Matlab 中计算得到的关节力矩进行对比,比较图 4.48 关节 1、2、3 的力矩值,可以看出两者基本一致。

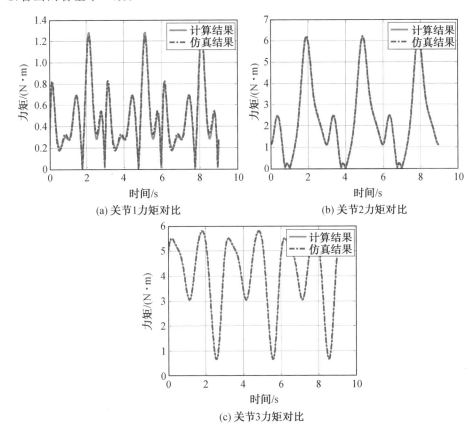

图 4.48　主手各关节力矩仿真与计算对比

主手各关节力矩仿真与计算对比结果表明,在不考虑摩擦力的情况下,采用拉格朗日法建立动力学模型是较为准确的,其可用于主手系统的非线性解耦及控制算法的实施。

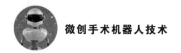

在仿真验证过程中,驱动函数的选择应使各关节角在其关节区间内。关节
1、2、3 的角度变化函数(式(4.135))的取值应使得主手位置轨迹的速度值接近医
生操作主手的最大速度值与平均速度值。

$$
\begin{cases}
\theta_1 = \dfrac{\pi}{4}\sin\left(\dfrac{2\pi}{3}t\right) \\[2mm]
\theta_2 = -\dfrac{\pi}{2} - \dfrac{\pi}{6}\sin\left(\dfrac{2\pi}{3}t\right) \\[2mm]
\theta_3 = \dfrac{\pi}{2} - \dfrac{\pi}{6}\sin\left(\dfrac{4\pi}{3}t\right)
\end{cases}
\tag{4.135}
$$

在确定主手动力学模型的正确性之后,将主手动力学模型中的惯量项、重力
项、向心力与哥氏力项分离,分析其各项在动力学中的影响。驱动函数选择为动
力学验证驱动函数的五倍周期,将各项产生的力矩在同一张图中表示,关节力矩
各分量比重如图 4.49 所示。

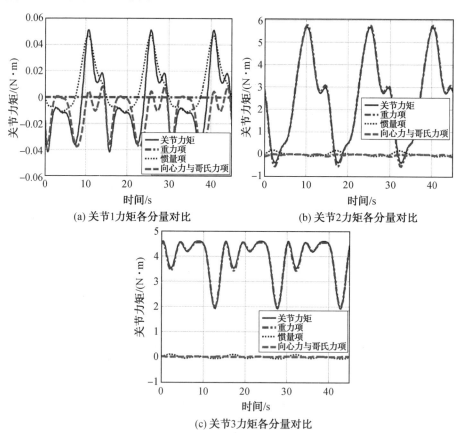

图 4.49　关节力矩各分量比重

关节 1 不受重力影响,其他各项产生的关节驱动力矩为几十毫牛·米。关节 2、3 的重力矩与其关节驱动力矩基本吻合,惯性力、向心力和哥氏力的影响非常小,与重力矩相比占关节驱动力矩的 5% 以下。结果表明了在低速操作主手的过程中,重力和摩擦是影响主手操作性能的主要因素。

动力学方程中,各连杆的动力学惯性参数 p_i:

$$p_i = \begin{bmatrix} m_i & m_i l_{Cix} & m_i l_{Ciy} & m_i l_{Ciz} & I_{ixx} & I_{ixy} & I_{ixz} & I_{iyy} & I_{iyz} & I_{izz} \end{bmatrix}$$

$$(4.136)$$

对于一个给定的机器人,其惯性参数是确定的:

$$p = \begin{bmatrix} p_1^T & \cdots & p_n^T \end{bmatrix}^T \in \mathbf{R}^{10n}$$

$$(4.137)$$

式中, p 为机器人的惯性参数; n 为机器人的自由度。

在机器人动力学中,动力学是惯性参数的线性函数,它在简化机器人动力学计算、机器人惯性参数辨识以及机器人控制系统设计和分析中起着重要的作用。对于 n 自由度的机械臂,其动力学模型可以变换为如下的形式:

$$\tau = M(\theta)\ddot{\theta} + C(\theta, \dot{\theta})\dot{\theta} + G(\theta) = Y(\theta, \dot{\theta}, \ddot{\theta})\pi$$

$$(4.138)$$

式中, π 为 $10n$ 恒参数向量; Y 为关节位置、速度和加速度的 $n \times 10p$ 矩阵。

基于机械臂的运动学构型,并非每个连杆的 10 个参数都能独立地出现在式 (4.138) 的动力学线性模型中。哈利勒等研究表明,通过线性重组变换,主手的动力学方程式可以精简表示为最小参数集的形式,即

$$\tau = Y_b(\theta, \dot{\theta}, \ddot{\theta})\pi_b$$

$$(4.139)$$

式中,动力学惯性参数集的完整形式 π 是最小惯性参数集 π_b 的线性组合。

经过人工分离后的主手的动力学线性化方程为

$$\tau_L = Y_L(\theta, \dot{\theta}, \ddot{\theta})\pi_L$$

$$(4.140)$$

其中

$$\pi_L = \begin{bmatrix} \tau_1 & \tau_2 & \tau_3 \end{bmatrix}^T$$

$$(4.141)$$

Y_L 为 3×19 的关于 θ、$\dot{\theta}$、$\ddot{\theta}$ 的多项式回归矩阵,表达式为

$$Y_{\text{L}}^{\text{T}} = \begin{bmatrix} 0 & \ddot{\theta}_3 + \ddot{\theta}_2 & \ddot{\theta}_2 + \ddot{\theta}_3 \\ y_{12} & y_{22} & y_{32} \\ y_{13} & y_{23} & y_{33} \\ y_{14} & \ddot{\theta}_1 s_{23} & \ddot{\theta}_1 s_{23} \\ 0 & 0 & 0 \\ 0 & \ddot{\theta}_2 & 0 \\ \ddot{\theta}_2 c_2 - \dot{\theta}_2 \dot{\theta}_2 s_2 & \ddot{\theta}_1 c_2 & 0 \\ \ddot{\theta}_2 s_2 + \dot{\theta}_2 \dot{\theta}_2 c_2 & \ddot{\theta}_1 s_2 & 0 \\ 1/2\ddot{\theta}_1 c_{22} - \dot{\theta}_1 \dot{\theta}_2 s_{22} & \dot{\theta}_1 \dot{\theta}_1 s_{22} & 0 \\ 1/2\ddot{\theta}_1 s_{22} + \dot{\theta}_1 \dot{\theta}_2 c_{22} & -\dot{\theta}_1 \dot{\theta}_1 c_{22} & 0 \\ \ddot{\theta}_1 c_{2233} - \dot{\theta}_1 \dot{\theta}_3 s_{2233} - \dot{\theta}_1 \dot{\theta}_2 s_{2233} & \dot{\theta}_1 \dot{\theta}_1 s_{2233} & \dot{\theta}_1 \dot{\theta}_1 s_{2233} \\ 2\dot{\theta}_1 \dot{\theta}_3 c_{2233} + 2\dot{\theta}_1 \dot{\theta}_2 c_{2233} & -\dot{\theta}_1 \dot{\theta}_1 c_{2233} & -\dot{\theta}_1 \dot{\theta}_1 c_{2233} \\ 1/2\ddot{\theta} & 0 & 0 \\ 0 & c_{23} & c_{23} \\ 0 & -s_{23} & -s_{23} \\ 0 & c_2 & 0 \\ 0 & -s_2 & 0 \\ 0 & \ddot{\theta}_3 c_3 & \ddot{\theta}_2 c_3 \\ \ddot{\theta}_1 s_{2233} & 0 & 0 \end{bmatrix} \tag{4.142}$$

参数矩阵 π_{L} 为 19×1 的常值参数向量,表达式为

$$\boldsymbol{\pi}_{\mathrm{L}}=\begin{bmatrix}\pi_1\\\pi_2\\\pi_3\\\pi_4\\\pi_5\\\pi_6\\\pi_7\\\pi_8\\\pi_9\\\pi_{10}\\\pi_{11}\\\pi_{12}\\\pi_{13}\\\pi_{14}\\\pi_{15}\\\pi_{16}\\\pi_{17}\\\pi_{18}\\\pi_{19}\end{bmatrix}=\begin{bmatrix}m_5 a_8^2+m_3 x_c^2+m_4 x_d^2+m_3 y_c^2+I_{zzc}+I_{zzd}\\a_8 m_5 x_e+a_2 m_3 x_c\\a_2 m_3 y_c\\I_{xzd}-m_4 x_d z_d\\m_4 x_d z_d\\m_3 a_2^2+m_2 x_b^2+m_5 x_e^2+m_2 y_b^2+I_{zzd}+I_{zze}\\I_{yzb}-m_2 y_b z_d\\I_{xzb}-m_2 x_b z_b\\-I_{xxe}-I_{xxb}+I_{yyb}+I_{yye}+m_3 a_2^2+m_5 x_e^2+m_2 x_b^2-m_2 y_b^2\\I_{xyb}-m_2 x_b y_b\\-I_{xxc}-I_{xxd}+I_{yyc}+I_{yyd}+m_5 a_8^2+m_3 x_c^2+m_4 x_d^2-m_3 y_c^2\\I_{xyc}-m_3 x_c y_c\\\pi_{13}\\a_8 m_5 g+m_4 x_d g+m_3 x_c g\\m_3 y_c g\\a_2 m_3 g+m_2 x_b g+m_5 x_e g\\m_2 y_b g\\a_2 m_3 x_c-a_8^2 m_5 x_e\\2 I_{xyc}-2 m_3 x_c y_c\end{bmatrix}$$

$$(4.143)$$

式(4.142)和式(4.143)中,符号代替的各元素的具体表达式为

$$y_{12}=\ddot{\theta}_1 c_{223}+\ddot{\theta}_1 c_3-2\dot{\theta}_1\dot{\theta}_2 s_{223}-\dot{\theta}_1\dot{\theta}_3 s_{223}-\dot{\theta}_1\dot{\theta}_3 s_3$$

$$y_{13}=\ddot{\theta}_1 s_{223}+\ddot{\theta}_1 s_3+2\dot{\theta}_1\dot{\theta}_2 c_{223}+\dot{\theta}_1\dot{\theta}_3 c_{223}+\dot{\theta}_1\dot{\theta}_3 c_3$$

$$y_{14}=\ddot{\theta}_2 s_{23}+\ddot{\theta}_3 s_{23}+\dot{\theta}_2\dot{\theta}_2 c_{23}+2\dot{\theta}_2\dot{\theta}_3 c_{23}+\dot{\theta}_3\dot{\theta}_3 c_{23}$$

$$y_{22}=2\ddot{\theta}_2 c_3+\dot{\theta}_1\dot{\theta}_1 s_{223}-2\dot{\theta}_2\dot{\theta}_3 s_3-\dot{\theta}_3\dot{\theta}_3 s_3$$

$$y_{23}=\dot{\theta}_3\dot{\theta}_3 c_3+2\ddot{\theta}_2 s_3+2\dot{\theta}_2\dot{\theta}_3 c_3+\ddot{\theta}_3 s_3-\dot{\theta}_1\dot{\theta}_1 c_{223}$$

$$y_{32}=2\ddot{\theta}_2 c_3+\dot{\theta}_1\dot{\theta}_1 s_{223}-2\dot{\theta}_2\dot{\theta}_3 s_3-\dot{\theta}_3\dot{\theta}_3 s_3$$

$$y_{33}=\dot{\theta}_3\dot{\theta}_3 c_3+2\ddot{\theta}_2 s_3+2\dot{\theta}_2\dot{\theta}_3 c_3+\ddot{\theta}_3 s_3-\dot{\theta}_1\dot{\theta}_1 c_{223}$$

$$\pi_{13}=I_{xxb}+I_{xxc}+I_{xxd}+I_{xxe}+I_{yyb}+I_{yyd}+I_{yye}+2 I_{zza}+2 m_1 x_a^2+2 m_1 y_a^2+$$
$$m_2 y_b^2+m_5 x_e^2+m_5 a_8^2+m_3 a_2^2+m_2 x_b^2+$$
$$m_3 x_c^2+m_4 x_d^2+m_3 y_c^2+2 m_2 z_b^2+2 m_4 z_d^2$$

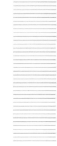

对于影响主手操作性能的两个因素重力和摩擦力矩,其中重力已包含在动力学中,而摩擦力需要单独考虑。因此,在进行动力学辨识的过程中,需要将各关节摩擦力矩作为附加的动力学参数扩展到动力学线性化方程中。选用库仑模型和黏滞摩擦模型的组合作为机器人的关节摩擦模型:

$$\boldsymbol{\tau}_{\mathrm{f}} = \boldsymbol{\tau}_{\mathrm{c}} \mathrm{sgn}(\dot{\boldsymbol{\theta}}) + \boldsymbol{\tau}_{\mathrm{v}} \dot{\boldsymbol{\theta}} \tag{4.144}$$

式中,$\boldsymbol{\tau}_{\mathrm{v}} = \mathrm{diag}\{\tau_{\mathrm{v}1}, \tau_{\mathrm{v}2}, \tau_{\mathrm{v}3}\}$,$\boldsymbol{\tau}_{\mathrm{c}} = \mathrm{diag}\{\tau_{\mathrm{c}1}, \tau_{\mathrm{c}2}, \tau_{\mathrm{c}3}\}$。

$$\boldsymbol{Y}_{\mathrm{f}} = \begin{bmatrix} \dot{\theta}_1 & 0 & 0 & \mathrm{sgn}(\dot{\theta}_1) & 0 & 0 \\ 0 & \dot{\theta}_2 & 0 & 0 & \mathrm{sgn}(\dot{\theta}_2) & 0 \\ 0 & 0 & \dot{\theta}_3 & 0 & 0 & \mathrm{sgn}(\dot{\theta}_3) \end{bmatrix} \tag{4.145}$$

$$\boldsymbol{\pi}_{\mathrm{f}} = \begin{bmatrix} \pi_{\mathrm{fv}1} & \pi_{\mathrm{fv}2} & \pi_{\mathrm{fv}3} & \pi_{\mathrm{fc}1} & \pi_{\mathrm{fc}2} & \pi_{\mathrm{fc}3} \end{bmatrix}^{\mathrm{T}} \tag{4.146}$$

经扩展后的主手动力学方程的表达式为

$$\boldsymbol{\tau}_{\mathrm{E}} = \boldsymbol{\tau}_{\mathrm{L}} + \boldsymbol{\tau}_{\mathrm{f}} = \begin{bmatrix} \boldsymbol{Y}_{\mathrm{L}}(\boldsymbol{\theta}, \dot{\boldsymbol{\theta}}, \ddot{\boldsymbol{\theta}}) & \boldsymbol{Y}_{\mathrm{f}}(\dot{\boldsymbol{\theta}}) \end{bmatrix} \begin{bmatrix} \boldsymbol{\pi}_{\mathrm{L}} \\ - \\ \boldsymbol{\pi}_{\mathrm{fi}} \end{bmatrix} = \boldsymbol{Y}_{\mathrm{E}}(\boldsymbol{\theta}, \dot{\boldsymbol{\theta}}, \ddot{\boldsymbol{\theta}}) \boldsymbol{\pi}_{\mathrm{E}} \tag{4.147}$$

式中,$\boldsymbol{Y}_{\mathrm{E}}$ 为 3×25 的回归矩阵;$\boldsymbol{\pi}_{\mathrm{E}}$ 为 25×1 的常参数向量。

根据扩展的主手动力学方程可以进一步进行动力学参数的辨识,确定动力学参数数值,为主手的控制算法设计打下基础。

4.4.2　动力学模型参数辨识

机器人精确的动力学模型是实施机器人精确控制、动态设计及运动仿真的前提。影响机器人动力学模型精度的主要因素有机器人连杆的运动学参数和连杆的惯性参数。前者可以通过标定的方式来获得较高精确度的运动学参数,而连杆的惯性参数需要用离线辨识的方法确定。离线辨识的方法是通过合理地设计激励轨迹、数据采样及处理、参数估计方法,获得精确、有效的动力学模型。此外,动力学辨识的方法还能够处理机器人动力学中存在的摩擦力特性和柔性特性问题。

主手动力学模型辨识可首先进行激励轨迹的优化设计,使得主手的辨识实验足够充分,数据足够合理,便于后续的数据处理。傅里叶级数具有周期性,可以使机器人连续多次重复执行激励轨迹,通过多次采样数据进行均值处理,提高采集数据的信噪比。此外,信号可以进行频域内的微分去噪,提高数据处理的精度。

可采用斯外沃斯中的激励轨迹作为主手的激励轨迹,将关节运动表达为基于正弦轨迹组合的形式,即有限傅里叶级数。主手各关节的位置、速度和加速度

轨迹可表示为

$$\theta_i(t) = \sum_{l=1}^{N} \frac{a_l^i}{\omega_f l}\sin(\omega_f lt) - \frac{b_l^i}{\omega_f l}\cos(\omega_f lt) + \theta_{i0}$$

$$\dot{\theta}_i(t) = \sum_{l=1}^{N} a_l^i\cos(\omega_f lt) - b_l^i\sin(\omega_f lt) \qquad (4.148)$$

$$\ddot{\theta}_i(t) = \sum_{l=1}^{N} -a_l^i\omega_f l\sin(\omega_f lt) + b_l^i\omega_f l\cos(\omega_f lt)$$

式中，ω_f 为傅里叶级数的基频；N 为傅里叶级数的阶数。

激励轨迹的优化首先要保证采集的数据足够充分，以防止病态数据的出现。其次需要满足机械臂各关节的关节角限位、关节角速度和角加速度限制，机械臂自身的干涉以及电机输出力矩的大小等约束，还要满足末端轨迹在工作空间内。因此，需要针对这些因素对傅里叶级数进行优化，从中选取一条最为合理的运动轨迹满足这些约束的要求。

采用激励轨迹各离散点处条件数的均值作为轨迹优化的准则，该准则使得观测矩阵抗扰动能力最好。基于条件数优化准则的激励轨迹优化问题可以描述为

$$\begin{cases} \min \text{ average}\left[\text{cond}(\boldsymbol{Y}_E)\right] \\ \boldsymbol{\theta}_{\min} \leqslant \boldsymbol{\theta}(\beta) \leqslant \boldsymbol{\theta}_{\max}, \quad |\dot{\boldsymbol{\theta}}(\beta)| \leqslant \dot{\boldsymbol{\theta}}_{\max} \\ |\ddot{\boldsymbol{\theta}}(\beta)| \leqslant \ddot{\boldsymbol{\theta}}_{\max} \\ w\left[\boldsymbol{\theta}(\beta)\right] \subset W \\ |\boldsymbol{Y}_E\left[\boldsymbol{\theta}(\beta), \dot{\boldsymbol{\theta}}(\beta), \ddot{\boldsymbol{\theta}}(\beta)\right]| \leqslant \boldsymbol{\tau}_{\max} \end{cases} \qquad (4.149)$$

式中，β 为轨迹参数；$w\left[\boldsymbol{\theta}(\beta)\right]$ 为末端位置轨迹；W 是主手工作空间。

$\boldsymbol{\theta}_{\min}$、$\boldsymbol{\theta}_{\max}$、$\dot{\boldsymbol{\theta}}_{\min}$、$\dot{\boldsymbol{\theta}}_{\max}$、$\ddot{\boldsymbol{\theta}}_{\min}$、$\ddot{\boldsymbol{\theta}}_{\max}$ 分别是主手各关节的最小关节限位角、最大关节限位角、最小关节角速度、最大关节角速度、最小关节角加速度、最大关节角加速度，具体如下。

主手各关节限位角（rad）：

$$-0.875 < \theta_1 < 0.875$$
$$-2.094 < \theta_2 < -1.047 \qquad (4.150)$$
$$1.047 < \theta_3 < 2.094$$

主手各关节角速度限制（rad/s）：

$$-1.120\ 3 < \dot{\theta}_1, \dot{\theta}_2, \dot{\theta}_3 < 1.120\ 3 \qquad (4.151)$$

主手各关节角加速度限制（rad/s²）：

$$-2.419 < \ddot{\theta}_1, \ddot{\theta}_2, \ddot{\theta}_3 < 2.419 \qquad (4.152)$$

式(4.149)是一个非线性约束优化问题,可以采用遗传算法获得全局最优的结果,优化的各关节角轨迹如图4.50所示,其参数选择为 $\omega_f = 0.1$ 及 $N = 5$,傅里叶级数的周期为10 s。该优化轨迹使得主手末端在工作空间中的笛卡儿轨迹曲线如图4.51中 * 号形成的轨迹所示,其中一个较大黑色 * 表示该优化轨迹一个周期的起始点和终止点。优化轨迹的傅里叶系数见表4.11。

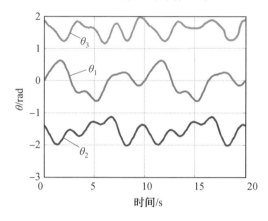

图4.50　优化的各关节角轨迹

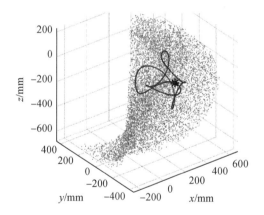

图4.51　优化轨迹的末端轨迹

表4.11　优化轨迹的傅里叶系数

k	$a_{k,1}$	$a_{k,2}$	$a_{k,3}$	$a_{k,4}$	$a_{k,5}$	$b_{k,1}$	$b_{k,2}$	$b_{k,3}$	$b_{k,4}$	$b_{k,5}$	$\theta_{k,0}$
1	0.02	0.25	0.18	−0.15	0.16	−0.21	0.32	0.15	0.12	−0.15	0
2	−0.06	0.11	−0.15	−0.26	0.12	0.12	−0.14	−0.32	−0.31	0.11	−1.570 5
3	0.02	−0.17	0.18	−0.14	−0.26	−0.04	−0.13	−0.33	−0.21	0.33	1.570 5

主手辨识数据采集处理与参数估计的过程为：首先对数据进行预处理，采用优化的主手辨识轨迹，利用控制器控制主手跟踪激励轨迹，采集主手关节的编码器数值和电机电流值，然后对关节角度值和电机电流值进行处理，得到关节角速度、角加速度和关节驱动力矩，代入动力学方程进行求解。

对直接采集到的主手关节角度值和电机电流值进行预处理，先对采集的所有数据进行滤波处理，去除高频噪声；再将周期性数据求均值，提高数据的质量，即

$$\bar{h}(k) = \frac{1}{L}\sum_{l=1}^{L} h_l(k) \tag{4.153}$$

式中，$h_l(k)$ 为滤波后的第 l 周期的第 k 次采集数据；$\bar{h}(k)$ 为 h 的平均化；L 为轨迹的采样周期数。

在利用主手动力学模型式（4.147）进行参数计算时，需要知道关节的角度、角速度和角加速度。对平均化的关节角位置数据采用最小二乘法拟合成傅里叶级数，然后对拟合的傅里叶级数进行求导，得到关节角速度和角加速度，这样处理后能够获得较高的降噪效果。

在主手重复跟踪激励轨迹时，在 N 个时间点 $t_1, t_2, \cdots, t_N(nN > p+2n, n$ 为机器人自由度，p 为惯性参数的个数)对关节位置和电机力矩进行采样，得到增广的矩阵方程：

$$\boldsymbol{\tau}_N = \begin{bmatrix} \boldsymbol{\tau}_{t_1} \\ \boldsymbol{\tau}_{t_2} \\ \vdots \\ \boldsymbol{\tau}_{t_N} \end{bmatrix} = \begin{bmatrix} \boldsymbol{Y}(\boldsymbol{\theta}_{t_1}, \dot{\boldsymbol{\theta}}_{t_1}, \ddot{\boldsymbol{\theta}}_{t_1}) \\ \boldsymbol{Y}(\boldsymbol{\theta}_{t_2}, \dot{\boldsymbol{\theta}}_{t_2}, \ddot{\boldsymbol{\theta}}_{t_2}) \\ \vdots \\ \boldsymbol{Y}(\boldsymbol{\theta}_{t_N}, \dot{\boldsymbol{\theta}}_{t_N}, \ddot{\boldsymbol{\theta}}_{t_N}) \end{bmatrix} \boldsymbol{\pi}_E = \boldsymbol{Y}_N \boldsymbol{\pi}_E \tag{4.154}$$

式中，$\boldsymbol{Y}_N$ 为 $nN \times p$ 的观测矩阵；$\boldsymbol{\tau}_N$ 为 $nN \times 1$ 的力矩向量；N 为数据采样个数。

一般情况下，该增广矩阵方程不能用简单的最小二乘法求出主手的动力学参数向量，即

$$\boldsymbol{\pi}_{E\text{-estimate}} = (\boldsymbol{Y}_N^T \boldsymbol{Y}_N)^{-1} \boldsymbol{Y}_N^T \boldsymbol{\tau}_N \tag{4.155}$$

通常 $\boldsymbol{Y}_N^T \boldsymbol{Y}_N$ 是不满秩的，因此不存在逆矩阵，可采用岭回归估计方法求得 $\hat{\boldsymbol{\pi}}_E$。岭回归估计方法通过增加一个小数值的对角矩阵使得矩阵 $\boldsymbol{Y}_N^T \boldsymbol{Y}_N$ 可逆，即

$$\hat{\boldsymbol{\pi}}_{E\text{-estimate}} = (\boldsymbol{Y}_N^T \boldsymbol{Y}_N + d\boldsymbol{I}_{nN})^{-1} \boldsymbol{Y}_N^T \boldsymbol{\tau}_N \tag{4.156}$$

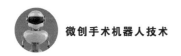

当 $d \ll \lambda_{\min}(\boldsymbol{Y}_N^{\mathrm{T}} \boldsymbol{Y}_N)$ 时，$\lambda_{\min}$ 为矩阵 $\boldsymbol{Y}_N^{\mathrm{T}} \boldsymbol{Y}_N$ 的非零最小特征值，可以求得最优估计值。

工业机器人辨识的数据采集过程，通常采用图 4.52 所示的基于动力学前馈补偿的关节 PD 控制策略去跟踪优化后的最优激励轨迹。动力学非线性反馈的线性化通过消除动力学方程中的非线性项来实现，输入的力矩由下式来计算：

$$\boldsymbol{\tau}_c = \hat{\boldsymbol{c}}(\boldsymbol{q}, \dot{\hat{\boldsymbol{q}}}) + \hat{\boldsymbol{g}}(\boldsymbol{q}) + \hat{\boldsymbol{M}}(\boldsymbol{q}) \ddot{\boldsymbol{q}}_r + \boldsymbol{\tau}_{pd} \tag{4.157}$$

式中，动力学的惯性参数采用根据主手结构本体测量所得的动力学参数值。

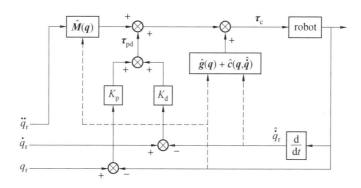

图 4.52　基于动力学前馈补偿的关节 PD 控制策略

通过有效跟踪期望的最优激励轨迹，采集主手各关节电机的电流值和关节转角及角速度值，得到辨识所需的数据。跟踪激励轨迹过程中，由于开始运动和结束运动的速度、加速度均不为零，为使采集的数据为稳定状态下的合理数据，重复执行数据采集多次，并剔除开始和结束的两个周期。

由于各关节电机采集的电流值噪声相对较大，所有的信号需先通过一个滑动均值滤波器做均值处理，以提高电流的可信度和精度。图 4.53 所示为关节 1、2、3 电机电流一个周期内使用滑动均值滤波器的平滑效果。将各关节电机电流采样值换算为关节力矩值，并且联合关节角度、角速度和拟合的角加速度值代入式 (4.156) 的动力学辨识方程，求得的主手动力学参数见表 4.12。

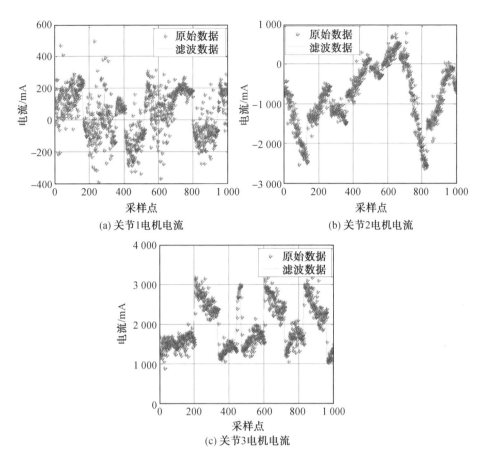

图 4.53　电机电流采样数据及滤波数据

表 4.12　主手动力学参数

参数	辨识值	参数	辨识值	参数	辨识值
π_1	0.155 3	π_{10}	7.47×10^{-5}	π_{19}	$-0.061\ 8$
π_2	0.154 9	π_{11}	0.131 9	π_{20}	0.112
π_3	0.032 3	π_{12}	$-0.030\ 9$	π_{21}	0.025
π_4	-7.32×10^{-5}	π_{13}	0.433 2	π_{22}	0.127
π_5	-1.66×10^{-5}	π_{14}	4.465 7	π_{23}	0.053
π_6	0.220 1	π_{15}	0.904 4	π_{24}	0.136
π_7	$-0.003\ 3$	π_{16}	5.970 7	π_{25}	0.061
π_8	-1.92×10^{-4}	π_{17}	$-1.525\ 9$		
π_9	0.186 4	π_{18}	0.152 0		

为验证辨识的动力学参数,采用一条与辨识轨迹不同的有限傅里叶级数轨迹作为运动轨迹,然后比较测量的关节力矩以及基于动力学模型和辨识的动力学参数计算的关节力矩估计值,动力学验证轨迹如图 4.54 所示。

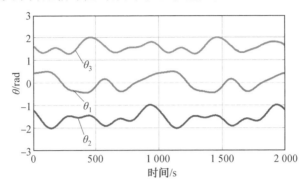

图 4.54 动力学验证轨迹

采集轨迹跟踪过程中的电流值,计算测量的实际关节力矩。关节力矩估计值采用傅里叶级数计算出关节角、关节速度和加速度。

实测关节力矩和关节力矩估计对比如图 4.55 所示,紫色线表示关节 1、2、3 的力矩估计值,红色线代表测量出来的关节力矩真实值。

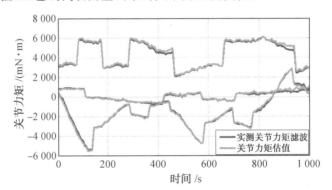

图 4.55 实测关节力矩和关节力矩估计对比(彩图见附录)

对比采用辨识的主手动力学模型参数计算得到的预测力矩值与实际运行轨迹测量得到的力矩值的残差均方根(RMSE),来评定辨识的主手参数精度:

$$\mathrm{RMSE} = \sqrt{\frac{1}{N}\left\{\sum_{j=1}^{N}\left[T_{mi}(j) - T_{ei}(j)\right]^2\right\}} \qquad (4.158)$$

式中,N 为采样的次数;$T_{mi}(j)$ 为实测关节力矩;$T_{ei}(j)$ 为关节力矩估计。

表 4.13 所示为各关节力矩残差均方根。

表 4.13　各关节力矩残差均方根

关节	残差均方根/(N·m)
1	0.279
2	0.254
3	0.231

4.4.3　闭环阻抗控制

主手作为输出设备,能够将从手端机械臂与环境的接触作用力反馈给操作者,其本质是将从手端的交互阻抗再现给操作者。因此,提高主手反馈力的真实性和透明性,本质上是提高主手产生与目标阻抗一致的闭环阻抗的能力。

主手具有一定大小的质量和惯量,把惯性力和哥氏力当作干扰,采用前述重力补偿、摩擦补偿的方式实现力反馈,对主手的机械阻抗会造成较大干扰。因此,需要将动力学的因素考虑到力反馈的实现中。而在实现力反馈的过程中,采用开环阻抗控制方式是不够的,需要将与人手的接触作用力反馈给阻抗控制器,形成闭环回路。主手末端未装力传感器,不能直接将接触作用力测量出来,因而需要设计力观测器将接触作用力估计出来,从而形成力闭环。图 4.56 所示为基于接触力估计的闭环阻抗控制框图。

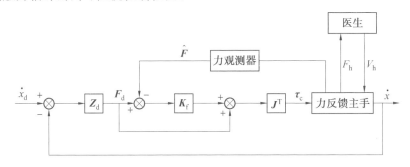

图 4.56　基于接触力估计的闭环阻抗控制框图

根据关节电机力矩的控制输入为

$$\boldsymbol{\tau}_c = \boldsymbol{J}^{\mathrm{T}} \big[\boldsymbol{F}_d + \boldsymbol{K}_f (\boldsymbol{F}_d - \hat{\boldsymbol{F}}) \big] \tag{4.159}$$

式中,$\boldsymbol{F}_d$ 为期望的反馈力;$\boldsymbol{K}_f$ 为力控制增益;$\hat{\boldsymbol{F}}$ 为作用在主手上的实际操作力 F_h 的估计。

该作用力可以用力观测器的方式将其估计出来,该控制算法实现的闭环阻抗为

$$\boldsymbol{Z}_{cl} = \boldsymbol{Z}_d + (\boldsymbol{I} + \boldsymbol{K}_f)^{-1} \boldsymbol{Z}_m \tag{4.160}$$

对采用式(4.147)的主手线性化动力学模型进行估计时,加速度比较难测量,采用古普塔等研究的方式可避免加速度的计算。该方法不需要测量加速度和计算惯量矩阵的逆,并且力估计值指数遗忘收敛于真实值。该方法思想是对式(4.147)的两端同时采用一个稳定合适的滤波器进行滤波处理,即采用具有如下传递函数的一阶低通滤波器:

$$F(s) = \frac{\omega}{s+\omega} \tag{4.161}$$

其脉冲响应为

$$f(t) = L^{-1}[F(s)] = \omega e^{-\omega t} \tag{4.162}$$

如图 4.57 所示,对式(4.147)两端同时采用该低通滤波器,动力学方程变为

$$\langle \boldsymbol{\tau}_E \rangle_{F(s)} = \langle \boldsymbol{Y}_E(\boldsymbol{\theta}, \dot{\boldsymbol{\theta}}, \ddot{\boldsymbol{\theta}}) \rangle_{F(s)} \boldsymbol{\pi}_E \tag{4.163}$$

式中

$$(\cdot)_{F(s)} = L^{-1}[F(s)L(\cdot)] = L^{-1}\left[\frac{\omega}{s+\omega}L(\cdot)\right] \tag{4.164}$$

式中,$(\cdot)$为 $\boldsymbol{Y}_E(\boldsymbol{\theta}, \dot{\boldsymbol{\theta}}, \ddot{\boldsymbol{\theta}})$。

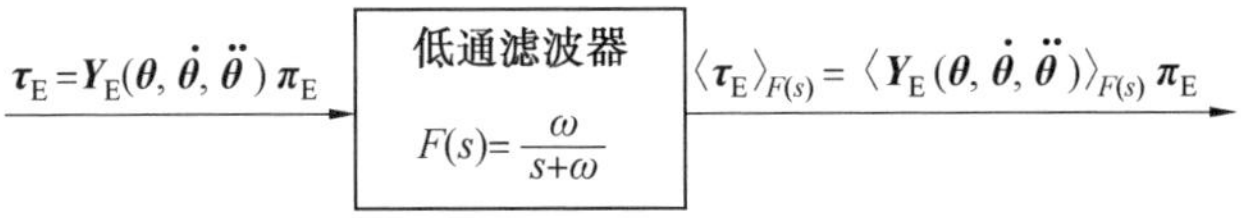

$$\boldsymbol{\tau}_E = \boldsymbol{Y}_E(\boldsymbol{\theta}, \dot{\boldsymbol{\theta}}, \ddot{\boldsymbol{\theta}})\boldsymbol{\pi}_E \quad \boxed{\begin{array}{c}\text{低通滤波器}\\ F(s) = \frac{\omega}{s+\omega}\end{array}} \quad \langle \boldsymbol{\tau}_E \rangle_{F(s)} = \langle \boldsymbol{Y}_E(\boldsymbol{\theta}, \dot{\boldsymbol{\theta}}, \ddot{\boldsymbol{\theta}}) \rangle_{F(s)}\boldsymbol{\pi}_E$$

图 4.57 经滤波的动力学方程

经过滤波后的加速度项变为

$$\frac{\omega}{s+\omega}L\left[f(\boldsymbol{\theta})\ddot{\theta}_j\right] = \left(\omega - \frac{\omega^2}{s+\omega}\right)L\left[f(\boldsymbol{\theta})\dot{\theta}_j\right] - \frac{\omega}{s+\omega}L\left[\sum_{i=1}^{n}\frac{\partial f(\boldsymbol{\theta})}{\partial \theta_i}\dot{\theta}_i\dot{\theta}_j\right] \tag{4.165}$$

根据式(4.162)和式(4.163)可以得到滤波后的扩展动力学回归矩阵:

$$\left[\boldsymbol{Y}_E(\boldsymbol{\theta}, \dot{\boldsymbol{\theta}}, \ddot{\boldsymbol{\theta}})\right]_{F(s)} = \left[(\boldsymbol{Y}_L(\boldsymbol{\theta}, \dot{\boldsymbol{\theta}}, \ddot{\boldsymbol{\theta}}))_{F(s)} \quad (\boldsymbol{Y}_f(\dot{\boldsymbol{\theta}}))_{F(s)}\right] \tag{4.166}$$

式中

$$
(\boldsymbol{Y}_{\mathrm{L}}(\dot{\boldsymbol{\theta}},\ddot{\boldsymbol{\theta}},\boldsymbol{\theta}))_{F(s)}=
\begin{bmatrix}
0 & (w_{21})_F & (w_{31})_F \\[4pt]
(y_{12})_F & (y_{22})_F & (y_{32})_F \\[4pt]
(y_{13})_F & (y_{23})_F & (y_{33})_F \\[4pt]
(y_{14})_F & (w_{24})_F & (w_{34})_F \\[4pt]
0 & 0 & 0 \\[4pt]
0 & \omega[\dot{\theta}_2-(\dot{\theta}_2)_F] & 0 \\[4pt]
(w_{17})_F-(\ddot{\theta}_2\dot{\theta}_2 s_2)_F & (w_{27})_F & 0 \\[4pt]
(w_{18})_F+(\ddot{\theta}_2\dot{\theta}_2 c_2)_F & (w_{28})_F & 0 \\[4pt]
1/2\,(w_{19})_F-(\dot{\theta}_1\dot{\theta}_2 s_{22})_F & (\dot{\theta}_1\dot{\theta}_1 s_{22})_F & 0 \\[4pt]
1/2\,(w_{110})_F+(\dot{\theta}_1\dot{\theta}_2 c_{22})_F & (-\dot{\theta}_1\dot{\theta}_1 c_{22})_F & 0 \\[4pt]
(w_{111})_F-(\dot{\theta}_1\dot{\theta}_3 s_{2233}+\dot{\theta}_1\dot{\theta}_2 s_{2233})_F & (\dot{\theta}_1\dot{\theta}_1 s_{2233})_F & (\dot{\theta}_1\dot{\theta}_1 s_{2233})_F \\[4pt]
(2\dot{\theta}_1\dot{\theta}_3 c_{2233}+2\dot{\theta}_1\dot{\theta}_2 c_{2233})_F & (-\dot{\theta}_1\dot{\theta}_1 c_{2233})_F & (-\dot{\theta}_1\dot{\theta}_1 c_{2233})_F \\[4pt]
\omega[\dot{\theta}_2-(\dot{\theta}_2)_F]/2 & 0 & 0 \\[4pt]
0 & c_{23} & c_{23} \\[4pt]
0 & -s_{23} & -s_{23} \\[4pt]
0 & c_2 & 0 \\[4pt]
0 & -s_2 & 0 \\[4pt]
0 & (w_{218})_F & (w_{318})_F \\[4pt]
(w_{119})_F & 0 & 0
\end{bmatrix}
$$

式中元素具体为

$$
(y_{12})_F=(w_{12})_F+(-2\dot{\theta}_1\dot{\theta}_2 s_{223}-\dot{\theta}_1\dot{\theta}_3 s_{223}-\dot{\theta}_1\dot{\theta}_3 s_3)_F
$$

$$
(y_{13})_F=(w_{13})_F+(2\dot{\theta}_1\dot{\theta}_2 c_{223}+\dot{\theta}_1\dot{\theta}_3 c_{223}+\dot{\theta}_1\dot{\theta}_3 c_3)_F
$$

$$
(y_{14})_F=(w_{14})_F+(\dot{\theta}_2\dot{\theta}_2 c_{23}+2\dot{\theta}_2\dot{\theta}_3 c_{23}+\dot{\theta}_3\dot{\theta}_3 c_{23})_F
$$

$$
(y_{22})_F=(w_{22})_F+(\dot{\theta}_1\dot{\theta}_1 s_{223}-2\dot{\theta}_2\dot{\theta}_3 s_3-\dot{\theta}_3\dot{\theta}_3 s_3)_F
$$

$$
(y_{23})_F=(w_{23})_F+(\dot{\theta}_3\dot{\theta}_3 c_3+2\dot{\theta}_2\dot{\theta}_3 c_3-\dot{\theta}_1\dot{\theta}_1 c_{223})_F
$$

$$
(y_{32})_F=(w_{32})_F+(\dot{\theta}_1\dot{\theta}_1 s_{223}-2\dot{\theta}_2\dot{\theta}_3 s_3-\dot{\theta}_3\dot{\theta}_3 s_3)_F
$$

$$
(y_{33})_F=(w_{33})_F+(\dot{\theta}_3\dot{\theta}_3 c_3+2\dot{\theta}_2\dot{\theta}_3 c_3-\dot{\theta}_1\dot{\theta}_1 c_{223})_F
$$

$$
(w_{12})_F=\omega\dot{\theta}_1 c_3-\omega(\dot{\theta}_1 c_3)_F+(\dot{\theta}_1\dot{\theta}_3 s_3)_F+\omega\dot{\theta}_1 c_{223}-\omega(\dot{\theta}_1 c_{223})_F+
$$
$$
(2\dot{\theta}_1\dot{\theta}_2 s_{223}+\dot{\theta}_1\dot{\theta}_3 s_{223})_F
$$

$$(w_{13})_F = \omega\dot{\theta}_1 s_3 - \omega(\dot{\theta}_1 s_3)_F + (\dot{\theta}_1\dot{\theta}_3 c_3)_F + \omega\dot{\theta}_1 s_{223} - \omega(\dot{\theta}_1 s_{223})_F -$$
$$(2\dot{\theta}_1\dot{\theta}_2 c_{223} + \dot{\theta}_1\dot{\theta}_3 c_{223})_F$$

$$(w_{14})_F = \omega\dot{\theta}_2 s_{23} - \omega(\dot{\theta}_2 s_{23})_F - (\dot{\theta}_2\dot{\theta}_2 c_{23} + \dot{\theta}_2\dot{\theta}_3 c_{23})_F + \omega\dot{\theta}_3 s_{23} - \omega(\dot{\theta}_3 s_{23})_F -$$
$$(\dot{\theta}_3\dot{\theta}_3 c_{23} + \dot{\theta}_2\dot{\theta}_3 c_{23})_F$$

$$(w_{17})_F = \omega\dot{\theta}_2 c_2 - \omega(\dot{\theta}_2 c_2)_F + (\dot{\theta}_2\dot{\theta}_2 s_2)_F$$

$$(w_{18})_F = \omega\dot{\theta}_2 s_2 - \omega(\dot{\theta}_2 s_2)_F - (\dot{\theta}_2\dot{\theta}_2 c_2)_F$$

$$(w_{19})_F = \omega\dot{\theta}_1 c_{22} - \omega(\dot{\theta}_1 c_{22})_F + (2\dot{\theta}_1\dot{\theta}_2 s_{22})_F$$

$$(w_{110})_F = \omega\dot{\theta}_1 s_{22} - \omega(\dot{\theta}_1 s_{22})_F - (2\dot{\theta}_1\dot{\theta}_2 c_{22})_F$$

$$(w_{111})_F = \omega\dot{\theta}_1 c_{2233} - \omega(\dot{\theta}_1 c_{2233})_F + (2\dot{\theta}_1\dot{\theta}_2 s_{2233} + 2\dot{\theta}_1\dot{\theta}_3 s_{2233})_F$$

$$(w_{119})_F = \omega\dot{\theta}_1 s_{2233} - \omega(\dot{\theta}_1 s_{2233})_F - (2\dot{\theta}_1\dot{\theta}_2 c_{2233} + 2\dot{\theta}_1\dot{\theta}_3 c_{2233})_F$$

$$(w_{21})_F = (w_{31})_F = \omega[\dot{\theta}_3 - (\dot{\theta}_3)_F] + \omega[\dot{\theta}_2 - (\dot{\theta}_2)_F]$$

$$(w_{22})_F = 2[\omega\dot{\theta}_2 c_3 - \omega(\dot{\theta}_2 c_3)_F + (\dot{\theta}_2\dot{\theta}_3 s_3)_F]$$

$$(w_{23})_F = 2[\omega\dot{\theta}_2 s_3 - \omega(\dot{\theta}_2 s_3)_F - (\dot{\theta}_2\dot{\theta}_3 c_3)_F] + \omega\dot{\theta}_3 s_3 - \omega(\dot{\theta}_3 s_3)_F - (\dot{\theta}_3\dot{\theta}_3 c_3)_F$$

$$(w_{24})_F = (w_{34})_F = \omega(\dot{\theta}_1 s_{23}) - \omega(\dot{\theta}_1 s_{23})_F - (\dot{\theta}_1 c_{23}\dot{\theta}_2)_F - (\dot{\theta}_1 c_{23}\dot{\theta}_3)_F$$

$$(w_{27})_F = \omega\dot{\theta}_1 c_2 - \omega(\dot{\theta}_1 c_2)_F + (\dot{\theta}_1\dot{\theta}_2 s_2)_F$$

$$(w_{28})_F = \omega\dot{\theta}_1 s_2 - \omega(\dot{\theta}_1 s_2)_F - (\dot{\theta}_1\dot{\theta}_2 c_2)_F$$

$$(w_{218})_F = \omega\dot{\theta}_3 c_3 - \omega(\dot{\theta}_3 c_3)_F + (\dot{\theta}_3\dot{\theta}_3 s_3)_F$$

$$(w_{32})_F = 2[\omega\dot{\theta}_2 c_3 - \omega(\dot{\theta}_2 c_3)_F + (\dot{\theta}_2\dot{\theta}_3 s_3)_F]$$

$$(w_{33})_F = 2[\omega\dot{\theta}_2 s_3 - \omega(\dot{\theta}_2 s_3)_F - (\dot{\theta}_2\dot{\theta}_3 c_3)_F] + \omega\dot{\theta}_3 s_3 - \omega(\dot{\theta}_3 s_3)_F - (\dot{\theta}_3\dot{\theta}_3 c_3)_F$$

$$(w_{318})_F = \omega\dot{\theta}_2 c_3 - \omega(\dot{\theta}_2 c_3)_F + (\dot{\theta}_2\dot{\theta}_3 s_3)_F$$

式中

$$(\boldsymbol{Y}_f)_{F(s)} = \begin{bmatrix} (\dot{\theta}_1)_F & 0 & 0 & \mathrm{sgn}(\dot{\theta}_1) & 0 & 0 \\ 0 & (\dot{\theta}_2)_F & 0 & 0 & \mathrm{sgn}(\dot{\theta}_2) & 0 \\ 0 & 0 & (\dot{\theta}_3)_F & 0 & 0 & \mathrm{sgn}(\dot{\theta}_3) \end{bmatrix}$$

主手需要将期望的力反馈给操作者,则联合式(4.147)与式(4.119)得到

$$\boldsymbol{\tau} = \boldsymbol{Y}_E(\boldsymbol{\theta}, \dot{\boldsymbol{\theta}}, \ddot{\boldsymbol{\theta}})\boldsymbol{\pi}_E - \boldsymbol{J}^T\boldsymbol{F}_e \tag{4.167}$$

关节力矩 τ 包含两部分：一部分包括主手的惯性力、哥氏力、重力、关节摩擦力，这些力的补偿消除了主手的动力学效应，从而使得从手端的动力学特性变得透明；另一部分包括产生反馈力 $\boldsymbol{F}_e$，这部分力矩与第一部分的力作用方向相反，使操作者能真实感受到从手端的接触阻抗。经过滤波处理后的动力学方程变为

$$\langle \boldsymbol{Y}_E(\boldsymbol{\theta}, \dot{\boldsymbol{\theta}}) \rangle_{F(s)} \boldsymbol{\pi}_E = \langle \boldsymbol{\tau} \rangle_{F(s)} + \langle \boldsymbol{J}^T(\boldsymbol{\theta}) \boldsymbol{F}_e \rangle_{F(s)} \tag{4.168}$$

即

$$\langle \boldsymbol{J}^T(\boldsymbol{\theta}) \boldsymbol{F}_e \rangle_{F(s)} = \langle \boldsymbol{Y}_E(\boldsymbol{\theta}, \dot{\boldsymbol{\theta}}) \rangle_{F(s)} \boldsymbol{\pi}_E - \langle \boldsymbol{\tau} \rangle_{F(s)} \tag{4.169}$$

采用指数遗忘最小二乘估计法，假定主手的末端作用力变化得比较慢，相较于低通滤波器可以认为作用力是定值。式(4.169)可以改写为

$$\langle \boldsymbol{J}^T(\boldsymbol{\theta}) \rangle_{F(s)} \boldsymbol{F}_e = \langle \boldsymbol{Y}_E(\boldsymbol{\theta}, \dot{\boldsymbol{\theta}}) \rangle_{F(s)} \boldsymbol{\pi}_E - \langle \boldsymbol{\tau} \rangle_{F(s)} \tag{4.170}$$

令

$$\boldsymbol{A}_E = \langle \boldsymbol{J}^T(\boldsymbol{\theta}) \rangle_{F(s)} \tag{4.171}$$

$$\boldsymbol{y}_E = \langle \boldsymbol{Y}_E(\boldsymbol{\theta}, \dot{\boldsymbol{\theta}}) \rangle_{F(s)} \boldsymbol{\pi}_E - \langle \boldsymbol{\tau} \rangle_{F(s)} \tag{4.172}$$

则

$$\boldsymbol{A}_E \boldsymbol{F}_e = \boldsymbol{y}_E \tag{4.173}$$

式(4.173)表明可以用最小二乘法估计主手接触作用力。由于接触作用力是变化的，需要实时地估计力值，因此选择基于指数遗忘的递推最小二乘法对其进行估计。首先采集 N 次测量值，依据加权最小二乘法获得初始接触力估计值：

$$\hat{\boldsymbol{F}}_e = \arg\min_{\boldsymbol{F}_e} \sum_{k=1}^{N} \beta(N,k) \cdot (\boldsymbol{y}_E[k] - \boldsymbol{A}_E[k] \boldsymbol{F}_e)^2 \tag{4.174}$$

式中，$\beta(N,k)$ 为权值，

$$\beta(N,k) = \mu^{N-k} \tag{4.175}$$

当 $0 \leqslant \mu \leqslant 1$ 时，旧数据对参数估计的影响将以指数的形式降低。

依据式(4.163)得到的初始值，计算 $\boldsymbol{F}_e$ 的递推算法为

$$\hat{\boldsymbol{F}}_e[k] = \hat{\boldsymbol{F}}_e[k-1] + \boldsymbol{L}[k](\boldsymbol{y}_E[k] - \boldsymbol{A}_E[k] \hat{\boldsymbol{F}}_e[k-1])$$

$$\boldsymbol{L}[k] = \boldsymbol{P}[k-1] \boldsymbol{A}_E^T[k](\mu \boldsymbol{I} + \boldsymbol{A}_E[k] \boldsymbol{P}[k-1] \boldsymbol{A}_E^T[k])^{-1}$$

$$\boldsymbol{P}[k] = \frac{1}{\mu}(\boldsymbol{P}[k-1] - \boldsymbol{P}[k-1] \boldsymbol{A}_E^T[k](\mu \boldsymbol{I} + \tag{4.176}$$

$$\boldsymbol{A}_E[k] \boldsymbol{P}[k-1] \boldsymbol{A}_E^T[k])^{-1} \boldsymbol{A}_E[k] \boldsymbol{P}[k-1])$$

基于接触力估计的闭环阻抗控制方法对七自由度的主手动力学建模进行了简化，该线性化动力学模型只是主手前三个自由度的关节动力学模型，因此只能将该闭环阻抗控制规律应用于前三个自由度。由于后四个自由度的腕部在操作时，重力项和摩擦项占主导地位，因此腕部的控制采用基于重力补偿和摩擦补偿

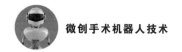
的前馈开环阻抗控制策略。

腕部基于重力补偿和摩擦补偿的开环阻抗控制如图 4.58 所示,其各关节电机输出力矩为

$$\boldsymbol{\tau}_N = \hat{\boldsymbol{\tau}}_g + \hat{\boldsymbol{\tau}}_f + \boldsymbol{J}^T \boldsymbol{F}_d \tag{4.177}$$

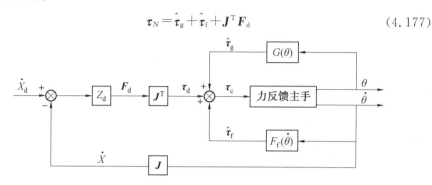

图 4.58 腕部基于重力补偿和摩擦补偿的开环阻抗控制

4.4.4 主手空间变换与映射

主手空间三维位置操作信息的力反馈及手腕关节的力矩反馈采用雅可比矩阵建立映射关系,夹持机构的夹持力反馈采用虚位移原理建立映射关系。

在静态下,机器人关节力矩与作用在机器人末端的力平衡。令机器人末端在此力作用下有一个无限小的虚位移,根据虚功原理,力在笛卡儿空间所做的功等于关节力矩在关节空间所做的功:

$$^0\boldsymbol{F} \cdot \delta\boldsymbol{\chi} = \boldsymbol{\tau} \cdot \delta\boldsymbol{\Theta} \tag{4.178}$$

式中,$^0\boldsymbol{F}$ 为加在机器人末端关于基坐标系的 6×1 维力一力矩矢量;$\delta\boldsymbol{\chi}$ 为机器人末端关于基坐标系的 6×1 维无穷小的位移矢量;$\boldsymbol{\tau}$ 为 $n \times 1$ 维机器人关节力矩矢量;$\delta\boldsymbol{\Theta}$ 为 $n \times 1$ 维机器人关节无穷小的关节位移矢量。

将式(4.178)写成

$$^0\boldsymbol{F}^T \delta\boldsymbol{\chi} = \boldsymbol{\tau}^T \delta\boldsymbol{\Theta} \tag{4.179}$$

机器人雅可比矩阵的定义为

$$\delta\boldsymbol{\chi} = {}^0\boldsymbol{J}\delta\boldsymbol{\Theta} \tag{4.180}$$

将式(4.180)代入式(4.179)得

$$^0\boldsymbol{F}^{T0}\boldsymbol{J}\delta\boldsymbol{\Theta} = \boldsymbol{\tau}^T \delta\boldsymbol{\Theta} \tag{4.181}$$

对于所有的 $\delta\boldsymbol{\Theta}$,式(4.182)均成立,因此有

$$^0\boldsymbol{F}^{T0}\boldsymbol{J} = \boldsymbol{\tau}^T \tag{4.182}$$

对上式两边转置得到

$$\boldsymbol{\tau} = {}^0\boldsymbol{J}^{T0}\boldsymbol{F} \tag{4.183}$$

式(4.183)表明,关于基坐标系雅可比矩阵的转置将机器人末端关于基坐标

系的笛卡儿力映射为等效的关节力矩。

夹持力反馈由电机驱动绳索传动机构带动手柄实现,其反馈力的大小可直接根据虚功原理计算。夹持力反馈原理如图4.59所示。

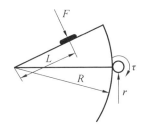

图4.59 夹持力反馈原理

作用在指托上的力所做的虚功为

$$W = F \cdot L \cdot \delta\theta_1 \tag{4.184}$$

式中,$\delta\theta_1$为L形弧杆转过的微小角位移。

电机力矩所做的虚功为

$$W = \tau \cdot \delta\theta_2 \tag{4.185}$$

式中,$\delta\theta_2$为丝筒转过的微小角位移。

根据绳索传动的特点,L形弧杆转过的弧长等于丝筒转过的弧长,因此有

$$R\delta\theta_1 = r\delta\theta_2 \tag{4.186}$$

依据虚功原理,可以得出

$$F = \frac{\tau R}{Lr} \tag{4.187}$$

由于力传感器测量的力矢量是相对于其自身坐标系的力矢量,而力反馈控制算法计算出来的力矢量是相对于基坐标的力矢量,因此需要将力传感器测出来的力矢量转换为主手反馈出来的力矢量。可以用式(4.188)把坐标系$\{B\}$中描述的广义力矢量变换成在坐标系$\{A\}$中的描述:

$$\begin{bmatrix} {}^A\boldsymbol{F}_A \\ {}^A\boldsymbol{N}_A \end{bmatrix} = \begin{bmatrix} {}^A_B\boldsymbol{R} & 0 \\ {}^A\boldsymbol{P}_{\mathrm{BORG}} \times {}^A_B\boldsymbol{R} & {}^A_B\boldsymbol{R} \end{bmatrix} \begin{bmatrix} {}^B\boldsymbol{F}_B \\ {}^B\boldsymbol{N}_B \end{bmatrix} \tag{4.188}$$

下面介绍一种验证主手力感知控制策略控制效果的实验方法。该实验方法为:操作者抓握主手连接件在工作空间中运动,此时控制程序会生成一个施加在主手手臂上的期望作用力,利用多维力传感器采集实际输出力,并将其换算到末端执行器的坐标系下,将实际测量力与期望力进行对比,以验证力感知控制策略控制算法。此外,为了简单测量,也可将x、y、z方向的期望力和期望力矩设定为正弦力信号,调整其幅值大小和周期来调整期望力,使主手跟踪该力信号,分析主手对期望力和力矩的跟踪效果以衡量主手力感知控制策略的控制效果。例如

图 4.60 所示,x、y、z 轴的力跟踪和力矩跟踪误差较小,在可接受范围内,说明基于接触力估计的阻抗控制方法能够使主手对期望力反馈进行较好的跟踪。若需进一步提升跟踪效果,可通过改善其影响因素着手,如:动力学参数辨识、重力补偿、摩擦补偿以及主手机械结构加工装配等。

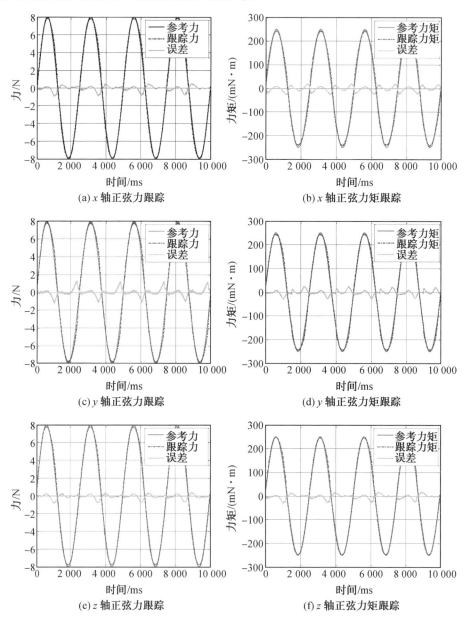

图 4.60　主手对正弦力的跟踪

对于主手夹持的反馈力,可采用测力计逐点采样的方法,应用程序控制期望输出力逐步增大并应用传感器进行测量,每个输出力读取多次求平均值。夹持力测量结果如图 4.61 所示,比较期望输出力和实际测量力,判断主手夹持的反馈效果。

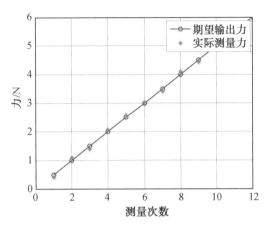

图 4.61　夹持力测量结果

本章参考文献

[1] 王涛. 微创手术机器人主手系统研究[D].哈尔滨:哈尔滨工业大学,2020.

[2] 王艳淑. 基于人机工程学评价与仿真的人体模型建模[D]. 哈尔滨:哈尔滨工程大学,2014.

[3] 倪志学. 腹腔微创手术机器人控制系统研究[D]. 长春:吉林大学,2021.

[4] YONG L,YAN Z,WANG H,et al. Design and optimization of a haptic manipulator using series－parallel mechanism[C]// 2012 International Conference on Mechatronics and Automation (ICMA). IEEE,2012.

[5] XU W,ZHANG J,LIANG B,et al. Singularity analysis and avoidance for robot manipulators with nonspherical wrists[J]. IEEE transactions on industrial electronics,2015,63(1):277-290.

[6] BOMPOS N A,ARTEMIADIS P K,OIKONOMOPOULOS A S,et al. Modeling,full identification and control of the mitsubishi PA-10 robot arm [C]// IEEE/ASME International Conference on Advanced Intelligent Mechatronics. IEEE,2007.

[7] KHALIL W,BENNIS F. Direct calculation of minimum set of inertial pa-

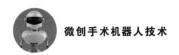
rameters of serial robots[J]. IEEE Trans. Robotics Automat., 1994, 6 (1):368-373.

[8] SWEVERS J, GANSEMAN C. Optimal robot excitation and identification [J]. IEEE transactions on robotics and automation, 1997, 13(5):730-740.

[9] ATKESON C G, AN C H, HOLLERBACH J M. Estimation of inertial parameters of manipulator loads and links[J]. The international journal of robotics research, 1986, 5(3):101-119.

[10] GUPTA A, O'MALLEY M K. Disturbance-observer-based force estimation for haptic feedback[J]. Journal of dynamic systems measurement and control, 2011, 133(1):10-19.

第5章

微创手术机器人主从控制系统

目 前,微创手术机器人系统大多采用主从控制模式,即操作者通过
操控主手来控制从手端机器人完成手术任务。对于主从微创手
术机器人系统,控制系统要保证主从操作的直观性和安全性。本章主要
介绍微创手术机器人的运动学、主从控制策略、主从控制辅助功能等。

5.1 机器人控制系统组成

主从控制系统主要由以下几个部分组成:医生、主手、上位机、从手、患者,系统示意图如图 5.1 所示。在医生对主手进行操作时,主手会将各个关节的姿态信息传递给上位机,上位机对获取的姿态信息进行正运动学计算得到主手末端位姿,并按映射比例得到从手端执行器械末端位置,对从手端执行器械末端位置信息进行逆运动学求解得到从手各个关节的姿态角,然后驱动从手端电机使从手端执行器械末端到达目标位置。

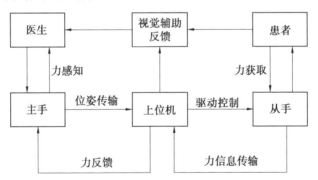

图 5.1 主从控制系统示意图

微创手术过程中,实时获取患者与从手端执行器末端的交互力信息并反馈给上位机,上位机对力/力矩信息进行处理后,驱动主手电机对主手相应关节施加等效阻尼;此外,上位机实时提供手术图像信息,辅助医生获得内窥镜的视觉反馈信息,医生在力觉和视觉信息的辅助下,进行合理、精准的操作。

5.2 从手端机械臂运动学

从手端机械臂由定位关节和远心机构组成,定位关节一般为被动式关节,用

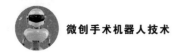

于调整手术器械位置以达到手术切口;远心机构为主动式关节,用于术中调整手术器械空间位置。接下来介绍两种微创手术机器人从手端机械臂运动学建模与计算方法。

5.2.1 D−H法运动学

根据前文对微创手术机器人系统的介绍,从手端机械臂按照使用功能分为持镜臂和持械臂。持镜臂和持械臂的定位关节结构一致,但因其末端所夹持的装置不同(持镜臂末端夹持内窥镜,持械臂末端夹持手术器械),所以两种机械臂的远心机构关节采用了不同的结构。下面采用 D−H 法介绍两种机械臂运动学。

1. 持镜臂运动学建模与计算

持镜臂的作用是通过机械臂的运动来调整内窥镜镜头在腹腔内的空间位置,以实现手术视野的调整。由于内窥镜本身没有运动关节,因此持镜臂只具有定位机构和远心机构。持镜臂运动学坐标系如图 5.2 所示,从基座出发,沿机械臂方向对关节按序号 $1\sim6$ 进行命名,持镜臂运动学参数见表 5.1。

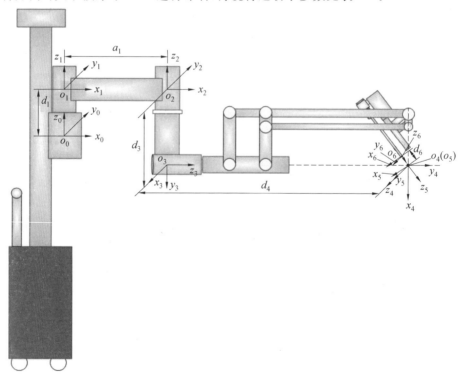

图 5.2 持镜臂运动学坐标系

表 5.1　持镜臂运动学参数

关节	$\alpha_i/(°)$	a_i/mm	$\theta_i/(°)$	d_i/mm	运动范围
1	0	0	0	d_1	414.5 mm
2	0	400	θ_2	0	$[-90°,90°]$
3	-90	0	$\theta_3(-90)$	-278.616	$[-90°,90°]$
4	90	0	$\theta_4(90)$	1 047.57	$[-90°,90°]$
5	-90	0	$\theta_5(-64.88)$	0	$[-50°,58°]$
6	0	0	0	$d_6(15)$	$[0\ mm,300\ mm]$

从图 5.2 中可以看出，$\{o_0\}$、$\{o_1\}$、$\{o_2\}$ 分别为持镜臂定位关节的坐标系；$\{o_3\}$、$\{o_4\}$、$\{o_5\}$ 分别为持镜臂远心机构的关节坐标系；$\{o_6\}$ 为内窥镜末端坐标系。根据 D－H 参数，将坐标系 $\{o_{i-1}\}$ 进行旋转、平移变换，相邻两个关节坐标系 $\{o_{i-1}\}$ 和 $\{o_i\}$ 相对关系的描述记为矩阵 $\boldsymbol{A}_i$，表示为

$$\boldsymbol{A}_i = \mathrm{rot}(z,\theta_i)\mathrm{Trans}(0,0,d_i)\mathrm{Trans}(a_i,0,0)\mathrm{rot}(x,\alpha_i) \tag{5.1}$$

将其展开可以得到通用的齐次变换矩阵：

$$\boldsymbol{A}_i = \begin{bmatrix} c_{\theta_i} & -s_{\theta_i}c_{\alpha_i} & s_{\theta_i}s_{\alpha_i} & a_ic_{\theta_i} \\ s_{\theta_i} & c_{\theta_i}c_{\alpha_i} & -c_{\theta_i}s_{\alpha_i} & a_is_{\theta_i} \\ 0 & s_{\alpha_i} & c_{\alpha_i} & d_i \\ 0 & 0 & 0 & 1 \end{bmatrix} \tag{5.2}$$

持镜臂进行运动学建模时，可将第一关节的坐标系作为持镜臂的基坐标系 $\{o_0\}$。

持镜臂的内窥镜镜头末端相对于其基坐标系的位姿齐次变换矩阵，即正运动学表达式为

$$_L^C\boldsymbol{T} = {}^0\boldsymbol{T}_6 = {}^0\boldsymbol{A}_1 \cdot {}^1\boldsymbol{A}_2 \cdot {}^2\boldsymbol{A}_3 \cdot {}^3\boldsymbol{A}_4 \cdot {}^4\boldsymbol{A}_5 \cdot {}^5\boldsymbol{A}_6 \tag{5.3}$$

将上式展开为

$$_L^C\boldsymbol{T} = \begin{bmatrix} c_{23}c_4c_5-s_{23}s_5 & -c_{23}s_4 & -c_{23}c_4s_5-s_{23}c_5 & (-c_{23}c_4s_5-s_{23}c_5)d_6-s_{23}d_4+a_2c_2 \\ s_{23}c_4c_5+c_{23}s_5 & -s_{23}s_4 & -s_{23}c_4s_5+c_{23}c_5 & (-s_{23}c_4s_5+c_{23}c_5)d_6+c_{23}d_4+a_2s_2 \\ -s_4c_5 & -c_4 & s_4s_5 & s_4s_5d_6+d_3+d_1 \\ 0 & 0 & 0 & 1 \end{bmatrix} \tag{5.4}$$

式中，$c_{23}=\cos(q_2+q_3)$；$s_{23}=\sin(q_2+q_3)$。

持镜臂逆运动学求解是根据内窥镜镜头末端坐标系 $\{o_6\}$ 的位姿来求解远心机构的三个主动关节的角度或位移。由于内窥镜镜头末端相对于持镜臂基坐标

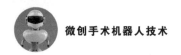

系的位姿变换矩阵${}^C_L\boldsymbol{T}$可以通过主从运动空间映射获得,所以将其视为已知矩阵,表示为

$$
{}^C_L\boldsymbol{T}=\begin{bmatrix} n_x & o_x & a_x & p_x \\ n_y & o_y & a_y & p_y \\ n_z & o_z & a_z & p_z \\ 0 & 0 & 0 & 1 \end{bmatrix} \tag{5.5}
$$

根据式(5.3)将上式改写成

$$
{}^C_L\boldsymbol{T}=({}^0\boldsymbol{A}_1\cdot{}^1\boldsymbol{A}_2\cdot{}^2\boldsymbol{A}_3)\cdot({}^3\boldsymbol{A}_4\cdot{}^4\boldsymbol{A}_5\cdot{}^5\boldsymbol{A}_6)={}^0\boldsymbol{T}_3\cdot{}^3\boldsymbol{T}_6 \tag{5.6}
$$

式中,${}^0\boldsymbol{T}_3$为坐标系$\{o_3\}$相对于持镜臂基坐标系$\{o_0\}$的位姿变换矩阵;${}^3\boldsymbol{T}_6$为坐标系$\{o_6\}$相对于远心机构基坐标系$\{o_3\}$的位姿变换矩阵。

计算可得

$$
{}^0\boldsymbol{T}_3=\begin{bmatrix} c_{23} & 0 & -s_{23} & a_2c_2 \\ s_{23} & 0 & c_{23} & a_2s_2 \\ 0 & -1 & 0 & d_3+d_1 \\ 0 & 0 & 0 & 1 \end{bmatrix} \tag{5.7}
$$

$$
{}^3\boldsymbol{T}_6=\begin{bmatrix} c_4c_5 & -s_4 & -c_4s_5 & -c_4s_5d_6 \\ s_4c_5 & c_4 & -s_4s_5 & -s_4s_5d_6 \\ s_5 & 0 & c_5 & c_5d_6+d_4 \\ 0 & 0 & 0 & 1 \end{bmatrix} \tag{5.8}
$$

由于持镜臂定位关节在完成机械臂术前摆位后,在整个手术过程中固定不动,其关节角度可以通过关节处的绝对编码器获得,因此将${}^0\boldsymbol{T}_3$视为常数矩阵。根据两相邻关节之间的齐次变换矩阵,可以得到坐标系$\{o_5\}$相对于持镜臂基坐标系$\{o_0\}$的位姿变换矩阵,记为

$$
{}^0\boldsymbol{T}_5=\begin{bmatrix} n_{x1} & o_{x1} & a_{x1} & p_{x1} \\ n_{y1} & o_{y1} & a_{y1} & p_{y1} \\ n_{z1} & o_{z1} & a_{z1} & p_{z1} \\ 0 & 0 & 0 & 1 \end{bmatrix} \tag{5.9}
$$

根据持镜臂运动学参数(表5.1),矩阵中位置向量$[p_{x1} \quad p_{y1} \quad p_{z1}]^T$为

$$
\begin{cases} p_{x1}=-s_{23}d_4+a_2c_2 \\ p_{y1}=c_{23}d_4+a_2s_2 \\ p_{z1}=d_3+d_1 \end{cases} \tag{5.10}
$$

该向量表示的是远心点在持镜臂基坐标系下的位置。根据式(5.5)可知,内窥镜镜头末端在持镜臂基坐标系下的位置坐标为$[p_x \quad p_y \quad p_z]^T$,则根据空间中两点间距离公式,可以计算出内窥镜末端相对于远心点的距离为

$$d_6 = \sqrt{(p_x - p_{x1})^2 + (p_y - p_{y1})^2 + (p_z - p_{z1})^2} \tag{5.11}$$

对于持镜臂直线移动关节 6，其初始位置设在关节的最上方，在安装内窥镜之后，镜头末端位于远心点下方沿着滑台方向 15 mm 处。由于定义持镜臂实际运动过程中各个关节当前的位置都是相对于其初始位置而言的，因此关节 6 实际的位置为 $d_6' = d_6 - 15$。通过该式求出关节 6 运动距离的唯一解。

对式 (5.6) 进行变换，将变换后的矩阵记为

$$^{3}\boldsymbol{T}_6 = (^{0}\boldsymbol{T}_3)^{-1} \cdot {}_{L}^{C}\boldsymbol{T} = \begin{bmatrix} n_{x2} & o_{x2} & a_{x2} & p_{x2} \\ n_{y2} & o_{y2} & a_{y2} & p_{y2} \\ n_{z2} & o_{z2} & a_{z2} & p_{z2} \\ 0 & 0 & 0 & 1 \end{bmatrix} \tag{5.12}$$

根据式 (5.8)，利用等式两端对应矩阵元素相等原理，可得

$$\begin{cases} p_{x2} = -c_4 s_5 d_6 \\ p_{y2} = -s_4 s_5 d_6 \\ p_{z2} = c_5 d_6 + d_4 \end{cases} \tag{5.13}$$

由上式可知，θ_4 和 θ_5 有多个解，为得到唯一解，需结合关节角的运动范围。

如图 5.1 所示，当持镜臂各个旋转关节和连杆在同一个垂直平面内时，各关节的位置为其实际初始位置。此时，经由 D−H 法建立的运动学模型中关节的起始位置与实际初始位置存在偏移量。因此，计算关节的实际位置时需要对运动学逆解得到的位置进行补偿，补偿后的实际位置为：$\theta_4' = \theta_4 - \pi/2$，$\theta_5' = \theta_5 + 811\pi/2\,250$。考虑到关节 4 和关节 5 的实际运动范围：$\theta_4' \in [-\pi/2,\ \pi/2]$ 和 $\theta_5' \in [-5\pi/18, 29\pi/90]$，则逆解得到的关节角所在范围理论上应为 $\theta_4 \in [0, \pi]$ 和 $\theta_5 \in [-718\pi/1\,125, -43\pi/1\,125]$。因此，$\theta_5$ 的解法是利用反余弦函数进行求解，解出 θ_5 的表达式为

$$\theta_5 = \arccos \frac{p_{z2} - d_4}{d_6} \tag{5.14}$$

实际中 $d_6' > 0$，所以 $d_6 > 15$，则 θ_5 始终有解。为了得到所需范围内的解，根据余弦函数的对称性，将 θ_5 取相反数，变换到 $[-\pi, 0]$ 的范围内，得到

$$\theta_5 = -\arccos \frac{p_{z2} - d_4}{d_6} \tag{5.15}$$

利用变换后的 θ_5 求解 θ_4 得

$$\theta_4 = \arccos -\frac{p_{x2}}{s_5 d_6} \tag{5.16}$$

综上，求得的持镜臂三个主动关节在某一时刻的实际角度或位移表达式为

$$
\begin{cases}
d'_6 = d_6 - 15 = \sqrt{(p_x - p_{x1})^2 + (p_y - p_{y1})^2 + (p_z - p_{z1})^2} - 15 \\[2mm]
\theta'_5 = \theta_5 + \dfrac{811\pi}{2\,250} = -\arccos\dfrac{p_{z2} - d_4}{d_6} + \dfrac{811\pi}{2\,250} \\[2mm]
\theta'_4 = \theta_4 - \dfrac{\pi}{2} = \arccos\left(-\dfrac{p_{x2}}{s_5 d_6}\right) - \dfrac{\pi}{2}
\end{cases}
\tag{5.17}
$$

由于余弦函数在 $[0,\pi]$ 或 $[-\pi,0]$ 区间是单调的,因此经过逆运动学得到的各个关节角的解是唯一的。

2. 持械臂运动学建模与计算

与持镜臂不同的是,持械臂末端装有分离钳、单级电刀等手术器械,这些手术器械本身具有多个自由度,因此对手术器械自由度也应进行建模。微创手术机器人系统的持械臂机械机构和运动学建模方式以及 D−H 运动学参数一般均相同,只是各个关节的运动范围不同,此处仅以一个持械臂和分离钳为例,对其进行运动学建模。持械臂各个关节的空间运动学坐标系如图 5.3 所示,持械臂运动学参数见表 5.2。

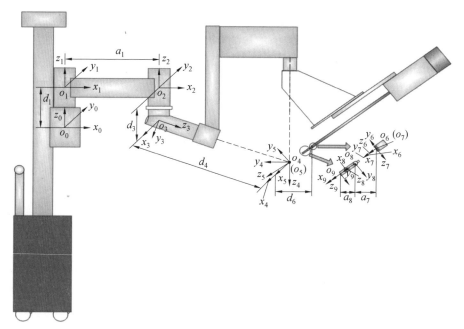

图 5.3 持械臂运动学坐标系

持械臂中的定位关节采用和持镜臂一样的结构构型和 D−H 模型。$\{o_3\}$、$\{o_4\}$、$\{o_5\}$ 分别为持械臂远心机构中三个主动关节的坐标系;$\{o_9\}$ 为持械臂手术器械末端坐标系。利用式(5.1),对持械臂相邻两关节坐标系进行变换,得出持械臂的手术器械末端相对于其基坐标系的位姿齐次变换矩阵为

$$^{S}_{1}\boldsymbol{T}={}^{0}\boldsymbol{T}_{9}={}^{0}\boldsymbol{A}_{1}\cdot{}^{1}\boldsymbol{A}_{2}\cdot{}^{2}\boldsymbol{A}_{3}\cdot{}^{3}\boldsymbol{A}_{4}\cdot{}^{4}\boldsymbol{A}_{5}\cdot{}^{5}\boldsymbol{A}_{6}\cdot{}^{6}\boldsymbol{A}_{7}\cdot{}^{7}\boldsymbol{A}_{8}\cdot{}^{8}\boldsymbol{A}_{9} \qquad (5.18)$$

表 5.2　持械臂运动学参数

关节	$\alpha_i/(°)$	a_i/mm	$\theta_i/(°)$	d_i/mm	持械臂 1 运动范围	持械臂 2 运动范围
1	0	0	0	d_1	414.5 mm	414.5 mm
2	0	400	θ_2	0	$[-90°,90°]$	$[-90°,90°]$
3	-106	0	$\theta_3(-90)$	-278.616	$[-90°,90°]$	$[-90°,90°]$
4	-74	0	$\theta_4(0)$	566.835 4	$[-90°,90°]$	$[-90°,90°]$
5	-51	0	$\theta_5(0)$	0	$[0°,120°]$	$[-120°,0°]$
6	0	0	0	$d_6(25)$	$[0\text{ mm},300\text{ mm}]$	$[0\text{ mm},300\text{ mm}]$
7	90	0	$\theta_7(0)$	0	$[-180°,180°]$	$[-180°,180°]$
8	90	5	$\theta_8(90)$	0	$[-90°,90°]$	$[-90°,90°]$
9	0	12	$\theta_9(0)$	0	$[-90°,90°]$	$[-90°,90°]$

机器人逆运动学是根据机器人末端位置求取各关节运动角度。比较常用的逆运动学求解方法有消元法和逆雅可比矩阵法。相比于逆雅可比矩阵法,消元法旨在利用数学方法消去中间量,最终得到各个关节角度的数学表达式。虽然推导表达式的过程相对复杂,但是得到数学表达式后,求解过程就会比较简单,也容易得出唯一解。下面将对从手端持械臂逆运动学的求解过程进行介绍。

对于持械臂,其逆运动学求解则是根据手术器械末端坐标系$\{o_9\}$的位姿来求解远心机构的三个主动关节和手术器械四个旋转关节的角度或位移。同样地,持械臂手术器械末端相对于持械臂基坐标系的位姿变换矩阵$^{S}_{1}\boldsymbol{T}$也可以通过主从运动空间映射获得,因此将其视为常数矩阵,记为

$$^{S}_{1}\boldsymbol{T}=\begin{bmatrix} n'_x & o'_x & a'_x & p'_x \\ n'_y & o'_y & a'_y & p'_y \\ n'_z & o'_z & a'_z & p'_z \\ 0 & 0 & 0 & 1 \end{bmatrix} \qquad (5.19)$$

由式(5.18)与式(5.19)联立组成的方程组含有较多未知量,无法直接一次性求出全部未知量。接下来通过简化及等价变换矩阵的方式介绍未知量的求解,同时结合各个关节的运动范围获取唯一解析解,具体过程如下。

持械臂定位机构的三个被动关节在完成术前摆位后被锁死,并且在手术过程中保持不动,其中,关节角度θ_2和θ_3可以通过绝对编码器直接读取。根据前文中持械臂相邻关节间齐次变换矩阵表达式可知,$^{0}\boldsymbol{A}_{1}\cdot{}^{1}\boldsymbol{A}_{2}\cdot{}^{2}\boldsymbol{A}_{3}$为常数矩阵。将其变换到式(5.18)等号的左侧,可得

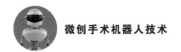

$$({}^{0}\boldsymbol{A}_{1} \cdot {}^{1}\boldsymbol{A}_{2} \cdot {}^{2}\boldsymbol{A}_{3})^{-1} \cdot {}_{1}^{S}\boldsymbol{T} = {}^{3}\boldsymbol{A}_{4} \cdot {}^{4}\boldsymbol{A}_{5} \cdot {}^{5}\boldsymbol{A}_{6} \cdot {}^{6}\boldsymbol{A}_{7} \cdot {}^{7}\boldsymbol{A}_{8} \cdot {}^{8}\boldsymbol{A}_{9} \quad (5.20)$$

将 $({}^{0}\boldsymbol{A}_{1} \cdot {}^{1}\boldsymbol{A}_{2} \cdot {}^{2}\boldsymbol{A}_{3})^{-1} \cdot {}_{1}^{S}\boldsymbol{T}$ 和 ${}^{6}\boldsymbol{A}_{7} \cdot {}^{7}\boldsymbol{A}_{8} \cdot {}^{8}\boldsymbol{A}_{9}$ 分别看作整体矩阵,对上式进行等价变换得

$$({}^{6}\boldsymbol{A}_{7} \cdot {}^{7}\boldsymbol{A}_{8} \cdot {}^{8}\boldsymbol{A}_{9})^{-1} = [({}^{0}\boldsymbol{A}_{1} \cdot {}^{1}\boldsymbol{A}_{2} \cdot {}^{2}\boldsymbol{A}_{3})^{-1} \cdot {}_{1}^{S}\boldsymbol{T}]^{-1} \cdot {}^{3}\boldsymbol{A}_{4} \cdot {}^{4}\boldsymbol{A}_{5} \cdot {}^{5}\boldsymbol{A}_{6}$$
$$(5.21)$$

$[({}^{0}\boldsymbol{A}_{1} \cdot {}^{1}\boldsymbol{A}_{2} \cdot {}^{2}\boldsymbol{A}_{3})^{-1} \cdot {}_{1}^{S}\boldsymbol{T}]^{-1}$ 为常数矩阵,将其简记为

$$[({}^{0}\boldsymbol{A}_{1} \cdot {}^{1}\boldsymbol{A}_{2} \cdot {}^{2}\boldsymbol{A}_{3})^{-1} \cdot {}_{1}^{S}\boldsymbol{T}]^{-1} = \begin{bmatrix} n'_{x1} & o'_{x1} & a'_{x1} & p'_{x1} \\ n'_{y1} & o'_{y1} & a'_{y1} & p'_{y1} \\ n'_{z1} & o'_{z1} & a'_{z1} & p'_{z1} \\ 0 & 0 & 0 & 1 \end{bmatrix} \quad (5.22)$$

上式中,简化了的矩阵各个元素,将其视为已知变量参与到后续的计算中。将 θ_7、θ_8、θ_9 未知量分别代入式(5.21)等号左侧,可得

$$({}^{6}\boldsymbol{A}_{7} \cdot {}^{7}\boldsymbol{A}_{8} \cdot {}^{8}\boldsymbol{A}_{9})^{-1} = \begin{bmatrix} c_7 c_8 c_9 + s_7 s_9 & s_7 c_8 c_9 - c_7 s_9 & s_8 c_9 & -a_8 c_9 - a_9 \\ -c_7 c_8 s_9 + s_7 c_9 & -s_7 c_8 s_9 - c_7 c_9 & -s_8 s_9 & a_8 s_9 \\ c_7 s_8 & s_7 s_8 & -c_8 & 0 \\ 0 & 0 & 0 & 1 \end{bmatrix}$$
$$(5.23)$$

将式(5.21)等号右侧矩阵相乘,结果记为

$$[({}^{0}\boldsymbol{A}_{1} \cdot {}^{1}\boldsymbol{A}_{2} \cdot {}^{2}\boldsymbol{A}_{3})^{-1} \cdot {}_{1}^{S}\boldsymbol{T}]^{-1} \cdot {}^{3}\boldsymbol{A}_{4} \cdot {}^{4}\boldsymbol{A}_{5} \cdot {}^{5}\boldsymbol{A}_{6} = \begin{bmatrix} n'_{x2} & o'_{x2} & a'_{x2} & p'_{x2} \\ n'_{y2} & o'_{y2} & a'_{y2} & p'_{y2} \\ n'_{z2} & o'_{z2} & a'_{z2} & p'_{z2} \\ 0 & 0 & 0 & 1 \end{bmatrix}$$
$$(5.24)$$

将未知变量 θ_4、θ_5、d_6 分别代入式(5.24)中等号左侧,其结果为含有 θ_4、θ_5、d_6 的变量矩阵。利用等式两侧矩阵对应元素相等,得到如下方程组:

$$\begin{cases} p'_{x2} = a'_{x2} d_6 + a'_{x1} d_4 + p'_{x1} \\ p'_{y2} = a'_{y2} d_6 + a'_{y1} d_4 + p'_{y1} \\ p'_{z2} = a'_{z2} d_6 + a'_{z1} d_4 + p'_{z1} \end{cases} \quad (5.25)$$

根据式(5.23)中矩阵与式(5.24)中矩阵对应元素相等,经过替换可以得到如下方程组:

$$\begin{cases} s_8 c_9 d_6 + a'_{x1} d_4 + p'_{x1} = -a_8 c_9 - a_9 \\ -s_8 s_9 d_6 + a'_{y1} d_4 + p'_{y1} = a_8 s_9 \\ -c_8 d_6 + a'_{z1} d_4 + p'_{z1} = 0 \end{cases} \quad (5.26)$$

利用消元法消除未知量 d_6,求出 θ_8 和 θ_9 的反正切函数表达式为

$$\theta_9 = \arctan \frac{-(a'_{y1}d_4 + p'_{y1})}{a_9 + a'_{x1}d_4 + p'_{x1}} \tag{5.27}$$

$$\theta_8 = \arctan \frac{a'_{y1}d_4 + p'_{y1} - s_9 a_8}{s_9(a'_{z1}d_4 + p'_{z1})} \tag{5.28}$$

这里暂时不对 d_6 进行求解。考虑到关节角实际初始位置与 D−H 模型的初始位置存在偏移量,其关节实际运动角度与 D−H 模型中关节角度之间的关系和运动范围分别是:$\theta'_8 = \theta_8 - \pi/2 (\theta'_8 \in [-\pi/2, \pi/2])$,$\theta'_9 = \theta_9 (\theta'_9 \in [-\pi/2, \pi/2])$,需要将 θ_8 范围扩展到 $[0, \pi]$。

(1)当 $\theta_9 = 0°$ 时,$\theta_8 = \arctan \frac{-a_8 - a_9 - a'_{x1}d_4 - p'_{x1}}{a'_{z1}d_4 + p'_{z1}}$,此时如果 $\theta_8 \geqslant 0°$,$\theta_8 = \arctan \frac{-a_8 - a_9 - a'_{x1}d_4 - p'_{x1}}{a'_{z1}d_4 + p'_{z1}}$;如果 $\theta_8 < 0°$,$\theta_8 = \arctan \frac{-a_8 - a_9 - a'_{x1}d_4 - p'_{x1}}{a'_{z1}d_4 + p'_{z1}} + \pi$。

(2)当 $\theta_9 \neq 0°$ 时,$\theta_8 = \arctan \frac{a'_{y1}d_4 + p'_{y1} - s_9 a_8}{s_9(a'_{z1}d_4 + p'_{z1})}$,此时如果 $\theta_8 \geqslant 0°$,$\theta_8 = \arctan \frac{a'_{y1}d_4 + p'_{y1} - s_9 a_8}{s_9(a'_{z1}d_4 + p'_{z1})}$;如果 $\theta_8 < 0°$,$\theta_8 = \arctan \frac{a'_{y1}d_4 + p'_{y1} - s_9 a_8}{s_9(a'_{z1}d_4 + p'_{z1})} + \pi$。

在 θ_8 和 θ_9 确定之后,代入 ${}^7 A_8$ 和 ${}^8 A_9$ 的表达式对其进行更新,并对式(5.20)进行如下等价变换:

$$({}^0 A_1 \cdot {}^1 A_2 \cdot {}^2 A_3)^{-1} \cdot {}^S_I T \cdot ({}^7 A_8 \cdot {}^8 A_9)^{-1} = {}^3 A_4 \cdot {}^4 A_5 \cdot {}^5 A_6 \cdot {}^6 A_7 \tag{5.29}$$

将上式等号左侧常数矩阵记为

$$({}^0 A_1 \cdot {}^1 A_2 \cdot {}^2 A_3)^{-1} \cdot {}^S_I T \cdot ({}^7 A_8 \cdot {}^8 A_9)^{-1} = \begin{bmatrix} n'_{x3} & o'_{x3} & a'_{x3} & p'_{x3} \\ n'_{y3} & o'_{y3} & a'_{y3} & p'_{y3} \\ n'_{z3} & o'_{z3} & a'_{z3} & p'_{z3} \\ 0 & 0 & 0 & 1 \end{bmatrix} \tag{5.30}$$

将未知量 θ_7、d_6、θ_5、θ_4 代入式(5.29)等号右侧,令所得带有未知变量的矩阵与上式右侧矩阵对应元素相等,得到如下方程组:

$$\begin{cases} o'_{z3} = -s_{a_4} c_5 s_{a_5} + c_{a_4} c_{a_5} \\ n'_{z3} = s_{a_4} s_5 c_7 + (s_{a_4} c_5 c_{a_5} + c_{a_4} s_{a_5}) s_7 \\ a'_{z3} = s_{a_4} s_5 s_7 - (s_{a_4} c_5 c_{a_5} + c_{a_4} s_{a_5}) c_7 \end{cases} \tag{5.31}$$

结合关节 5 的实际运动范围(例如:$\theta'_5 \in [0, 2\pi/3]$(持械臂 1)、$\theta'_5 \in [-2\pi/3, 0]$(持械臂 2)),利用反余弦函数求取 θ_5 得到:

$$\theta_5 = \arccos \frac{c_{a_4} c_{a_5} - o'_{z3}}{s_{a_4} s_{a_5}} \tag{5.32}$$

根据不同的持械臂将 θ_5 变换到实际运动范围内。

(1)持械臂 1:$\theta'_5 = \theta_5 = \arccos \dfrac{c_{a_4} c_{a_5} - o'_{z3}}{s_{a_4} s_{a_5}}$。

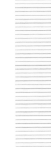

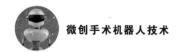

(2)持械臂 $2:\theta'_5=\theta_5=-\arccos\dfrac{c_{a_4}c_{a_5}-o'_{z3}}{s_{a_4}s_{a_5}}$。

利用新的 θ_5，并结合关节 7 的实际运动范围（例如：$\theta'_7\in[-\pi,\pi]$），经过反正切计算求取 θ_7 可得

$$\theta_7=\mathrm{atan2}[(A\cdot B),(B\cdot s_{a_4}s_5-a'_{z3})] \tag{5.33}$$

式中，$A=s_{a_4}c_5c_{a_5}+c_{a_4}s_5$；$B=\dfrac{A\cdot n'_{z3}+s_{a_4}s_5a'_{z3}}{A^2+s_{a_4}^2s_5^2}$。

则有 $\theta'_7=\theta_7$。将 θ_7 代入 $^6\boldsymbol{A}_7$ 的表达式，再将式(5.20)改写成如下形式：

$$(^0\boldsymbol{A}_1\cdot{}^1\boldsymbol{A}_2\cdot{}^2\boldsymbol{A}_3)^{-1}\cdot{}_1^S\boldsymbol{T}\cdot({}^6\boldsymbol{A}_7\cdot{}^7\boldsymbol{A}_8\cdot{}^8\boldsymbol{A}_9)^{-1}={}^3\boldsymbol{A}_4\cdot{}^4\boldsymbol{A}_5\cdot{}^5\boldsymbol{A}_6 \tag{5.34}$$

则上式等号左侧的计算结果为常数矩阵，记为

$$(^0\boldsymbol{A}_1\cdot{}^1\boldsymbol{A}_2\cdot{}^2\boldsymbol{A}_3)^{-1}\cdot{}_1^S\boldsymbol{T}\cdot({}^6\boldsymbol{A}_7\cdot{}^7\boldsymbol{A}_8\cdot{}^8\boldsymbol{A}_9)^{-1}=\begin{bmatrix}n'_{x4}&o'_{x4}&a'_{x4}&p'_{x4}\\n'_{y4}&o'_{y4}&a'_{y4}&p'_{y4}\\n'_{z4}&o'_{z4}&a'_{z4}&p'_{z4}\\0&0&0&1\end{bmatrix}$$

$$\tag{5.35}$$

把未知量 d_6、θ_4 代入式(5.34)等号右侧，计算出含有未知量的矩阵，与上式常数矩阵对应元素相等，则有

$$\begin{cases}n'_{x4}=c_4c_5-s_4c_{a_4}s_5\\n'_{y4}=s_4c_5+c_4c_{a_4}s_5\end{cases} \tag{5.36}$$

$\theta'_4=\theta_4(\theta'_4\in[-\pi/2,\pi/2])$，利用反正切函数求取 θ_4，其表达式为

$$\theta_4=\arctan\dfrac{C\cdot c_5}{n'_{x4}+C\cdot c_{a_4}s_5} \tag{5.37}$$

式中，$C=\dfrac{n'_{y4}-c_{a_4}\tan\theta_5 n'_{x4}}{c_5+c_{a_4}^2s_5\tan\theta_5}$。

利用 θ_4 的值更新转换矩阵 $^3\boldsymbol{A}_4$。结合前面求出的各个关节角度，可以求出其持械臂远心点坐标系 $\{o_5\}$ 相对于其基坐标系 $\{o_0\}$ 的位姿变换矩阵，记为

$$^0\boldsymbol{A}_1\cdot{}^1\boldsymbol{A}_2\cdot{}^2\boldsymbol{A}_3\cdot{}^3\boldsymbol{A}_4\cdot{}^4\boldsymbol{A}_5=\begin{bmatrix}n'_{x5}&o'_{x5}&a'_{x5}&p'_{x5}\\n'_{y5}&o'_{y5}&a'_{y5}&p'_{y5}\\n'_{z5}&o'_{z5}&a'_{z5}&p'_{z5}\\0&0&0&1\end{bmatrix} \tag{5.38}$$

由于直接求解直线移动关节的位移量 d_6 比较烦琐，这里采用间接的求解方式。对于持械臂，以手术器械腕部为参考点，则腕部随着直线移动关节运动的位移量即为直线移动关节自身的运动位移量。根据式(5.20)有

$$^0\boldsymbol{A}_1\cdot{}^1\boldsymbol{A}_2\cdot{}^2\boldsymbol{A}_3\cdot{}^3\boldsymbol{A}_4\cdot{}^4\boldsymbol{A}_5\cdot{}^5\boldsymbol{A}_6={}_1^S\boldsymbol{T}\cdot({}^6\boldsymbol{A}_7\cdot{}^7\boldsymbol{A}_8\cdot{}^8\boldsymbol{A}_9)^{-1} \tag{5.39}$$

将上式等号右侧计算出的常数矩阵简记为

$$\,_1^S\boldsymbol{T}\cdot(\,^6\boldsymbol{A}_7\cdot\,^7\boldsymbol{A}_8\cdot\,^8\boldsymbol{A}_9\,)^{-1}=\begin{bmatrix} n'_{x6} & o'_{x6} & a'_{x6} & p'_{x6} \\ n'_{y6} & o'_{y6} & a'_{y6} & p'_{y6} \\ n'_{z6} & o'_{z6} & a'_{z6} & p'_{z6} \\ 0 & 0 & 0 & 1 \end{bmatrix} \tag{5.40}$$

则上式中等号右侧矩阵中的 $[\,p'_{x6}\quad p'_{y6}\quad p'_{z6}\,]^{\mathrm{T}}$ 即为手术器械腕部的位置向量。根据式(5.38)中远心点的位置向量 $[\,p'_{x5}\quad p'_{y5}\quad p'_{z5}\,]^{\mathrm{T}}$，利用空间中两点之间距离公式可得

$$d_6=\sqrt{(p'_{x6}-p'_{x5})^2+(p'_{y6}-p'_{y5})^2+(p'_{z6}-p'_{z5})^2} \tag{5.41}$$

当直线移动关节位于其初始位置时，手术器械腕部的初始位置位于远心点以下沿着滑台方向 25 mm 处，则关节 6 实际的运动位移应为 $d'_6=d_6-25$。

持械臂和手术器械各个关节经逆运动学计算后，在某一时刻的实际关节角度或位移表达式为

$$\begin{cases} \theta'_9=\theta_9=\arctan\dfrac{-(a'_{y1}d_4+p'_{y1})}{a_9+a'_{x1}d_4+p'_{x1}} \\[3mm] \theta'_8=\theta_8-\dfrac{\pi}{2} \begin{cases} \text{当 } \theta_9=0°, \theta_8\geqslant0° \text{ 时 }, \theta_8=\arctan\dfrac{-a_8-a_9-a'_{x1}d_4-p'_{x1}}{a'_{z1}d_4+p'_{z1}} \\[3mm] \text{当 } \theta_9=0°, \theta_8<0° \text{ 时 }, \theta_8=\arctan\left(\dfrac{-a_8-a_9-a'_{x1}d_4-p'_{x1}}{a'_{z1}d_4+p'_{z1}}\right)+\pi \\[3mm] \text{当 } \theta_9\neq0°, \theta_8\geqslant0°\text{时 }, \theta_8=\arctan\dfrac{a'_{y1}d_4+p'_{y1}-s_9a_8}{s_9(a'_{z1}d_4+p'_{z1})} \\[3mm] \text{当 } \theta_9\neq0°, \theta_8<0°\text{时 }, \theta_8=\arctan\left[\dfrac{a'_{y1}d_4+p'_{y1}-s_9a_8}{s_9(a'_{z1}d_4+p'_{z1})}\right]+\pi \end{cases} \\[18mm] \theta'_5=\theta_5 \begin{cases} \text{持械臂 } 1:\theta_5=\arccos\dfrac{c_{a_4}c_{a_5}-o'_{z3}}{s_{a_4}s_{a_5}} \\[3mm] \text{持械臂 } 2:\theta_5=-\arccos\dfrac{c_{a_4}c_{a_5}-o'_{z3}}{s_{a_4}s_{a_5}} \end{cases} \\[10mm] \theta'_7=\theta_7=\mathrm{atan2}[(A\cdot B),(B\cdot s_{a_4}s_5-a'_{z3})] \\[3mm] \left(A=s_{a_4}c_5c_{a_5}+c_{a_4}s_{a_5}, B=\dfrac{A\cdot n'_{z3}+s_{a_4}s_5a'_{z3}}{A^2+s_{a_4}^2s_5^2}\right) \\[4mm] \theta'_4=\theta_4=\arctan\dfrac{C\cdot c_5}{n'_{x4}+C\cdot c_{a_4}s_5} \quad \left(C=\dfrac{n'_{y4}-c_{a_4}\tan\theta_5 n'_{x4}}{c_5+c_{a_4}^2s_5\tan\theta_5}\right) \\[4mm] d'_6=d_6-25=\sqrt{(p'_{x6}-p'_{x5})^2+(p'_{y6}-p'_{y5})^2+(p'_{z6}-p'_{z5})^2}-25 \end{cases}$$

$$\tag{5.42}$$

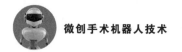
5.2.2 旋量法运动学

1.持镜臂运动学建模与计算

持镜臂旋量坐标系定义如图 5.4 所示,持镜臂包含有三个定位被动关节(q_1、q_2、q_3)和远心机构的三个主动关节(q_4、q_5、q_6),基坐标系 $o_0x_0y_0z_0$ 定义在小推车上。

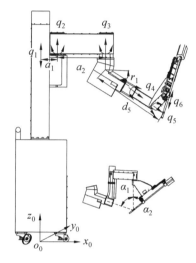

图 5.4 持镜臂旋量坐标系定义

各关节轴的单位矢量如下:

$$\boldsymbol{\omega}_1 = \boldsymbol{\omega}_2 = \boldsymbol{\omega}_3 = \begin{bmatrix} 0 & 0 & 1 \end{bmatrix}^T, \quad \boldsymbol{\omega}_4 = \begin{bmatrix} c_{r_1} & 0 & -s_{r_1} \end{bmatrix}^T,$$

$$\boldsymbol{\omega}_5 = \begin{bmatrix} c_{r_1}c_1 & -s_1 & -c_1 s_{r_1} \end{bmatrix}^T \tag{5.43}$$

$$\boldsymbol{\omega}_6 = \begin{bmatrix} -s_{r_1}s_2 + c_{r_1}c_1c_2 & -s_1c_2 & -s_{r_1}c_1c_2 - c_{r_1}s_2 \end{bmatrix}^T \tag{5.44}$$

式中,$s_{r_1} = \sin r_1$;$c_{r_1} = \cos r_1$;$s_1 = \sin \alpha_1$;$c_1 = \cos \alpha_1$;$s_2 = \sin \alpha_2$;$c_2 = \cos \alpha_2$。

各关节轴线上的点的坐标为

$$\boldsymbol{p}_1 = \begin{bmatrix} 0 & 0 & 0 \end{bmatrix}^T, \quad \boldsymbol{p}_2 = \begin{bmatrix} 0 & a_1 & 0 \end{bmatrix}^T, \quad \boldsymbol{p}_3 = \begin{bmatrix} 0 & a_1+a_2 & 0 \end{bmatrix}^T \tag{5.45}$$

$$\boldsymbol{p}_4 = \boldsymbol{p}_5 = \boldsymbol{p}_6 = \begin{bmatrix} a_1+a_2+d_5c_{r_1} & 0 & -d_5s_{r_1} \end{bmatrix}^T \tag{5.46}$$

计算各旋转关节单位旋量运动:

$$\boldsymbol{\xi}_i = \begin{bmatrix} \boldsymbol{\omega}_i & \boldsymbol{p}_i \times \boldsymbol{\omega}_i \end{bmatrix}^T \quad (i = 1, 2, 3, \cdots) \tag{5.47}$$

计算各平移关节单位旋量运动:

$$\boldsymbol{\xi}_i = \begin{bmatrix} \boldsymbol{0} & \boldsymbol{v}_i \end{bmatrix}^T \quad (i = 1, 2, 3, \cdots) \tag{5.48}$$

在初始位姿时,末端点位姿为

$$g_{\text{ste}}(0) = \begin{bmatrix} & & & a_1+a_2+d_5c_1+d_8(c_1c_2c_3-s_1s_3) \\ & \boldsymbol{I}_{3\times3} & & -d_8s_2c_3 \\ & & & d_1-d_5s_1-d_8(s_1c_2c_3+c_1s_3) \\ 0 & 0 & 0 & 1 \end{bmatrix} \tag{5.49}$$

持镜臂正运动学映射为

$$g_{\text{E}}(\theta) = e^{\hat{\xi}_1 q_1} e^{\hat{\xi}_2 q_2} e^{\hat{\xi}_3 q_3} e^{\hat{\xi}_4 q_4} e^{\hat{\xi}_5 q_5} e^{\hat{\xi}_6 q_6} g_{\text{ste}}(0) \tag{5.50}$$

设 $\boldsymbol{T} = [n_x \quad o_x \quad a_x \quad p_x; n_y \quad o_y \quad a_y \quad p_y; n_z \quad o_z \quad a_z \quad p_z; 0 \quad 0 \quad 0 \quad 1]$ 为手术器械末端点相对基坐标系的位姿的逆。根据式(5.50)得

$$e^{\hat{\xi}_4 q_4} e^{\hat{\xi}_5 q_5} e^{\hat{\xi}_6 q_6} = e^{-\hat{\xi}_3 q_3} e^{-\hat{\xi}_2 q_2} e^{-\hat{\xi}_1 q_1} g_{\text{E}}(\theta) g_{\text{ste}}(0)^{-1} = g_4 \tag{5.51}$$

选择位于关节 6 轴线上的任一点 $\boldsymbol{p}_r$，等式两边分别乘以点 $\boldsymbol{p}_r$ 得

$$e^{\hat{\xi}_4 q_4} e^{\hat{\xi}_5 q_5} e^{\hat{\xi}_6 q_6} \boldsymbol{p}_r = e^{\hat{\xi}_4 q_4} e^{\hat{\xi}_5 q_5} \boldsymbol{p}_r = g_4 \ \boldsymbol{p}_r = \boldsymbol{g}_5 \tag{5.52}$$

q_4 和 q_5 经计算可得

$$q_5 = \arcsin\left[\frac{(p_{z1}-d_5-\sqrt{p_{x1}^2+p_{y1}^2+(p_{z1}-d_5)^2})/}{(\sqrt{p_{x1}^2+p_{y1}^2+(p_{z1}-d_5)^2}\, s_{a_1} s_{a_2})} \right] \tag{5.53}$$

$$q_4 = \arctan\{[p_{x1}(c_{a_2}s_{a_1}-c_{a_1}s_{a_2}s_5)+p_{y1}s_{a_2}c_5]/[p_{x1}s_{a_2}c_5-p_{y1}(c_{a_2}s_{a_1}-c_{a_1}s_{a_2}s_5)]\} \tag{5.54}$$

式中

$$p_{x1} = (d_1-p_z)c_{r_1}+(a_2c_3+a_1c_2-p_xc_2c_3-p_yc_2s_3-p_ys_2c_3-a_1s_2s_3+p_xs_2s_3)s_{r_1}$$

$$p_{y1} = p_yc_{23}+a_1s_{23}-p_xs_{23}+a_2s_3$$

$$c_{ij} = \cos(q_i+q_j)$$

$$s_{ij} = \sin(q_i+q_j)$$

$$p_{z1} = (d_1-p_z)s_{r_1}-(a_2c_3+a_1c_2-p_xc_2c_3-p_yc_2s_3-p_ys_2c_3-a_1s_2s_3+p_xs_2s_3)c_{r_1}$$

q_4 和 q_5 已知，式(5.52)可得

$$e^{\hat{\xi}_6 q_6} = e^{-\hat{\xi}_5 q_5} e^{-\hat{\xi}_4 q_4} \boldsymbol{g}_5 \tag{5.55}$$

根据上式求 q_6 得

$$q_6 = \sqrt{p_{x1}^2+p_{y1}^2+(p_{z1}-d_5)^2} \tag{5.56}$$

式中

$$p_{x1} = (d_1-p_z)c_{r_1}+(a_2c_3+a_1c_2-p_xc_2c_3-p_yc_2s_3-p_ys_2c_3-a_1s_2s_3+p_xs_2s_3)s_{r_1}$$

$$p_{y1} = p_yc_{23}+a_1s_{23}-p_xs_{23}+a_2s_3$$

$$c_{ij} = \cos(q_i+q_j)$$

$$s_{ij} = \sin(q_i+q_j)$$

$$p_{z1} = (d_1-p_z)s_{r_1}-(a_2c_3+a_1c_2-p_xc_2c_3-p_yc_2s_3-p_ys_2c_3-a_1s_2s_3+p_xs_2s_3)c_{r_1}$$

为验证运动学模型的正确性，可应用 Matlab 软件的 Simulink 模块，对持镜

臂运动学模型进行仿真,基于 Simulink 的持镜臂正逆运动学仿真原理图如图 5.5 所示。持镜臂机构参数见表 5.3。q_4、q_5 和 q_6 为正运动学模型的输入,经过正运动学求解后得到末端点位姿作为逆运动学模型的输入值。选择多组输入参数与输出参数对比,持镜臂 Simulink 仿真输出与输入参数对比见表 5.4,输入参数等于输出参数,由此表明此运动学模型准确有效。

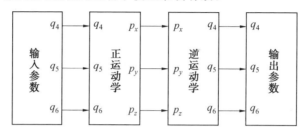

图 5.5　基于 Simulink 的持镜臂正逆运动学仿真原理图

表 5.3　持镜臂机构参数

q_1/mm	q_2/rad	q_3/rad	d_5/mm	a_1/mm	a_2/mm	r_1/rad	α_1/rad	α_2/rad
1 800	0.785	0.785	567	100	400	0.22	1.29	0.99

表 5.4　持镜臂 Simulink 仿真输出与输入参数对比

No.	输入参数			输出参数		
	q_4/rad	q_5/rad	q_6/mm	q_4/rad	q_5/rad	q_6/mm
1	0.724	-1.354	50	0.724	-1.354	50
2	0.785 4	0.785 4	100	0.785 4	0.785 4	100
3	1.1	0.471 2	100	1.1	0.471 2	100

2. 持械臂运动学建模

持械臂旋量坐标系定义如图 5.6 所示,持械臂包含有定位机构的三个被动关节(q_1、q_2、q_3)和远心机构及手术器械的六个主动关节(q_4、q_5、q_6、q_7、q_8、q_9),基坐标系 $o_0 x_0 y_0 z_0$ 定义在小推车上。

各关节轴的单位矢量如下:

$$\boldsymbol{\omega}_4 = \begin{bmatrix} c_{r_{11}} & 0 & -s_{r_{11}} \end{bmatrix}^\mathrm{T}, \quad \boldsymbol{\omega}_6 = \begin{bmatrix} -s_{r_{11}} s_2 + c_{r_{11}} c_1 c_2 & -s_1 c_2 & -s_{r_{11}} c_1 c_2 - c_{r_{11}} s_2 \end{bmatrix}^\mathrm{T}$$
$$(5.57)$$

$$\boldsymbol{\omega}_5 = \begin{bmatrix} c_{r_{11}} c_1 & -s_1 & -c_1 s_{r_{11}} \end{bmatrix}^\mathrm{T},$$
$$\boldsymbol{\omega}_7 = \begin{bmatrix} -s_{r_{11}} s_2 + c_{r_{11}} c_1 c_2 & -s_1 c_2 & -s_{r_{11}} c_1 c_2 - c_{r_{11}} s_2 \end{bmatrix}^\mathrm{T}$$
$$(5.58)$$

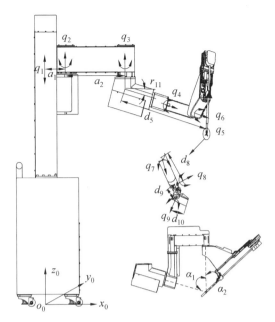

图 5.6　持械臂旋量坐标系定义

$$\begin{cases}\boldsymbol{\omega}_1 = \boldsymbol{\omega}_2 = \boldsymbol{\omega}_3 = \begin{bmatrix} 0 & 0 & 1 \end{bmatrix}^{\mathrm{T}} \\ \boldsymbol{\omega}_8 = \begin{bmatrix} -s_{r_{11}}c_2 - c_{r_{11}}c_1 s_2 & s_1 s_2 & s_{r_{11}}c_1 s_3 - c_{r_{11}}c_2 \end{bmatrix}^{\mathrm{T}} \\ \boldsymbol{\omega}_9 = \begin{bmatrix} -c_{r_{11}}s_1 & c_1 & -s_{r_{11}}s_1 \end{bmatrix}^{\mathrm{T}} \end{cases} \quad (5.59)$$

式中,$s_{r_{11}} = \sin r_{11}$;$c_{r_{11}} = \cos r_{11}$;$s_1 = \sin \alpha_1$;$c_1 = \cos \alpha_1$;$s_2 = \sin \alpha_2$;$c_2 = \cos \alpha_2$。

各关节轴线上的点为

$$\boldsymbol{p}_1 = \begin{bmatrix} 0 & 0 & 0 \end{bmatrix}^{\mathrm{T}}, \quad \boldsymbol{p}_2 = \begin{bmatrix} 0 & a_1 & d_1 \end{bmatrix}^{\mathrm{T}}, \quad \boldsymbol{p}_3 = \begin{bmatrix} 0 & a_1 + a_2 & d_1 \end{bmatrix}^{\mathrm{T}} \quad (5.60)$$

$$\boldsymbol{p}_4 = \boldsymbol{p}_5 = \boldsymbol{p}_6 = \boldsymbol{p}_7 = \begin{bmatrix} a_1 + a_2 + d_5 c_{r_{11}} & 0 & d_1 - d_5 s_{r_{11}} \end{bmatrix}^{\mathrm{T}} \quad (5.61)$$

$$\boldsymbol{p}_8 = \begin{bmatrix} a_1 + a_2 + d_5 c_{r_{11}} - d_8(s_{r_{11}} s_2 - c_{r_{11}} c_1 c_2) & -d_8 s_1 c_2 & d_1 - d_5 s_{r_{11}} - d_8(s_{r_{11}} c_1 c_2 + c_{r_{11}} s_2) \end{bmatrix}^{\mathrm{T}}$$

$$(5.62)$$

$$\boldsymbol{p}_9 = \begin{bmatrix} a_1 + a_2 + d_5 c_{r_{11}} - (d_8 + d_9)(s_{r_{11}} s_2 - c_{r_{11}} c_1 c_2) & -(d_8 + d_9)s_1 c_2 \end{bmatrix}$$

$$\begin{matrix} d_1 - d_5 s_{r_{11}} - (d_8 + d_9)(s_{r_{11}} c_1 c_2 + c_{r_{11}} s_2) \end{bmatrix}^{\mathrm{T}} \quad (5.63)$$

计算各旋转关节单位旋量运动:

$$\boldsymbol{\xi}_i = \begin{bmatrix} \boldsymbol{\omega}_i & \boldsymbol{p}_i \times \boldsymbol{\omega}_i \end{bmatrix}^{\mathrm{T}} \quad (i = 1, 2, 3, \cdots) \quad (5.64)$$

计算各平移关节单位旋量运动:

$$\boldsymbol{\xi}_i = \begin{bmatrix} \boldsymbol{0} & \boldsymbol{v}_i \end{bmatrix}^{\mathrm{T}} \quad (i = 1, 2, 3, \cdots) \quad (5.65)$$

在初始位姿时,末端点位姿为

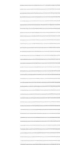

$$\boldsymbol{g}_{\text{sti}}(0) = \begin{bmatrix} \boldsymbol{I}_{3\times3} & \begin{matrix} a_1 + a_2 + d_5 c_{r_{11}} + (d_8 + d_9 + d_{10})(c_{r_{11}} c_1 c_2 - s_{r_{11}} s_2) \\ -(d_8 + d_9 + d_{10}) s_1 c_2 \\ -d_5 s_{r_{11}} - (d_8 + d_9 + d_{10})(s_{r_{11}} c_1 c_2 + c_{r_{11}} s_2) \end{matrix} \\ \begin{matrix} 0 & 0 & 0 \end{matrix} & 1 \end{bmatrix}$$

$$(5.66)$$

持械臂正运动学为

$$\boldsymbol{g}_1(\theta) = e^{\hat{\xi}_1 q_1} e^{\hat{\xi}_2 q_2} e^{\hat{\xi}_3 q_3} e^{\hat{\xi}_4 q_4} e^{\hat{\xi}_5 q_5} e^{\hat{\xi}_6 q_6} e^{\hat{\xi}_7 q_7} e^{\hat{\xi}_8 q_8} e^{\hat{\xi}_9 q_9} \boldsymbol{g}_{\text{sti}}(0) \tag{5.67}$$

设 $\boldsymbol{T}_1 = [n_{x2} \ \ o_{x2} \ \ a_{x2} \ \ p_{x2}; n_{y2} \ \ o_{y2} \ \ a_{y2} \ \ p_{y2}; n_{z2} \ \ o_{z2} \ \ a_{z2} \ \ p_{z2}; 0 \ \ 0 \ \ 0 \ \ 1]$ 为手术器械末端点相对基坐标系的位姿的逆。因为前三个关节(q_1、q_2、q_3)是被动关节,关节角度通过编码器采集得到。因此,通过对式(5.67)转化得

$$e^{\hat{\xi}_4 q_4} e^{\hat{\xi}_5 q_5} e^{\hat{\xi}_6 q_6} e^{\hat{\xi}_7 q_7} e^{\hat{\xi}_8 q_8} = (e^{\hat{\xi}_1 q_1} e^{\hat{\xi}_2 q_2} e^{\hat{\xi}_3 q_3})^{-1} \boldsymbol{g}_1(q) \boldsymbol{g}_{\text{sti}}(0)^{-1} (e^{\hat{\xi}_9 q_9})^{-1} = \boldsymbol{g}_1 e^{-\hat{\xi}_9 q_9}$$

$$(5.68)$$

选取关节6、关节7和关节8的公共交点 $\boldsymbol{p}_8$ 分别乘以等式左右两边,由 $e^{\hat{\xi}_6 \theta_6}$ $e^{\hat{\xi}_7 \theta_7} e^{\hat{\xi}_8 \theta_8} \boldsymbol{p}_8 = \boldsymbol{p}_8$ 得

$$e^{\hat{\xi}_4 q_4} e^{\hat{\xi}_5 q_5} e^{\hat{\xi}_6 q_6} e^{\hat{\xi}_7 q_7} e^{\hat{\xi}_8 q_8} \boldsymbol{p}_8 = e^{\hat{\xi}_4 q_4} e^{\hat{\xi}_5 q_5} \boldsymbol{p}_8 = \boldsymbol{g}_1 e^{-\hat{\xi}_9 q_9} \boldsymbol{p}_8 \tag{5.69}$$

选取关节4与关节5之间的交点 $\boldsymbol{p}_4$,等式两边分别减去 $\boldsymbol{p}_4$,可得

$$e^{\hat{\xi}_4 q_4} e^{\hat{\xi}_5 q_5} \boldsymbol{p}_8 - \boldsymbol{p}_4 = e^{\hat{\xi}_4 q_4} e^{\hat{\xi}_5 q_5} (\boldsymbol{p}_8 - \boldsymbol{p}_4) = \boldsymbol{g}_1 e^{-\hat{\xi}_9 q_9} \boldsymbol{p}_8 - \boldsymbol{p}_4 \tag{5.70}$$

对等式取模得

$$\| \boldsymbol{p}_8 - \boldsymbol{p}_4 \| = \| \boldsymbol{g}_1 e^{-\hat{\xi}_9 q_9} \boldsymbol{p}_8 - \boldsymbol{p}_4 \| \tag{5.71}$$

$$q_9 = \arctan[(a_{y3} d_5 + p_{y3}) / (d_{10} - a_{x3} d_5 + p_{x3})] \tag{5.72}$$

式中,$a_{x3} = c_{r_{11}} (n_{x2} c_{23} + o_{x2} s_{23}) - a_{x2} s_{r_{11}}$;$a_{y3} = c_{r_{11}} (n_{y2} c_{23} + o_{y2} s_{23}) - a_{y2} s_{r_{11}}$;$p_{x3} = p_{x2} + a_{x2} q_1 + a_1 n_{x2} + a_2 (n_{x2} c_2 + o_{x2} s_2)$;$p_{y3} = p_{y2} + a_{y2} q_1 + a_1 n_{y2} + a_2 (n_{y2} c_2 + o_{y2} s_2)$。

q_9 已知,则等式可得

$$e^{\hat{\xi}_4 q_4} e^{\hat{\xi}_5 q_5} e^{\hat{\xi}_6 q_6} e^{\hat{\xi}_7 q_7} e^{\hat{\xi}_8 q_8} = \boldsymbol{g}_1 e^{-\hat{\xi}_9 q_9} \tag{5.73}$$

选取任意非零点 $\boldsymbol{p}_9$,等式两边分别乘以 $\boldsymbol{p}_9$ 得

$$e^{\hat{\xi}_4 q_4} e^{\hat{\xi}_5 q_5} e^{\hat{\xi}_6 q_6} e^{\hat{\xi}_7 q_7} e^{\hat{\xi}_8 q_8} \boldsymbol{p}_9 = \boldsymbol{g}_1 e^{-\hat{\xi}_9 q_9} \boldsymbol{p}_9 \tag{5.74}$$

选取关节4、关节5、关节6和关节7的公共交点 $\boldsymbol{p}_5$,等式两边分别加上 $\boldsymbol{p}_5$ 得

$$e^{\hat{\xi}_4 q_4} e^{\hat{\xi}_5 q_5} e^{\hat{\xi}_6 q_6} e^{\hat{\xi}_7 q_7} e^{\hat{\xi}_8 q_8} \boldsymbol{p}_9 + \boldsymbol{p}_5 = e^{\hat{\xi}_4 q_4} e^{\hat{\xi}_5 q_5} e^{\hat{\xi}_6 q_6} e^{\hat{\xi}_7 q_7} (e^{\hat{\xi}_8 q_8} \boldsymbol{p}_9 + \boldsymbol{p}_5) = \boldsymbol{g}_1 e^{-\hat{\xi}_9 q_9} \boldsymbol{p}_9 + \boldsymbol{p}_5 = \boldsymbol{g}_2$$

$$(5.75)$$

对上式取模得

$$\| e^{\hat{\xi}_8 q_8} \boldsymbol{p}_9 + \boldsymbol{p}_5 \| = \| \boldsymbol{g}_2 \| \tag{5.76}$$

$$q_8 = -\arctan\left[\frac{(a_{z3} d_5 + p_{z3}) c_9}{a_{x3} d_5 + p_{x3} - d_{10} - c_9 d_9}\right] \tag{5.77}$$

式中，$p_{x3} = p_{x2} + a_{x2} q_1 + a_1 n_{x2} + a_2 (n_{x2} c_2 + o_{x2} s_2)$；$p_{z3} = p_{z2} + a_{z2} q_1 + a_1 n_{z2} + a_2 (n_{z2} c_2 + o_{z2} s_2)$；$a_{x3} = c_{r_{11}} (n_{x2} c_{23} + o_{x2} s_{23}) - a_{x2} s_{r_{11}}$；$a_{z3} = c_{r_{11}} (n_{z2} c_{23} + o_{z2} s_{23}) - a_{z2} s_{r_{11}}$。

q_8 和 q_9 已知，式(5.73)可得

$$e^{\hat{\xi}_4 q_4} e^{\hat{\xi}_5 q_5} e^{\hat{\xi}_6 q_6} e^{\hat{\xi}_7 q_7} = \boldsymbol{g}_1 e^{-\hat{\xi}_9 q_9} e^{-\hat{\xi}_8 q_8} \tag{5.78}$$

选取关节 6 和关节 7 轴线的公共交点 $\boldsymbol{p}_8$，等式两边分别乘以 $\boldsymbol{p}_8$，得

$$e^{\hat{\xi}_4 q_4} e^{\hat{\xi}_5 q_5} e^{\hat{\xi}_6 q_6} e^{\hat{\xi}_7 q_7} \boldsymbol{p}_8 = e^{\hat{\xi}_4 q_4} e^{\hat{\xi}_5 q_5} \boldsymbol{p}_8 = \boldsymbol{g}_1 e^{-\hat{\xi}_9 q_9} e^{-\hat{\xi}_8 q_8} \boldsymbol{p}_8 = \boldsymbol{g}_3 \tag{5.79}$$

根据计算即可求出 q_4 和 q_5：

$$q_5 = \arcsin\left[(a_{z4} - c_{a_1} c_{a_2}) / s_{a_1} s_{a_2}\right] \tag{5.80}$$

$$q_4 = \arctan\left[(c_{a_1} s_{a_2} s_5 n_{z4} - s_{a_1} c_{a_2} n_{z4} - c_5 s_{a_2} o_{z4}) / (s_{a_1} c_{a_2} o_{z4} - c_{a_1} s_{a_2} s_5 o_{z4} - s_{a_2} n_{z4})\right] \tag{5.81}$$

式中

$a_{z4} = a_{z3} s_8 - a_{x3} c_8 c_9 + a_{y3} c_8 s_9$；　$n_{x3} = -a_{x2} c_{r_{11}} - s_{r_{11}} (n_{x2} c_{23} + o_{x2} s_{23})$；

$n_{z4} = n_{z3} s_8 - n_{x3} c_8 c_9 + n_{y3} c_8 s_9$；　$o_{z4} = o_{z3} s_8 - o_{x3} c_8 c_9 + o_{y3} c_8 s_9$；

$n_{y3} = -a_{y2} c_{r_{11}} - s_{r_{11}} (n_{y2} c_{23} + o_{y2} s_{23})$；　$n_{z3} = -a_{z2} c_{r_{11}} - s_{r_{11}} (n_{z2} c_{23} + o_{z2} s_{23})$；

$o_{x3} = o_{x2} c_{23} - n_{x2} s_{23}$；　$o_{y3} = o_{y2} c_{23} - n_{y2} s_{23}$；

$a_{x3} = c_{r_{11}} (n_{x2} c_{23} + o_{x2} s_{23}) - a_{x2} s_{r_{11}}$；

$a_{y3} = c_{r_{11}} (n_{y2} c_{23} + o_{y2} s_{23}) - a_{y2} s_{r_{11}}$；

$o_{z3} = o_{z2} c_{23} - n_{z2} s_{23}$；　$a_{z3} = c_{r_{11}} (n_{z2} c_{23} + o_{z2} s_{23}) - a_{z2} s_{r_{11}}$；

$p_{x3} = p_{x2} + a_{x2} q_1 + a_1 n_{x2} + a_2 (n_{x2} c_2 + o_{x2} s_2)$。

q_4、q_5、q_8 和 q_9 已知，可得

$$e^{\hat{\xi}_6 q_6} e^{\hat{\xi}_7 q_7} = e^{-\hat{\xi}_5 q_5} e^{-\hat{\xi}_4 q_4} \boldsymbol{g}_1 e^{-\hat{\xi}_9 q_9} e^{-\hat{\xi}_8 q_8} \tag{5.82}$$

等式两边分别乘以 $\boldsymbol{p}_9$ 得

$$e^{\hat{\xi}_6 q_6} e^{\hat{\xi}_7 q_7} \boldsymbol{p}_9 = e^{-\hat{\xi}_5 q_5} e^{-\hat{\xi}_4 q_4} \boldsymbol{g}_1 e^{-\hat{\xi}_9 q_9} e^{-\hat{\xi}_8 q_8} \boldsymbol{p}_9 = \boldsymbol{g}_4 \tag{5.83}$$

求出 q_6 和 q_7：

$$q_7 = -\arctan\left\{\left[p_{x4} (c_{a_1} s_{a_2} - s_{a_1} c_{a_2} s_5) - p_{y4} s_{a_1} c_5\right] / \left[p_{x4} c_5 s_{a_1} + p_{y4} (c_{a_1} s_{a_2} - s_{a_1} c_{a_2} s_5)\right]\right\} \tag{5.84}$$

$$q_6 = -d_8 + (a_{x3} d_5 + p_{x3} - d_{10} - d_9 c_9) / c_8 c_9 \tag{5.85}$$

式中

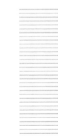

$$p_{x4}=d_9 s_8 - p_{z3} c_8 + d_{10} c_9 s_8 - p_{x3} c_9 s_8 + p_{y3} s_8 s_9 ; \qquad p_{y4}=d_{10} s_9 - p_{y3} c_9 - p_{x3} s_9 ;$$

$$a_{x3}=c_{r_{11}}(n_{x2} c_{23} + o_{x2} s_{23}) - a_{x2} s_{r_{11}} ;$$

$$p_{x3}=p_{x2}+a_{x2} q_1 + a_1 n_{x2} + a_2(n_{x2} c_2 + o_{x2} s_2) ;$$

$$p_{y3}=p_{y2}+a_{y2} q_1 + a_1 n_{y2} + a_2(n_{y2} c_2 + o_{y2} s_2) ;$$

$$p_{z3}=p_{z2}+a_{z2} q_1 + a_1 n_{z2} + a_2(n_{z2} c_2 + o_{z2} s_2) .$$

为验证运动学模型的正确性,可应用 Matlab 的 Simulink 模块,对持械臂运动学模型进行仿真,基于 Simulink 的持械臂正逆运动学仿真原理图如图 5.7 所示。持械臂机构参数见表 5.5。q_4、q_5、q_6、q_7、q_8 和 q_9 为正运动学模型输入值,经正运动学解算后得到末端点位姿作为逆运动学模型输入值。从表 5.6 可得到正运动模型输入值等于逆运动学的输出值,由此表明该运动学模型准确有效。

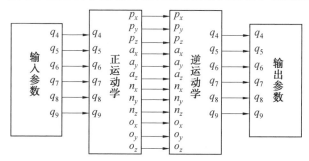

图 5.7　基于 Simulink 的持械臂正逆运动学仿真原理图

表 5.5　持械臂机构参数

q_1 /mm	q_2 /rad	q_3 /rad	d_5 /mm	a_1 /mm	a_2 /mm	d_8 /mm	d_9 /mm	d_{10} /mm	r_{11} /rad	α_1 /rad	α_2 /rad
1 800	0.785	0.785	567	100	400	30	20	20	0.28	2.58	0.99

表 5.6　持械臂 Simulink 仿真输出与输入参数对比

No.	输入参数					
	q_4/rad	q_5/rad	q_6/mm	q_7/rad	q_8/rad	q_9/rad
1	0.724	−1.354	75	1.413 7	0.724	−1.354
2	0.471 2	0.314 2	100	0.942 5	0.471 2	0.314 2
3	1.1	0.471 2	150	2.042	1.1	0.471 2
No.	输出参数					
	q_4/rad	q_5/rad	q_6/mm	q_7/rad	q_8/rad	q_9/rad
1	0.724	−1.354	75	1.413 7	0.724	−1.354
2	0.471 2	0.314 2	100	0.942 5	0.471 2	0.314 2
3	1.1	0.471 2	150	2.042	1.1	0.471 2

5.3　微创手术机器人主从控制策略

5.3.1　主从系统坐标系建立

为建立主从运动学映射，对主从手坐标系进行如下定义。如图 5.8 所示，图中 $O_g xyz$ 为大地坐标系，$O_{ml} xyz$ 为左主手参考系，$O_{mr} xyz$ 为右主手参考系，$O_{hl} xyz$ 为左主手末端运动坐标系，$O_{hr} xyz$ 为右主手末端运动坐标系，$O_v xyz$ 为显示器坐标系，$O_{te} xyz$ 为内窥镜末端参考系，$O_{tl} xyz$ 为左持械臂末端运动坐标系，$O_{tr} xyz$ 为右持械臂末端运动坐标系，$O_E x_0 y_0 z_0$ 为持镜臂基坐标系，$O_{LI} x_0 y_0 z_0$ 为左持械臂基坐标系和 $O_{RI} x_0 y_0 z_0$ 为右持械臂基坐标系。

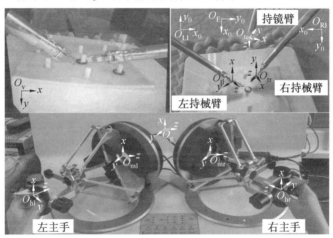

图 5.8　腹腔微创机器人坐标系定义

为便于对系统标定和后续主从控制算法描述，需要将机器人系统的多机械臂建立在同一个基坐标系下。由于微创手术操作是基于内窥镜视觉反馈来实现的，选择内窥镜基坐标系作为整个微创手术机器人从手系统基坐标系。腹腔微创机器人坐标系定义如图 5.8 所示。根据图 5.9 可以得到两个持械臂相对于持镜臂的空间位姿如式（5.86）和式（5.87）所示。

$$
{}^{O_E}_{O_{LI}}\boldsymbol{T} = \begin{bmatrix} {}^{O_E}_{O_{LI}}\boldsymbol{R} & {}^{O_E}_{O_{LI}}\boldsymbol{P} \\ \boldsymbol{0} & 1 \end{bmatrix} = \begin{bmatrix} 0 & 1 & 0 & a_{LI} \\ -1 & 0 & 0 & c_{LI} \\ 0 & 0 & 1 & 0 \\ 0 & 0 & 0 & 1 \end{bmatrix} \tag{5.86}
$$

$$
{}^{O_E}_{O_{RI}} \boldsymbol{T} = \begin{bmatrix} {}^{O_E}_{O_{RI}} \boldsymbol{R} & {}^{O_E}_{O_{RI}} \boldsymbol{P} \\ \boldsymbol{0} & 1 \end{bmatrix} = \begin{bmatrix} 0 & -1 & 0 & a_{RI} \\ 1 & 0 & 0 & -c_{RI} \\ 0 & 0 & 1 & 0 \\ 0 & 0 & 0 & 1 \end{bmatrix} \tag{5.87}
$$

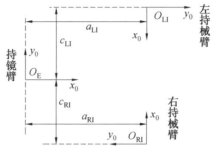

图 5.9　机械臂之间坐标转换

5.3.2　主从一致性

1. 显示器坐标系下主手运动控制

显示器坐标系下主手运动控制对象包含 Δt 内在显示器坐标系下主手操作杆位置增量以及 $t + \Delta t$ 时刻主手操作杆在显示器坐标系下的绝对姿态。主手操作杆在显示器坐标系下的位姿如式(5.88)所示，Δt 内位置增量如式(5.89)所示。Δt 时刻主手操作杆在显示器坐标系下的绝对姿态如式(5.90)所示。

$$
{}^{O_v}_{O_{hl}} \boldsymbol{M} = {}^{O_v}_{O_{ml}} \boldsymbol{R} {}^{O_{ml}}_{O_{hl}} \boldsymbol{T}, \qquad {}^{O_v}_{O_{hr}} \boldsymbol{M} = {}^{O_v}_{O_{mr}} \boldsymbol{R} {}^{O_{mr}}_{O_{hr}} \boldsymbol{T} \tag{5.88}
$$

$$
{}^{O_v}_{O_{hl}} \Delta \boldsymbol{p} = {}^{O_v}_{O_{ml}} \boldsymbol{R} ({}^{O_{ml}}_{O_{hl}} \boldsymbol{p}_{t+\Delta t} - {}^{O_{ml}}_{O_{hl}} \boldsymbol{p}_t), \qquad {}^{O_v}_{O_{hr}} \Delta \boldsymbol{p} = {}^{O_v}_{O_{mr}} \boldsymbol{R} ({}^{O_{mr}}_{O_{hr}} \boldsymbol{p}_{t+\Delta t} - {}^{O_{mr}}_{O_{hr}} \boldsymbol{p}_t) \tag{5.89}
$$

$$
{}^{O_v}_{O_{hl}} \boldsymbol{\omega}_{t+\Delta t} = {}^{O_v}_{O_{ml}} \boldsymbol{R} {}^{O_{ml}}_{O_{hl}} \boldsymbol{\omega}_{t+\Delta t}, \qquad {}^{O_v}_{O_{hr}} \boldsymbol{\omega}_{t+\Delta t} = {}^{O_v}_{O_{mr}} \boldsymbol{R} {}^{O_{mr}}_{O_{hr}} \boldsymbol{\omega}_{t+\Delta t} \tag{5.90}
$$

式中，${}^{O_v}_{O_{hl}} \boldsymbol{M}$ 和 ${}^{O_v}_{O_{hr}} \boldsymbol{M}$ 分别为左右主手操作杆在显示器坐标系下位姿；${}^{O_{ml}}_{O_{hl}} \boldsymbol{T}$ 和 ${}^{O_{mr}}_{O_{hr}} \boldsymbol{T}$ 分别为左右主手坐标系($O_{hl} xyz$ 和 $O_{hr} xyz$)在左右主手参考系($O_{ml} xyz$ 和 $O_{mr} xyz$)下的描述；${}^{O_v}_{O_{ml}} \boldsymbol{R}$ 和 ${}^{O_v}_{O_{mr}} \boldsymbol{R}$ 分别为左右主手参考系($O_{ml} xyz$ 和 $O_{mr} xyz$)向显示器坐标系 $O_v xyz$ 的转化矩阵；${}^{O_{ml}}_{O_{hl}} \boldsymbol{\omega}_t$ 和 ${}^{O_{mr}}_{O_{hr}} \boldsymbol{\omega}_t$ 分别为左右主手坐标系($O_{hl} xyz$ 和 $O_{hr} xyz$)在 t 时刻在左右主手参考系($O_{ml} xyz$ 和 $O_{mr} xyz$)下的姿态矢量。

2. 内窥镜坐标系下持械臂运动控制

为使手术器械末端位姿按医生的期望而改变，须保证基于内窥镜坐标系下的手术器械末端运动与基于显示器坐标系下的主手运动的一致性。将持镜臂基坐标系作为多机械臂的统一基坐标系，则手术器械末端在内窥镜视野下的相对位姿表示为

$$
{}^{O_{te}}_{O_{tl}} \boldsymbol{T} = ({}^{O_E}_{O_{te}} \boldsymbol{T})^{-1} {}^{O_E}_{O_{LI}} \boldsymbol{R} {}^{O_{LI}}_{O_{tl}} \boldsymbol{T}, \qquad {}^{O_{te}}_{O_{tr}} \boldsymbol{T} = ({}^{O_E}_{O_{te}} \boldsymbol{T})^{-1} {}^{O_E}_{O_{RI}} \boldsymbol{R} {}^{O_{RI}}_{O_{tr}} \boldsymbol{T} \tag{5.91}
$$

式中，$_{O_{tl}}^{O_{Ll}}\boldsymbol{T}$ 和 $_{O_{tr}}^{O_{Rl}}\boldsymbol{T}$ 分别为左右持械臂末端坐标系($O_{tl}xyz$ 和 $O_{tr}xyz$)在左右持械臂基坐标系($O_{Ll}x_0y_0z_0$ 和 $O_{Rl}x_0y_0z_0$)下的描述；$_{O_{tl}}^{O_{te}}\boldsymbol{T}$ 和 $_{O_{tr}}^{O_{te}}\boldsymbol{T}$ 分别为手术器械末端坐标系($O_{tl}xyz$ 和 $O_{tr}xyz$)在内窥镜末端坐标系($O_{te}xyz$)下的位姿；$_{O_{Ll}}^{O_E}\boldsymbol{R}$、$_{O_{Rl}}^{O_E}\boldsymbol{R}$ 和 $_{O_{te}}^{O_E}\boldsymbol{T}$ 分别为左右持械臂基坐标系($O_{Ll}x_0y_0z_0$ 和 $O_{Rl}x_0y_0z_0$)向持镜臂基坐标系($O_Ex_0y_0z_0$)转换矩阵、内窥镜末端坐标系($O_{te}xyz$)在持镜臂基坐标系($O_Ex_0y_0z_0$)下的描述。

定义(α、β、γ、$\mathrm{d}x$、$\mathrm{d}y$、$\mathrm{d}z$)为医生操作左右主手在显示器坐标系下的位姿变化量，手术器械末端在统一基坐标系下的期望位姿坐标为

$$_{O_{tld}}^{O_E}\boldsymbol{T}=_{O_{te}}^{O_E}\boldsymbol{T}\boldsymbol{T}_{\mathrm{d}}{}_{O_{tl}}^{O_{te}}\boldsymbol{T}，\quad _{O_{trd}}^{O_E}\boldsymbol{T}=_{O_{te}}^{O_E}\boldsymbol{T}\boldsymbol{T}_{\mathrm{d}}{}_{O_{tr}}^{O_{te}}\boldsymbol{T} \tag{5.92}$$

手术器械末端位姿在持械臂基坐标系下的期望位姿坐标为

$$_{O_{Ll}}^{O_{Ll}}\boldsymbol{T}=(_{O_{Ll}}^{O_E}\boldsymbol{R})^{-1}{}_{O_{tld}}^{O_E}\boldsymbol{T}，\quad _{O_{Rl}}^{O_{Rl}}\boldsymbol{T}=(_{O_{Rl}}^{O_E}\boldsymbol{R})^{-1}{}_{O_{trd}}^{O_E}\boldsymbol{T} \tag{5.93}$$

手术器械末端位姿在左右持械臂基坐标系下的位姿坐标已知，即可应用旋量法求解逆运动学得到各个主动关节输出。手术器械末端初始位姿在持械臂基坐标系中的位姿分别为 $_{O_{tli}}^{O_{Ll}}\boldsymbol{T}$ 和 $_{O_{tri}}^{O_{Rl}}\boldsymbol{T}$，则手术器械末端在持械臂基坐标系中的期望位姿变化量为

$$\Delta\boldsymbol{T}_{Ld}=_{O_{tld}}^{O_{Ll}}\boldsymbol{T}-_{O_{tli}}^{O_{Ll}}\boldsymbol{T}，\quad \Delta\boldsymbol{T}_{Rd}=_{O_{trd}}^{O_{Rl}}\boldsymbol{T}-_{O_{tri}}^{O_{Rl}}\boldsymbol{T} \tag{5.94}$$

3. 内窥镜坐标系下持镜臂运动控制

在手术过程中，当内窥镜视野不能满足手术操作需要时，医生会基于内窥镜坐标系向上/下、左/右、前/后调节内窥镜。内窥镜相对于基坐标系的绝对位姿如式(5.95)所示。$\Delta\boldsymbol{p}=\begin{bmatrix}\mathrm{d}x & \mathrm{d}y & \mathrm{d}z & 1\end{bmatrix}^{\mathrm{T}}$ 为基于当前内窥镜视野下从当前视野到目标视野的位置矢量。基于基坐标系目标视野的绝对位姿坐标为

$$_{O_{ted}}^{O_E}\Delta\boldsymbol{p}=_{O_{te}}^{O_E}\boldsymbol{T}\Delta\boldsymbol{p} \tag{5.95}$$

内窥镜末端相对基坐标系的绝对位姿坐标已知，即可以利用旋量法求解逆运动学得到各个主动关节输出。内窥镜末端初始位置在持镜臂基坐标系中的位姿为 $_{O_{tei}}^{O_E}\Delta\boldsymbol{p}$，则内窥镜末端在持镜臂基坐标系中的期望位置变化量为

$$\Delta\boldsymbol{p}_E=_{O_{ted}}^{O_E}\Delta\boldsymbol{p}-_{O_{tei}}^{O_E}\Delta\boldsymbol{p} \tag{5.96}$$

4. 内窥镜坐标系下持镜臂和持械臂运动仿真

对显示器视野下持镜臂运动控制方法的验证，可采用 Matlab 的 Simulink 和 SimMechanics 工具箱进行仿真，仿真原理图如图 5.10 和图 5.11 所示。持镜臂输入参数见表 5.3、表 5.4(No.2)和表 5.7。从当前视野到目标视野和实际位置变化量见表 5.8，基于 Simulink 仿真计算得到的期望位置变化量等于由 SimMechanics 仿真计算得到的实际位置变化量，这表明内窥镜视野下持镜臂运动控制方法准确有效。

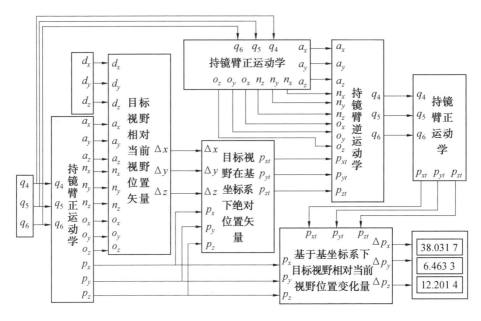

图 5.10　内窥镜视野下内窥镜 Simulink 仿真原理图

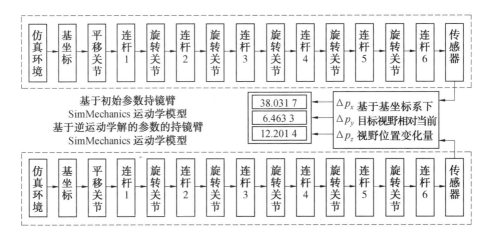

图 5.11　内窥镜视野下内窥镜 SimMechanics 仿真原理图

表 5.7　目标视野相对当前视野位置矢量

No.	dx /mm	dy/mm	dz/mm
1	27.56	35.76	43.89
2	20.46	16.83	−20.81
3	28.34	−36.45	28.45

表 5.8　从当前视野到目标视野期望和实际位置变化量

No.	$\Delta p_{x-d}/\text{mm}$	$\Delta p_{y-d}/\text{mm}$	$\Delta p_{z-d}/\text{mm}$	$\Delta p_{x-a}/\text{mm}$	$\Delta p_{y-a}/\text{mm}$	$\Delta p_{z-a}/\text{mm}$
1	5.103 389	−13.936 1	61.191 5	5.103 389	−13.936 1	61.191 5
2	16.103 1	−29.332 6	3.899 17	16.103 1	−29.332 6	3.899 17
3	34.515 4	37.935	−17.629 7	34.515 4	37.935	−17.629 7

应用 Simulink 和 SimMechanics 工具箱对显示器视野下持械臂运动控制方法进行的仿真原理图如图 5.12 和图 5.13 所示。持镜臂的输入参数见表 5.3、表 5.4(No.2)，持械臂输入参数见表 5.5。内窥镜视野下持械臂末端的期望与实际位姿变化量见表 5.9，基于 Simulink 模型计算得到的期望 D−H 输出等于由 SimMechanics 模型运算的实际输出，这表明基于内窥镜视野下持械臂运动学控制方法准确有效。基于内窥镜视野下器械末端位姿输入量见表 5.10。

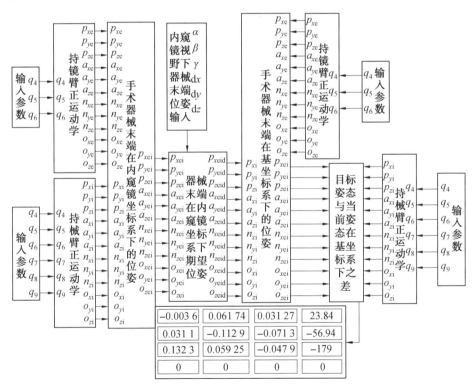

图 5.12　内窥镜视野下持械臂 Simulink 仿真原理图

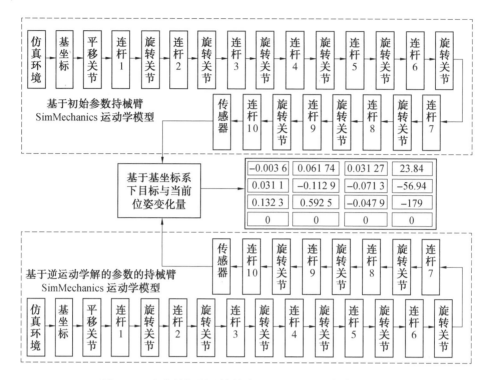

图 5.13　内窥镜视野下持械臂 SimMechanics 仿真原理图

表 5.9　内窥镜视野下持械臂末端的期望与实际位姿变化量

No.	$\Delta T_{-desired}$				$\Delta T_{-actual}$			
1	$\begin{bmatrix} -0.003\ 554 \\ 0.031\ 12 \\ 0.132\ 3 \\ 0 \end{bmatrix}$	$\begin{matrix} 0.061\ 74 \\ -0.112\ 9 \\ 0.059\ 25 \\ 0 \end{matrix}$	$\begin{matrix} 0.031\ 27 \\ -0.071\ 32 \\ -0.047\ 91 \\ 0 \end{matrix}$	$\begin{matrix} 23.84 \\ -56.94 \\ 179 \\ 0 \end{matrix}$	$\begin{bmatrix} -0.003\ 554 \\ 0.031\ 12 \\ 0.132\ 3 \\ 0 \end{bmatrix}$	$\begin{matrix} 0.061\ 74 \\ -0.112\ 9 \\ 0.059\ 25 \\ 0 \end{matrix}$	$\begin{matrix} 0.031\ 27 \\ -0.071\ 32 \\ -0.047\ 91 \\ 0 \end{matrix}$	$\begin{matrix} 23.84 \\ -56.94 \\ 179 \\ 0 \end{matrix}$
2	$\begin{bmatrix} -0.000\ 25 \\ 0.075\ 4 \\ 0.211\ 2 \\ 0 \end{bmatrix}$	$\begin{matrix} 0.037\ 37 \\ -0.248\ 2 \\ 0.194\ 6 \\ 0 \end{matrix}$	$\begin{matrix} 0.017\ 14 \\ -0.201\ 4 \\ -0.163\ 3 \\ 0 \end{matrix}$	$\begin{matrix} 26.73 \\ -95.74 \\ -310.9 \\ 0 \end{matrix}$	$\begin{bmatrix} -0.000\ 25 \\ 0.075\ 4 \\ 0.211\ 2 \\ 0 \end{bmatrix}$	$\begin{matrix} 0.037\ 37 \\ -0.248\ 2 \\ 0.194\ 6 \\ 0 \end{matrix}$	$\begin{matrix} 0.017\ 14 \\ -0.201\ 4 \\ -0.163\ 3 \\ 0 \end{matrix}$	$\begin{matrix} 26.73 \\ -95.74 \\ -310.9 \\ 0 \end{matrix}$
3	$\begin{bmatrix} -0.096\ 02 \\ -0.119\ 2 \\ -0.141 \\ 0 \end{bmatrix}$	$\begin{matrix} -0.187\ 6 \\ 0.092\ 77 \\ 0.030\ 26 \\ 0 \end{matrix}$	$\begin{matrix} 0.014\ 25 \\ -0.055\ 42 \\ -0.047\ 73 \\ 0 \end{matrix}$	$\begin{matrix} 178.3 \\ 111.3 \\ 162.9 \\ 0 \end{matrix}$	$\begin{bmatrix} -0.096\ 02 \\ -0.119\ 2 \\ -0.141 \\ 0 \end{bmatrix}$	$\begin{matrix} -0.187\ 6 \\ 0.092\ 77 \\ 0.030\ 26 \\ 0 \end{matrix}$	$\begin{matrix} 0.014\ 25 \\ -0.055\ 42 \\ -0.047\ 73 \\ 0 \end{matrix}$	$\begin{matrix} 178.3 \\ 111.3 \\ 162.9 \\ 0 \end{matrix}$

表 5.10　基于内窥镜视野下器械末端位姿输入量

No.	$\alpha/(°)$	$\beta/(°)$	$\gamma/(°)$	dx/mm	dy/mm	dz/mm
1	-5	5	5	20	-30	10
2	-10	15	5	10	-30	15
3	10	5	-5	20	15	10

5.3.3　主从相对式运动控制

基于绝对位置的主从控制是使主手空间位置轨迹与从手的空间位置轨迹一致,这就要求主手和从手的工作空间大小一致。由于手术中采用的主手和从手构型是异构的,且医生为了进行一些精细的手术操作需要对主手的动作进行缩小操作,这样往往会造成主手的工作空间不能满足手术操作需要。同时,医生为了操作舒适性有时需要更换主手手柄的位置,当再次建立主从连接后就会造成从手剧烈运动,引起误操作。因此,基于绝对位置的主从控制并不适用于微创手术中。基于相对式的主从控制能够较好地解决上述问题,上位机根据主手传递的位置增量对从手端进行控制。在完成主手位姿调整后,对主手位置信息清零后建立主从连接,从手只需跟从当前时刻主手的位置增量。

当以显示器系统为参考系时,相对式控制的位置描述应满足以下条件:

$$\begin{matrix}{}^{O_v}_{O_{ml}}\boldsymbol{p}\,({}^{O_{ml}}_{O_{hl}}\boldsymbol{p}_{t+1}-{}^{O_{ml}}_{O_{hl}}\boldsymbol{p}_t)=({}^{O_E}_{O_{te}}\boldsymbol{T})^{-1}{}^{O_E}_{O_{LI}}\boldsymbol{R}\,({}^{O_{LI}}_{O_{tl}}\boldsymbol{p}_{t+1}-{}^{O_{LI}}_{O_{tl}}\boldsymbol{p}_t) & (5.97)\end{matrix}$$

$$\begin{matrix}{}^{O_v}_{O_{mr}}\boldsymbol{p}\,({}^{O_{mr}}_{O_{hr}}\boldsymbol{p}_{t+1}-{}^{O_{mr}}_{O_{hr}}\boldsymbol{p}_t)=({}^{O_E}_{O_{te}}\boldsymbol{T})^{-1}{}^{O_E}_{O_{RI}}\boldsymbol{R}\,({}^{O_{RI}}_{O_{tr}}\boldsymbol{p}_{t+1}-{}^{O_{RI}}_{O_{tr}}\boldsymbol{p}_t) & (5.98)\end{matrix}$$

式中,${}^{O_{ml}}_{O_{hl}}\boldsymbol{p}_t$ 和 ${}^{O_{mr}}_{O_{hr}}\boldsymbol{p}_t$ 分别为左右主手运动坐标系($O_{hl}xyz$ 和 $O_{hr}xyz$)在 t 时刻基于左右主手参考系($O_{ml}xyz$ 和 $O_{mr}xyz$)的位置矢量;${}^{O_{LI}}_{O_{tl}}\boldsymbol{p}_t$ 和 ${}^{O_{RI}}_{O_{tr}}\boldsymbol{p}_t$ 分别为左右持械臂末端坐标系($O_{tl}xyz$ 和 $O_{tr}xyz$)在左右持械臂基坐标系($O_{LI}x_0y_0z_0$ 和 $O_{RI}x_0y_0z_0$)的位置矢量。

为了保证主从控制一致性,相对式位置控制只能用于位置控制而不能用于从手姿态控制,主手姿态和从手的姿态要保持一致。当以显示器系统为参考系时,相对式控制的姿态描述应满足以下条件:

$$\begin{matrix}{}^{O_v}_{O_{ml}}\boldsymbol{R}\,{}^{O_{ml}}_{O_{hl}}\boldsymbol{\omega}_t=({}^{O_E}_{O_{te}}\boldsymbol{T})^{-1}{}^{O_E}_{O_{LI}}\boldsymbol{R}\,{}^{O_{LI}}_{O_{tl}}\boldsymbol{\omega}_t\,, & {}^{O_v}_{O_{mr}}\boldsymbol{R}\,{}^{O_{mr}}_{O_{hr}}\boldsymbol{\omega}_t=({}^{O_E}_{O_{te}}\boldsymbol{T})^{-1}{}^{O_E}_{O_{RI}}\boldsymbol{R}\,{}^{O_{RI}}_{O_{tr}}\boldsymbol{\omega}_t & (5.99)\end{matrix}$$

式中,${}^{O_{ml}}_{O_{hl}}\boldsymbol{\omega}_t$ 和 ${}^{O_{mr}}_{O_{hr}}\boldsymbol{\omega}_t$ 分别为左右主手坐标系($O_{hl}xyz$ 和 $O_{hr}xyz$)在 t 时刻基于左右主手参考系($O_{ml}xyz$ 和 $O_{mr}xyz$)的姿态矢量;${}^{O_{LI}}_{O_{tl}}\boldsymbol{\omega}_t$ 和 ${}^{O_{RI}}_{O_{tr}}\boldsymbol{\omega}_t$ 分别为左右持械臂末端运动坐标系($O_{tl}xyz$ 和 $O_{tr}xyz$)在左右持械臂基坐标系($O_{LI}x_0y_0z_0$ 和 $O_{RI}x_0y_0z_0$)的姿态矢量。

5.3.4　主从比例运动控制

针对不同的手术场景和环境,医生操作微创手术机器人时会选用不同的主从运动映射比,比例系数 k 一般为 $1:1$、$3:1$ 和 $5:1$。当进行打结操作时,可以应用 $5:1$ 比例,缩小从手端运动量以提高操作精度。为到达病灶位置而进行一些不重要的脂肪组织切割时可以选用另外两种比例。实现比例控制要满足主从控制一致性,可应用在从手端执行器末端位置控制,不能用于姿态控制。当以显示器系统为参考系时,比例控制的位置描述应满足以下条件:

$$^{O_v}_{O_{ml}}\boldsymbol{p}(^{O_{ml}}_{O_{hl}}\boldsymbol{p}_{t+1}-^{O_{ml}}_{O_{hl}}\boldsymbol{p}_t)/k=(^{O_E}_{O_{te}}\boldsymbol{T})^{-1}{}^{O_E}_{O_{LI}}\boldsymbol{R}(^{O_{LI}}_{O_{tl}}\boldsymbol{p}_{t+1}-^{O_{LI}}_{O_{tl}}\boldsymbol{p}_t) \tag{5.100}$$

$$^{O_v}_{O_{mr}}\boldsymbol{p}(^{O_{mr}}_{O_{hr}}\boldsymbol{p}_{t+1}-^{O_{mr}}_{O_{hr}}\boldsymbol{p}_t)/k=(^{O_E}_{O_{te}}\boldsymbol{T})^{-1}{}^{O_E}_{O_{RI}}\boldsymbol{R}(^{O_{RI}}_{O_{tr}}\boldsymbol{p}_{t+1}-^{O_{RI}}_{O_{tr}}\boldsymbol{p}_t) \tag{5.101}$$

在对持镜臂和持械臂进行正逆运动学建模、主从一致性控制、相对式运动控制和比例控制的基础上,可以得到从手端执行器械末端运动坐标系在持械臂基坐标系中的期望位置矢量和姿态矢量,因此可以应用前面推导出的逆运动学得到从手端机械臂各个主动关节位置变量,进而控制电机运动到达从手端执行器械末端的期望位姿状态。包含三种控制策略的主从控制算法如图 5.14 所示。

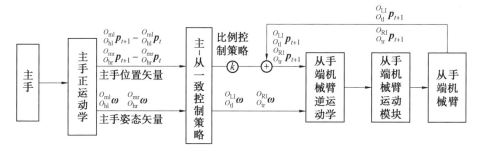

图 5.14　包含三种控制策略的主从控制算法

5.4　主从控制辅助功能

微创手术机器人的主从控制,除应用主从映射控制算法实现主从操作外,其辅助功能也是必不可少的。下面从主从姿态配准、手术器械更换、主从二次映射三个方面对辅助功能进行介绍。

5.4.1　主从姿态配准

在术前完成对定位机构和远心机构的调整之后,需要将手术器械安装在手术器械驱动盘上,缓慢插入手术器械,并配合内窥镜尽快在内窥镜视野下发现手术器械,防止手术器械插入位置不对而造成意外伤害。在完成手术器械安装之后,调整手术器械使其均位于内窥镜视野内,此时手术器械处于初始位姿状态。根据前述内容,位置控制采用相对式控制方式,因此手术器械初始位置不影响控制,但是手术器械姿态要和主手姿态一致,因此需要在完成手术器械安装之后进行预配置,从而在后续的操作中实现主从运动的一致性。

预配置可通过两种方式来实现:第一种方式是保持手术器械姿态不变,根据从手端手术器械末端姿态来调节主手姿态,使其与从手端手术器械姿态一致;第二种方法是保持主手姿态不变,通过调节手术器械末端姿态,使其与主手姿态一致。由于本章介绍的系统中主手的姿态自由度是被动式的,即三个关节处没有电机,因此选择第二种方式进行主从姿态预配置。第二种方式共有两种实现方法,第一种方法是保持腕部位置不变,通过调节手术器械上的三个自由度来实现姿态配准;第二种方法是在保证手术器械末端不动的前提下,通过调节所有关节来达到姿态配准。从安全性方面考虑,第二种方法中手术器械末端点空间位置保持不变,极限情况下也只是腕部与小爪连接处挤压组织,且该处结构并不像手术器械顶端部位那么尖锐,不会造成组织损害,故安全性比较高,因此姿态预配准采用第二种方法。主从姿态配准示意图如图 5.15 所示,实线为插入手术器械时的状态,虚线为手术器械经配准后与主手姿态一致时的状态。图中,r 代表远心点,w_1、w_2 代表手术器械腕部,f_1、f_2 代表手术器械末端。

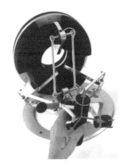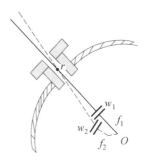

图 5.15　主从姿态配准示意图

程序流程图如图 5.16 所示:首先采集主手和从手各关节的转动角度,根据正运动学分别求出主手在显示器坐标系下的姿态和从手端手术器械末端空间位置,根据远心机构前三个关节信息(q_4、q_5 和 q_6)和主手姿态以及逆运动学求出手术器械上三个自由度关节值(q_7、q_8 和 q_9),为保持手术器械末端空间位置不变,将手术器械上的三个关节值(q_7、q_8 和 q_9)代入到不动点运动算法(该算法的实现在 5.4.2 节中介绍),即可求出远心机构关节值(q_4、q_5 和 q_6),将从手主动关节值(q_4、q_5、q_6、q_7、q_8 和 q_9)代入到正运动学关系式中,如果此时手术器械和主手姿态不一致,则根据上步计算关节值(q_4、q_5 和 q_6)和主手姿态以及逆运动学计算得到手术器械关节值(q_7、q_8 和 q_9),为了保持手术器械末端空间位置不变,将手术器械上的三个关节值(q_7、q_8 和 q_9)代入到不动点运动算法,即可求出远心机构关节值(q_4、q_5 和 q_6),将从手主动关节值(q_4、q_5、q_6、q_7、q_8 和 q_9)代入到正运动学关系式中,如果此时手术器械和主手姿态不一致时,则重复上述步骤,直至姿态一致时,停止运算。

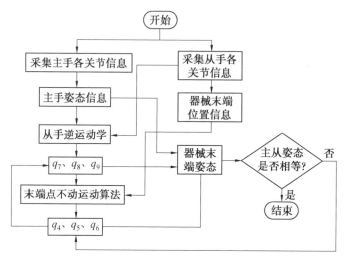

图 5.16　主从运动映射程序流程图

对上述算法进行模拟仿真,主手的姿态信息如式(5.102)所示,手术器械末端位置信息如式(5.103)所示,从手端主动关节初始位置见表 5.11,仿真结果如图 5.17 所示。从图中可得,经过一定次数的迭代后,手术器械末端的位置变化小于 10^{-3} mm。手术器械末端的姿态经过迭代求解后得到和主手一致的姿态,姿态矩阵各个元素之间的误差在 10^{-4} 级。

$$\boldsymbol{\omega} = \begin{bmatrix} -0.856\ 6 & -0.169\ 3 & 0.487\ 3 \\ -0.508\ 2 & 0.439\ 3 & -0.740\ 8 \\ -0.088\ 7 & -0.882\ 2 & -0.462\ 4 \end{bmatrix} \tag{5.102}$$

$$\boldsymbol{p} = \begin{bmatrix} 44.260\ 5 & -12.862\ 8 & -113.897\ 4 \end{bmatrix}^{\mathrm{T}} \tag{5.103}$$

表 5.11　主从运动映射仿真中用的输入参数

No.	输入参数					
	q_4/rad	q_5/rad	q_6/mm	q_7/rad	q_8/rad	q_9/rad
1	0.12π	0.2π	110	0.25π	0.25π	0.25π

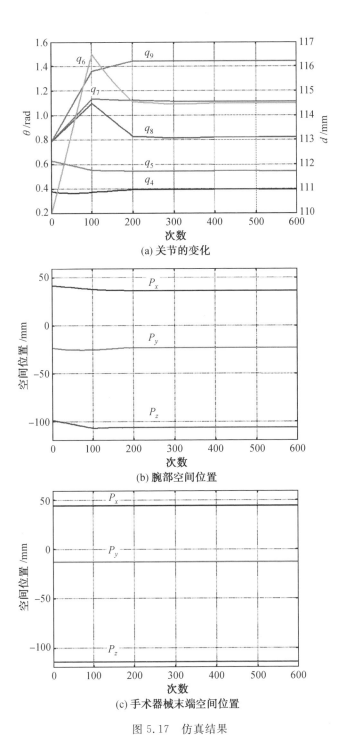

(a) 关节的变化

(b) 腕部空间位置

(c) 手术器械末端空间位置

图 5.17　仿真结果

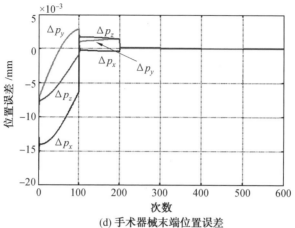

(d) 手术器械末端位置误差

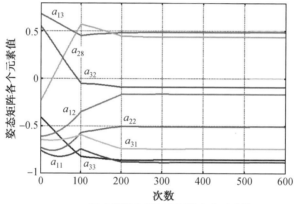

(e) 手术器械末端姿态矩阵各个元素值

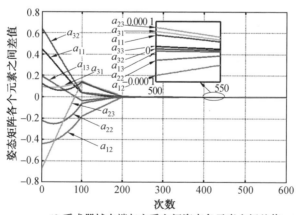

(f) 手术器械末端与主手空间姿态各元素之间差值

续图 5.17

5.4.2　手术器械更换

微创手术中,通常需要更换多种手术器械。与手持微创手术不同,机器人微创手术在每次更换手术器械时应有相对应的控制策略来保证安全快速地更换手术器械。在更换手术器械时,手术器械必须回到初始状态即绕器械杆旋转(q_7)、腕部(q_8)和小爪(q_9)转角为零时,才能从戳卡里安全拔出。

针对此问题有两种解决方法:第一种是直接将关节 q_7、q_8 和 q_9 旋转到初始位置,这种方式直接简便,如图 5.18(a)所示,手术器械末端直接插入到组织内部,对组织会造成损害,这在手术中是不允许的;第二种是保持器械的末端位置不变,同时关节 q_7、q_8 和 q_9 旋转到初始位置,如图 5.18(b)所示,此方法在极限情况下只是腕部与小爪连接处挤压组织,且该处结构并不像器械顶端部位那么尖锐,所以不会造成组织损害。这个过程中主手并不参与,而是由相关的控制程序自动完成。程序流程图如图 5.19 所示:首先采集主动关节编码器信息(q_{4i}、q_{5i}、q_{6i}、q_{7i}、q_{8i}、q_{9i}),根据正运动学计算出手术器械末端的空间位置(p_{xm},p_{ym},p_{zm})。假设分 n 次完成上述归零工作,则第 i 次关节 q_7、q_8 和 q_9 的位置如式(5.104)所示,假设第($i-1$)次时关节 q_4、q_5 和 q_6 的位置信息为 $q_{4(i-1)}$、$q_{5(i-1)}$ 和 $q_{6(i-1)}$,根据正运动学可计算出第 i 次腕部位置和手术器械末端位置分别为($p_{xw(i)}$,$p_{yw(i)}$,$p_{zw(i)}$)和($p_{xm(i)}$,$p_{ym(i)}$,$p_{zm(i)}$),则腕部和手术器械末端之间的位置矢量如式(5.105)所示,为了保证在关节 q_7、q_8 和 q_9 归零时,手术器械末端点的位置不发生变化,则腕部空间需要补偿因为关节 q_7、q_8 和 q_9 运动造成的手术器械末端点空间位置变化,腕部实际位置如式(5.106)所示,根据逆运动学即可算出关节 q_4、q_5 和 q_6 所对应的位置。以关节 q_6 为例,其运动增量如式(5.107)所示。当到达 n 次时完成调整,可以将手术器械从接口盘上拔下。由于器械拔出时手术器械处于内窥镜视野内,且没有和组织发生作用,因此可以直接将更换后的器械安装在接口盘上,

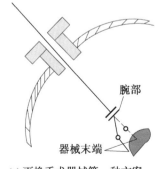

(a)更换手术器械第一种方案

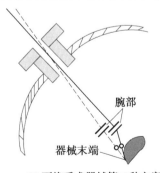

(b)更换手术器械第二种方案

图 5.18　手术器械更换示意图

此时不需要手动调节插入深度。之后按照第一次主从映射的方式调节手术器械末端姿态使其与主手姿态相同,进而建立完整的主从映射关系进行手术。

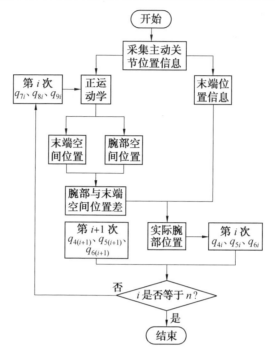

图 5.19　手术器械更换程序流程图

针对此算法进行绕不动点运动仿真,仿真中的输入参数见表 5.12,绕不动点运动仿真实验如图 5.20 所示,从图中可得手术器械末端空间位移误差为 10^{-3} 级,此误差等级下可认为该算法是准确有效的。

$$q_{7i} = q_{70} - (i/n)q_{70}, \quad q_{8i} = q_{80} - (i/n)q_{80}, \quad q_{9i} = q_{90} - (i/n)q_{90} \quad (5.104)$$

$$l = \begin{bmatrix} p_{xw} - p_{xm} & p_{yw} - p_{ym} & p_{zw} - p_{zm} \end{bmatrix}^{\mathrm{T}} \quad (5.105)$$

$$p_t = \begin{bmatrix} p_{xw(i)} - p_{xm(i)} + p_{xm} & p_{yw(i)} - p_{ym(i)} + p_{ym} & p_{zw(i)} - p_{zm(i)} + p_{zm} \end{bmatrix} \quad (5.106)$$

$$\Delta q_6 = \sqrt{(p_x^t - p_x^O)^2 + (p_y^t - p_y^O)^2 + (p_z^t - p_z^O)^2} - l_1 - l_2 - q_6^t \quad (5.107)$$

表 5.12　手术器械更换仿真中用的输入参数

No.	输入参数					
	q_4/rad	q_5/rad	q_6/mm	q_7/rad	q_8/rad	q_9/rad
1	0.25π	0.25π	100	0.35π	0.2π	0.3π

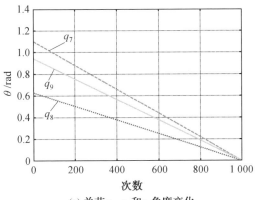

(a) 关节q_7、q_8和q_9角度变化

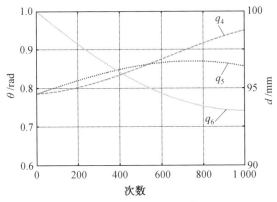

(b) 关节q_4、q_5和q_6角度变化

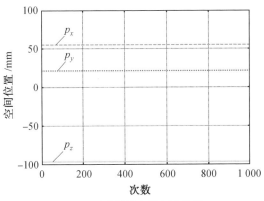

(c) 手术器械末端空间位置

图 5.20　绕不动点运动仿真实验

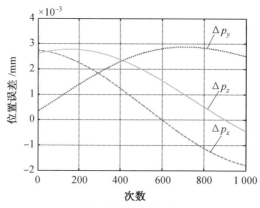

(d) 手术器械末端空间位置误差

续图 5.20

5.4.3 主从二次映射

由于在手术过程中采用比例控制策略,主手工作空间往往不能满足手术需要。在手术过程中出现两个主手干涉或主手位置不适合操作等问题时,需要断开主从连接并调整主手末端操作杆位置,等达到合适位置后再建立主从映射连接。在此过程中就涉及主从二次映射的相关技术。当需要调节主手末端操纵杆的位置时,首先断开主从映射连接,此时主手操纵杆运动不会对从手造成影响,当调整完毕后,按下按钮,此时系统将主手的相对位置变化量设置为零,这是为避免建立主从映射连接时,从手端器械突然过运动造成意外伤害。由于主手姿态部分是被动式的,即在调节主手时姿态会有所变化,因此主手手腕姿态部分不能锁死。为了保证主从映射运动一致性,在建立主从映射连接前需要对更换的手术器械姿态进行姿态配准操作,使手术器械末端姿态和主手姿态达成一致,其姿态配准方法与 5.4.1 节中所采用的方法一样。

由于主控台上有两个主手,当需要调节内窥镜手术视野时,可以根据医生习惯将两个主手其中一个通过脚踏板切断与持械臂的连接,建立与持镜臂的主从连接。由于持镜臂仅实现位置控制,因此不需要姿态配准,可直接通过操作主手调节内窥镜视野,调节内窥镜视野时要保证器械在内窥镜视野范围内。随后断开主手与持镜臂的主从连接,可设置操作按钮将主手位置变化量设置为零,防止从手端机械臂过运动。之后建立主手与持械臂的主从映射连接,进行姿态配准,最后调节器械位置使其适应内窥镜视野需要。

5.5　主从控制安全性

为了保证微创手术机器人系统的安全性,除了配备前文所述的手术器械安全更换、主从姿态安全匹配等辅助功能外,还可从机械结构和控制系统两方面进行安全性功能设计。本节主要介绍在微创手术机器人控制系统中的安全性设计。

5.5.1　控制软件安全性

图 5.21 所示为一种控制软件中安全性设计流程,其内容主要包括以下几个方面。

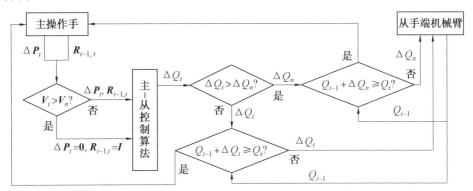

图 5.21　控制软件中安全性设计流程

(1)主操作手速度限制。

在进行机器人辅助微创手术过程中,如果医生忘记踩下"主从连接/断开"脚踏开关,而松开主手操作端,此时主从通信未切断,当主手关节在重力作用或其他误输入下产生快速运动时,会使从手端机械臂产生跟随运动,这种情况下极有可能对患者造成伤害。因此,控制软件需对主手各关节的速度V_t进行限制,当主手关节速度超过阈值V_n时,主手停止向从手端机械臂发送运动指令。

(2)从手端机械臂关节软件限位。

在控制系统软件中,为保证关节运动不超极限,需对从手端机械臂各关节的运动范围进行限制。一般将软件中关节范围Q_r设置成比实际的关节范围值略小。一旦从手关节运动指令ΔQ_t使得关节角的下一个期望位置$Q_{t-1}+\Delta Q_t$大于或等于软件限位阈值Q_r,则停止向从手关节发送此方向运动的指令,从手停止跟随主手运动。

(3)从手端机械臂关节运动指令范围限制。

在进行主从控制时,发送给从手端机械臂各关节的运动指令是电机的相对运动位置指令 ΔQ_t。当相对位置运动量过大时,从手端机械臂关节电机很难快速运动至目标位置,造成运动延迟。因此,需对运动量 ΔQ_t 进行一定的限制,一旦超过设定阈值 ΔQ_n,仅以设定的阈值作为当前控制周期内的电机运动指令,并进行关节限位判断,如果 ΔQ_n 使得关节角的下一个期望位置 $Q_{t-1} + \Delta Q_n$ 小于软件限位阈值,则将 ΔQ_n 发送给从手端机械臂,此时产生的运动指令误差可以通过操作者后续的动作进行补偿。

5.5.2 从手端安全性

图 5.22 所示为一种从手端安全性设计流程,该设计方法主要针对电机的运行状态以及关节的极限位置。

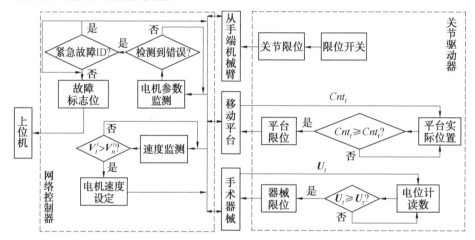

图 5.22 从手端安全性设计流程

(1)从手端机械臂关节硬件限位。

在从手端机械臂关节极限位置安装限位开关,将其输出信号接到驱动器的数字输入信号接口上。当限位开关触发后,驱动器根据输入信号利用自身的限位功能,对该关节电机进行运动限位,此时电机只能朝着远离极限位置的方向运动。

(2)从手端机械臂关节速度限制。

在网络控制器中,可通过编程对从手端机械臂各关节的速度、加速度等参数进行限制。当关节的运动速度 V_t' 或加速度超出设置的阈值 V_n',关节电机将按照设定,降低运行速度或加速度。

(3)手术器械关节软件限位。

手术器械关节限位的一个实施方法可利用电位计实现,即利用驱动器的模拟输入接口采集电位计的电压值 U_i。当该电压值超过器械关节极限位置的电位计电压值 U_r 时,利用驱动器的限位功能,限制电机的运动。

(4)电机参数监测。

在网络控制中,可采集关节电机的位置跟踪误差、电机电流等状态参数进行安全性监测。当监测到电机超差、电机状态错误等情况时,根据故障紧急程度,对电机进行相应处理,并设置不同的故障标志位,反馈给上位机进行处理。

(5)其他软件限位方法。

对于某些没有硬件限位的关节,可采集电机编码器信息进行软件限位。根据关节实际运动范围,换算编码器运动到该位置所需的脉冲数 Cnt_i,工作时根据编码器反馈数值实时判断关节运行情况。为使限位准确,每一次系统上电前,需将关节移动到其初始位置。

除了上述的安全性设计外,在微创手术机器人控制系统的构建过程中,还需遵循医疗器械电气安全和电磁兼容设计准则,通过对电机危险的防护、对机械危险的防护,采用一点接地、电网电压滤波等措施,在最大程度上提高控制系统的安全性。

本章参考文献

[1] 艾跃. 腹腔微创手术机器人控制系统关键技术研究[D].哈尔滨:哈尔滨工业大学,2019.

[2] 牛国君. 腹腔微创手术机器人系统从手机构与控制的研究[D].哈尔滨:哈尔滨工业大学,2017.

第6章

微创手术机器人精准定位控制

微 创手术机器人的操作精度对于提升手术质量和手术效果具有重要意义。本章从误差标定、误差补偿和关节控制等几个方面介绍微创手术机器人精准定位控制。

6.1　几何参数误差

影响机器人系统精度的因素有几何参数误差、部件变形、反馈与控制误差、环境、湿度和温度等。机器人定位精度的误差可归结为两类,一类是机械臂运动学参数误差,记为几何参数误差;另一类是非几何误差。对这两类误差进行标定是提高定位精度、实现精准定位控制的前提。本节主要介绍几何参数误差标定。

6.1.1　改进 D－H 运动学

对微创手术机器人系统几何参数误差的分析与标定需要对机器人进行误差建模,即建立一个能够反映误差源与机器人末端执行器位姿定量关系的模型。误差模型建立是机器人进行误差标定的基础,其对机器人系统误差标定的测量方法、误差补偿策略、标定结果有很大的影响。

在 D－H 参考坐标系中,对从手端机械臂各个相邻连杆的位姿误差和运动学参数误差之间的关系进行分析,通过连杆间的坐标变换关系进行误差传递,最终确定手术器械末端位姿误差与各个连杆参数误差的关系,进而辨识出各个连杆间的运动学参数误差。误差模型中的几何参数包括相邻两个连杆 $i-1$ 与 i 之间的夹角 θ_i、连杆 $i-1$ 与 i 的扭角 α_i、连杆 $i-1$ 与 i 的偏置 d_i 以及连杆长度 a_i,由这些参数可得到描述相邻连杆坐标系 $\{O_{i-1}\}$ 与 $\{O_i\}$ 之间关系的齐次变换矩阵。

传统的 D－H 参数法建立误差模型是用相邻两个连杆 D－H 参数的微小变化,经过齐次变换矩阵来表示两个相邻连杆坐标系之间位置和姿态的微小变化。理论上,相邻两个关节轴线相互平行且不共线时,两平行关节轴线之间存在无数条公垂线,根据 D－H 参数建模准则,选择一条与前一关节公垂线共线的公垂线,其长度为 a_i,连杆偏置 $d_i=0$。当关节轴线发生微小变化时,相邻两关节轴线不再平行,运动学参数 a_i 或 d_i 会发生较大的变化,便无法描述相邻两个连杆坐标系之间位姿的微小变化,不利于误差模型的建立。

针对这种情况,可采用如下阐述的改进的 D－H 法进行误差建模。不同情况下 D—H 坐标系如图 6.1 所示,增加一个绕连杆坐标系 y 轴的转动角 β。对 Hayati 的方法进行扩展,得到相邻连杆坐标系变换关系为:当相邻关节轴线不平行时,使用参数 d_i 分析,令 $\beta_i = 0$;当相邻关节轴线平行(或接近平行)且不共线时,使用参数 β_i 分析,令 $d_i = 0$;当相邻关节轴线平行(或接近平行)且共线时,使用参数 β_i 分析,令 $a_i = 0$。无论哪种情况,两个相邻连杆之间微小的位置和姿态变化总能用 $\Delta\theta_i$、$\Delta\alpha_i$、Δd_i、Δa_i 和 $\Delta\beta_i$ 这 5 个参数进行描述。采用 5 个参数描述机械臂相邻两连杆之间关系的齐次变换矩阵通式可以表示为

$$\boldsymbol{A}_i = \mathrm{rot}(z,\theta_i)\mathrm{Trans}(0,0,d_i)\mathrm{Trans}(a_i,0,0)\mathrm{rot}(x,\alpha_i)\mathrm{rot}(y,\beta_i)$$

$$= \begin{bmatrix} c_{\theta_i}c_{\beta_i} - s_{\theta_i}s_{\alpha_i}s_{\beta_i} & -s_{\theta_i}c_{\alpha_i} & c_{\theta_i}s_{\beta_i} + s_{\theta_i}s_{\alpha_i}c_{\beta_i} & a_i c_{\theta_i} \\ s_{\theta_i}c_{\beta_i} + c_{\theta_i}s_{\alpha_i}s_{\beta_i} & c_{\theta_i}c_{\alpha_i} & s_{\theta_i}s_{\beta_i} - c_{\theta_i}s_{\alpha_i}c_{\beta_i} & a_i s_{\theta_i} \\ -c_{\alpha_i}s_{\beta_i} & s_{\alpha_i} & c_{\alpha_i}c_{\beta_i} & d_i \\ 0 & 0 & 0 & 1 \end{bmatrix} \tag{6.1}$$

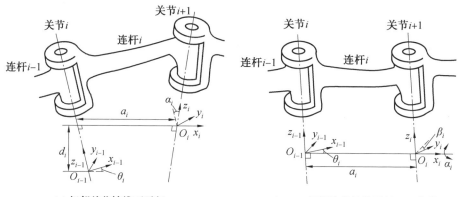

(a) 相邻关节轴线不平行 　　　　　(b) 相邻关节轴线平行且不共线

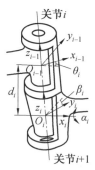

(c) 相邻关节轴线平行且共线

图 6.1　不同情况下 D—H 坐标系

6.1.2　机械臂运动学误差

1. 微分运动原理

为便于读者理解机械臂运动学误差的建模和计算,本小节对微分运动原理的一些知识做出介绍。

(1) 微分平移和微分旋转。

已知坐标系 $\{A\}$,其对于基坐标系 $\{O\}$ 的齐次变换矩阵为 $\boldsymbol{T}$,若相对于基坐标系使 $\{A\}$ 进行微分平移和旋转运动,则经过微分运动后,坐标系 $\{A\}$ 相对于基坐标系的齐次变换矩阵为

$$\boldsymbol{T}+\mathrm{d}\boldsymbol{T}=\mathrm{Trans}(d_x,d_y,d_z)\mathrm{rot}(x,\delta_x)\mathrm{rot}(y,\delta_y)\mathrm{rot}(z,\delta_z)\boldsymbol{T} \tag{6.2}$$

式中,d_x、d_y、d_z 表示在基坐标系下进行的微分平移变换;δ_x、δ_y、δ_z 表示绕基坐标系的 x、y、z 坐标轴的微分旋转角。根据式(6.2)有

$$\mathrm{d}\boldsymbol{T}=\left[\mathrm{Trans}(d_x,d_y,d_z)\mathrm{rot}(x,\delta_x)\mathrm{rot}(y,\delta_y)\mathrm{rot}(z,\delta_z)-\boldsymbol{I}\right]\boldsymbol{T} \tag{6.3}$$

若相对于坐标系 $\{A\}$ 进行微分运动,则经过微分运动后,坐标系 $\{A\}$ 相对于基坐标系的齐次变换矩阵可以表示为

$$\boldsymbol{T}+\mathrm{d}\boldsymbol{T}=\boldsymbol{T}\cdot\mathrm{Trans}(^Ad_x,^Ad_y,^Ad_z)\mathrm{rot}(x,^A\delta_x)\mathrm{rot}(y,^A\delta_y)\mathrm{rot}(z,^A\delta_z) \tag{6.4}$$

式中,^Ad_x、^Ad_y、^Ad_z 表示在坐标系 $\{A\}$ 下进行的微分平移变换;$^A\delta_x$、$^A\delta_y$、$^A\delta_z$ 表示绕坐标系 $\{A\}$ 的 x、y、z 坐标轴的微分旋转角。

根据式(6.4)有

$$\mathrm{d}\boldsymbol{T}=\boldsymbol{T}\left[\mathrm{Trans}(^Ad_x,^Ad_y,^Ad_z)\mathrm{rot}(x,^A\delta_x)\mathrm{rot}(y,^A\delta_y)\mathrm{rot}(z,^A\delta_z)-\boldsymbol{I}\right] \tag{6.5}$$

根据式(6.3)和式(6.5)可得

$$\mathrm{d}\boldsymbol{T}=\boldsymbol{\Delta}\boldsymbol{T}=\boldsymbol{T}^A\boldsymbol{\Delta} \tag{6.6}$$

式中,$\boldsymbol{\Delta}$ 和 $^A\boldsymbol{\Delta}$ 分别表示坐标系 $\{A\}$ 相对于基坐标系 $\{O\}$ 和其自身坐标系的微分变换矩阵。

对于微分变换 $^A\boldsymbol{\Delta}$,利用 $\sin$ 函数和 $\cos$ 函数的泰勒展开式,并舍去二阶及二阶以上项,得到其矩阵表达式为

$$
\begin{aligned}
^A\boldsymbol{\Delta} &=\mathrm{Trans}(^Ad_x,^Ad_y,^Ad_z)\mathrm{rot}(x,^A\delta_x)\mathrm{rot}(y,^A\delta_y)\mathrm{rot}(z,^A\delta_z)-\boldsymbol{I}\\
&=\begin{bmatrix}
0 & -^A\delta_z & ^A\delta_y & ^Ad_x\\
^A\delta_z & 0 & -^A\delta_x & ^Ad_y\\
-^A\delta_y & ^A\delta_x & 0 & ^Ad_z\\
0 & 0 & 0 & 0
\end{bmatrix}
\end{aligned} \tag{6.7}
$$

基于坐标系 $\{A\}$ 的微分变换 $^A\boldsymbol{\Delta}$ 可以推广为任意坐标系下的微分变换,并可以由微分平移矢量 $^A\boldsymbol{d}$ 和微分旋转矢量 $^A\boldsymbol{\delta}$ 表示,将其记为微分运动列矢量 $^A\boldsymbol{D}$,表示为

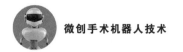

$$ {}^{A}\boldsymbol{D} = \begin{bmatrix} {}^{A}\boldsymbol{d} \\ {}^{A}\boldsymbol{\delta} \end{bmatrix} = \begin{bmatrix} {}^{A}d_x & {}^{A}d_y & {}^{A}d_z & {}^{A}\delta_x & {}^{A}\delta_y & {}^{A}\delta_z \end{bmatrix}^{\mathrm{T}} \tag{6.8} $$

（2）两坐标系间的微分变换关系。

将式(6.2)中的矩阵 $\boldsymbol{T}$ 表示为

$$ \boldsymbol{T} = \begin{bmatrix} \boldsymbol{n} & \boldsymbol{o} & \boldsymbol{a} & \boldsymbol{p} \\ 0 & 0 & 0 & 1 \end{bmatrix} = \begin{bmatrix} n_x & o_x & a_x & p_x \\ n_y & o_y & a_y & p_y \\ n_z & o_z & a_z & p_z \\ 0 & 0 & 0 & 1 \end{bmatrix} \tag{6.9} $$

根据式(6.7)和式(6.8)，可以求得坐标系$\{A\}$相对于基坐标系$\{O\}$的微分运动列矢量为

$$ \boldsymbol{D} = \begin{bmatrix} \boldsymbol{d} \\ \boldsymbol{\delta} \end{bmatrix} = \begin{bmatrix} d_x & d_y & d_z & \delta_x & \delta_y & \delta_z \end{bmatrix}^{\mathrm{T}} \tag{6.10} $$

再根据式(6.6)以及矢量间点积、叉积的性质，得到如下关系式：

$$ {}^{A}\boldsymbol{\Delta} = \boldsymbol{T}^{-1}\boldsymbol{\Delta T} = \begin{bmatrix} \boldsymbol{n}\cdot(\boldsymbol{\delta}\times\boldsymbol{n}) & \boldsymbol{n}\cdot(\boldsymbol{\delta}\times\boldsymbol{o}) & \boldsymbol{n}\cdot(\boldsymbol{\delta}\times\boldsymbol{a}) & \boldsymbol{n}\cdot(\boldsymbol{\delta}\times\boldsymbol{p}+\boldsymbol{d}) \\ \boldsymbol{o}\cdot(\boldsymbol{\delta}\times\boldsymbol{n}) & \boldsymbol{o}\cdot(\boldsymbol{\delta}\times\boldsymbol{o}) & \boldsymbol{o}\cdot(\boldsymbol{\delta}\times\boldsymbol{a}) & \boldsymbol{o}\cdot(\boldsymbol{\delta}\times\boldsymbol{p}+\boldsymbol{d}) \\ \boldsymbol{a}\cdot(\boldsymbol{\delta}\times\boldsymbol{n}) & \boldsymbol{a}\cdot(\boldsymbol{\delta}\times\boldsymbol{o}) & \boldsymbol{a}\cdot(\boldsymbol{\delta}\times\boldsymbol{a}) & \boldsymbol{a}\cdot(\boldsymbol{\delta}\times\boldsymbol{p}+\boldsymbol{d}) \\ 0 & 0 & 0 & 0 \end{bmatrix} \tag{6.11} $$

经过化简，将上式改写为

$$ {}^{A}\boldsymbol{\Delta} = \begin{bmatrix} 0 & -\boldsymbol{\delta}\cdot\boldsymbol{a} & \boldsymbol{\delta}\cdot\boldsymbol{o} & \boldsymbol{\delta}\cdot(\boldsymbol{p}\times\boldsymbol{n})+\boldsymbol{d}\cdot\boldsymbol{n} \\ \boldsymbol{\delta}\cdot\boldsymbol{a} & 0 & -\boldsymbol{\delta}\cdot\boldsymbol{n} & \boldsymbol{\delta}\cdot(\boldsymbol{p}\times\boldsymbol{o})+\boldsymbol{d}\cdot\boldsymbol{o} \\ -\boldsymbol{\delta}\cdot\boldsymbol{o} & \boldsymbol{\delta}\cdot\boldsymbol{n} & 0 & \boldsymbol{\delta}\cdot(\boldsymbol{p}\times\boldsymbol{a})+\boldsymbol{d}\cdot\boldsymbol{a} \\ 0 & 0 & 0 & 0 \end{bmatrix} \tag{6.12} $$

则根据式(6.7)与式(6.12)，得到当前坐标系$\{A\}$的微分运动列矢量表达式为

$$ {}^{A}\boldsymbol{D} = \begin{bmatrix} {}^{A}\boldsymbol{d} \\ {}^{A}\boldsymbol{\delta} \end{bmatrix} = \begin{bmatrix} {}^{A}d_x \\ {}^{A}d_y \\ {}^{A}d_z \\ {}^{A}\delta_x \\ {}^{A}\delta_y \\ {}^{A}\delta_z \end{bmatrix} = \begin{bmatrix} \boldsymbol{\delta}\cdot(\boldsymbol{p}\times\boldsymbol{n})+\boldsymbol{d}\cdot\boldsymbol{n} \\ \boldsymbol{\delta}\cdot(\boldsymbol{p}\times\boldsymbol{o})+\boldsymbol{d}\cdot\boldsymbol{o} \\ \boldsymbol{\delta}\cdot(\boldsymbol{p}\times\boldsymbol{a})+\boldsymbol{d}\cdot\boldsymbol{a} \\ \boldsymbol{\delta}\cdot\boldsymbol{n} \\ \boldsymbol{\delta}\cdot\boldsymbol{o} \\ \boldsymbol{\delta}\cdot\boldsymbol{a} \end{bmatrix} \tag{6.13} $$

因此，基于坐标系$\{A\}$的微分运动矢量${}^{A}\boldsymbol{D}$与基于基坐标系$\{O\}$的微分运动矢量$\boldsymbol{D}$具有如下关系：

$$
{}^{A}\boldsymbol{D} = \begin{bmatrix} {}^{A}d_x \\ {}^{A}d_y \\ {}^{A}d_z \\ {}^{A}\delta_x \\ {}^{A}\delta_y \\ {}^{A}\delta_z \end{bmatrix} = \begin{bmatrix} \boldsymbol{n} & (\boldsymbol{p}\times\boldsymbol{n}) \\ \boldsymbol{o} & (\boldsymbol{p}\times\boldsymbol{o}) \\ \boldsymbol{a} & (\boldsymbol{p}\times\boldsymbol{a}) \\ \boldsymbol{0} & \boldsymbol{n} \\ \boldsymbol{0} & \boldsymbol{o} \\ \boldsymbol{0} & \boldsymbol{a} \end{bmatrix} \begin{bmatrix} \boldsymbol{d} \\ \boldsymbol{\delta} \end{bmatrix}
$$

$$
= \begin{bmatrix} n_x & n_y & n_z & (\boldsymbol{p}\times\boldsymbol{n})_x & (\boldsymbol{p}\times\boldsymbol{n})_y & (\boldsymbol{p}\times\boldsymbol{n})_z \\ o_x & o_y & o_z & (\boldsymbol{p}\times\boldsymbol{o})_x & (\boldsymbol{p}\times\boldsymbol{o})_y & (\boldsymbol{p}\times\boldsymbol{o})_z \\ a_x & a_y & a_z & (\boldsymbol{p}\times\boldsymbol{a})_x & (\boldsymbol{p}\times\boldsymbol{a})_y & (\boldsymbol{p}\times\boldsymbol{a})_z \\ 0 & 0 & 0 & n_x & n_y & n_z \\ 0 & 0 & 0 & o_x & o_y & o_z \\ 0 & 0 & 0 & a_x & a_y & a_z \end{bmatrix} \begin{bmatrix} d_x \\ d_y \\ d_z \\ \delta_x \\ \delta_y \\ \delta_z \end{bmatrix}
$$

$$
= \boldsymbol{B} \cdot \boldsymbol{D} \tag{6.14}
$$

对上式进行推广,可以求出任意两个坐标系间的微分运动。

2. 相邻连杆间位姿误差建模

机械臂在加工、装配的过程中存在结构参数和变量误差,使得机械臂相邻连杆之间的名义齐次变换矩阵$\boldsymbol{A}_i^{\mathrm{N}}$和实际齐次变换矩阵$\boldsymbol{A}_i^{\mathrm{R}}$并不完全相等,存在一定的误差,将此误差记为$\mathrm{d}\boldsymbol{A}_i$,则有

$$
\boldsymbol{A}_i^{\mathrm{R}} = \boldsymbol{A}_i^{\mathrm{N}} + \mathrm{d}\boldsymbol{A}_i \tag{6.15}
$$

根据全微分定理,微分变换$\mathrm{d}\boldsymbol{A}_i$可利用运动学参数误差的线性函数来表示:

$$
\mathrm{d}\boldsymbol{A}_i = \frac{\partial \boldsymbol{A}_i^{\mathrm{N}}}{\partial \theta_i}\Delta\theta_i + \frac{\partial \boldsymbol{A}_i^{\mathrm{N}}}{\partial d_i}\Delta d_i + \frac{\partial \boldsymbol{A}_i^{\mathrm{N}}}{\partial a_i}\Delta a_i + \frac{\partial \boldsymbol{A}_i^{\mathrm{N}}}{\partial \alpha_i}\Delta\alpha_i + \frac{\partial \boldsymbol{A}_i^{\mathrm{N}}}{\partial \beta_i}\Delta\beta_i \tag{6.16}
$$

式中,$\dfrac{\partial \boldsymbol{A}_i^{\mathrm{N}}}{\partial \theta_i}$、$\dfrac{\partial \boldsymbol{A}_i^{\mathrm{N}}}{\partial d_i}$、$\dfrac{\partial \boldsymbol{A}_i^{\mathrm{N}}}{\partial a_i}$、$\dfrac{\partial \boldsymbol{A}_i^{\mathrm{N}}}{\partial \alpha_i}$、$\dfrac{\partial \boldsymbol{A}_i^{\mathrm{N}}}{\partial \beta_i}$为名义上的相邻连杆齐次变换矩阵$\boldsymbol{A}_i^{\mathrm{N}}$对各运动学参数的偏导数;$\Delta\theta_i$、$\Delta d_i$、$\Delta a_i$、$\Delta\alpha_i$、$\Delta\beta_i$分别为运动学参数的微小偏差。

对名义上的变换矩阵$\boldsymbol{A}_i^{\mathrm{N}}$中参数$\theta_i$求偏微分可得

$$
\frac{\partial \boldsymbol{A}_i^{\mathrm{N}}}{\partial \theta_i} = \begin{bmatrix} -s_{\theta_i}c_{\beta_i}-c_{\theta_i}s_{\alpha_i}s_{\beta_i} & -c_{\theta_i}c_{\alpha_i} & -s_{\theta_i}s_{\beta_i}+c_{\theta_i}s_{\alpha_i}c_{\beta_i} & -a_is_{\theta_i} \\ c_{\theta_i}c_{\beta_i}-s_{\theta_i}s_{\alpha_i}s_{\beta_i} & -s_{\theta_i}c_{\alpha_i} & c_{\theta_i}s_{\beta_i}+s_{\theta_i}s_{\alpha_i}c_{\beta_i} & a_ic_{\theta_i} \\ 0 & 0 & 0 & 0 \\ 0 & 0 & 0 & 0 \end{bmatrix} = \boldsymbol{A}_i^{\mathrm{N}} \cdot \boldsymbol{R}_{\theta_i} \tag{6.17}
$$

得出$\dfrac{\partial \boldsymbol{A}_i^{\mathrm{N}}}{\partial \theta_i}$与$\boldsymbol{A}_i^{\mathrm{N}}$的关系矩阵为

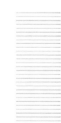

$$\boldsymbol{R}_{\theta_i} = \begin{bmatrix} 0 & -c_{\alpha_i}c_{\beta_i} & s_{\alpha_i} & a_is_{\alpha_i}s_{\beta_i} \\ c_{\alpha_i}c_{\beta_i} & 0 & c_{\alpha_i}s_{\beta_i} & a_ic_{\alpha_i} \\ -s_{\alpha_i} & -c_{\alpha_i}s_{\beta_i} & 0 & -a_ic_{\beta_i}s_{\alpha_i} \\ 0 & 0 & 0 & 0 \end{bmatrix} \tag{6.18}$$

同理,得到其他参数的偏微分矩阵,分别为

$$\boldsymbol{R}_{d_i} = \begin{bmatrix} 0 & 0 & 0 & -c_{\alpha_i}s_{\beta_i} \\ 0 & 0 & 0 & s_{\alpha_i} \\ 0 & 0 & 0 & c_{\alpha_i}c_{\beta_i} \\ 0 & 0 & 0 & 0 \end{bmatrix}, \quad \boldsymbol{R}_{a_i} = \begin{bmatrix} 0 & 0 & 0 & c_{\beta_i} \\ 0 & 0 & 0 & 0 \\ 0 & 0 & 0 & s_{\beta_i} \\ 0 & 0 & 0 & 0 \end{bmatrix}$$

$$\boldsymbol{R}_{\alpha_i} = \begin{bmatrix} 0 & -s_{\beta_i} & 0 & 0 \\ s_{\beta_i} & 0 & -c_{\beta_i} & 0 \\ 0 & c_{\beta_i} & 0 & 0 \\ 0 & 0 & 0 & 0 \end{bmatrix}, \quad \boldsymbol{R}_{\beta_i} = \begin{bmatrix} 0 & 0 & 1 & 0 \\ 0 & 0 & 0 & 0 \\ -1 & 0 & 0 & 0 \\ 0 & 0 & 0 & 0 \end{bmatrix}$$

则式(6.16)可改写为

$$\begin{aligned} \mathrm{d}\boldsymbol{A}_i &= (\boldsymbol{A}_i^N \boldsymbol{R}_{\theta_i})\Delta\theta_i + (\boldsymbol{A}_i^N \boldsymbol{R}_{d_i})\Delta d_i + (\boldsymbol{A}_i^N \boldsymbol{R}_{a_i})\Delta a_i + (\boldsymbol{A}_i^N \boldsymbol{R}_{\alpha_i})\Delta\alpha_i + (\boldsymbol{A}_i^N \boldsymbol{R}_{\beta_i})\Delta\beta_i \\ &= \boldsymbol{A}_i^N (\boldsymbol{R}_{\theta_i}\Delta\theta_i + \boldsymbol{R}_{d_i}\Delta d_i + \boldsymbol{R}_{a_i}\Delta a_i + \boldsymbol{R}_{\alpha_i}\Delta\alpha_i + \boldsymbol{R}_{\beta_i}\Delta\beta_i) \\ &= \boldsymbol{A}_i^N \delta\boldsymbol{A}_i \end{aligned} \tag{6.19}$$

将上式中 $\delta\boldsymbol{A}_i$ 展开可以得到

$$\delta\boldsymbol{A}_i = \begin{bmatrix} 0 & -\Delta\theta_ic_{\alpha_i}c_{\beta_i} - \Delta\alpha_is_{\beta_i} & \Delta\theta_is_{\alpha_i} + \Delta\beta_i & dx_i \\ \Delta\theta_ic_{\alpha_i}c_{\beta_i} + \Delta\alpha_is_{\beta_i} & 0 & \Delta\theta_ic_{\alpha_i}s_{\beta_i} - \Delta\alpha_ic_{\beta_i} & dy_i \\ -\Delta\theta_is_{\alpha_i} - \Delta\beta_i & -\Delta\theta_ic_{\alpha_i}s_{\beta_i} + \Delta\alpha_ic_{\beta_i} & 0 & dz_i \\ 0 & 0 & 0 & 0 \end{bmatrix} \tag{6.20}$$

式中, $dx_i = \Delta a_ic_{\beta_i} - \Delta d_ic_{\alpha_i}s_{\beta_i} + a_i\Delta\theta_is_{\alpha_i}s_{\beta_i}$; $dy_i = \Delta d_is_{\alpha_i} + a_i\Delta\theta_ic_{\alpha_i}$; $dz_i = \Delta a_is_{\beta_i} + \Delta d_ic_{\alpha_i}c_{\beta_i} - a_i\Delta\theta_is_{\alpha_i}c_{\beta_i}$ 。

根据式(6.20),相邻连杆坐标系之间的微分变换 $\delta\boldsymbol{A}_i$ 可以简化为

$$\delta\boldsymbol{A}_i = \begin{bmatrix} 0 & -\delta z_i & \delta y_i & dx_i \\ \delta z_i & 0 & -\delta x_i & dy_i \\ -\delta y_i & \delta x_i & 0 & dz_i \\ 0 & 0 & 0 & 0 \end{bmatrix} \tag{6.21}$$

得出相邻连杆坐标系的微分平移矢量 $\boldsymbol{d}_i$ 和微分旋转矢量 $\boldsymbol{\delta}_i$ 为

$$\boldsymbol{d}_i = \begin{bmatrix} dx_i \\ dy_i \\ dz_i \end{bmatrix} = \begin{bmatrix} a_i s_{\alpha_i} s_{\beta_i} \\ a_i c_{\alpha_i} \\ -a_i s_{\alpha_i} c_{\beta_i} \end{bmatrix} \Delta\theta_i + \begin{bmatrix} -c_{\alpha_i} s_{\beta_i} \\ s_{\alpha_i} \\ c_{\alpha_i} c_{\beta_i} \end{bmatrix} \Delta d_i + \begin{bmatrix} c_{\beta_i} \\ 0 \\ s_{\beta_i} \end{bmatrix} \Delta a_i \qquad (6.22)$$

$$\boldsymbol{\delta}_i = \begin{bmatrix} \delta x_i \\ \delta y_i \\ \delta z_i \end{bmatrix} = \begin{bmatrix} -c_{\alpha_i} s_{\beta_i} \\ s_{\alpha_i} \\ c_{\alpha_i} c_{\beta_i} \end{bmatrix} \Delta\theta_i + \begin{bmatrix} c_{\beta_i} \\ 0 \\ s_{\beta_i} \end{bmatrix} \Delta\alpha_i + \begin{bmatrix} 0 \\ 1 \\ 0 \end{bmatrix} \Delta\beta_i \qquad (6.23)$$

相邻连杆坐标系的微分平移矢量 $\boldsymbol{d}_i$ 和微分旋转矢量 $\boldsymbol{\delta}_i$ 为 D$-$H 运动学参数误差导致的相邻连杆坐标系的位置和姿态误差,其与运动学 D$-$H 参数误差的关系为

$$\boldsymbol{D}_i = \begin{bmatrix} \boldsymbol{d}_i \\ \boldsymbol{\delta}_i \end{bmatrix} = \begin{bmatrix} \boldsymbol{K}_i^1 & \boldsymbol{K}_i^2 & \boldsymbol{K}_i^3 & 0 & 0 \\ \boldsymbol{K}_i^2 & 0 & 0 & \boldsymbol{K}_i^3 & \boldsymbol{K}_i^4 \end{bmatrix} \begin{bmatrix} \Delta\theta_i \\ \Delta d_i \\ \Delta a_i \\ \Delta\alpha_i \\ \Delta\beta_i \end{bmatrix} = \boldsymbol{K}_i \boldsymbol{X}_i \qquad (6.24)$$

式中,$\boldsymbol{K}_i^1 = \begin{bmatrix} a_i s_{\alpha_i} s_{\beta_i} & a_i c_{\alpha_i} & -a_i s_{\alpha_i} c_{\beta_i} \end{bmatrix}^{\mathrm{T}}$;$\boldsymbol{K}_i^2 = \begin{bmatrix} -c_{\alpha_i} s_{\beta_i} & s_{\alpha_i} & c_{\alpha_i} c_{\beta_i} \end{bmatrix}^{\mathrm{T}}$;$\boldsymbol{K}_i^3 = \begin{bmatrix} c_{\beta_i} & 0 & s_{\beta_i} \end{bmatrix}^{\mathrm{T}}$;$\boldsymbol{K}_i^4 = \begin{bmatrix} 0 & 1 & 0 \end{bmatrix}^{\mathrm{T}}$;系数 $\boldsymbol{K}_i^j (j=1,\cdots,4)$ 为误差系数矩阵,为相邻连杆名义 D$-$H 运动学参数的函数。

3. 机械臂末端位姿误差

用 $\boldsymbol{T}_n^{\mathrm{N}}$ 表示手术器械末端相对于基坐标系的名义位姿矩阵,用 $\boldsymbol{T}_n^{\mathrm{R}}$ 表示手术器械末端相对于基坐标系的实际位姿矩阵,由于存在运动学参数误差,两者并不完全相等,根据机器人微分运动原理,手术器械末端相对于基坐标系的实际位姿为

$$\boldsymbol{T}_n^{\mathrm{R}} = \boldsymbol{T}_n^{\mathrm{N}} + \mathrm{d}\boldsymbol{T}_n \qquad (6.25)$$

通过齐次变换得出

$$\boldsymbol{T}_n^{\mathrm{R}} = \boldsymbol{T}_n^{\mathrm{N}} + \mathrm{d}\boldsymbol{T}_n = (\boldsymbol{A}_1^{\mathrm{N}} + \mathrm{d}\boldsymbol{A}_1)(\boldsymbol{A}_2^{\mathrm{N}} + \mathrm{d}\boldsymbol{A}_2)\cdots(\boldsymbol{A}_i^{\mathrm{N}} + \mathrm{d}\boldsymbol{A}_i) = \prod_{i=1}^{n} (\boldsymbol{A}_i^{\mathrm{N}} + \mathrm{d}\boldsymbol{A}_i)$$

$$\qquad (6.26)$$

对上式中的 $\prod_{i=1}^{n} (\boldsymbol{A}_i^{\mathrm{N}} + \mathrm{d}\boldsymbol{A}_i)$ 进行展开,忽略高阶项,仅取其一阶项可得

$$\boldsymbol{T}_n^{\mathrm{R}} = \boldsymbol{T}_n^{\mathrm{N}} + \mathrm{d}\boldsymbol{T}_n = \prod_{i=1}^{n} (\boldsymbol{A}_i^{\mathrm{N}} + \mathrm{d}\boldsymbol{A}_i) = \prod_{i=1}^{n} \boldsymbol{A}_i^{\mathrm{N}} + \sum_{i=1}^{n} \boldsymbol{A}_1^{\mathrm{N}} \boldsymbol{A}_2^{\mathrm{N}} \cdots \boldsymbol{A}_{i-1}^{\mathrm{N}} \mathrm{d}\boldsymbol{A}_i \boldsymbol{A}_{i+1}^{\mathrm{N}} \cdots \boldsymbol{A}_n^{\mathrm{N}}$$

$$= {}_1^n \boldsymbol{T}^{\mathrm{N}} + \sum_{i=1}^{n} \boldsymbol{A}_1^{\mathrm{N}} \boldsymbol{A}_2^{\mathrm{N}} \cdots \boldsymbol{A}_{i-1}^{\mathrm{N}} \boldsymbol{A}_i^{\mathrm{N}} \delta\boldsymbol{A}_i \boldsymbol{A}_{i+1}^{\mathrm{N}} \cdots \boldsymbol{A}_n^{\mathrm{N}}$$

$$= {}_1^n \boldsymbol{T}^{\mathrm{N}} + \sum_{i=1}^{n} {}_1^i \boldsymbol{T}^{\mathrm{N}} \delta\boldsymbol{A}_i (\boldsymbol{A}_{i+1}^{\mathrm{N}} \cdots \boldsymbol{A}_n^{\mathrm{N}})$$

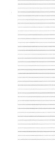

$$= {}_1^n \boldsymbol{T}^N + \sum_{i=1}^n {}_1^n \boldsymbol{T}^N \left(\boldsymbol{A}_{i+1}^N \cdots \boldsymbol{A}_n^N\right)^{-1} \delta \boldsymbol{A}_i \left(\boldsymbol{A}_{i+1}^N \cdots \boldsymbol{A}_n^N\right)$$

$$= {}_1^n \boldsymbol{T}^N + {}_1^n \boldsymbol{T}^N \cdot \left[\sum_{i=1}^n \left({}_{i+1}^n \boldsymbol{T}^N\right)^{-1} \delta \boldsymbol{A}_i \left({}_{i+1}^n \boldsymbol{T}^N\right) \right] \qquad (6.27)$$

将式(6.8)推广到连杆 i 坐标系和手术器械末端坐标系,可以得到由全部运动学 D−H 参数误差引起的机器人手术器械末端微分运动在基坐标系下的描述矩阵 $\delta^1 \boldsymbol{T}$ 为

$$\delta^1 \boldsymbol{T} = \sum_{i=1}^n \left[\left({}_{i+1}^n \boldsymbol{T}^N\right)^{-1} \delta \boldsymbol{A}_i \left({}_{i+1}^n \boldsymbol{T}^N\right) \right] = \sum_{i=1}^n {}^A \delta \boldsymbol{A}_i \qquad (6.28)$$

式中,${}^A \delta \boldsymbol{A}_i$ 为连杆 i 的 D−H 参数误差引起的微分变化在基坐标系下的表示。

从上式中可以看出,机器人手术器械末端位姿的微分变化为各个连杆坐标系的运动学 D−H 参数误差引起的末端位姿微分变化的线性叠加。根据式(6.8),可以得到 $\delta^1 \boldsymbol{T}$ 和 ${}^A \delta \boldsymbol{A}_i$ 对应的微分运动矢量 ${}^T \boldsymbol{D}$ 和 ${}^A \boldsymbol{D}_i$ 有如下关系式:

$$ {}^T \boldsymbol{D} = \sum_{i=1}^n {}^A \boldsymbol{D}_i = \sum_{i=1}^n {}_{i+1}^n \boldsymbol{B} \boldsymbol{D}_i = \sum_{i=1}^n {}_{i+1}^n \boldsymbol{B} \boldsymbol{K}_i \boldsymbol{X}_i \qquad (6.29)$$

写成矩阵形式为

$$ {}^T \boldsymbol{D} = \begin{bmatrix} {}^T \boldsymbol{d} \\ {}^T \boldsymbol{\delta} \end{bmatrix} = \begin{bmatrix} {}_2^n \boldsymbol{B} \boldsymbol{K}_1 & {}_3^n \boldsymbol{B} \boldsymbol{K}_2 & \cdots & {}_{n+1}^n \boldsymbol{B} \boldsymbol{K}_n \end{bmatrix} \begin{bmatrix} \boldsymbol{X}_1 \\ \boldsymbol{X}_2 \\ \vdots \\ \boldsymbol{X}_n \end{bmatrix} = \boldsymbol{J} \boldsymbol{X} \qquad (6.30)$$

式中,${}^T \boldsymbol{D}$ 为手术器械末端位姿误差向量;$\boldsymbol{J}$ 为手术器械末端位姿误差辨识雅可比矩阵;$\boldsymbol{X}$ 为各个连杆运动学参数误差向量,其中 $\boldsymbol{X}_i = \begin{bmatrix} \Delta\theta_i & \Delta d_i & \Delta a_i & \Delta\alpha_i & \Delta\beta_i \end{bmatrix}^T (i=1,\cdots,n)$。

式(6.30)即为手术器械末端位姿误差模型。

4.运动学误差模型仿真

下面介绍一种误差模型的仿真计算方法,具体如下。

(1)人为给定运动学参数名义值和误差值,见表 6.1。

表 6.1　已知运动学参数名义值和误差值

关节	$\Delta\theta_i$ /(°)	d_i /mm	Δd_i /mm	a_i /mm	Δa_i /mm	α_i /(°)	$\Delta\alpha_i$ /(°)	β_i /(°)	$\Delta\beta_i$ /(°)
1	0.475 6	414.5	0.062 6	0	0.001	0	0.263 6	0	0.183 3
2	0.423 9	0	0.003 9	400	−0.025 3	0	0.081 4	0	−0.114 6
3	−0.458 4	−278.616	−0.001	0	−0.024	−106	−0.338	0	×
4	0.120 3	566.835 4	0.005	0	0.006	−4	−0.057 3	0	×

续表 6.1

关节	$\Delta\theta_i$ /(°)	d_i /mm	Δd_i /mm	a_i /mm	Δa_i /mm	α_i /(°)	$\Delta\alpha_i$ /(°)	β_i /(°)	$\Delta\beta_i$ /(°)
5	$-0.208\,5$	0	0.002	0	0.030 4	-51	0.114 6	0	$\times$
6	0.208 6	0	0.086 6	0	-0.023	0	0.077 3	0	$-0.458\,4$
7	$-0.269\,3$	0	0.000 4	0	$-0.005\,9$	90	-0.338	0	$\times$
8	$-0.120\,3$	0	$-0.001\,1$	5	0.001	90	0.200 5	0	$\times$
9	0.299 0	0	0.001 2	12	-0.005	0	0.177 6	0	0.080 2

（2）在机械臂关节运动范围内，每一个关节随机选取多组关节角度值作为关节角名义值，通过运动学正解得到手术器械末端多组名义上的空间位姿 $\boldsymbol{T}_n^N$。

（3）根据给定的运动学参数误差和名义上的运动学参数，计算出机械臂末端实际的位姿 $\boldsymbol{T}_n^R$。通过误差模型公式（6.30）计算得到名义上的末端位姿误差 $\boldsymbol{D}^N$。

（4）通过机械臂末端实际位姿、名义位姿及式（6.27），得到机械臂末端的实际位姿误差 $\boldsymbol{D}^R$。

仿真实验数据见表 6.2，位姿误差前三个数据是位移误差，后三个是姿态误差。比较两者的数值可以看出，末端实际位姿误差和名义位姿误差比较接近，表明机械臂运动学误差模型基本正确。

表 6.2　仿真实验数据

关节角/(°)	实际位姿误差/mm	名义位姿误差/mm
[52.273 63.128 48.425 14.872 40.179 -115.878 -7.910 34.656]	[1.450 1.950 6.255 0.005 0.001 -0.001]	[1.516 1.978 6.237 0.005 0.001 -0.001]
[80.87 10.901 14.660 58.843 9.267 -50.531 -71.700 10.201]	[-3.737 3.244 7.502 -0.002 -0.004 0.009]	[-3.762 3.180 -7.556 -0.002 -0.004 0.009]
[-31.038 77.330 77.096 102.360 281.743 -159.586 89.170 -18.626]	[-2.120 -1.826 8.241 0.019 0.004 0.004]	[-2.057 -1.799 8.302 0.019 0.004 0.004]
[30.828 35.400 14.416 104.871 90.392 7.879 -30.223 -78.914]	[7.788 4.561 -4.282 0.005 -0.003 0.008]	[7.857 4.611 -4.227 0.005 -0.003 0.008]
[-11.044 14.902 -86.943 32.435 88.660 -59.094 -36.478 50.432]	[-7.836 8.953 4.110 0.001 -0.002 0.016]	[-7.939 8.920 4.052 0.001 -0.002 0.016]
[60.030 56.771 -68.245 25.015 99.881 -116.759 -78.832 -29.235]	[0.535 1.007 7.354 0 -0.01 0.009]	[0.457 0.995 7.377 0 -0.01 0.009]

续表 6.2

关节角/(°)	实际位姿误差/mm	名义位姿误差/mm
[48.394 68.223 65.288 67.798 140.120 −104.779 −36.316 19.416]	[6.033 1.348 1.187 0 −0.006 −0.003]	[6.054 1.346 1.115 0 −0.006 −0.003]
[−59.894 88.004 −2.827 76.837 194.460 145.855 −81.657 43.426]	[2.907 −6.788 −0.046 −0.002 0.005 0.013]	[3.015 −6.783 −0.005 −0.002 0.005 0.013]
[65.156 −89.906 62.074 50.043 7.568 63.141 0.977 −71.134]	[−1.852 9.254 2.608 0.012 0.002 −0.008]	[−1.865 9.247 2.692 0.012 0.002 −0.008]
[88.177 65.779 −52.307 24.717 252.662 −11.351 47.057 −66.980]	[−2.817 −0.483 −3.437 0.01 −0.002 −0.002]	[−2.776 −0.516 −3.472 0.01 −0.002 −0.002]

6.1.3　机械臂距离误差模型

手术器械末端位置和姿态利用运动学正解求取,末端位置精度的提高会进一步提升姿态精度,因此重点建立手术器械末端位移误差的模型。

为避免坐标系的转换引入新的误差,建立机器人运动学参数与手术器械末端相邻两点空间距离的误差模型,以距离误差的大小来衡量定位精度的高低。

基坐标系下期望点与实际点间向量关系如图 6.2 所示,假设相对于机器人基坐标系 $\{O_0\}$,手术器械末端期望轨迹上有相邻两点 i 和 $i+1$,由于机器人存在运动学参数误差,因此两点的实际位置与期望位置存在偏差,用 i' 和 $i'+1$ 表示对应的实际位置。

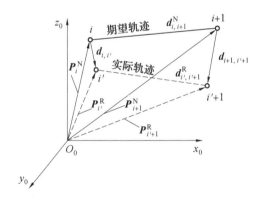

图 6.2　基坐标系下期望点与实际点间向量关系

则有如下向量关系式:

$$\begin{cases} \boldsymbol{d}_{i,\,i+1}^{\mathrm{N}} = \boldsymbol{P}_{i+1}^{\mathrm{N}} - \boldsymbol{P}_i^{\mathrm{N}} \\[4pt] \boldsymbol{d}_{i',\,i'+1}^{\mathrm{R}} = \boldsymbol{P}_{i'+1}^{\mathrm{R}} - \boldsymbol{P}_{i'}^{\mathrm{R}} \\[4pt] \boldsymbol{d}_{i,\,i'} = \boldsymbol{P}_i^{\mathrm{R}} - \boldsymbol{P}_i^{\mathrm{N}} \\[4pt] \boldsymbol{d}_{i+1,\,i'+1} = \boldsymbol{P}_{i+1}^{\mathrm{R}} - \boldsymbol{P}_{i+1}^{\mathrm{N}} \end{cases} \tag{6.31}$$

式中，$\boldsymbol{P}_i^{\mathrm{N}}$ 为末端期望轨迹上点 i 的坐标向量，$\boldsymbol{P}_i^{\mathrm{N}} = \begin{bmatrix} x_i^{\mathrm{N}} & y_i^{\mathrm{N}} & z_i^{\mathrm{N}} \end{bmatrix}^{\mathrm{T}}$；$\boldsymbol{P}_{i+1}^{\mathrm{N}}$ 为末端期望轨迹上点 $i+1$ 的坐标向量，$\boldsymbol{P}_{i+1}^{\mathrm{N}} = \begin{bmatrix} x_{i+1}^{\mathrm{N}} & y_{i+1}^{\mathrm{N}} & z_{i+1}^{\mathrm{N}} \end{bmatrix}^{\mathrm{T}}$；$\boldsymbol{P}_i^{\mathrm{R}}$ 为末端实际轨迹上点 i 的坐标向量，$\boldsymbol{P}_i^{\mathrm{R}} = \begin{bmatrix} x_i^{\mathrm{R}} & y_i^{\mathrm{R}} & z_i^{\mathrm{R}} \end{bmatrix}^{\mathrm{T}}$；$\boldsymbol{P}_{i+1}^{\mathrm{R}}$ 为末端实际轨迹上点 $i+1$ 的坐标向量，$\boldsymbol{P}_{i+1}^{\mathrm{R}} = \begin{bmatrix} x_{i+1}^{\mathrm{R}} & y_{i+1}^{\mathrm{R}} & z_{i+1}^{\mathrm{R}} \end{bmatrix}^{\mathrm{T}}$；$\boldsymbol{d}_{i,\,i+1}^{\mathrm{N}}$ 为手术器械末端期望轨迹上 i 和 $i+1$ 两点之间的向量；$\boldsymbol{d}_{i',\,i'+1}^{\mathrm{R}}$ 为手术器械末端实际轨迹上 i' 和 $i'+1$ 两点之间的向量；$\boldsymbol{d}_{i,\,i'}$ 和 $\boldsymbol{d}_{i+1,\,i'+1}$ 为手术器械末端的期望位置与实际位置之间的误差向量。

于是可得

$$\begin{aligned} \boldsymbol{d}_{i',\,i'+1}^{\mathrm{R}} - \boldsymbol{d}_{i,\,i+1}^{\mathrm{N}} &= (\boldsymbol{P}_{i+1}^{\mathrm{R}} - \boldsymbol{P}_i^{\mathrm{R}}) - (\boldsymbol{P}_{i+1}^{\mathrm{N}} - \boldsymbol{P}_i^{\mathrm{N}}) = (\boldsymbol{P}_{i+1}^{\mathrm{R}} - \boldsymbol{P}_{i+1}^{\mathrm{N}}) - (\boldsymbol{P}_i^{\mathrm{R}} - \boldsymbol{P}_i^{\mathrm{N}}) \\ &= \boldsymbol{d}_{i+1,\,i'+1} - \boldsymbol{d}_{i,\,i'} \end{aligned} \tag{6.32}$$

定义机器人末端期望轨迹上相邻两点 i 和 $i+1$，实际轨迹上相邻两点 i 和 $i+1$ 的距离分别为 $d_{i,\,i+1}^{\mathrm{N}}$ 和 $d_{i',\,i'+1}^{\mathrm{R}}$，则有

$$(d_{i,\,i+1}^{\mathrm{N}})^2 = (x_{i+1}^{\mathrm{N}} - x_i^{\mathrm{N}})^2 + (y_{i+1}^{\mathrm{N}} - y_i^{\mathrm{N}})^2 + (z_{i+1}^{\mathrm{N}} - z_i^{\mathrm{N}})^2 \tag{6.33}$$

$$(d_{i',\,i'+1}^{\mathrm{R}})^2 = (x_{i+1}^{\mathrm{R}} - x_i^{\mathrm{R}})^2 + (y_{i+1}^{\mathrm{R}} - y_i^{\mathrm{R}})^2 + (z_{i+1}^{\mathrm{R}} - z_i^{\mathrm{R}})^2 \tag{6.34}$$

$$\Delta d_i = d_{i',\,i'+1}^{\mathrm{R}} - d_{i,\,i+1}^{\mathrm{N}} \tag{6.35}$$

式中，Δd_i 为机器人末端期望轨迹与实际轨迹相邻两点的距离误差。

则由式(6.32)～(6.34)可以得到

$$\begin{aligned} &(d_{i',\,i'+1}^{\mathrm{R}})^2 - (d_{i,\,i+1}^{\mathrm{N}})^2 \\ &= (\Delta x_i^{\mathrm{R}})^2 - (\Delta x_i^{\mathrm{N}})^2 + (\Delta y_i^{\mathrm{R}})^2 - (\Delta y_i^{\mathrm{N}})^2 + (\Delta z_i^{\mathrm{R}})^2 - (\Delta z_i^{\mathrm{N}})^2 \\ &= (\Delta x_i^{\mathrm{R}} + \Delta x_i^{\mathrm{N}})(\Delta x_i^{\mathrm{R}} - \Delta x_i^{\mathrm{N}}) + (\Delta y_i^{\mathrm{R}} + \Delta y_i^{\mathrm{N}})(\Delta y_i^{\mathrm{R}} - \Delta y_i^{\mathrm{N}}) + \\ &\quad (\Delta z_i^{\mathrm{R}} + \Delta z_i^{\mathrm{N}})(\Delta z_i^{\mathrm{R}} - \Delta z_i^{\mathrm{N}}) \\ &= \begin{bmatrix} \Delta x_i^{\mathrm{R}} + \Delta x_i^{\mathrm{N}} & \Delta y_i^{\mathrm{R}} + \Delta y_i^{\mathrm{N}} & \Delta z_i^{\mathrm{R}} + \Delta z_i^{\mathrm{N}} \end{bmatrix} \begin{bmatrix} \Delta x_i^{\mathrm{R}} - \Delta x_i^{\mathrm{N}} \\ \Delta y_i^{\mathrm{R}} - \Delta y_i^{\mathrm{N}} \\ \Delta z_i^{\mathrm{R}} - \Delta z_i^{\mathrm{N}} \end{bmatrix} \\ &= \begin{bmatrix} \Delta x_i^{\mathrm{R}} + \Delta x_i^{\mathrm{N}} & \Delta y_i^{\mathrm{R}} + \Delta y_i^{\mathrm{N}} & \Delta z_i^{\mathrm{R}} + \Delta z_i^{\mathrm{N}} \end{bmatrix} (\boldsymbol{d}_{i',\,i'+1}^{\mathrm{R}} - \boldsymbol{d}_{i,\,i+1}^{\mathrm{N}}) \\ &= \begin{bmatrix} \Delta x_i^{\mathrm{R}} + \Delta x_i^{\mathrm{N}} & \Delta y_i^{\mathrm{R}} + \Delta y_i^{\mathrm{N}} & \Delta z_i^{\mathrm{R}} + \Delta z_i^{\mathrm{N}} \end{bmatrix} (\boldsymbol{d}_{i+1,\,i'+1} - \boldsymbol{d}_{i,\,i'}) \end{aligned} \tag{6.36}$$

将式(6.36)等号左边分解为

$$(d_{i',\,i'+1}^{\mathrm{R}})^2 - (d_{i,\,i+1}^{\mathrm{N}})^2 = (d_{i',\,i'+1}^{\mathrm{R}} + d_{i,\,i+1}^{\mathrm{N}})(d_{i',\,i'+1}^{\mathrm{R}} - d_{i,\,i+1}^{\mathrm{N}}) = (d_{i',\,i'+1}^{\mathrm{R}} + d_{i,\,i+1}^{\mathrm{N}})\Delta d_i \tag{6.37}$$

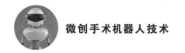

又由于

$$d_{i+1,\,i'+1} - d_{i,\,i'} = (\boldsymbol{P}_{i+1}^{R} - \boldsymbol{P}_{i+1}^{N}) - (\boldsymbol{P}_{i}^{R} - \boldsymbol{P}_{i}^{N}) = \begin{bmatrix} \Delta x_{i+1} - \Delta x_i \\ \Delta y_{i+1} - \Delta y_i \\ \Delta z_{i+1} - \Delta z_i \end{bmatrix} \qquad (6.38)$$

式(6.36)两边同时除以($d_{i',\,i'+1}^{R} + d_{i,\,i+1}^{N}$)得

$$\Delta d_i = \begin{bmatrix} \dfrac{\Delta x_i^{R} + \Delta x_i^{N}}{d_{i',\,i+1}^{R} + d_{i,\,i+1}^{N}} & \dfrac{\Delta y_i^{R} + \Delta y_i^{N}}{d_{i',\,i+1}^{R} + d_{i,\,i+1}^{N}} & \dfrac{\Delta z_i^{R} + \Delta z_i^{N}}{d_{i',\,i+1}^{R} + d_{i,\,i+1}^{N}} \end{bmatrix} \cdot \begin{bmatrix} \Delta x_{i+1} - \Delta x_i \\ \Delta y_{i+1} - \Delta y_i \\ \Delta z_{i+1} - \Delta z_i \end{bmatrix}$$

$$(6.39)$$

结合式(6.30)可得到机器人连杆参数误差和手术器械末端相邻两点距离误差的关系表达式,记为

$$\Delta d_i = \begin{bmatrix} \dfrac{\Delta x_i^{R} + \Delta x_i^{N}}{d_{i',\,i+1}^{R} + d_{i,\,i+1}^{N}} & \dfrac{\Delta y_i^{R} + \Delta y_i^{N}}{d_{i',\,i+1}^{R} + d_{i,\,i+1}^{N}} & \dfrac{\Delta z_i^{R} + \Delta z_i^{N}}{d_{i',\,i+1}^{R} + d_{i,\,i+1}^{N}} \end{bmatrix} \cdot [{}^{T}\boldsymbol{D}_d(i+1) - {}^{T}\boldsymbol{D}_d(i)]$$

$$= \begin{bmatrix} \dfrac{\Delta x_i^{R} + \Delta x_i^{N}}{d_{i',\,i+1}^{R} + d_{i,\,i+1}^{N}} & \dfrac{\Delta y_i^{R} + \Delta y_i^{N}}{d_{i',\,i+1}^{R} + d_{i,\,i+1}^{N}} & \dfrac{\Delta z_i^{R} + \Delta z_i^{N}}{d_{i',\,i+1}^{R} + d_{i,\,i+1}^{N}} \end{bmatrix} \cdot [\boldsymbol{J}_d(i+1) - \boldsymbol{J}_d(i)] \cdot \boldsymbol{X}$$

$$= \boldsymbol{F} \cdot \boldsymbol{X} \qquad (6.40)$$

式中,${}^{T}\boldsymbol{D}_d(i)$为末端轨迹上第 i 个点的期望位置与实际位置的误差;$\boldsymbol{J}_d(i)$为末端轨迹上第 i 个点的辨识雅可比矩阵位移误差相关矩阵;$\boldsymbol{F}$ 为距离误差辨识雅可比矩阵;$\boldsymbol{X}$ 为机器人连杆运动学参数误差向量。

6.2 运动学误差模型冗余参数

6.2.1 误差模型冗余参数

机械臂的几何参数误差模型为 $\boldsymbol{AY} = \boldsymbol{B}$,其中,$\boldsymbol{A}$ 为距离误差辨识雅可比矩阵,$\boldsymbol{B}$ 为手术器械末端距离误差向量,$\boldsymbol{Y}$ 为待求的运动学参数误差向量。在进行标定时,运动学误差建模和手术器械末端误差测量可采用近似等效的原则,向量 $\boldsymbol{B}$ 与矩阵 $\boldsymbol{A}$ 可能会产生扰动误差,对运动学参数误差标定造成影响。因此,先假设系数矩阵 $\boldsymbol{A}$ 为非奇异矩阵,存在逆矩阵且不存在扰动,只存在向量 $\boldsymbol{B}$ 的扰动 $\Delta\boldsymbol{B}$,此时方程的解 $\boldsymbol{Y}$ 会受到扰动 $\Delta\boldsymbol{Y}$ 的影响,则有

$$\boldsymbol{A}(\boldsymbol{Y} + \Delta\boldsymbol{Y}) = \boldsymbol{B} + \Delta\boldsymbol{B} \qquad (6.41)$$

根据范数性质可得

$$\| \Delta \boldsymbol{Y} \| \leqslant \| \boldsymbol{A}^{-1} \| \cdot \| \Delta \boldsymbol{B} \| \tag{6.42}$$

同样,存在如下关系:

$$\| \boldsymbol{A} \| \cdot \| \boldsymbol{Y} \| \geqslant \| \boldsymbol{B} \| \tag{6.43}$$

通过上述两式可得

$$\frac{\| \Delta \boldsymbol{Y} \|}{\| \boldsymbol{A} \| \cdot \| \boldsymbol{Y} \|} \leqslant \frac{\| \boldsymbol{A}^{-1} \| \cdot \| \Delta \boldsymbol{B} \|}{\| \boldsymbol{B} \|} \tag{6.44}$$

整理得

$$\frac{\| \Delta \boldsymbol{Y} \|}{\| \boldsymbol{Y} \|} \leqslant \| \boldsymbol{A} \| \cdot \| \boldsymbol{A}^{-1} \| \frac{\| \Delta \boldsymbol{B} \|}{\| \boldsymbol{B} \|} \tag{6.45}$$

同理,考虑扰动 $\Delta \boldsymbol{A}$ 的影响,使得解集 $\boldsymbol{Y}$ 产生扰动偏差 $\Delta \boldsymbol{Y}$,则可以推导出如下关系:

$$\frac{\| \Delta \boldsymbol{Y} \|}{\| \boldsymbol{Y} + \Delta \boldsymbol{Y} \|} \leqslant \| \boldsymbol{A} \| \cdot \| \boldsymbol{A}^{-1} \| \frac{\| \Delta \boldsymbol{A} \|}{\| \boldsymbol{A} \|} \tag{6.46}$$

式中,$\| \boldsymbol{A} \| \cdot \| \boldsymbol{A}^{-1} \|$ 为矩阵 $\boldsymbol{A}$ 的条件数。

条件数越大,系数矩阵 $\boldsymbol{A}$ 或向量 $\boldsymbol{B}$ 的微小变化就越容易引起解集 $\boldsymbol{Y}$ 的较大误差。在运动学参数误差模型中,如果误差辨识矩阵中,某列与其他列存在线性相关的关系,这时的误差辨识矩阵为秩亏损的病态矩阵,其条件数趋近于无穷大。根据前文所述,手术器械末端距离误差向量和辨识矩阵的微小变化,就可能会造成辨识出的运动学参数误差结果产生较大的偏差,影响标定结果。因此,在标定前找到并去掉这些运动学误差模型冗余参数,可有效提高运动学参数标定的准确性。

6.2.2　误差模型冗余参数计算

根据前文所述,手术器械末端位姿误差辨识雅可比矩阵为

$$\boldsymbol{J} = \begin{bmatrix} {}_{2}^{n}\boldsymbol{B}\boldsymbol{K}_1 & {}_{3}^{n}\boldsymbol{B}\boldsymbol{K}_2 & \cdots & {}_{n+1}^{n}\boldsymbol{B}\boldsymbol{K}_n \end{bmatrix} \tag{6.47}$$

雅可比矩阵 $\boldsymbol{J}$ 中的每个子矩阵 $\boldsymbol{B}\boldsymbol{K}$ 表示相应连杆坐标系的位姿误差辨识矩阵。根据式(6.14)可以得到任意两个机械臂连杆坐标系之间的位姿微分变换关系为

$$_{i+1}^{n}\boldsymbol{B}\boldsymbol{D}_i = {}_{i+1}^{n}\boldsymbol{B}_{i}^{i+1}\boldsymbol{B}\boldsymbol{D}_{i-1} \tag{6.48}$$

式中,$\boldsymbol{D}_{i-1}$、$\boldsymbol{D}_i$ 为连杆坐标系 $i-1$、i 的位姿微分运动矢量;$_{i}^{i+1}\boldsymbol{B}$ 为连杆坐标系 i 到 $i+1$ 的位姿微分变换矩阵;$_{i+1}^{n}\boldsymbol{B}$ 为连杆坐标系 $i+1$ 到手术器械末端坐标系 n 的位姿微分变换矩阵。

将辨识雅可比矩阵中的相邻两连杆坐标系 $i-1$ 和 i 的位姿误差辨识矩阵表示为

$$\tilde{J} = \begin{bmatrix} {}_{i+1}^{n}B{}_{i}^{i+1}BK_{i-1} & {}_{i+1}^{n}BK_i \end{bmatrix} = {}_{i+1}^{n}B\begin{bmatrix} {}_{i}^{i+1}BK_{i-1} & K_i \end{bmatrix} = {}_{i+1}^{n}B\begin{bmatrix} \tilde{J}_{i-1} & \tilde{J}_i \end{bmatrix}$$

$$= {}_{i+1}^{n}B\begin{bmatrix} \tilde{J}_{i-1}^{\theta} & \tilde{J}_{i-1}^{d} & \tilde{J}_{i-1}^{a} & \tilde{J}_{i-1}^{\alpha} & \tilde{J}_{i-1}^{\beta} & \tilde{J}_{i}^{\theta} & \tilde{J}_{i}^{d} & \tilde{J}_{i}^{a} & \tilde{J}_{i}^{\alpha} & \tilde{J}_{i}^{\beta} \end{bmatrix}$$

$$(6.49)$$

如果上式中 $\begin{bmatrix} \tilde{J}_{i-1}^{\theta} & \tilde{J}_{i-1}^{d} & \tilde{J}_{i-1}^{a} & \tilde{J}_{i-1}^{\alpha} & \tilde{J}_{i-1}^{\beta} & \tilde{J}_{i}^{\theta} & \tilde{J}_{i}^{d} & \tilde{J}_{i}^{a} & \tilde{J}_{i}^{\alpha} & \tilde{J}_{i}^{\beta} \end{bmatrix}$ 的任意列之间线性无关,则该连杆坐标系对应的运动学参数不存在冗余;否则,根据线性相关的列,就可以分析出冗余的运动学参数。距离误差模型仅需观察前三行各列的相关性,且其雅可比辨识矩阵 $J_d(j)$ 和 $J_d(j+1)$ 具有相同的冗余参数。

根据 6.1.1 节所述,关节轴线满足不同条件时需采用不同的误差参数矢量来描述两个相邻连杆之间微小的位置变化,具体描述如下。

(1)当相邻两个关节轴线相互平行且不共线时,增加绕 y 轴的旋转角度参数 β_i,并令 $d_i = 0$,作为冗余参数不参与误差辨识,此时误差参数矢量为 $X_i = \begin{bmatrix} \Delta\theta_i & \Delta a_i & \Delta\alpha_i & \Delta\beta_i \end{bmatrix}^T$,误差系数矩阵 K_i 可改写为

$$K_i = \begin{bmatrix} K_i^1 & K_i^3 & 0 & 0 \\ K_i^2 & 0 & K_i^3 & K_i^4 \end{bmatrix} \tag{6.50}$$

(2)当相邻两个关节轴线不平行时,令 $\beta_i = 0$,不参与误差辨识,此时误差参数矢量为 $X_i = \begin{bmatrix} \Delta\theta_i & \Delta d_i & \Delta a_i & \Delta\alpha_i \end{bmatrix}^T$,误差系数矩阵 K_i 可改写为

$$K_i = \begin{bmatrix} K_i^1 & K_i^2 & K_i^3 & 0 \\ K_i^2 & 0 & 0 & K_i^3 \end{bmatrix} \tag{6.51}$$

(3)当相邻两个关节轴线相互平行且共线时,此时增加绕 y 轴旋转的角度参数 β_i,并令 $a_i = 0$,作为冗余参数不参与辨识,此时误差参数矢量为 $X_i = \begin{bmatrix} \Delta\theta_i & \Delta d_i & \Delta\alpha_i & \Delta\beta_i \end{bmatrix}^T$,将误差系数矩阵 K_i 改写为

$$K_i = \begin{bmatrix} K_i^1 & K_i^2 & 0 & 0 \\ K_i^2 & 0 & K_i^3 & K_i^4 \end{bmatrix} \tag{6.52}$$

将不同条件下的各个运动学参数变量代入式(6.49),经过计算后得到线性相关辨识雅可比矩阵子列和对应的误差模型冗余参数,运动学冗余误差参数分析见表 6.3。

表 6.3　运动学冗余误差参数分析

前提条件		线性相关雅可比阵列	冗余参数
关节 $i-1$ 与 i 的轴线平行，$\beta_i\neq0$，行且不共线，$a_i\neq0,d_i=0$，$\alpha_i=0$	关节 $i-2,i-1$ 轴线平行且不共线，$\beta_{i-1}\neq0,a_{i-1}\neq0,\alpha_{i-1}=0$	$\tilde{J}_i^{d_i}=\cos\beta_{i-1}\cdot\tilde{J}_{i-1}^{d_{i-1}}$	Δd_i
	关节 $i-2,i-1$ 轴线平行且共线，$\beta_{i-1}\neq0,a_{i-1}=0,\alpha_{i-1}=0$	$\tilde{J}_i^{d_i}=\cos\beta_{i-1}\cdot\tilde{J}_{i-1}^{d_{i-1}}+\sin\beta_{i-1}\cdot\tilde{J}_{i-1}^{\theta_{i-1}}$ $=\cos\beta_{i-1}\cdot\tilde{J}_{i-1}^{d_{i-1}}\cdot\tilde{J}_{i-1}^{\theta_{i-1}}$	$\Delta d_i,\Delta\theta_i$
	关节 $i-2$ 与 i 的轴线不平行，$\beta_{i-1}=0,\alpha_{i-1}\neq0$	$\tilde{J}_i^{\alpha_i}=\cos\theta_i\cdot\tilde{J}_{i-1}^{d_{i-1}}\cdot\tilde{J}_{i-1}^{\theta_{i-1}}$	$\Delta\alpha_i$
	关节 $i-2,i-1$ 轴线平行且不共线，$\beta_{i-1}\neq0,a_{i-1}\neq0,\alpha_{i-1}=0$	$\tilde{J}_i^{d_i}=\cos\beta_{i-1}\cdot\tilde{J}_{i-1}^{d_{i-1}}+\sin\beta_{i-1}\cdot\tilde{J}_{i-1}^{\theta_{i-1}}\cdot\tilde{J}_{i-1}^{\theta_i}$	Δd_i
	关节 $i-2,i-1$ 轴线平行且共线，$\beta_{i-1}\neq0,a_{i-1}=0,\alpha_{i-1}=0$	$\tilde{J}_i^{d_i}=\cos\beta_{i-1}\cdot\tilde{J}_{i-1}^{d_{i-1}}+\sin\beta_{i-1}\cdot\tilde{J}_{i-1}^{\theta_{i-1}}\cdot\tilde{J}_{i-1}^{\theta_i}$ $=\cos\beta_{i-1}\cdot\tilde{J}_{i-1}^{d_{i-1}}+\sin\beta_{i-1}\cdot\tilde{J}_{i-1}^{\alpha_{i-1}}\cdot\tilde{J}_{i-1}^{\beta_{i-1}}$	$\Delta d_i,\Delta\theta_i$
	关节 $i-2$ 与 $i-1$ 的轴线平行且共行，$\beta_{i-1}=0$，$\alpha_{i-1}\neq0$	无	无
	$a_{i-1}=0,\beta_{i-1}=0$，$d_{i-1}=0,d_i\neq0$	无	$\Delta\alpha_i$
	关节 $i-2$ 与 $i-1$ 轴线重合	无	无
关节 $i-1$ 与 i 轴线不平行，$\beta_i=0,\alpha_i\neq0$	关节 $i-2$ 与 $i-1$ 的轴线平行且共行且不共线，$\beta_{i-1}\neq0,a_{i-1}\neq0,\alpha_{i-1}=0$	$\tilde{J}_i^{d_i}=\cos\theta_i\cdot\tilde{J}_{i-1}^{d_{i-1}}+\sin\beta_{i-1}\cdot\tilde{J}_{i-1}^{\alpha_{i-1}}\cdot\tilde{J}_{i-1}^{\theta_{i-1}}$	Δd_i
	关节 $i-2$ 与 $i-1$ 的轴线，$d_i=0$	$\tilde{J}_i^{\alpha_i}=\cos\theta_i\cdot\tilde{J}_{i-1}^{d_{i-1}}+\sin\theta_i\cdot\tilde{J}_{i-1}^{\beta_{i-1}}$	$\Delta\alpha_i$
关节 $i-1$ 与 i 的轴线不平行，$\beta_i=0,\alpha_i\neq0$	不平行，$\beta_{i-1}=0,\alpha_{i-1}\neq0,d_i\neq0$	无	无

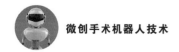

6.2.3 误差模型冗余参数剔除

以本书第 5 章中微创手术机器人从手端机械臂模型为例,其运动学冗余误差参数见表 6.4。根据表 6.4 依次剔除从手端机械臂的运动学误差模型冗余参数,获取的持镜臂和持械臂可标定运动学几何误差参数分别见表 6.5 和表 6.6。

表 6.4 从手端机械臂运动学冗余误差参数

机械臂	运动学冗余误差参数
持镜臂	Δa_1、Δd_2、$\Delta \theta_2$、Δd_3、$\Delta \beta_3$、$\Delta \beta_4$、$\Delta \alpha_5$、$\Delta \beta_5$、Δa_6
持械臂	Δa_1、Δd_2、$\Delta \theta_2$、Δd_3、$\Delta \beta_3$、$\Delta \beta_4$、$\Delta \alpha_5$、$\Delta \beta_5$、Δa_6、Δd_7、$\Delta \theta_7$、$\Delta \beta_7$、$\Delta \alpha_8$、$\Delta \beta_8$、$\Delta \alpha_9$、Δd_9

表 6.5 持镜臂可标定运动学几何误差参数

关节	$\Delta \theta_i$	Δd_i	Δa_i	$\Delta \alpha_i$	$\Delta \beta_i$
1	$\Delta \theta_1$	Δd_1	$\times$	$\Delta \alpha_1$	$\Delta \beta_1$
2	$\times$	$\times$	Δa_2	$\Delta \alpha_2$	$\Delta \beta_2$
3	$\Delta \theta_3$	$\times$	Δa_3	$\Delta \alpha_3$	$\times$
4	$\Delta \theta_4$	Δd_4	Δa_4	$\Delta \alpha_4$	$\times$
5	$\Delta \theta_5$	Δd_5	Δa_5	$\times$	$\times$
6	$\Delta \theta_6$	Δd_6	$\times$	$\Delta \alpha_6$	$\Delta \beta_6$

表 6.6 持械臂可标定运动学几何误差参数

关节	$\Delta \theta_i$	Δd_i	Δa_i	$\Delta \alpha_i$	$\Delta \beta_i$
1	$\Delta \theta_1$	Δd_1	$\times$	$\Delta \alpha_1$	$\Delta \beta_1$
2	$\times$	$\times$	Δa_2	$\Delta \alpha_2$	$\Delta \beta_2$
3	$\Delta \theta_3$	$\times$	Δa_3	$\Delta \alpha_3$	$\times$
4	$\Delta \theta_4$	Δd_4	Δa_4	$\Delta \alpha_4$	$\times$
5	$\Delta \theta_5$	Δd_5	Δa_5	$\times$	$\times$
6	$\Delta \theta_6$	Δd_6	$\times$	$\Delta \alpha_6$	$\Delta \beta_6$
7	$\times$	$\times$	Δa_7	$\Delta \alpha_7$	$\times$
8	$\Delta \theta_8$	Δd_8	Δa_8	$\times$	$\times$
9	$\Delta \theta_9$	$\times$	Δa_9	$\times$	$\Delta \beta_9$

6.3　误差补偿

6.3.1　几何参数误差标定

最小二乘法是应用较为广泛的参数误差标定方法。Omodei 等对比非线性优化算法、迭代线性化方法、扩展卡尔曼滤波法的有效性,得出扩展卡尔曼滤波法具有更小计算量、更好鲁棒性和更快收敛性等优势,并适用于非平稳过程的参数估计的结论。此外,还有收敛速度相对较慢的极大似然估计法、列文伯格－马夸尔特法、遗传算法及其他方法。

1. 扩展卡尔曼滤波原理

卡尔曼滤波法是一种线性最小方差估计方法,其将状态变量和状态空间的概念引入到滤波方法中,突破了经典滤波理论和方法的局限性,实时地消除测量数据中的随机干扰和无用数据信息,较好地抑制噪声干扰。

系统动态方程可以表示为

$$\begin{cases} \boldsymbol{X}_{k+1} = f(k, \boldsymbol{X}_k) + \boldsymbol{G}_k \boldsymbol{W}_k \\ \boldsymbol{Z}_k = h(k, \boldsymbol{X}_k) + \boldsymbol{V}_k \end{cases} \tag{6.53}$$

式中,$\boldsymbol{X}_{k+1}$ 为 $k+1$ 时刻的系统状态向量;$f(k, \boldsymbol{X}_k)$ 为相邻时刻对应状态的关系函数;$h(k, \boldsymbol{X}_k)$ 为 k 时刻的状态与观测结果的关系函数;$\boldsymbol{Z}_k$ 为 k 时刻的状态观测向量;$\boldsymbol{G}_k$ 为噪声驱动矩阵;$\boldsymbol{W}_k$、$\boldsymbol{V}_k$ 分别为过程噪声和观测噪声(均值为零,方差矩阵分别为 $\boldsymbol{Q}$ 和 $\boldsymbol{R}$)。

使用卡尔曼滤波法需要将非线性化系统近似成线性系统。对函数 $f(k, \boldsymbol{X}_k)$ 和 $h(k, \boldsymbol{X}_k)$ 进行泰勒展开,分别取其一阶展开式的系数矩阵作为系统线性化后的状态转移矩阵 $\boldsymbol{\Phi}_{k+1|k}$ 和观测矩阵 $\boldsymbol{H}_k$:

$$\left.\frac{\partial f(k, \hat{\boldsymbol{X}}_k)}{\partial \hat{\boldsymbol{X}}_k}\right|_{\hat{x}_k = x_k} = \boldsymbol{\Phi}_{k+1|k}, \qquad \left.\frac{\partial h(k, \hat{\boldsymbol{X}}_k)}{\partial \hat{\boldsymbol{X}}_k}\right|_{\hat{x}_k = x_k} = \boldsymbol{H}_k \tag{6.54}$$

系统状态方程和观测方程表示为

$$\begin{cases} \boldsymbol{X}_{k+1} = \boldsymbol{\Phi}_{k+1|k} \boldsymbol{X}_k + \boldsymbol{G}_k \boldsymbol{W}_k \\ \boldsymbol{Z}_k = \boldsymbol{H}_k \boldsymbol{X}_k + \boldsymbol{V}_k \end{cases} \tag{6.55}$$

对线性化后的系统,利用卡尔曼滤波基本方程,就可以得到扩展卡尔曼滤波的递推方程:

$$\begin{cases} \hat{X}_{k+1|k} = f(k, \hat{X}_{k|k}) \\ P_{k+1|k} = \boldsymbol{\Phi}_{k+1|k} P_{k|k} (\boldsymbol{\Phi}_{k+1|k})^{\mathrm{T}} + Q_k \\ K_{k+1} = P_{k+1|k} (H_{k+1})^{\mathrm{T}} [H_{k+1} P_{k+1|k} (H_{k+1})^{\mathrm{T}} + R_k]^{-1} \\ \hat{X}_{k+1|k+1} = \hat{X}_{k+1|k} + K_{k+1} [Z_{k+1} - h(k, \hat{X}_{k+1|k})] \\ P_{k+1} = (I - K_{k+1} H_{k+1}) P_{k+1|k} \end{cases} \quad (6.56)$$

式中，$\hat{X}_{k+1|k}$ 和 $P_{k+1|k}$ 为状态向量估计值和协方差矩阵估计值；K_{k+1} 为卡尔曼滤波增益；I 为单位矩阵。

卡尔曼滤波法主要包括状态更新过程和观测更新过程。利用 k 时刻的状态估计 $\hat{X}_{k|k}$ 来对 $k+1$ 时刻的状态进行预测，然后利用协方差矩阵的估计值 $P_{k+1|k}$ 对这种预测的质量优劣进行定量描述，再利用 $k+1$ 时刻状态向量的测量值 Z_{k+1} 与其预测值 $h(k, \hat{X}_{k+1|k})$ 的偏差来对状态向量的预测值进行修正，从而得到 $k+1$ 时刻状态向量的估计值 $\hat{X}_{k+1|k+1}$，在修正过程中，使用卡尔曼滤波增益 K_{k+1} 对状态向量偏差进行调整，最后，对协方差矩阵的估计值 $P_{k+1|k}$ 进行更新，用于下一次迭代。对以上过程进行足够多的迭代，状态向量的估计值就会逼近真实值。

2. 几何参数误差标定

利用扩展卡尔曼滤波法对机械臂进行几何参数误差标定时，需要对手术器械或内窥镜末端位置进行测量。图 6.3 所示为一种位置测量方法，用到的主要设备有靶球、激光跟踪仪、测量设备计算机。测量时，靶球被安装到手术器械末端，随着机械臂运动到工作空间中的指定点；到达指定位置后，激光跟踪仪向靶球发射激光，同时接收反射回来的信号，经过激光跟踪仪处理后，测量设备计算机中相关软件就会记录下靶球在其测量设备坐标系下的空间坐标，即手术器械末端在测量设备下的坐标测量值 $\boldsymbol{P}^{\mathrm{M}}$，该末端位置对应的各个关节角的名义角度值 $\boldsymbol{\theta}^{\mathrm{N}}$ 也将被记录；再令手术器械末端运动到其他空间位置，分别记录其末端在测量设备坐标系中的坐标及对应的各个关节角度名义值。此过程中应尽量让手术器械末端的运动遍布整个工作空间，以便提高标定精度。

将扩展卡尔曼滤波法应用到运动学几何参数误差标定中时，需要对其进行修改，具体过程如下：

将式(6.40)中的运动学几何参数误差向量 $\boldsymbol{X}$ 设为状态向量 $\boldsymbol{Y}$，则有 $\boldsymbol{Y} = \boldsymbol{X}$。由此得到有关误差向量的状态方程：

$$\boldsymbol{Y}_k = \boldsymbol{Y}_{k-1} + \boldsymbol{W}_{k-1} \quad (6.57)$$

式中，$\boldsymbol{Y}_{k-1}$、$\boldsymbol{Y}_k$ 为第 $k-1$ 和 k 组机器人几何参数误差 $N \times 1$ 阶向量；$\boldsymbol{W}_{k-1}$ 为 $N \times 1$ 阶过程噪声，其均值为零，方差矩阵分为 $\boldsymbol{Q}_{k-1} = E(\boldsymbol{W}_{k-1} \boldsymbol{W}_{k-1}^{\mathrm{T}})$。

根据记录的关节角名义值 $\boldsymbol{\theta}^{\mathrm{N}}$ 及正运动学计算出手术器械末端对应点名义位

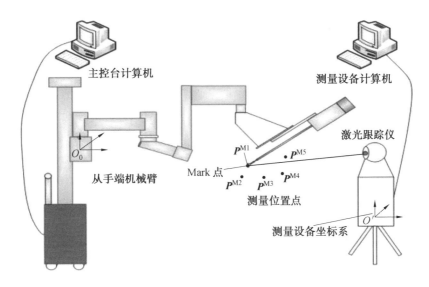

图 6.3　运动学参数辨识中位置测量过程示意图

置 $\boldsymbol{P}^{\mathrm{N}}$，则第 k 组手术器械末端空间位置的名义距离与实际测量距离误差为 $\Delta\boldsymbol{d}_k = (\boldsymbol{P}_k^{\mathrm{M}} - \boldsymbol{P}_{k-1}^{\mathrm{M}}) - (\boldsymbol{P}_k^{\mathrm{N}} - \boldsymbol{P}_{k-1}^{\mathrm{N}}) = \boldsymbol{F} \cdot \boldsymbol{X}$。根据扩展卡尔曼滤波公式，令 $\boldsymbol{Z}_k = \Delta\boldsymbol{d}_k$，则有

$$\boldsymbol{Z}_k = \boldsymbol{H}_k \boldsymbol{Y}_k + \boldsymbol{V}_k \tag{6.58}$$

式中，$\boldsymbol{Z}_k$ 为第 k 组手术器械末端运动轨迹中相邻两点距离误差的观测值（3×1 阶）；根据式（6.40）和 $\boldsymbol{Y}_k$ 的定义，令 $\boldsymbol{H}_k = \boldsymbol{F}_k$，即将第 k 组测量配置下的距离误差辨识雅可比矩阵 $\boldsymbol{F}_k$ 作为系统的观测矩阵；$\boldsymbol{V}_k$ 为包含一系列测量噪声的 3×1 阶向量，其均值为零，3×3 阶协方差矩阵为 $\boldsymbol{R}_k = E(\boldsymbol{V}_k \boldsymbol{V}_k^{\mathrm{T}})$。

根据式（6.56），针对机械臂几何参数辨识的扩展卡尔曼滤波公式为

$$\hat{\boldsymbol{Y}}_{k|k-1} = \hat{\boldsymbol{Y}}_{k-1|k-1}$$
$$\boldsymbol{P}_{k|k-1} = \boldsymbol{P}_{k|k} + \boldsymbol{Q}_{k-1} \tag{6.59}$$

向量 $\hat{\boldsymbol{Y}}_{k|k-1}$ 表示的是利用第 $k-1$ 组测量点的几何参数误差 $\hat{\boldsymbol{Y}}_{k-1|k-1}$ 预测出的第 k 组测量点机械臂几何参数误差。同时，卡尔曼滤波增益的表达式为

$$\boldsymbol{K}_k = \boldsymbol{P}_{k|k-1}(\boldsymbol{H}_k)^{\mathrm{T}} [\boldsymbol{H}_k \boldsymbol{P}_{k|k-1}(\boldsymbol{H}_k)^{\mathrm{T}} + \boldsymbol{R}_k]^{-1} \tag{6.60}$$

根据第 k 组机械臂末端距离误差向量 $\boldsymbol{Z}_k$ 和预测向量 $\hat{\boldsymbol{Y}}_{k|k-1}$，对几何参数误差预测向量 $\hat{\boldsymbol{Y}}_{k|k-1}$ 进行修正，得到第 k 组几何参数误差的估计向量 $\hat{\boldsymbol{Y}}_{k|k}$ 为

$$\hat{\boldsymbol{Y}}_{k|k} = \hat{\boldsymbol{Y}}_{k|k-1} + \boldsymbol{K}_k(\boldsymbol{Z}_k - \boldsymbol{F}_k \hat{\boldsymbol{Y}}_{k|k-1}) \tag{6.61}$$

利用下式对协方差矩阵的估计值进行更新：

$$\boldsymbol{P}_k = (\boldsymbol{I} - \boldsymbol{K}_k \boldsymbol{H}_k) \boldsymbol{P}_{k|k-1} \tag{6.62}$$

求出当前第 k 组机械臂几何参数误差向量 $\hat{Y}_{k|k}$ 后,再通过不停地迭代更新,最后得到机械臂几何参数误差向量的最终结果。为辨识几何参数误差,还需要对扩展卡尔曼滤波法中涉及的相关矩阵进行初始值设置,以确保参数误差最终收敛。

3. 基于扩展卡尔曼滤波法的机械臂几何参数误差标定

下面介绍一种基于机械臂距离误差模型和基于扩展卡尔曼滤波法的机械臂几何参数误差标定,过程如下。

(1)将靶球固定在手术器械末端,控制机械臂在其工作空间内运动,每完成一次运动,记录当前手术器械(或内窥镜)末端在基坐标系下的空间三维坐标作为末端的测量位置 P'_m,同时记录机械臂各关节绝对编码器或增量编码器读数 Q',并通过运动学正解运算,计算手术器械(或内窥镜)末端在机械臂基坐标系下的名义位置 P'_n。

(2)建立末端距离误差模型,并剔除冗余的几何误差参数。

(3)根据扩展卡尔曼滤波法,使用一部分关节角数据和末端位置测量值,对机械臂进行几何参数误差标定。其中,扩展卡尔曼滤波法中相关的参数设置如下:协方差矩阵 $Q = 0 \times I_{29 \times 29}$,协方差矩阵的估计值 $P = 10^{-3} \times I_{29 \times 29}$,协方差矩阵 $R = 10^{-4} \times I_{3 \times 3}$。

(4)将辨识出的几何参数误差补偿到运动学参数中,利用剩余部分关节角数据重新计算出手术器械末端距离误差,并与标定前的距离误差进行比较,左右持械臂、持镜臂几何参数误差标定前后的距离误差如图 6.4~6.6 所示。以第 5 章对应的机械臂运动学模型为例,标定后的机械臂 D—H 几何参数见表 6.7~6.9。EKF 几何误差标定前后距离误差分析见表 6.10,经过误差标定后,三条机械臂手术器械末端的平均距离误差分别从 2.574 1 mm、2.826 6 mm、2.213 6 mm 降

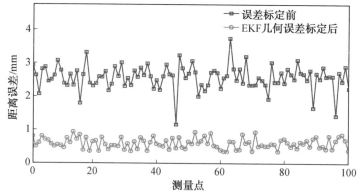

图 6.4　左持械臂几何参数误差标定前后的距离误差

到0.669 3 mm、0.838 0 mm、0.891 1 mm。结果表明,利用扩展卡尔曼滤波法进行机械臂的几何参数误差标定能够有效地缩小手术器械末端的距离误差。

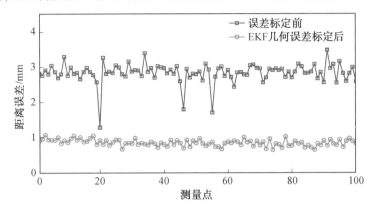

图 6.5　右持械臂几何参数误差标定前后的距离误差

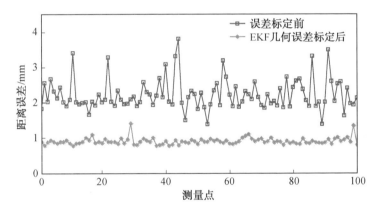

图 6.6　持镜臂几何参数误差标定前后的距离误差

表 6.7　左持械臂标定后的 D−H 几何参数

关节	$\alpha_i/(°)$	a_i/mm	$\Delta\theta_i/(°)$	d_i/mm	$\beta_i/(°)$
1	−0.261 6	0(×)	0.794 3	414.526 7	−0.385 8
2	−1.816 4	399.880 7	0(×)	0(×)	−0.041 9
3	−105.867 4	−0.470 3	−0.002 5	−278.61(×)	×
4	−78.246 0	0.003 8	0.528 9	566.835 9	×
5	−51(×)	−0.004 6	−0.076 1	−0.089 0	×
6	−0.262 8	0(×)	0.794 3	−0.560 8	0.042 4
7	89.684 2	0.545 2	0(×)	0(×)	×
8	90(×)	4.925 8	−0.001 4	0.001 6	×
9	0(×)	12.005 9	0.141 0	0(×)	0.001 6

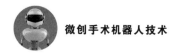
表 6.8   右持械臂标定后的 D—H 几何参数

关节	$\alpha_i/(°)$	a_i/mm	$\Delta\theta_i/(°)$	d_i/mm	$\beta_i/(°)$
1	−0.809 3	0(×)	−0.767 6	414.854 5	0.880 8
2	2.572 9	400.73	0(×)	0(×)	0.138 3
3	−108.050 8	0.849 2	−0.004	−278.61(×)	×
4	−74.305 4	0.009 4	−0.933 7	566.838 5	×
5	−51(×)	−0.014 1	1.44	2.313 4	×
6	−0.317 7	0(×)	−0.767 5	1.158 2	−0.408 6
7	92.474 6	−1.097	0(×)	0(×)	×
8	90(×)	4.994 7	−0.006 9	−0.006 1	×
9	0(×)	11.995 4	−1.716 2	0(×)	0.074

表 6.9   持镜臂标定后的 D—H 几何参数

关节	$\alpha_i/(°)$	a_i/mm	$\Delta\theta_i/(°)$	d_i/mm	$\beta_i/(°)$
1	−2.031 8	0(×)	−0.977 8	414.499 8	−0.919 1
2	−1.739 1	399.872 1	0(×)	0(×)	0.446 9
3	−89.080 9	0.114 2	−0.011 5	−278.61(×)	×
4	88.988 9	−0.030 4	−1.461 4	1 047.639 2	×
5	−51(×)	0.000 4	0.844 3	−0.114 2	×
6	−0.521 1	0(×)	−0.977 8	−0.000 2	−1.607 1

表 6.10   EKF 几何误差标定前后距离误差分析

误差参数	平均值/mm			最大距离误差/mm			标准差/mm		
机械臂	左臂	右臂	镜臂	左臂	右臂	镜臂	左臂	右臂	镜臂
标定前	2.574 1	2.826 6	2.213 6	3.744 0	3.472 8	3.800 6	0.364 9	0.283 5	0.441 0
标定后	0.669 3	0.838 0	0.891 1	1.046 4	1.068 8	1.396 7	0.174 0	0.095 5	0.095 9

6.3.2   非几何误差标定

下面介绍一种由非几何因素产生误差的误差标定方法,该方法采用无模型标定方法对从手端机械臂中由齿轮间隙和关节柔性等非几何因素产生的位移误差进行标定。无模型标定方法通过获得机器人关节角度和末端位置等因素与末端位移误差的近似关系来标定误差。确定这些近似关系的方法有基函数网络法、模糊逻辑法、人工神经网络法等,其中基于人工神经网络法的函数逼近方法具有较高的适应性、灵活性及学习能力。本节在几何参数误差标定的基础上,利用人工神经网络法建立机械臂关节角与手术器械末端残余位移误差的关系,介绍非几何误差下末端位移误差补偿方法。

1. 人工神经网络

人工神经网络(以下简称"神经网络")模拟了人脑神经元活动的过程,在对信息进行分布式存储和并行处理的基础上,具有自组织、自学习的功能。它是一个由大量简单的神经元广泛互连而形成的复杂网络系统。虽然每个神经元的结构和功能比较简单,但大量的神经元组合在一起就构成了一个复杂且丰富的系统。神经网络非常适合解决非线性映射方面的问题。在神经网络的设计及应用过程中,通常需要考虑以下三个方面。

(1)神经元的构成。

神经元是一个抽象的数学模型,它是神经网络处理信息的基本单元。图 6.7 所示为一个典型的人工神经元模型,其输入输出关系表达式为

$$m_i = \sum_{j=1}^{N} (w_{ij}x_j) + b_i, \quad y_i = f(m_i) \tag{6.63}$$

式中,x_j 表示神经元 i 的输入信号,$j=1,\cdots,N$;w_{ij} 为神经元 i 中第 j 个输入信号对应的连接权重;b_i 表示神经元 i 的阈值;m_i 为神经元 i 的净输入信号;$f()$ 为激励函数,即输出函数,常见的有阶跃函数、饱和函数、Sigmoid 函数等;y_i 为神经元 i 的输出。

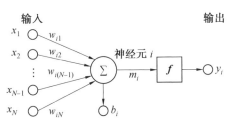

图 6.7　人工神经元模型

(2)网络拓扑结构。

常见的神经网络拓扑结构如下。

①前向神经网络。该模型中包含许多层,各层之间顺序连接,没有反馈。按照功能将该模型分为输入层、中间层、输出层。中间层一般又被称为隐含层,可以有多层,也可以没有。

②反馈神经网络。神经网络模型中从输出层到输入层存在反馈,每一个节

点同时接收来自输入层和其他节点的反馈输入。

③相互连接型神经网络。该模型中各个神经元可以相互连接,既作为输入,也作为输出。

④混合型神经网络。该模型以前向网络为基本模型,且在其同一层的各个神经元互相连接。

(3)学习规则。

学习作为神经网络的主要特征之一,其目的是调整神经元之间连接权重,使神经网络能够更好地适应周围环境的变化。规则主要分为有监督学习和无监督学习。前者利用已有的输入和输出的关系,即训练数据,在计算结果与期望输出存在误差时,根据误差程度调整连接权重,使之朝着误差减小的方向变化,直到与正确的结果相符合。后者没有训练数据,而是利用网络将输入数据的特征提取出来,并将其分成若干类,训练好的网络可以识别出训练数据集之外的新的输入类别,并得到不同的输出。

2. BP 神经网络模型

前向神经网络是神经网络多种模型中应用较为广泛的一种,它常被用来处理模式识别、分类以及函数逼近等问题。其中,误差反向传播学习算法,即 BP 算法,是训练前向神经网络的主要算法之一。早在 19 世纪,研究人员提出了 BP 神经网络,它无须事前知道该表达式,就可以利用学习和储存的大量输入输出关系,描述出输入与输出的实际映射关系表达式。BP 算法的学习过程主要包括信号的正向传播和误差的反向传播两个部分。信号正向传播时,输入样本从输入层出发,经过各隐含层处理后,再传向输出层,如果输出层的实际输出与期望的输出不相符或两者误差超过一定范围,则需进行误差的反向传播。误差反向传播时,将输出误差通过某种形式经由隐含层向输入层逐层反向传播,对各层的网络权重值进行修正,再使用修正后的权重值对输入样本进行前向传播。以上过程是循环进行的,直到神经网络的输出误差减少到可接受的程度或达到了预先设定的学习次数为止。对于 BP 神经网络,首先要确定其隐含层的层数。Hecht 证明了在隐含层具有足够多神经元的情况下,只含有一个隐含层的 BP 神经网络也可逼近任意复杂的非线性函数。BP 前向神经网络模型包括输入层、一个隐含层和输出层,其结构图如图 6.8 所示。

对于隐含层神经元个数的选取,需根据经验公式:

$$p = \sqrt{n+q} + h \tag{6.64}$$

确定一个初始值(其中,n 为输入节点数,q 输出节点数,p 为隐含层节点数,$h \in [1,10]$),再逐渐增加或减少神经元个数,对同一输入样本进行训练,经过多次试凑,确定输出误差最小时的隐含层神经元数。

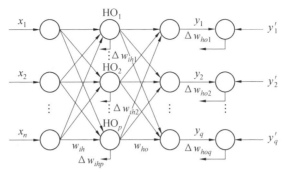

图 6.8　BP 神经网络结构图

此外,对于隐含层和输出层,其激活函数的选取有所不同。其中,输出层采用简单的线性函数 $f_{ho}(x)=x$ 作为激活函数;而隐含层的激活函数则采用 ReLU(修正线性单元)的变种——Leaky ReLU 函数,其表达式为

$$f_{ih}(x)=\begin{cases} x & (x>0) \\ \lambda x & (x\leqslant 0) \end{cases} \tag{6.65}$$

式中,λ 为给定常量,$\lambda=0.01$。

与 Sigmoid(S 型函数)或 tanh(双曲正切函数)相比,该函数具有计算简单有效、不会过拟合和收敛速度快等优点。相较于 ReLU 函数,Leaky ReLU 函数解决了学习率过大造成的神经元坏死问题。

BP 神经网络的学习算法是一个有监督的学习过程,分为前向传播阶段和误差反向传播阶段。令向量 $\mathbf{HI}=[\mathrm{HI}_1 \quad \mathrm{HI}_2 \quad \cdots \quad \mathrm{HI}_p]^\mathrm{T}$ 表示隐含层的净输入向量,$\mathbf{HO}=[\mathrm{HO}_1 \quad \mathrm{HO}_2 \quad \cdots \quad \mathrm{HO}_p]^\mathrm{T}$ 表示隐含层输出向量,输入层与隐含层之间的连接权重表示为 $w_{ih}(i=1,\cdots,n;h=1,\cdots,p)$,输出层的净输入向量和输出向量为 $\mathbf{YI}=[\mathrm{YI}_1 \quad \mathrm{YI}_2 \quad \cdots \quad \mathrm{YI}_q]^\mathrm{T}$ 和 $\mathbf{y}=[y_1 \quad y_2 \quad \cdots \quad y_q]^\mathrm{T}$,隐含层与输出层各节点之间的连接权重为 $w_{ho}(o=1,\cdots,q)$,隐含层和输出层各个神经元的阈值分别为 b_h 和 b_o,输出层期望输出向量设为 $\mathbf{d}=[d_1 \quad d_2 \quad \cdots \quad d_q]^\mathrm{T}$。假设输入 m 个学习样本,则对于第 k 个样本,令其网络输出误差函数为

$$E^k=\frac{1}{2}\sum_{o=1}^{q}(d_o^k-y_o^k)^2 \quad (k=1,2,\cdots,m)$$

根据式(6.63)可以得到前向传播阶段的隐含层和输出层净输入函数与输出函数表达式为

$$\text{隐含层 } HI_h^k = \sum_{i=1}^{n} w_{ih} x_i^k + b_h, \quad HO_h^k = f_{ih}(HI_h^k)$$

$$\text{(6.66)}$$

$$\text{输出层 } YI_o^k = \sum_{h=1}^{p} w_{ho} HO_h^k + b_o, \quad y_o^k = f_{ho}(YI_o^k)$$

在误差反向传播阶段,利用误差对连接权重进行不断调整,得到期望输出。计算误差函数相对于输出层连接权重的梯度,得到如下公式:

$$\frac{\partial E^k}{\partial w_{ho}} = \frac{\partial E^k}{\partial YI_o^k} \cdot \frac{\partial YI_o^k}{\partial w_{ho}} = \frac{\partial \left[\frac{1}{2}\sum_{o=1}^{q}(d_o^k - y_o^k)^2\right]}{\partial YI_o^k} \cdot \frac{\partial \left(\sum_{h=1}^{p} w_{ho} HO_h^k + b_o\right)}{\partial w_{ho}}$$

$$= -(d_o^k - y_o^k) f_{ho}'(YI_o^k) \cdot HO_h^k$$

$$= -\delta_o^k \cdot HO_h^k$$

$$\text{(6.67)}$$

同理,误差函数相对于隐含层连接权重的梯度为

$$\frac{\partial E^k}{w_{ih}} = \frac{\partial E^k}{\partial HI_h^k} \cdot \frac{\partial HI_h^k}{\partial w_{ih}} = \frac{\partial E^k}{\partial HO_h^k} \cdot \frac{\partial HO_h^k}{\partial HI_h^k} \cdot \frac{\partial HI_h^k}{\partial w_{ih}}$$

$$= -\sum_{o=1}^{q} \left[(d_o^k - y_o^k) \frac{\partial y_o^k}{\partial HO_h^k}\right] \cdot f_{ih}'(HI_h^k) \cdot x_i^k$$

$$= -\sum_{o=1}^{q} \left\{(d_o^k - y_o^k) \frac{\partial [f_{ho}(YI_o^k)]}{\partial YI_o^k} \frac{\partial YI_o^k}{\partial HO_h^k}\right\} \cdot f_{ih}'(HI_h^k) \cdot x_i^k$$

$$= -\sum_{o=1}^{q} (\delta_o^k w_{ho}) \cdot f_{ih}'(HI_h^k) \cdot x_i^k$$

$$\text{(6.68)}$$

为了避免 BP 神经网络陷入局部最优,并提高收敛速度,可采用弹性 BP 算法获得权重的修正值。与传统 BP 学习算法不同,弹性 BP 算法消除了梯度数值在权重调整过程中的作用,仅用梯度的符号作为权重更新的方向,输出层和隐含层权重的更新值 $\Delta w_{ho}(N)$ 和 $\Delta w_{ih}(N)$ 通过 $\lambda_{ho}(N)$ 和 $\lambda_{ih}(N)$ 来确定,其表达式分别为

输出层 $\Delta w_{ho}(N)$

$$= \begin{cases} -\lambda_{ho}(N) = -\eta^+ \lambda_{ho}(N-1) & \left(\frac{\partial E^k(N)}{\partial w_{ho}} > 0 \text{ 且} \frac{\partial E^k(N-1)}{\partial w_{ho}} \cdot \frac{\partial E^k(N)}{\partial w_{ho}} > 0\right) \\ \lambda_{ho}(N) = \eta^- \lambda_{ho}(N-1) & \left(\frac{\partial E^k(N)}{\partial w_{ho}} < 0 \text{ 且} \frac{\partial E^k(N-1)}{\partial w_{ho}} \cdot \frac{\partial E^k(N)}{\partial w_{ho}} < 0\right) \\ \lambda_{ho}(N-1) & \left(\frac{\partial E^k(N)}{\partial w_{ho}} = 0\right) \end{cases}$$

隐含层 $\Delta w_{ih}(N)$

$$=\begin{cases} -\lambda_{ih}(N)=-\eta^{+}\lambda_{ih}(N-1) & \left(\dfrac{\partial E^{k}(N)}{\partial w_{ih}}>0 \text{ 且 } \dfrac{\partial E^{k}(N-1)}{\partial w_{ih}}\cdot\dfrac{\partial E^{k}(N)}{\partial w_{ih}}>0\right) \\[3mm] \lambda_{ih}(N)=\eta^{-}\lambda_{ih}(N-1) & \left(\dfrac{\partial E^{k}(N)}{\partial w_{ih}}<0 \text{ 且 } \dfrac{\partial E^{k}(N-1)}{\partial w_{ih}}\cdot\dfrac{\partial E^{k}(N)}{\partial w_{ih}}<0\right) \\[3mm] \lambda_{ih}(N-1) & \left(\dfrac{\partial E^{k}(N)}{\partial w_{ih}}=0\right) \end{cases}$$

$$\tag{6.69}$$

$$w_{ih}(N+1)=w_{ih}(N)+\Delta w_{ih}(N)$$
$$w_{ho}(N+1)=w_{ho}(N)+\Delta w_{ho}(N) \tag{6.70}$$

式中，N 为学习次数；$\eta^{+}>\eta^{-}>0$ 称为学习率。

当相邻两次误差的梯度方向相反时，减小学习率；当相邻两次误差梯度方向相同时，增大学习率，以此来保证权重朝着合理的方向调整，消除了梯度大小对权重调整的影响，加快了权重更新速度。将 m 个学习样本的全局误差作为 BP 神经网络终止学习的条件，判断网络输出是否满足要求，其表达式为

$$E=\frac{1}{2m}\sum_{k=1}^{m}E^{k}=\frac{1}{2m}\sum_{k=1}^{m}\sum_{o=1}^{q}(d_{o}^{k}-y_{o}^{k})^{2} \tag{6.71}$$

3. 基于人工神经网络的机械臂非几何误差标定

在前文辨识出的左持械臂运动学几何参数的基础上，本小节介绍非几何因素下手术器械末端位移误差补偿方法，该方法通过 BP 神经网络对机械臂关节几何参数与手术器械末端残余位移误差的关系进行训练，并使用训练好的神经网络对非几何因素引起的手术器械末端位移误差进行补偿。基于 BP 神经网络的非几何误差标定如图 6.9 所示。

（1）人工神经网络模型的建立。

①神经元数量选择。实验中选取机械臂关节角作为网络的输入层，将几何参数误差补偿后的末端残余位移误差 $\Delta\boldsymbol{P}_{\text{non\_t}}$ 作为网络的输出层，设置网络的输入、输出层节点，例如分别设为 $n=9,q=3$。根据经验公式(6.51)和试凑结果，设置一个隐含层，设置其节点数，例如设 $p=6$。隐含层和输出层的激活函数分别设置为 Leaky ReLU 函数和线性函数。

②将靶球固定在手术器械（或内窥镜）末端，使机械臂在工作空间内运动，在设备软件中，拟合出机械臂基坐标系，并以此作为后续测量点的参考坐标系，测量出手术器械末端（或内窥镜末端）在机械臂基坐标系下的位置坐标 $\boldsymbol{P}_{\text{m}}$。采集数据，其中包括手术器械末端（或内窥镜末端）实际位置 $\boldsymbol{P}_{\text{m}}$、末端运动到期望位置后各个关节角相应的读数 $\boldsymbol{Q}_{\text{l}}$ 以及末端的名义位置 $\boldsymbol{P}_{\text{n}}$。

③网络训练模块。在进行非几何误差标定前，需要对网络进行训练。在训

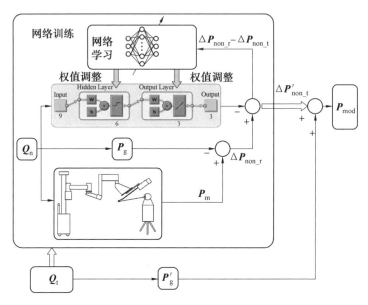

图 6.9　基于 BP 神经网络的非几何误差标定

练过程中,将式(6.71)中 $E\leqslant10^{-5}$ 作为训练的终止条件,利用弹性 BP 算法获得权重的修正值,设置学习率,例如设 $\eta^{+}=1.2,\eta^{-}=0.5$。训练过程如图 6.9 所示。取各个关节绝对编码器读数的一部分数据作为神经网络训练的输入数据 Q_N,经过几何参数误差补偿后末端的位置为 $P_g=f(Q_n+\Delta\,\boldsymbol{\theta}_g,d_g,a_g,\boldsymbol{\alpha}_g,\boldsymbol{\beta}_g)$,经过几何参数误差补偿后末端实际的位移误差为 $\Delta P_{non\_r}=P_m-P_g$,经过神经网络训练后得到的末端残余位移误差的预测结果为 $\Delta\,P_{non\_t}$。将 $\Delta\,P_{res}=\Delta\,P_{non\_r}-\Delta\,P_{non\_t}$ 作为网络学习的输入,分别对隐含层、输出层的权值进行在线调整,当达到终止条件时,训练结束。

(2)非几何参数补偿。

取剩余部分关节角 Q_t、末端名义位置 P_n 和末端实际位置 P_m。以关节角 Q_t 为输入数据经过神经网络训练得到 100 组末端残余位移误差预测值 $\Delta\,\boldsymbol{P}'_{non\_t}$,同时利用几何参数误差和正运动学公式,得到几何参数误差补偿后末端的位置 $\boldsymbol{P}'_g=f(Q_t+\Delta\,\boldsymbol{\theta}_t,d_g,a_g,\boldsymbol{\alpha}_g,\boldsymbol{\beta}_g)$。至此,经过几何参数和非几何误差标定与补偿,最终得到末端位置的修正值 $\boldsymbol{P}_{mod}=\boldsymbol{P}'_g+\Delta\,\boldsymbol{P}'_{non\_t}$。

(3)以第 5 章机器人运动学模型为例,各机械臂在几何参数误差标定和非几何误差补偿前后的位移误差如图 6.10~6.12 所示。误差补偿前后位移误差的相关数据分析见表 6.11。数据表明,微创手术机器人机械臂在经过扩展卡尔曼滤波的几何参数误差标定和 BP 神经网络的非几何误差补偿后,手术器械末端的位移误差分别从 3.257 9 mm、3.638 5 mm、3.143 0 mm 减小到了 0.465 2 mm、0.591 7 mm、0.634 2 mm。结果显示其定位误差约为 1 mm。经过误差标定后的微创手术机器人系统精度小于 0.65 mm。

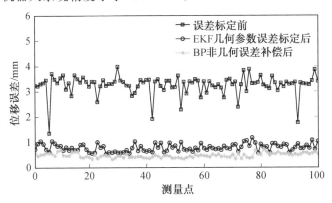

图 6.10　左机械臂在几何参数误差标定和非几何误差补偿前后的位移误差

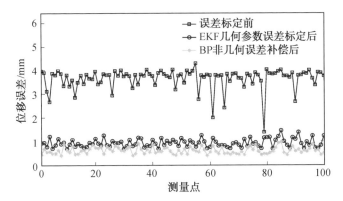

图 6.11　右机械臂在几何参数误差标定和非几何误差补偿前后的位移误差

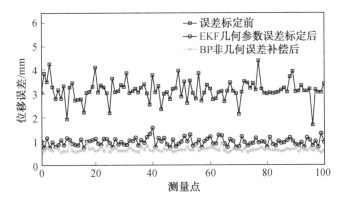

图 6.12　持镜臂在几何参数误差标定和非几何误差补偿前后的位移误差

表 6.11 误差补偿前后位移误差的相关数据分析

误差参数	平均值/mm			最大位移误差/mm			标准差/mm		
机械臂	左臂	右臂	镜臂	左臂	右臂	镜臂	左臂	右臂	镜臂
误差标定前	3.257 9	3.638 5	3.143 0	3.988 2	4.385 5	4.385 5	0.390 3	0.431 2	0.437 5
EKF 误差标定后	0.777 2	0.909 4	0.959 4	1.173 0	1.435 0	1.552 7	0.147 4	0.174 2	0.161 6
BP 误差补偿后	0.465 2	0.591 7	0.634 2	0.701 2	0.951 2	0.929 7	0.086 8	0.140 4	0.080 9

6.4 机器人关节控制

6.4.1 远心机构动力学及饱和函数

1. 微创手术机器人远心机构动力学

三自由度远心机构如图 6.13 所示,微创手术机器人远心机构共有三个自由度,其中两个为旋转自由度,一个为平移自由度。下面介绍采用拉格朗日动力学方法推导远心机构动力方程。

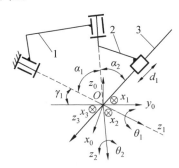

图 6.13 三自由度远心机构

依据图 6.13 所示的机器人机构参数,可得转换矩阵如下:

$$\begin{cases} {}_{1}^{0}\boldsymbol{T} = \begin{bmatrix} -\cos\theta_1 & \sin\theta_1 & 0 & 0 \\ \sin\theta_1\sin\gamma_1 & \cos\theta_1\sin\gamma_1 & \cos\gamma_1 & 0 \\ \sin\theta_1\cos\gamma_1 & \cos\theta_1\cos\gamma_1 & -\sin\gamma_1 & 0 \\ 0 & 0 & 0 & 1 \end{bmatrix} \\[2ex] {}_{2}^{1}\boldsymbol{T} = \begin{bmatrix} \cos\theta_2 & -\sin\theta_2 & 0 & 0 \\ \sin\theta_2\cos\alpha_1 & \cos\theta_2\cos\alpha_1 & -\sin\alpha_1 & 0 \\ \sin\theta_2\sin\alpha_1 & \cos\theta_2\sin\alpha_1 & \cos\alpha_1 & 0 \\ 0 & 0 & 0 & 1 \end{bmatrix} \\[2ex] {}_{3}^{2}\boldsymbol{T} = \begin{bmatrix} 1 & 0 & 0 & 0 \\ 0 & \cos\alpha_2 & -\sin\alpha_2 & -d_1\sin\alpha_2 \\ 0 & \sin\alpha_1 & \cos\alpha_1 & d_1\cos\alpha_2 \\ 0 & 0 & 0 & 1 \end{bmatrix} \end{cases} \tag{6.72}$$

$$\text{令 } \boldsymbol{Q} = \begin{cases} [0\ \ -1\ \ 0\ \ 0;\ \ 1\ \ 0\ \ 0\ \ 0;\ \ 0\ \ 0\ \ 0\ \ 0;\ \ 0\ \ 0\ \ 0\ \ 0] \\ \qquad\qquad\qquad \text{（当为旋转关节时）} \\ [0\ \ 0\ \ 0\ \ 0;\ \ 0\ \ 0\ \ 0\ \ 0;\ \ 0\ \ 0\ \ 0\ \ 1;\ \ 0\ \ 0\ \ 0\ \ 0] \\ \qquad\qquad\qquad \text{（当为平移关节时）} \end{cases}$$

对矩阵求导得

$$\boldsymbol{U}_{ij} \triangleq \frac{\partial({}_{i}^{0}\boldsymbol{T})}{\partial q_j} = \begin{cases} {}_{j-1}^{0}\boldsymbol{T}\boldsymbol{Q}\,{}_{i}^{j-1}\boldsymbol{T} & (j\leqslant i) \\ 0 & (j>i) \end{cases} \tag{6.73}$$

$$\boldsymbol{U}_{ijk} \triangleq \frac{\boldsymbol{U}_{ij}}{\partial q_k} = \frac{\partial^2({}_{i}^{0}\boldsymbol{T})}{\partial q_j\partial q_k} = \begin{cases} {}_{j-1}^{0}\boldsymbol{T}\boldsymbol{Q}\,{}_{k-1}^{j-1}\boldsymbol{T}\boldsymbol{Q}\,{}_{i}^{k-1}\boldsymbol{T} & (i\geqslant k\geqslant j) \\ {}_{k-1}^{0}\boldsymbol{T}\boldsymbol{Q}\,{}_{j-1}^{k-1}\boldsymbol{T}\boldsymbol{Q}\,{}_{i}^{j-1}\boldsymbol{T} & (i\geqslant k\geqslant j) \\ 0 & (j>i,i<k) \end{cases} \tag{6.74}$$

依据式(6.73)和式(6.74)可得

$\boldsymbol{U}_{11} = \boldsymbol{Q}\,{}_{1}^{0}\boldsymbol{T}$, $\quad \boldsymbol{U}_{21} = \boldsymbol{Q}\,{}_{1}^{0}\boldsymbol{T}\,{}_{2}^{1}\boldsymbol{T}$, $\quad \boldsymbol{U}_{22} = {}_{1}^{0}\boldsymbol{T}\boldsymbol{Q}\,{}_{2}^{1}\boldsymbol{T}$, $\quad \boldsymbol{U}_{31} = \boldsymbol{Q}\,{}_{1}^{0}\boldsymbol{T}\,{}_{2}^{1}\boldsymbol{T}\,{}_{3}^{2}\boldsymbol{T}$,

$\boldsymbol{U}_{32} = {}_{1}^{0}\boldsymbol{T}\boldsymbol{Q}\,{}_{2}^{1}\boldsymbol{T}\,{}_{3}^{2}\boldsymbol{T}$, $\quad \boldsymbol{U}_{33} = {}_{1}^{0}\boldsymbol{T}\,{}_{2}^{1}\boldsymbol{T}\boldsymbol{Q}\,{}_{3}^{2}\boldsymbol{T}$, $\quad \boldsymbol{U}_{111} = \boldsymbol{Q}\boldsymbol{Q}\,{}_{1}^{0}\boldsymbol{T}$, $\quad \boldsymbol{U}_{211} = \boldsymbol{Q}\boldsymbol{Q}\,{}_{1}^{0}\boldsymbol{T}\,{}_{2}^{1}\boldsymbol{T}$,

$\boldsymbol{U}_{212} = \boldsymbol{Q}\,{}_{1}^{0}\boldsymbol{T}\boldsymbol{Q}\,{}_{2}^{1}\boldsymbol{T}$, $\quad \boldsymbol{U}_{222} = {}_{1}^{0}\boldsymbol{T}\boldsymbol{Q}\boldsymbol{Q}\,{}_{2}^{1}\boldsymbol{T}$, $\quad \boldsymbol{U}_{311} = \boldsymbol{Q}\boldsymbol{Q}\,{}_{1}^{0}\boldsymbol{T}\,{}_{2}^{1}\boldsymbol{T}\,{}_{3}^{2}\boldsymbol{T}$,

$\boldsymbol{U}_{312} = \boldsymbol{Q}\,{}_{1}^{0}\boldsymbol{T}\boldsymbol{Q}\,{}_{2}^{1}\boldsymbol{T}\,{}_{3}^{2}\boldsymbol{T}$, $\quad \boldsymbol{U}_{313} = \boldsymbol{Q}\,{}_{1}^{0}\boldsymbol{T}\,{}_{2}^{1}\boldsymbol{T}\boldsymbol{Q}\,{}_{3}^{2}\boldsymbol{T}$, $\quad \boldsymbol{U}_{322} = {}_{1}^{0}\boldsymbol{T}\boldsymbol{Q}\boldsymbol{Q}\,{}_{2}^{1}\boldsymbol{T}\,{}_{3}^{2}\boldsymbol{T}$,

$\boldsymbol{U}_{323} = {}_{1}^{0}\boldsymbol{T}\boldsymbol{Q}\,{}_{2}^{1}\boldsymbol{T}\boldsymbol{Q}\,{}_{3}^{2}\boldsymbol{T}$, $\quad \boldsymbol{U}_{333} = {}_{1}^{0}\boldsymbol{T}\,{}_{2}^{1}\boldsymbol{T}\boldsymbol{Q}\boldsymbol{Q}\,{}_{3}^{2}\boldsymbol{T}$ $\tag{6.75}$

应用拉格朗日动力学方法可得远心机构动力学方程如下：

$$\tau = \begin{bmatrix} D_{11} & D_{12} & D_{13} \\ D_{21} & D_{22} & D_{23} \\ D_{31} & D_{32} & D_{33} \end{bmatrix} \begin{bmatrix} \ddot{\theta}_1 \\ \ddot{\theta}_2 \\ \ddot{d}_1 \end{bmatrix} + \begin{bmatrix} D_{111} & D_{122} & D_{133} \\ D_{211} & D_{222} & D_{233} \\ D_{311} & D_{322} & D_{333} \end{bmatrix} \begin{bmatrix} \dot{\theta}_1^2 \\ \dot{\theta}_2^2 \\ \dot{d}_1^2 \end{bmatrix} +$$

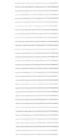

$$\begin{bmatrix} 2D_{112} & 2D_{113} & 2D_{123} \\ 2D_{212} & 2D_{213} & 2D_{223} \\ 2D_{312} & 2D_{313} & 2D_{323} \end{bmatrix} \begin{bmatrix} \dot{\theta}_1 \dot{\theta}_2 \\ \dot{\theta}_1 \dot{d}_1 \\ \dot{\theta}_2 \dot{d}_1 \end{bmatrix} +$$

$$\begin{bmatrix} -m_1 \boldsymbol{g} \, \boldsymbol{U}_{11} \boldsymbol{r}_1 - m_2 \boldsymbol{g} \, \boldsymbol{U}_{21} \boldsymbol{r}_2 - m_3 \boldsymbol{g} \, \boldsymbol{U}_{31} \boldsymbol{r}_3 \\ -m_2 \boldsymbol{g} \, \boldsymbol{U}_{22} \boldsymbol{r}_2 - m_3 \boldsymbol{g} \, \boldsymbol{U}_{32} \boldsymbol{r}_3 \\ -m_3 \boldsymbol{g} \, \boldsymbol{U}_{33} \boldsymbol{r}_3 \end{bmatrix} \tag{6.76}$$

式中, m_1、m_2 和 m_3 分别为连杆 1、2 和 3 的质量; r_1、r_2 和 r_3 分别为连杆 1、2 和 3 的坐标系原点到质心位置矢量。

将其简写为

$$\boldsymbol{M}(\boldsymbol{q})\ddot{\boldsymbol{q}} + \boldsymbol{C}(\boldsymbol{q},\dot{\boldsymbol{q}})\dot{\boldsymbol{q}} + \boldsymbol{D}\dot{\boldsymbol{q}} + \boldsymbol{g}(\boldsymbol{q}) = \boldsymbol{\tau} \tag{6.77}$$

式中, $\boldsymbol{M}(\boldsymbol{q})$、$\boldsymbol{C}(\boldsymbol{q},\dot{\boldsymbol{q}})$、$\boldsymbol{D}$ 分别为惯性矩阵、哥氏力矩阵和阻尼摩擦力矩阵; $\boldsymbol{q}$、$\dot{\boldsymbol{q}}$、$\ddot{\boldsymbol{q}}$ 分别为关节位置、速度和加速度矢量; $\boldsymbol{g}(\boldsymbol{q})$、$\boldsymbol{\tau}$ 分别为重力矢量和控制力矩矢量。

$D_{11} = \mathrm{Trace}(\boldsymbol{U}_{11}\boldsymbol{I}_1\,\boldsymbol{U}_{11}^{\mathrm{T}}) + \mathrm{Trace}(\boldsymbol{U}_{21}\boldsymbol{I}_2\,\boldsymbol{U}_{21}^{\mathrm{T}}) + \mathrm{Trace}(\boldsymbol{U}_{31}\boldsymbol{I}_3\,\boldsymbol{U}_{31}^{\mathrm{T}})$,

$D_{13} = \mathrm{Trace}(\boldsymbol{U}_{33}\boldsymbol{I}_3\,\boldsymbol{U}_{31}^{\mathrm{T}})$,

$D_{12} = \mathrm{Trace}(\boldsymbol{U}_{22}\boldsymbol{I}_2\,\boldsymbol{U}_{21}^{\mathrm{T}}) + \mathrm{Trace}(\boldsymbol{U}_{32}\boldsymbol{I}_3\,\boldsymbol{U}_{31}^{\mathrm{T}})$,

$D_{21} = \mathrm{Trace}(\boldsymbol{U}_{21}\boldsymbol{I}_2\,\boldsymbol{U}_{22}^{\mathrm{T}}) + \mathrm{Trace}(\boldsymbol{U}_{31}\boldsymbol{I}_3\,\boldsymbol{U}_{32}^{\mathrm{T}})$,

$D_{23} = \mathrm{Trace}(\boldsymbol{U}_{33}\boldsymbol{I}_3\,\boldsymbol{U}_{32}^{\mathrm{T}})$,

$D_{22} = \mathrm{Trace}(\boldsymbol{U}_{22}\boldsymbol{I}_2\,\boldsymbol{U}_{22}^{\mathrm{T}}) + \mathrm{Trace}(\boldsymbol{U}_{32}\boldsymbol{I}_3\,\boldsymbol{U}_{32}^{\mathrm{T}})$,

$D_{31} = \mathrm{Trace}(\boldsymbol{U}_{31}\boldsymbol{I}_3\,\boldsymbol{U}_{33}^{\mathrm{T}})$,

$D_{32} = \mathrm{Trace}(\boldsymbol{U}_{32}\boldsymbol{I}_3\,\boldsymbol{U}_{33}^{\mathrm{T}})$,

$D_{33} = \mathrm{Trace}(\boldsymbol{U}_{33}\boldsymbol{I}_3\,\boldsymbol{U}_{33}^{\mathrm{T}})$,

$D_{111} = \mathrm{Trace}(\boldsymbol{U}_{111}\boldsymbol{I}_1\,\boldsymbol{U}_{11}^{\mathrm{T}}) + \mathrm{Trace}(\boldsymbol{U}_{211}\boldsymbol{I}_2\,\boldsymbol{U}_{21}^{\mathrm{T}}) + \mathrm{Trace}(\boldsymbol{U}_{311}\boldsymbol{I}_3\,\boldsymbol{U}_{31}^{\mathrm{T}})$,

$D_{122} = \mathrm{Trace}(\boldsymbol{U}_{222}\boldsymbol{I}_2\,\boldsymbol{U}_{21}^{\mathrm{T}}) + \mathrm{Trace}(\boldsymbol{U}_{322}\boldsymbol{I}_3\,\boldsymbol{U}_{31}^{\mathrm{T}})$,

$D_{133} = \mathrm{Trace}(\boldsymbol{U}_{333}\boldsymbol{I}_3\,\boldsymbol{U}_{31}^{\mathrm{T}})$,

$D_{112} = \mathrm{Trace}(\boldsymbol{U}_{212}\boldsymbol{I}_2\,\boldsymbol{U}_{21}^{\mathrm{T}}) + \mathrm{Trace}(\boldsymbol{U}_{312}\boldsymbol{I}_3\,\boldsymbol{U}_{31}^{\mathrm{T}})$,

$D_{113} = \mathrm{Trace}(\boldsymbol{U}_{313}\boldsymbol{I}_3\,\boldsymbol{U}_{31}^{\mathrm{T}})$,

$D_{123} = \mathrm{Trace}(\boldsymbol{U}_{323}\boldsymbol{I}_3\,\boldsymbol{U}_{31}^{\mathrm{T}})$,

$D_{211} = \mathrm{Trace}(\boldsymbol{U}_{211}\boldsymbol{I}_2\,\boldsymbol{U}_{22}^{\mathrm{T}}) + \mathrm{Trace}(\boldsymbol{U}_{311}\boldsymbol{I}_3\,\boldsymbol{U}_{32}^{\mathrm{T}})$,

$D_{222} = \mathrm{Trace}(\boldsymbol{U}_{222}\boldsymbol{I}_2\,\boldsymbol{U}_{22}^{\mathrm{T}}) + \mathrm{Trace}(\boldsymbol{U}_{322}\boldsymbol{I}_3\,\boldsymbol{U}_{32}^{\mathrm{T}})$,

$$D_{223} = \mathrm{Trace}(\boldsymbol{U}_{323}\boldsymbol{I}_3\boldsymbol{U}_{32}^{\mathrm{T}}),$$

$$D_{311} = \mathrm{Trace}(\boldsymbol{U}_{311}\boldsymbol{I}_3\boldsymbol{U}_{33}^{\mathrm{T}}),$$

$$D_{322} = \mathrm{Trace}(\boldsymbol{U}_{322}\boldsymbol{I}_3\boldsymbol{U}_{33}^{\mathrm{T}}),$$

$$D_{333} = \mathrm{Trace}(\boldsymbol{U}_{333}\boldsymbol{I}_3\boldsymbol{U}_{33}^{\mathrm{T}}),$$

$$D_{233} = \mathrm{Trace}(\boldsymbol{U}_{333}\boldsymbol{I}_3\boldsymbol{U}_{32}^{\mathrm{T}}),$$

$$D_{212} = \mathrm{Trace}(\boldsymbol{U}_{212}\boldsymbol{I}_2\boldsymbol{U}_{22}^{\mathrm{T}}) + \mathrm{Trace}(\boldsymbol{U}_{312}\boldsymbol{I}_3\boldsymbol{U}_{32}^{\mathrm{T}}),$$

$$D_{213} = \mathrm{Trace}(\boldsymbol{U}_{313}\boldsymbol{I}_3\boldsymbol{U}_{32}^{\mathrm{T}}),$$

$$D_{312} = \mathrm{Trace}(\boldsymbol{U}_{312}\boldsymbol{I}_3\boldsymbol{U}_{33}^{\mathrm{T}}),$$

$$D_{313} = \mathrm{Trace}(\boldsymbol{U}_{313}\boldsymbol{I}_3\boldsymbol{U}_{33}^{\mathrm{T}}),$$

$$D_{323} = \mathrm{Trace}(\boldsymbol{U}_{323}\boldsymbol{I}_3\boldsymbol{U}_{33}^{\mathrm{T}}),$$

$$\boldsymbol{g} = \begin{bmatrix} g_x & g_y & g_z & 0 \end{bmatrix}$$

式中，$\boldsymbol{I}_1$、$\boldsymbol{I}_2$ 和 $\boldsymbol{I}_3$ 分别为连杆 1、2 和 3 的惯性张量。

已建动力学模型的验证可用 Matlab 的 SimMechanics 工具箱。在 Matlab 中编写动力学方程进行建模，与运用 Matlab 的 SimMechanics 工具箱建立的动力学模型进行对比。例如运动规划如式（6.78）所示，两种仿真结果如图 6.14（a）、（b）所示，两种仿真结果对比如图 6.14（c）所示，两者仅有 10^{-3} 级误差，表明了动力学模型的正确性。

$$\theta_1 = 0.4\pi\sin(0.4\pi t), \quad \theta_2 = -1.4\sin(0.4\pi t - 0.5\pi) - 1.4,$$
$$d = 0.075\sin(0.4\pi t - 0.5\pi) + 0.075 \tag{6.78}$$

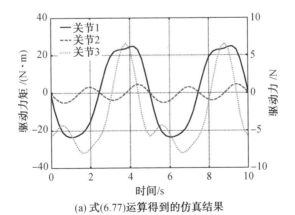

(a) 式(6.77)运算得到的仿真结果

图 6.14　远心机构动力学仿真

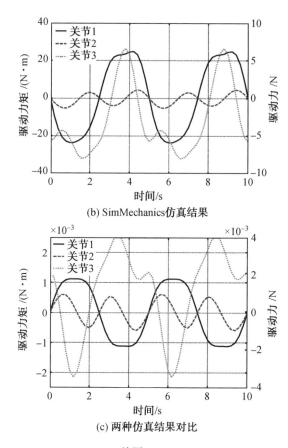

(b) SimMechanics仿真结果

(c) 两种仿真结果对比

续图 6.14

2. 新型饱和函数定义

饱和函数有以下几种定义方式。

Teel 给出饱和函数定义如下:对于给定的两个正常数 L 和 M,且 $L \leqslant M$,如果函数 σ 是连续非单调递减,且满足如式(6.79)所示关系时可以定义该函数 σ: $\text{IR} \to \text{IR}: \zeta \longmapsto \sigma(\zeta)$ 为线性饱和函数。如果满足如式(6.80)所示关系时,则可以定义该函数 σ 为简单线性饱和函数。

$$\begin{cases} s\sigma(s) > 0 & (s \neq 0) \\ \sigma(s) = s & (|s| \leqslant L) \\ |\sigma(s)| \leqslant M & (s \in R) \end{cases} \tag{6.79}$$

$$\begin{cases} s\sigma(s) > 0 & (s \neq 0) \\ \sigma(s) = s & (|s| \leqslant L) \\ |\sigma(s)| = M & (|s| \geqslant M) \end{cases} \tag{6.80}$$

Mendoza 给出饱和函数定义如下:当 $0 < \alpha \leqslant 1, \beta > 0, x \in \text{IR}_n$ 时,$f(x) =$

$[f(x_1) \quad f(x_2) \quad \cdots \quad f(x_n)]^{\mathrm{T}}$，如果 $f(x)$ 是连续可微增函数，且满足如式 (6.81)所示关系时，可以定义函数 $f(x)$ 为饱和函数。

$$
\begin{cases}
|x| \geqslant |f(x)| \geqslant \alpha|x| & (\forall x \in \mathrm{IR}: |x| < \beta) \\
\beta \geqslant |f(x)| \geqslant \alpha\beta & (\forall x \in \mathrm{IR}: |x| \geqslant \beta) \\
1 \geqslant \mathrm{d}f(x)/\mathrm{d}x \geqslant 0
\end{cases}
\tag{6.81}
$$

Zavala-Rio 给出饱和函数定义如下：对于给定正常数 F，如果函数 δ 是连续单调递增且满足式(6.82)所示关系，定义 $\delta: \mathrm{IR} \to \mathrm{IR}: \zeta \mapsto \delta(\zeta)$ 为有界广义饱和函数。

$$
\begin{cases}
\zeta\delta(\zeta) > 0 & (\zeta \neq 0, \zeta \in \mathrm{IR}) \\
|\delta(\zeta)| \leqslant F & (\zeta \in \mathrm{IR})
\end{cases}
\tag{6.82}
$$

根据上述饱和函数定义，可以设计多种饱和函数用于非线性 PID 渐进稳定控制。根据饱和函数在 PID 中的实际作用，给出了一种新型的饱和函数定义如下：对于给定正常数 M，如果函数 $\Gamma(x)$ 是有界函数，仅存在唯一点 γ 满足 $\Gamma(\gamma) = 0$，且满足式(6.83)时，定义 $\Gamma: \mathrm{IR} \to \mathrm{IR}: x \mapsto \Gamma(x)$ 为有界广义饱和函数。

$$
\zeta\delta(\zeta) > 0 \quad (\zeta \neq 0, \zeta \in \mathrm{IR}), \quad |\delta(\zeta)| \leqslant M \quad (\zeta \in \mathrm{IR})
\tag{6.83}
$$

上述三种饱和函数是该广义饱和函数的特殊形式，即广义饱和函数中符号函数系数为零的情况，如图 6.15 所示 $\Gamma_2(x)$。与前述三种饱和函数相比，该函数在靠近平衡点处具有较强的反作用，使得误差在 PID 反馈控制作用下能够以较快的速度收敛于平衡点。

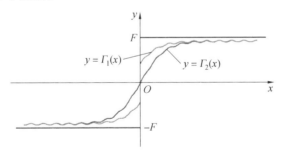

图 6.15　广义饱和函数定义示意图(彩图见附录)

对 $y = \Gamma_1(x)$ 和 $y = \Gamma_2(x)$ 积分进行如下分析。如图 6.16 所示，当 $x \in [0, \Delta q]$ 时，$\Gamma_1(x) \geqslant \eta_i x$，$\eta_i \in (0, \Gamma_1(x)/\Delta q)$，$\eta_i$ 取值要保证 $\Gamma_1(x) \geqslant \eta_i x$。对 $y = \Gamma_1(x)$ 积分得

$$
\sum_{i=1}^{n} \int_{0}^{\Delta q_i} \Gamma_1(x)\mathrm{d}x \geqslant \sum_{i=1}^{n} \int_{0}^{\Delta q_i} \eta_i x \, \mathrm{d}x = \sum_{i=1}^{n} 0.5\eta_i \, (\Delta q_i)^2 = 0.5\Delta \boldsymbol{q}^{\mathrm{T}} \boldsymbol{\eta} \Delta \boldsymbol{q}
$$

$$
\tag{6.84}
$$

如图 6.17 所示，当 $x \in [r_{j-1}, r_j]$ 时，$j = 1, 2, \cdots, r_0 = 0$，$\alpha_j(x - r_j) \leqslant \Gamma_2(x) \leqslant$

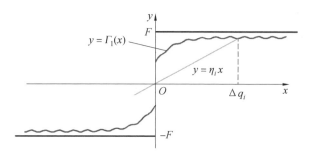

图 6.16　广义饱和函数 $y=\Gamma_1(x)$ 定义示意图(彩图见附录)

$\beta_j(x-r_j)$,对 $y=\Gamma_2(x)$ 积分得

$$\sum_{i=1}^{n}\int_0^{\Delta q_i}\Gamma_2(x)_i\,\mathrm{d}x$$

$$=\sum_{i=1}^{n}\int_0^{r_1}\Gamma_2(x)\,\mathrm{d}x+\sum_{i=1}^{n}\int_{r_1}^{r_2}\Gamma_2(x)\,\mathrm{d}x+\int_{r_2}^{r_3}\Gamma_2(x)\,\mathrm{d}x+\cdots+\int_{r_j}^{\Delta q_i}\Gamma_2(x)\,\mathrm{d}x$$

$$\geqslant\sum_{i=1}^{n}\int_0^{r_1}\alpha_1(x)\,\mathrm{d}x+\int_{r_1}^{r_2}\alpha_2(x-r_1)\,\mathrm{d}x+\int_{r_2}^{r_3}\alpha_3(x-r_2)\,\mathrm{d}x+\cdots+$$

$$\int_{r_j}^{\Delta q_i}\alpha_j(x-r_j)\,\mathrm{d}x$$

$$=\sum_{i=1}^{n}0.5\alpha_1 r_1^2+\sum_{i=1}^{n}0.5\alpha_2(r_2-r_1)^2+0.5\alpha_3(r_3-r_2)^2+\cdots+$$

$$0.5\alpha_j(\Delta q_i-r_j)^2$$

$$\geqslant\sum_{i=1}^{n}0.5\alpha_j(\Delta q_i-r_j)^2,$$

$$\sum_{i=1}^{n}\int_0^{\Delta q_i}\Gamma_2(x)_i\,\mathrm{d}x$$

$$\leqslant\sum_{i=1}^{n}\int_0^{r_1}\beta_1(x)\,\mathrm{d}x+\int_{r_1}^{r_2}\beta_2(x-r_1)\,\mathrm{d}x+\int_{r_2}^{r_3}\beta_3(x-r_2)\,\mathrm{d}x+\cdots+$$

$$\int_{r_j}^{\Delta q_i}\beta_j(x-r_j)\,\mathrm{d}x$$

$$=\sum_{i=1}^{n}0.5\beta_1 r_1^2+\sum_{i=1}^{n}0.5\beta_2(r_2-r_1)^2+0.5\beta_3(r_3-r_2)^2+\cdots+$$

$$0.5\beta_j(\Delta q_i-r_j)^2$$

$$\geqslant\sum_{i=1}^{n}0.5\beta_j(\Delta q_i-r_j)^2 \tag{6.85}$$

式中,β_i 为 $\Gamma_2(x)$ 在 $x\in[r_i,\infty)$ 时的最大斜率;记 r_{ii} 为 $x\in[r_i,\infty)$,$\Gamma(x)$ 取最小极值 $\min[\Gamma_2(x)]$ 时,x 所对应的数值;$\alpha_i=\dfrac{\min[\Gamma_2(r_{ii})]}{r_{ii}-r_i}$,$\alpha_i$ 为 $\Gamma_2(x)$ 在 $x\in$

$[r_i,\infty)$ 时的最小斜率。

从上述定义可得 $\lambda_{\max}(\beta_i)=\beta_1,\lambda_{\min}(\alpha_i)=\alpha_1$。

如图 6.17 所示，当 $x\in[r_{j-1},r_j]$ 时，$j=1,2\cdots,r_0=0,\alpha_j(x-r_j)\leqslant$ $\Gamma_2(x)\leqslant\beta_j(x-r_j)$，得

$$\boldsymbol{\Gamma}_2^{\mathrm{T}}(\Delta\boldsymbol{q})\boldsymbol{M}(\boldsymbol{q})\boldsymbol{\Gamma}_2(\Delta\boldsymbol{q})\leqslant\sum_{i=1}^{n}\boldsymbol{\Gamma}_2(\Delta q_i)\lambda_{\max}\parallel\boldsymbol{M}(\boldsymbol{q})\parallel\boldsymbol{\Gamma}_2(\Delta q_i)$$

$$\leqslant\sum_{i=1}^{n}(\Delta q_i-r_j)^{\mathrm{T}}\lambda_{\max}(\beta_j)\lambda_{\max}\parallel\boldsymbol{M}(\boldsymbol{q})\parallel\lambda_{\max}(\beta_j)(\Delta q_i-r_j)$$

$$(6.86)$$

如图 6.17 所示，根据 $\Delta\dot{\boldsymbol{q}}=\dot{\boldsymbol{q}}_{\mathrm{d}}-\dot{\boldsymbol{q}}=-\dot{\boldsymbol{q}}$ 得

$$-[\dot{\boldsymbol{\Gamma}}_2(\Delta\boldsymbol{q})\Delta\dot{\boldsymbol{q}}]^{\mathrm{T}}\boldsymbol{M}(\boldsymbol{q})\dot{\boldsymbol{q}}=\dot{\boldsymbol{\Gamma}}_2^{\mathrm{T}}(\Delta\boldsymbol{q})\dot{\boldsymbol{q}}^{\mathrm{T}}\boldsymbol{M}(\boldsymbol{q})\dot{\boldsymbol{q}}\leqslant\dot{\boldsymbol{q}}^{\mathrm{T}}\lambda_{\max}(\beta_j)\lambda_{\max}\parallel\boldsymbol{M}(\boldsymbol{q})\parallel\dot{\boldsymbol{q}}$$

$$(6.87)$$

式中，$\lambda_{\max}(\beta_j)$ 为饱和函数 $\boldsymbol{\Gamma}_2(\Delta\boldsymbol{q})$ 的最大斜率。

由 $\boldsymbol{\Gamma}_2(\Delta\boldsymbol{q})\leqslant F$ 可推 $\parallel\boldsymbol{\Gamma}_2(\Delta\boldsymbol{q})\parallel\leqslant\sqrt{n}F$，得

$$-\boldsymbol{\Gamma}_2^{\mathrm{T}}(\Delta\boldsymbol{q})\boldsymbol{C}(\boldsymbol{q},\dot{\boldsymbol{q}})\dot{\boldsymbol{q}}\leqslant\sqrt{n}FC_M\parallel\dot{\boldsymbol{q}}\parallel^2\boldsymbol{I} \qquad(6.88)$$

式中，F 为饱和函数 $\boldsymbol{\Gamma}_2(\Delta\boldsymbol{q})$ 最大绝对值。

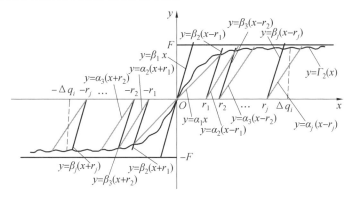

图 6.17　广义饱和函数 $y=\Gamma_2(x)$ 定义示意图

6.4.2　非线性 PID 控制稳定性

1. 线性 D 加非线性 PI 控制(NPDNI)稳定性

状态反馈 NPDNI 控制器的控制律表示为

$$\boldsymbol{\tau}=\boldsymbol{K}_{\mathrm{P}}\boldsymbol{\Gamma}_1(\Delta\boldsymbol{q})+\boldsymbol{K}_{\mathrm{D}}\Delta\dot{\boldsymbol{q}}+\boldsymbol{K}_{\mathrm{I}}\int_0^t\boldsymbol{\Gamma}_2[\Delta\boldsymbol{q}(\sigma)]\mathrm{d}\sigma \qquad(6.89)$$

式中，$\boldsymbol{K}_{\mathrm{P}}$、$\boldsymbol{K}_{\mathrm{D}}$ 和 $\boldsymbol{K}_{\mathrm{I}}$ 分别为恒定对角正定比例、微分和积分增益矩阵；$\Delta\boldsymbol{q}$ 为关节误差矢量，$\Delta\boldsymbol{q}=\boldsymbol{q}_{\mathrm{d}}-\boldsymbol{q}$。

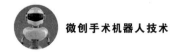

引入如下矢量：

$$z(t) = \int_0^t \boldsymbol{\Gamma}_2 [\Delta \boldsymbol{q}(\sigma)] \mathrm{d}\sigma - \boldsymbol{K}_{\mathrm{I}}^{-1} \boldsymbol{g}(\boldsymbol{q}_{\mathrm{d}}) \tag{6.90}$$

式中，$\boldsymbol{g}(\boldsymbol{q}_{\mathrm{d}})$ 为期望重力矩矢量。

将式（6.89）和式（6.90）代入式（6.87）可得闭环系统的方程为

$$\boldsymbol{M}(\boldsymbol{q})\ddot{\boldsymbol{q}} + \boldsymbol{C}(\boldsymbol{q}, \dot{\boldsymbol{q}})\dot{\boldsymbol{q}} + \boldsymbol{D}\dot{\boldsymbol{q}} + \boldsymbol{g}(\boldsymbol{q}) - \boldsymbol{g}(\boldsymbol{q}_{\mathrm{d}}) - \boldsymbol{K}_{\mathrm{P}}\boldsymbol{\Gamma}_1(\Delta \boldsymbol{q}) - \boldsymbol{K}_{\mathrm{I}}\boldsymbol{z} - \boldsymbol{K}_{\mathrm{D}}\Delta\dot{\boldsymbol{q}} = 0 \tag{6.91}$$

其唯一的平衡点为 $[\Delta \boldsymbol{q}^{\mathrm{T}} \dot{\boldsymbol{q}}^{\mathrm{T}} \boldsymbol{z}^{\mathrm{T}}]^{\mathrm{T}} = \boldsymbol{0} \in \mathbf{R}^{3n}$。

针对式（6.77）所定义的非线性机器人系统，采用如式（6.89）所定义状态反馈 NPDNI 控制器，适当选择比例、微分和积分增益且满足不等式（6.92）～（6.95）时，闭环系统的稳态误差是全局渐进稳定的，即 $\lim\limits_{t\to\infty} \Delta \boldsymbol{q} = 0$。

$$\lambda_{\min}(\alpha_j)(\boldsymbol{K}_{\mathrm{D}} + \boldsymbol{D}) \geqslant 2\lambda_{\max}(\beta_j)\lambda_{\max}\|\boldsymbol{M}(\boldsymbol{q})\|\lambda_{\max}(\beta_j)\boldsymbol{I} \tag{6.92}$$

$$U(\boldsymbol{q}) - U(\boldsymbol{q}_{\mathrm{d}}) + \Delta \boldsymbol{q}^{\mathrm{T}}\boldsymbol{g}(\boldsymbol{q}_{\mathrm{d}}) + \frac{1}{2}\Delta \boldsymbol{q}^{\mathrm{T}}(\boldsymbol{K}_{\mathrm{P}}\boldsymbol{\eta} - \boldsymbol{K}_{\mathrm{I}})\Delta \boldsymbol{q} \geqslant a\|\Delta \boldsymbol{q}\|^2 \tag{6.93}$$

$$\boldsymbol{\Gamma}_2^{\mathrm{T}}(\Delta \boldsymbol{q})[\boldsymbol{g}(\boldsymbol{q}_{\mathrm{d}}) - \boldsymbol{g}(\boldsymbol{q}) + \boldsymbol{K}_{\mathrm{P}}\boldsymbol{\Gamma}_1(\Delta \boldsymbol{q}) - \boldsymbol{K}_{\mathrm{I}}\Delta \boldsymbol{q}] \geqslant a\|\boldsymbol{\Gamma}_2(\Delta \boldsymbol{q})\|^2 \tag{6.94}$$

$$\boldsymbol{K}_{\mathrm{D}} + \boldsymbol{D} > \lambda_{\max}(\beta_j)\lambda_{\max}\|\boldsymbol{M}(\boldsymbol{q})\|\boldsymbol{I} + \sqrt{n}FC_M\boldsymbol{I} \tag{6.95}$$

式中，a、$\boldsymbol{\eta}$ 分别为任意小正常数和斜率，且满足 $0 < \eta_i \leqslant \boldsymbol{\Gamma}_1(\Delta q_i)/\Delta q_i$；$\lambda_{\min}(\alpha_j)$ 和 $\lambda_{\max}(\beta_j)$ 分别为饱和函数 $\boldsymbol{\Gamma}_2(\Delta \boldsymbol{q})$ 的最小和最大斜率。

Lyapunov 方程如下所示：

$$\boldsymbol{V} = \frac{1}{2}\dot{\boldsymbol{q}}^{\mathrm{T}}\boldsymbol{M}(\boldsymbol{q})\dot{\boldsymbol{q}} - \boldsymbol{\Gamma}_2^{\mathrm{T}}(\Delta \boldsymbol{q})\boldsymbol{M}(\boldsymbol{q})\dot{\boldsymbol{q}} + U(\boldsymbol{q}) - U(\boldsymbol{q}_{\mathrm{d}}) + \Delta \boldsymbol{q}^{\mathrm{T}}\boldsymbol{g}(\boldsymbol{q}_{\mathrm{d}}) - \frac{1}{2}\Delta \boldsymbol{q}^{\mathrm{T}}\boldsymbol{K}_{\mathrm{I}}\Delta \boldsymbol{q} +$$

$$\sum_{i=1}^n \int_0^{\Delta q_i} \boldsymbol{\Gamma}_1(x)K_{\mathrm{P}i}\mathrm{d}x_i + \sum_{i=1}^n \int_0^{\Delta q_i} \boldsymbol{\Gamma}_2(x)(K_{\mathrm{D}i} + D_i)\mathrm{d}x_i +$$

$$\frac{1}{2}(\boldsymbol{z} + \Delta \boldsymbol{q})^{\mathrm{T}}\boldsymbol{K}_{\mathrm{I}}(\boldsymbol{z} + \Delta \boldsymbol{q}) \tag{6.96}$$

式中，$K_{\mathrm{P}i}$、$K_{\mathrm{D}i}$ 和 D_i 分别为矩阵 $\boldsymbol{K}_{\mathrm{P}}$、$\boldsymbol{K}_{\mathrm{D}}$ 和 $\boldsymbol{D}$ 的第 i 个对角元素。

Lyapunov 方程是正定的，根据式（6.85）得

$$\sum_{i=1}^n \int_0^{\Delta q_i} \boldsymbol{\Gamma}_2(x)(K_{\mathrm{D}i} + D_i)\mathrm{d}x \geqslant \sum_{i=1}^n 0.5\alpha_j(\Delta q_i - r_j)^2(K_{\mathrm{D}i} + D_i) \tag{6.97}$$

根据式（6.84）得

$$\sum_{i=1}^n \int_0^{\Delta q_i} \boldsymbol{\Gamma}_1(x)K_{\mathrm{P}i}\mathrm{d}x_i - \frac{1}{2}\Delta \boldsymbol{q}^{\mathrm{T}}\boldsymbol{K}_{\mathrm{I}}\Delta \boldsymbol{q} \geqslant \sum_{i=1}^n \int_0^{\Delta q_i} K_{\mathrm{P}i}\eta_i x\mathrm{d}x - \frac{1}{2}\Delta \boldsymbol{q}^{\mathrm{T}}\boldsymbol{K}_{\mathrm{I}}\Delta \boldsymbol{q}$$

$$= \frac{1}{2}\sum_{i=1}^n \Delta q_i K_{\mathrm{P}i}\eta_i \Delta q_i - \frac{1}{2}\Delta \boldsymbol{q}^{\mathrm{T}}\boldsymbol{K}_{\mathrm{I}}\Delta \boldsymbol{q}$$

$$= \frac{1}{2}\Delta \boldsymbol{q}^{\mathrm{T}}(\boldsymbol{K}_{\mathrm{P}}\boldsymbol{\eta} - \boldsymbol{K}_{\mathrm{I}})\Delta \boldsymbol{q} \tag{6.98}$$

式中，$\boldsymbol{\eta}$ 为斜率，且满足 $0 < \eta_i \leqslant \boldsymbol{\Gamma}_1(\Delta q_i)/\Delta q_i$，$\boldsymbol{\eta} = \begin{bmatrix} \eta_1 & \eta_2 & \cdots & \eta_i \end{bmatrix}^{\mathrm{T}}$。

根据式（6.86）和式（6.97）得

$$\frac{1}{4}\dot{\boldsymbol{q}}^{\mathrm{T}}\boldsymbol{M}(\boldsymbol{q})\dot{\boldsymbol{q}} - \boldsymbol{\Gamma}_2^{\mathrm{T}}(\Delta\boldsymbol{q})\boldsymbol{M}(\boldsymbol{q})\dot{\boldsymbol{q}} + \sum_{i=1}^{n}\int_0^{\Delta q_i}\boldsymbol{\Gamma}_2(x)(K_{\mathrm{D}i}+D_i)\,\mathrm{d}x$$

$$= \frac{1}{4}\big[\dot{\boldsymbol{q}} - 2\boldsymbol{\Gamma}_2(\Delta\boldsymbol{q})\big]^{\mathrm{T}}\boldsymbol{M}(\boldsymbol{q})\big[\dot{\boldsymbol{q}} - 2\boldsymbol{\Gamma}_2^{\mathrm{T}}(\Delta\boldsymbol{q})\big] - \boldsymbol{\Gamma}_2^{\mathrm{T}}(\Delta\boldsymbol{q})\boldsymbol{M}(\boldsymbol{q})\boldsymbol{\Gamma}_2(\Delta\boldsymbol{q}) +$$

$$\sum_{i=1}^{n}\int_{r_1}^{\Delta q_i}\boldsymbol{\Gamma}_2(x)(K_{\mathrm{D}i}+D_i)\,\mathrm{d}x$$

$$\geqslant -\boldsymbol{\Gamma}_2^{\mathrm{T}}(\Delta\boldsymbol{q})\boldsymbol{M}(\boldsymbol{q})\boldsymbol{\Gamma}_2(\Delta\boldsymbol{q}) + \sum_{i=1}^{n}\int_{r_1}^{\Delta q_i}\boldsymbol{\Gamma}_2(x)(K_{\mathrm{D}i}+D_i)\,\mathrm{d}x$$

$$\geqslant \sum_{i=1}^{n}(\Delta q_i - r_j)^{\mathrm{T}}\big[0.5\lambda_{\min}(\alpha_j)(K_{\mathrm{D}i}+D_i) -$$

$$\lambda_{\max}(\beta_j)\lambda_{\max}\|\boldsymbol{M}(\boldsymbol{q})\|\lambda_{\max}(\beta_j)\big](\Delta q_i - r_j) \tag{6.99}$$

将式（6.98）和式（6.99）代入式（6.96），对于任意的 $\begin{bmatrix}\Delta\boldsymbol{q}^{\mathrm{T}} & \dot{\boldsymbol{q}}^{\mathrm{T}} & \boldsymbol{z}^{\mathrm{T}}\end{bmatrix}^{\mathrm{T}} \neq \boldsymbol{0}$，可得

$$\boldsymbol{V} = \frac{1}{4}\dot{\boldsymbol{q}}^{\mathrm{T}}\boldsymbol{M}(\boldsymbol{q})\dot{\boldsymbol{q}} + \Big[\boldsymbol{U}(\boldsymbol{q}) - \boldsymbol{U}(\boldsymbol{q}_{\mathrm{d}}) + \Delta\boldsymbol{q}^{\mathrm{T}}\boldsymbol{g}(\boldsymbol{q}_{\mathrm{d}}) +$$

$$\sum_{i=1}^{n}\int_0^{\Delta q_i}\boldsymbol{\Gamma}_1(x)K_{\mathrm{P}i}\,\mathrm{d}x_i - \frac{1}{2}\Delta\boldsymbol{q}^{\mathrm{T}}\boldsymbol{K}_{\mathrm{I}}\Delta\boldsymbol{q}\Big] +$$

$$\Big[\frac{1}{4}\dot{\boldsymbol{q}}^{\mathrm{T}}\boldsymbol{M}(\boldsymbol{q})\dot{\boldsymbol{q}} + \boldsymbol{\Gamma}_2^{\mathrm{T}}(\Delta\boldsymbol{q})\boldsymbol{M}(\boldsymbol{q})\dot{\boldsymbol{q}} + \sum_{i=1}^{n}\int_0^{\Delta q_i}\boldsymbol{\Gamma}_2(x)(K_{\mathrm{D}i}+D_i)\,\mathrm{d}x\Big] +$$

$$\frac{1}{2}(\boldsymbol{z}+\Delta\boldsymbol{q})^{\mathrm{T}}\boldsymbol{K}_{\mathrm{I}}(\boldsymbol{z}+\Delta\boldsymbol{q})$$

$$\geqslant a\|\boldsymbol{\Gamma}(\Delta\boldsymbol{q})\|^2 + \frac{1}{2}(\boldsymbol{z}+\Delta\boldsymbol{q})^{\mathrm{T}}\boldsymbol{K}_{\mathrm{I}}(\boldsymbol{z}+\Delta\boldsymbol{q}) +$$

$$\sum_{i=1}^{n}(\Delta q_i - r_j)^{\mathrm{T}}\{0.5\lambda_{\min}(\alpha_j)(K_{\mathrm{D}i}+D_i) -$$

$$\big[\lambda_{\max}(\beta_j)\lambda_{\max}\|\boldsymbol{M}(\boldsymbol{q})\|\lambda_{\max}(\beta_j)\big](\Delta q_i - r_j)\} > \boldsymbol{0} \tag{6.100}$$

因此，式（6.96）所定义的 Lyapunov 函数是正定的。当 $\begin{bmatrix}\Delta\boldsymbol{q}^{\mathrm{T}} & \dot{\boldsymbol{q}}^{\mathrm{T}} & \boldsymbol{z}^{\mathrm{T}}\end{bmatrix} \to \infty$ 时，$\boldsymbol{V} \to \infty$。

式（6.96）沿闭环系统式（6.91）对时间求导得

$$\dot{\boldsymbol{V}} = \frac{1}{2}\dot{\boldsymbol{q}}^{\mathrm{T}}\dot{\boldsymbol{M}}(\boldsymbol{q})\dot{\boldsymbol{q}} + \dot{\boldsymbol{q}}^{\mathrm{T}}\boldsymbol{M}(\boldsymbol{q})\ddot{\boldsymbol{q}} - \big[\dot{\boldsymbol{\Gamma}}_2(\Delta\boldsymbol{q})\Delta\dot{\boldsymbol{q}}\big]^{\mathrm{T}}\boldsymbol{M}(\boldsymbol{q})\dot{\boldsymbol{q}} - \boldsymbol{\Gamma}_2^{\mathrm{T}}(\Delta\boldsymbol{q})\dot{\boldsymbol{M}}(\boldsymbol{q})\dot{\boldsymbol{q}} -$$

$$\boldsymbol{\Gamma}_2^{\mathrm{T}}(\Delta\boldsymbol{q})\boldsymbol{M}(\boldsymbol{q})\ddot{\boldsymbol{q}} + \dot{\boldsymbol{q}}^{\mathrm{T}}\boldsymbol{g}(\boldsymbol{q}) + \Delta\dot{\boldsymbol{q}}^{\mathrm{T}}\boldsymbol{g}(\boldsymbol{q}_{\mathrm{d}}) + \Delta\dot{\boldsymbol{q}}^{\mathrm{T}}\boldsymbol{K}_{\mathrm{P}}\boldsymbol{\Gamma}_1(\Delta\boldsymbol{q}) +$$

$$\Delta\dot{\boldsymbol{q}}^{\mathrm{T}}(\boldsymbol{K}_{\mathrm{D}}+\boldsymbol{D})\boldsymbol{\Gamma}_2(\Delta\boldsymbol{q}) - \Delta\dot{\boldsymbol{q}}^{\mathrm{T}}\boldsymbol{K}_{\mathrm{I}}\Delta\boldsymbol{q} + (\dot{\boldsymbol{z}}+\Delta\dot{\boldsymbol{q}})^{\mathrm{T}}\boldsymbol{K}_{\mathrm{I}}(\boldsymbol{z}+\Delta\boldsymbol{q}) \tag{6.101}$$

将式（6.91）计算得到的 $\boldsymbol{M}(\boldsymbol{q})\ddot{\boldsymbol{q}}$ 和式（6.90）求导得到的 $\dot{\boldsymbol{z}}$ 代入式（6.101）得

$$\dot{\boldsymbol{V}} = -\dot{\boldsymbol{q}}^{\mathrm{T}}(\boldsymbol{D}+\boldsymbol{K}_{\mathrm{D}})\dot{\boldsymbol{q}} - \big[\dot{\boldsymbol{\Gamma}}_2(\Delta\boldsymbol{q})\Delta\dot{\boldsymbol{q}}\big]^{\mathrm{T}}\boldsymbol{M}(\boldsymbol{q})\dot{\boldsymbol{q}} - \boldsymbol{\Gamma}_2^{\mathrm{T}}(\Delta\boldsymbol{q})\boldsymbol{C}(\boldsymbol{q},\dot{\boldsymbol{q}})\dot{\boldsymbol{q}} -$$

$$\boldsymbol{\Gamma}_2^{\mathrm{T}}(\Delta\boldsymbol{q})\big[\boldsymbol{g}(\boldsymbol{q}_{\mathrm{d}}) - \boldsymbol{g}(\boldsymbol{q}) + \boldsymbol{K}_{\mathrm{P}}\boldsymbol{\Gamma}_1(\Delta\boldsymbol{q}) - \boldsymbol{K}_{\mathrm{I}}\Delta\boldsymbol{q}\big] \tag{6.102}$$

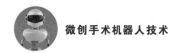

将式(6.87)和式(6.88)代入式(6.102)得

$$\dot{V} \leqslant -\dot{q}^{\mathrm{T}} [K_{\mathrm{D}} + D - \lambda_{\max}(\beta_j)\lambda_{\max} \| M(q) \| I - \sqrt{n} FC_M I] \dot{q} - a \| \Gamma_2(\Delta q) \|^2 \tag{6.103}$$

由式(6.94)和式(6.95)及 a 是正数,可推得 $\dot{V} \leqslant 0$。并且,由 $\dot{V} = 0$ 可以推出 $\Delta q = 0$ 和 $\dot{q} = 0$,根据 LaSalle 不变原理,可得 $(\Delta q = 0, \dot{q} = 0)$ 为全局渐近平衡位置。

2. 线性 PD 加非线性 PI 控制(NPPDNI)稳定性分析

状态反馈 NPPDNI 控制器的控制律表示为

$$\tau = K_{\mathrm{P}} \Gamma_1(\Delta q) + K_{\mathrm{D}} \Delta \dot{q} + \int_0^t \{ K_{\mathrm{IP}} \Gamma_2 [\Delta q(\sigma)] + K_{\mathrm{ID}} \Delta \dot{q}(\sigma) \} \mathrm{d}\sigma \tag{6.104}$$

式中,K_{P}、K_{D} 和 K_{IP} 分别为恒定对角正定比例、微分和积分增益矩阵;K_{ID} 和 Δq 分别为对角正定积分增益矩阵和关节误差。

引入如下矢量:

$$z(t) = \Delta q + \int_0^t \Gamma_2 [\Delta q(\sigma)] \mathrm{d}\sigma - K_{\mathrm{IP}}^{-1} [g(q_{\mathrm{d}}) - K_{\mathrm{ID}} \Delta q(0)] \tag{6.105}$$

式中,$g(q_{\mathrm{d}})$ 为期望重力矩矢量。

将式(6.104)和式(6.105)代入式(6.77)可得闭环系统的方程为

$$M(q)\ddot{q} + C(q, \dot{q})\dot{q} + D\dot{q} + g(q) - g(q_{\mathrm{d}}) -$$
$$K_{\mathrm{P}} \Gamma_1(\Delta q) - (K_{\mathrm{ID}} - K_{\mathrm{IP}}) \Delta q - K_{\mathrm{IP}} z - K_{\mathrm{D}} \Delta \dot{q} = 0 \tag{6.106}$$

其唯一的平衡点为 $[\Delta q^{\mathrm{T}} \ \dot{q}^{\mathrm{T}} \ z^{\mathrm{T}}]^{\mathrm{T}} = 0 \in \mathbf{R}^{3n}$。

对式(6.77)所定义的非线性机器人系统,采用式(6.104)所定义状态反馈 NPPDNI 控制器,适当选择比例、微分和积分增益且满足不等式(6.107)~(6.110)时,闭环系统的稳态误差是全局渐进稳定的,即 $\lim\limits_{t \to \infty} \Delta q = 0$。

$$\lambda_{\min}(\alpha_j)(K_{\mathrm{D}} + D) \geqslant 2\lambda_{\max}(\beta_j)\lambda_{\max} \| M(q) \| \lambda_{\max}(\beta_j) I \tag{6.107}$$

$$U(q) - U(q_{\mathrm{d}}) + \Delta q^{\mathrm{T}} g(q_{\mathrm{d}}) + \frac{1}{2} \Delta q^{\mathrm{T}} (K_{\mathrm{P}} \eta + K_{\mathrm{ID}} - K_{\mathrm{IP}}) \Delta q \geqslant a \| \Delta q \|^2 \tag{6.108}$$

$$\Gamma_2(\Delta q)^{\mathrm{T}} [g(q_{\mathrm{d}}) - g(q) + K_{\mathrm{P}} \Gamma_1(\Delta q) + (K_{\mathrm{ID}} - K_{\mathrm{IP}}) \Delta q] \geqslant a \| \Gamma_2(\Delta q) \|^2 \tag{6.109}$$

$$K_{\mathrm{D}} + D \geqslant \lambda_{\max}(\beta_j)\lambda_{\max} \| M(q) \| I + \sqrt{n} FC_M I \tag{6.110}$$

式中,a、η 分别为任意小正常数和斜率,且满足 $0 < \eta_i \leqslant \Gamma_1(\Delta q_i)/\Delta q_i$;$\lambda_{\min}(\alpha_j)$ 和 $\lambda_{\max}(\beta_j)$ 分别为饱和函数 $\Gamma_2(\Delta q)$ 最小和最大斜率。

Lyapunov 方程如下所示:

$$V = \frac{1}{2} \dot{q}^{\mathrm{T}} M(q) \dot{q} - \Gamma_2(\Delta q)^{\mathrm{T}} M(q) \dot{q} + U(q) - U(q_{\mathrm{d}}) + \Delta q^{\mathrm{T}} g(q_{\mathrm{d}}) + \frac{1}{2} z^{\mathrm{T}} K_{\mathrm{IP}} z +$$

$$\frac{1}{2}\Delta \boldsymbol{q}^{\mathrm{T}}(\boldsymbol{K}_{\mathrm{ID}}-\boldsymbol{K}_{\mathrm{IP}})\Delta \boldsymbol{q}+\sum_{i=1}^{n}\int_{0}^{\Delta q_{i}}\boldsymbol{\Gamma}_{1}(x)\,K_{Pi}\mathrm{d}x+\sum_{i=1}^{n}\int_{0}^{\Delta q_{i}}\boldsymbol{\Gamma}_{2}(x)(K_{Di}+D_{i})\,\mathrm{d}x$$

$$\tag{6.111}$$

式中，K_{Pi}、K_{Di}、D_{i} 分别为 $\boldsymbol{K}_{\mathrm{P}}$、$\boldsymbol{K}_{\mathrm{D}}$、$\boldsymbol{D}$ 的对角元素。

Lyapunov 方程是正定的，根据式(6.85)得

$$\sum_{i=1}^{n}\int_{0}^{\Delta q_{i}}\boldsymbol{\Gamma}_{2}(x)(K_{Di}+D_{i})\,\mathrm{d}x\geqslant \sum_{i=1}^{n}0.5\alpha_{j}\,(\Delta q_{i}-r_{j})^{2}(K_{Di}+D_{i})$$

$$\tag{6.112}$$

根据式(6.86)和式(6.112)得

$$\frac{1}{4}\dot{\boldsymbol{q}}^{\mathrm{T}}\boldsymbol{M}(\boldsymbol{q})\dot{\boldsymbol{q}}-\boldsymbol{\Gamma}_{2}^{\mathrm{T}}(\Delta \boldsymbol{q})\boldsymbol{M}(\boldsymbol{q})\dot{\boldsymbol{q}}+\sum_{i=1}^{n}\int_{0}^{\Delta q_{i}}\boldsymbol{\Gamma}_{2}(x)(K_{Di}+D_{i})\,\mathrm{d}x$$

$$=\frac{1}{4}\left[\dot{\boldsymbol{q}}-2\boldsymbol{\Gamma}_{2}(\Delta \boldsymbol{q})\right]^{\mathrm{T}}\boldsymbol{M}(\boldsymbol{q})\left[\dot{\boldsymbol{q}}-2\boldsymbol{\Gamma}_{2}^{\mathrm{T}}(\Delta \boldsymbol{q})\right]-$$

$$\boldsymbol{\Gamma}_{2}^{\mathrm{T}}(\Delta \boldsymbol{q})\boldsymbol{M}(\boldsymbol{q})\,\boldsymbol{\Gamma}_{2}(\Delta \boldsymbol{q})+\sum_{i=1}^{n}\int_{0}^{\Delta q_{i}}\boldsymbol{\Gamma}_{2}(x)(K_{Di}+D_{i})\,\mathrm{d}x$$

$$\geqslant \sum_{i=1}^{n}(\Delta q_{i}-r_{j})^{\mathrm{T}}[0.5\lambda_{\min}(\alpha_{j})(K_{Di}+D_{i})-$$

$$\lambda_{\max}(\beta_{j})\lambda_{\max}\parallel \boldsymbol{M}(\boldsymbol{q})\parallel \lambda_{\max}(\beta_{j})](\Delta q_{i}-r_{j})\tag{6.113}$$

将式(6.113)和式(6.96)代入式(6.111)，对于任意的 $[\Delta \boldsymbol{q}^{\mathrm{T}}\ \dot{\boldsymbol{q}}^{\mathrm{T}}\ \boldsymbol{z}^{\mathrm{T}}]^{\mathrm{T}}\neq \boldsymbol{0}$，可得

$$\boldsymbol{V}\geqslant \sum_{i=1}^{n}(\Delta q_{i}-r_{j})^{\mathrm{T}}\{0.5\lambda_{\min}(\alpha_{i})(K_{Di}+D_{i})-$$

$$[\lambda_{\max}(\beta_{j})\lambda_{\max}\parallel \boldsymbol{M}(\boldsymbol{q})\parallel \lambda_{\max}(\beta_{j})](\Delta q_{i}-r_{j})\}+$$

$$\frac{1}{4}\dot{\boldsymbol{q}}^{\mathrm{T}}\boldsymbol{M}(\boldsymbol{q})\dot{\boldsymbol{q}}+\frac{1}{2}\boldsymbol{z}^{\mathrm{T}}\boldsymbol{K}_{\mathrm{IP}}\boldsymbol{z}+[\boldsymbol{U}(\boldsymbol{q})-\boldsymbol{U}(\boldsymbol{q}_{\mathrm{d}})+\Delta \boldsymbol{q}^{\mathrm{T}}\boldsymbol{g}(\boldsymbol{q}_{\mathrm{d}})+$$

$$\frac{1}{2}\Delta \boldsymbol{q}^{\mathrm{T}}(\boldsymbol{K}_{\mathrm{P}}\boldsymbol{\eta}+\boldsymbol{K}_{\mathrm{P}}-\boldsymbol{K}_{\mathrm{I}})\Delta \boldsymbol{q}]$$

$$\geqslant \sum_{i=1}^{n}(\Delta q_{i}-r_{j})^{\mathrm{T}}\{0.5\lambda_{\min}(\alpha_{j})(K_{Di}+D_{i})-$$

$$[\lambda_{\max}(\beta_{j})\lambda_{\max}\parallel \boldsymbol{M}(\boldsymbol{q})\parallel \lambda_{\max}(\beta_{j})](\Delta q_{i}-r_{j})\}+$$

$$\frac{1}{4}\dot{\boldsymbol{q}}^{\mathrm{T}}\boldsymbol{M}(\boldsymbol{q})\dot{\boldsymbol{q}}+\frac{1}{2}\boldsymbol{z}^{\mathrm{T}}\boldsymbol{K}_{\mathrm{IP}}\boldsymbol{z}+a\parallel \boldsymbol{\Gamma}_{2}(\Delta \boldsymbol{q})\parallel^{2}>\boldsymbol{0}\tag{6.114}$$

当 $[\Delta \boldsymbol{q}^{\mathrm{T}}\ \dot{\boldsymbol{q}}^{\mathrm{T}}\ \boldsymbol{z}^{\mathrm{T}}]^{\mathrm{T}}\rightarrow \infty$ 时，$\boldsymbol{V}\rightarrow \infty$。

式(6.111)沿闭环系式(6.106)对时间求导可得

$$\dot{\boldsymbol{V}}=\frac{1}{2}\dot{\boldsymbol{q}}^{\mathrm{T}}\dot{\boldsymbol{M}}(\boldsymbol{q})\dot{\boldsymbol{q}}+\dot{\boldsymbol{q}}^{\mathrm{T}}\boldsymbol{M}(\boldsymbol{q})\ddot{\boldsymbol{q}}-[\dot{\boldsymbol{\Gamma}}_{2}(\Delta \boldsymbol{q})\,\Delta \dot{\boldsymbol{q}}]^{\mathrm{T}}\boldsymbol{M}(\boldsymbol{q})\dot{\boldsymbol{q}}-\boldsymbol{\Gamma}_{2}^{\mathrm{T}}(\Delta \boldsymbol{q})\dot{\boldsymbol{M}}(\boldsymbol{q})\dot{\boldsymbol{q}}-$$

$$\boldsymbol{\Gamma}_{2}^{\mathrm{T}}(\Delta \boldsymbol{q})\boldsymbol{M}(\boldsymbol{q})\ddot{\boldsymbol{q}}+\dot{\boldsymbol{q}}^{\mathrm{T}}\boldsymbol{g}(\boldsymbol{q})-\Delta \dot{\boldsymbol{q}}^{\mathrm{T}}\boldsymbol{g}(\boldsymbol{q}_{\mathrm{d}})+\dot{\boldsymbol{q}}^{\mathrm{T}}(\boldsymbol{K}_{\mathrm{ID}}-\boldsymbol{K}_{\mathrm{IP}})\Delta \boldsymbol{q}+$$

$$\Delta\dot{q}^{\mathrm{T}}\,K_{\mathrm{IP}}\boldsymbol{\Gamma}_1(\Delta q)+\Delta\dot{q}^{\mathrm{T}}(K_{\mathrm{ID}}+D)\boldsymbol{\Gamma}_2(\Delta q)+\dot{z}^{\mathrm{T}}K_{\mathrm{IP}}z \tag{6.115}$$

将根据式(6.106)计算得到的 $M(q)\ddot{q}$ 和对式(6.105)求导得到的 $\dot{z}$ 代入式(6.115)可得

$$\dot{V}=-\dot{q}^{\mathrm{T}}(D+K_{\mathrm{D}})\,\dot{q}-[\dot{\boldsymbol{\Gamma}}_2(\Delta q)\,\Delta\dot{q}]^{\mathrm{T}}M(q)\dot{q}-\boldsymbol{\Gamma}_2^{\mathrm{T}}(\Delta q)C(q,\dot{q})\dot{q}-$$
$$\boldsymbol{\Gamma}_2^{\mathrm{T}}(\Delta q)\,[g(q_{\mathrm{d}})-g(q)+K_{\mathrm{P}}\boldsymbol{\Gamma}_1(\Delta q)+(K_{\mathrm{ID}}-K_{\mathrm{IP}})\Delta q] \tag{6.116}$$

将式(6.87)和式(6.88)代入式(6.116)可得

$$\dot{V}\leqslant-\dot{q}^{\mathrm{T}}\big[K_{\mathrm{D}}+D-\lambda_{\max}(\beta_j)\lambda_{\max}\parallel M(q)\parallel I-\sqrt{n}FC_M I\big]\dot{q}-a\parallel\boldsymbol{\Gamma}_2(\Delta q)\parallel^2 I \tag{6.117}$$

由式(6.109)和式(6.110)及 a 是正数,可推得 $\dot{V}\leqslant0$。并且,由 $\dot{V}=0$ 可以推出 $\Delta q=0$ 和 $\dot{q}=0$,则根据 LaSalle 不变原理,可推得 $(\Delta q=0,\dot{q}=0)$ 为全局渐近平衡位置。

6.4.3　非线性PID参数整定方法

PID控制是目前工程上应用较广的一种控制方法。在PID应用领域中,比较关键的问题是PID参数整定问题。采用基于遗传算法的多目标优化对非线性PID参数进行整定,可保证优化后期望轨迹和实际轨迹相比误差较小,并使控制器期望输出力矩和实际输出力矩相比误差较小,避免了力矩输出波动性过大导致机械臂震颤。非线性PID参数整定的优化目标函数如式(6.118)所示。由于第三个关节为平移关节,质量小,因此可仅关注前两个旋转关节,将第三个关节设置成最极限情况,即第二旋转关节输出力矩最大的情况。

$$f_1=\sum_{i=1}^{2}\int_0^T|e_i(t)|\,\mathrm{d}t,\quad f_2=\sum_{i=1}^{2}\int_0^T|\Delta u_i(t)|\,\mathrm{d}t \tag{6.118}$$

为客观地评价所提出新型饱和函数在非线性PID控制中的作用,分别对普通PID、含有常用饱和函数和含有新型饱和函数非线性PID进行整定,从整定结果中先进行整体优化结果对比,即对两种不同饱和函数对控制性能的影响进行对比,最后选择折中点进行对比,乌托邦解、帕累托解、折中解、帕累托解前沿和可行解定义如图6.18所示,折中点即为优化点到乌托邦点最小距离的点,通过折中点的对比进一步验证前述内容,同时比较该控制律下哪种饱和函数对控制效果更好。轨迹定义采用五次多项式,如式(6.119)所示。在 $t=2$ s 时, $\theta_{\mathrm{d}1}=1$ rad, $\theta_{\mathrm{d}2}=2$ rad, $\omega_{\mathrm{d}1}=\omega_{\mathrm{d}2}=0$ rad/s。在 $t=4$ s 时, $\theta_{\mathrm{d}1}=0.5$ rad, $\theta_{\mathrm{d}2}=4$ rad, $\omega_{\mathrm{d}1}=\omega_{\mathrm{d}2}=0$ rad/s。

$$\theta_{\mathrm{d}j}(t)=a_0+a_1t+a_2t^2+a_3t^3+a_4t^4+a_5t^5\quad(j=1,2) \tag{6.119}$$

式中, $\theta_{\mathrm{d}j}$ 为期望位置。

根据本书中广义饱和函数定义,得到式(6.120)饱和函数所对应的广义饱和函数如式(6.121)所示。饱和函数 $\boldsymbol{\Gamma}_2(x)$ 定义如式(6.120)所示, $\boldsymbol{\Gamma}_1(x)$ 定义如

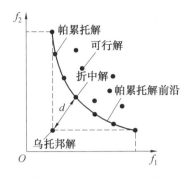

图 6.18　乌托邦解、帕累托解、折中解、帕累托解前沿和可行解定义

式(6.121)所示。为了对比所提出广义饱和函数的优越性,每个控制律整定进行两次,第一次 $\boldsymbol{\Gamma}_1(x)$ 定义如式(6.120)所示,第二次 $\boldsymbol{\Gamma}_1(x)$ 定义如式(6.121)所示。下面对两种非线性 PID 控制律进行参数整定。

$$y_1(x) = k_1 \tanh x, \quad y_2(x) = \begin{cases} k_2 & (x \geqslant a_1) \\ k_2 x & (-a_1 < x < a_1), \\ -k_2 & (x \leqslant -a_1) \end{cases}$$

$$y_3(x) = \begin{cases} 1 - \mathrm{e}^{-\frac{|x|}{\varepsilon}} & (x \geqslant 0) \\ -1 + \mathrm{e}^{-\frac{|x|}{\varepsilon}} & (x < 0) \end{cases}, \quad y_4(x) = \begin{cases} k_4 & (x \geqslant 0.5\pi) \\ k_4 \sin x & (-0.5\pi < x < 0.5\pi) \\ -k_4 & (x \leqslant -0.5\pi) \end{cases}$$

$$(6.120)$$

$$y_{11}(x) = k_1 \tanh[x + \mathrm{sgn}(x)\delta_1],$$

$$y_{22}(x) = \begin{cases} k_2 & (x \geqslant a_1) \\ k_2[x + \mathrm{sgn}(x)\delta_2] & (-a_1 < x < a_1), \\ -k_2 & (x \leqslant -a_1) \end{cases}$$

$$y_{33}(x) = \begin{cases} 1 - \mathrm{e}^{-\frac{|x + \mathrm{sgn}(x)\delta_4|}{\varepsilon}} & (x \geqslant 0) \\ -1 + \mathrm{e}^{-\frac{|x + \mathrm{sgn}(x)\delta_4|}{\varepsilon}} & (x < 0) \end{cases},$$

$$y_{44}(x) = \begin{cases} k_4 & (x \geqslant 0.5\pi) \\ k_4 \sin[x + \mathrm{sgn}(x)\delta_3] & (-0.5\pi < x < 0.5\pi) \quad (6.121) \\ -k_4 & (x \leqslant -0.5\pi) \end{cases}$$

1. 线性 D 加非线性 PI 控制参数整定(NPDNI)

该控制律参数整定采用式(6.118)定义的优化目标函数,轨迹曲线由式(6.119)定义,约束条件分为两部分:一部分为保证该控制律全局渐进稳定的条件如式(6.92)～(6.95)所示,另一部分为电机输出额定转矩分别为 0.05 N·m 和 0.18 N·m,因此约束条件为两个输出力矩要小于这两个值。采用多目标遗传算法对包含式(6.120)定义的 $\boldsymbol{\Gamma}_1(x)$ 饱和函数(后文称一次 $\boldsymbol{\Gamma}_1(x)$)的非线性 PID

控制律和式(6.121) 定义的 $\boldsymbol{\Gamma}_1(x)$ 饱和函数(后文称二次 $\boldsymbol{\Gamma}_1(x)$)的非线性 PID 控制律进行整定,得到的八组帕累托解如图 6.19 所示。分别对比图 6.19(a) 和 (b)、(c) 和(d)、(e) 和(f)、(g) 和(h) 可得:与含有一次 $\boldsymbol{\Gamma}_1(x)$ 的 NPDNI 控制律相比,含有二次 $\boldsymbol{\Gamma}_1(x)$ 的 NPDNI 控制律的跟踪精度和控制器输出精度均得到提高。采用 NSGA－Ⅱ 优化后的乌托邦点见表6.12,从表中对比可以得到,含有二次 $\boldsymbol{\Gamma}_1(x)$ 的 NPDNI 控制律效果好于含有一次 $\boldsymbol{\Gamma}_1(x)$ 的 NPDNI 控制律,除了定义第二种饱和函数外,其余三种前者控制器期望输出力矩与实际输出力矩差值要小于后者;尤其在轨迹跟踪精度方面,相比于后者,前者轨迹跟踪精度提高了近一个数量级。由于后续研究控制律的鲁棒性需要,分别对比四组优化后的折中点,见表 6.13,考虑到在实际应用中,轨迹跟踪比较重要,因此将选择跟踪精度高的一组研究其鲁棒性,通过对比选择第一组进行后面的鲁棒性研究。

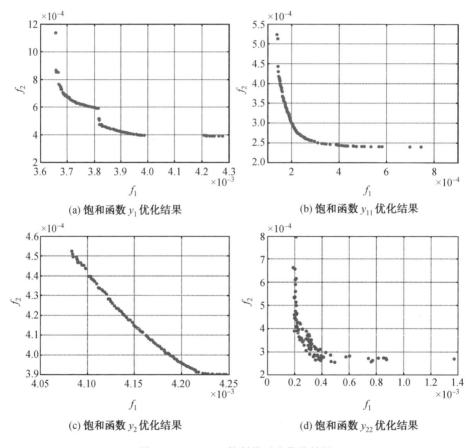

(a) 饱和函数 y_1 优化结果

(b) 饱和函数 y_{11} 优化结果

(c) 饱和函数 y_2 优化结果

(d) 饱和函数 y_{22} 优化结果

图 6.19　NPDNI 控制律对应优化结果

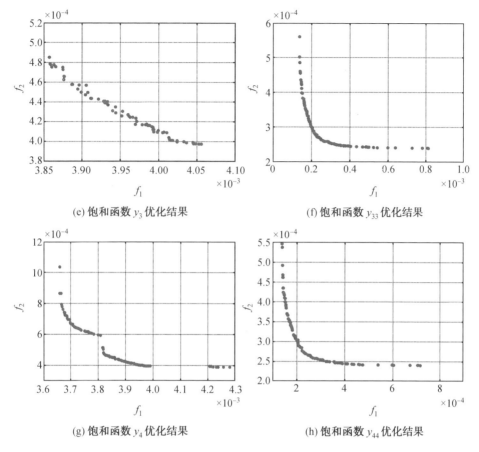

(e) 饱和函数 y_3 优化结果　　　　　　　(f) 饱和函数 y_{33} 优化结果

(g) 饱和函数 y_4 优化结果　　　　　　　(h) 饱和函数 y_{44} 优化结果

续图 6.19

表 6.12　含有一次 $\Gamma_1(x)$ 或含有二次 $\Gamma_1(x)$ 的 NPDNI 控制律优化后乌托邦点

饱和函数	y_1	y_{11}	y_2	y_{22}	y_3	y_{33}	y_4	y_{44}
f_{1min}	3.66×10^{-3}	1.38×10^{-4}	4.80×10^{-3}	1.89×10^{-4}	3.86×10^{-3}	1.38×10^{-4}	3.66×10^{-4}	1.43×10^{-4}
f_{2min}	3.9×10^{-4}	2.40×10^{-4}	3.90×10^{-4}	6.63×10^{-4}	3.97×10^{-4}	2.39×10^{-4}	3.9×10^{-4}	2.4×10^{-4}

表 6.13　含有一次 $\Gamma_1(x)$ 或含有二次 $\Gamma_1(x)$ 的 NPDNI 控制律优化后折中点

饱和函数	y_1	y_{11}	y_2	y_{22}	y_3	y_{33}	y_4	y_{44}
f_1	3.82×10^{-3}	2.05×10^{-4}	4.11×10^{-3}	2.85×10^{-4}	3.90×10^{-3}	2.07×10^{-4}	3.82×10^{-3}	2.08×10^{-4}
f_2	4.73×10^{-4}	2.95×10^{-4}	4.34×10^{-4}	3.05×10^{-4}	4.53×10^{-4}	2.89×10^{-4}	4.75×10^{-4}	2.89×10^{-4}

2. 线性 PD 加非线性 PI 控制参数整定(NPPDNI)

该控制律参数整定采用优化目标函数如式(6.118)定义,轨迹曲线如式(6.119)定义,约束条件分为两部分:一部分为保证该控制律全局渐进稳定的条件如式(6.107)~(6.110)所示,另一部分为电机额定转矩分别为 0.05 N·m 和 0.18 N·m,约束条件为两个旋转关节输出力矩要小于这两个值。采用多目标遗传算法分别对含有一次 $\boldsymbol{\varGamma}_1(x)$ 和含有二次 $\boldsymbol{\varGamma}_1(x)$ 的非线性 PID 控制律进行整定,得到八组帕累托解如图 6.20 所示。分别对比图 6.20(a) 和(b)、(c) 和(d)、(e) 和(f)、(g) 和(h)可得:与含有一次 $\boldsymbol{\varGamma}_1(x)$ 的 NPPDNI 控制律相比,含有二次 $\boldsymbol{\varGamma}_1(x)$ 的 NPPDNI 控制律的跟踪精度和控制器输出精度均得到提高。采用 NSGA－Ⅱ 优化后的乌托邦点见表 6.14,从表中对比可以得到,含有二次 $\boldsymbol{\varGamma}_1(x)$ 的 NPPDNI 控制律效果好于含有一次 $\boldsymbol{\varGamma}_1(x)$ 的 NPPDNI 控制律。除了定义第二种非线性饱

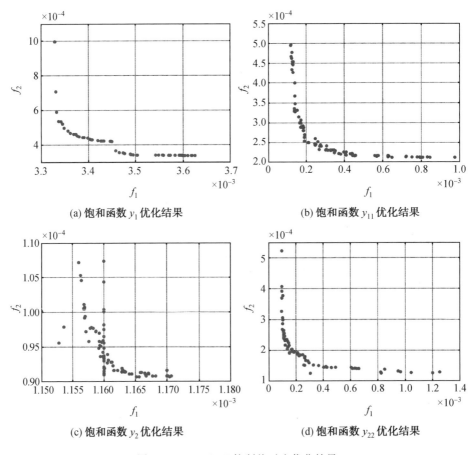

(a) 饱和函数 y_1 优化结果

(b) 饱和函数 y_{11} 优化结果

(c) 饱和函数 y_2 优化结果

(d) 饱和函数 y_{22} 优化结果

图 6.20　NPPDNI 控制律对应优化结果

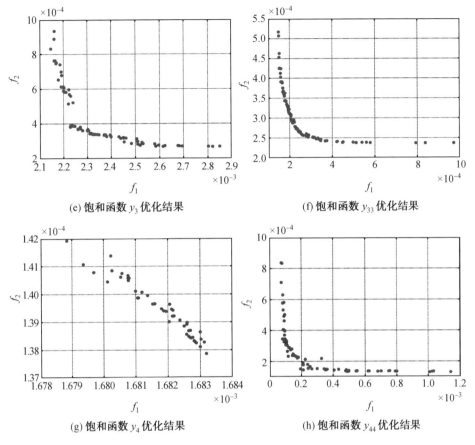

(e) 饱和函数 y_3 优化结果　　　　　　　(f) 饱和函数 y_{33} 优化结果

(g) 饱和函数 y_4 优化结果　　　　　　　(h) 饱和函数 y_{44} 优化结果

续图 6.20

和函数外,其余三种前者控制器期望输出力矩与实际输出力矩差值要小于后者;
尤其在轨迹跟踪精度方面,相比于后者,前者轨迹跟踪精度提高了近一个数量
级。由于后续研究控制律的鲁棒性需要,分别对比四组优化后的折中点,见表
6.15,考虑到实际应用中,轨迹跟踪比较重要,因此将选择跟踪精度高的一组研
究其鲁棒性,通过对比选择第四组进行鲁棒性研究。

表 6.14　含有一次 $\Gamma_1(x)$ 或含有二次 $\Gamma_1(x)$ 的 NPPDNI 优化后的乌托邦点

饱和 函数	y_1	y_{11}	y_2	y_{22}	y_3	y_{33}	y_4	y_{44}
$f_{1\min}$	3.33×10^{-3}	1.20×10^{-4}	1.15×10^{-3}	1.02×10^{-4}	2.28×10^{-3}	1.48×10^{-4}	1.68×10^{-3}	1.02×10^{-4}
$f_{2\min}$	3.38×10^{-4}	2.12×10^{-4}	9.24×10^{-5}	1.25×10^{-4}	3.59×10^{-4}	2.36×10^{-4}	1.38×10^{-4}	1.29×10^{-4}

表 6.15　含有一次 $\boldsymbol{\Gamma}_1(x)$ 或含有二次 $\boldsymbol{\Gamma}_1(x)$ 的 NPPDNI 控制律优化后的折中点

饱和函数	y_1	y_{11}	y_2	y_{22}	y_3	y_{33}	y_4	y_{44}
f_1	3.41×10^{-3}	1.91×10^{-4}	1.15×10^{-3}	1.53×10^{-4}	2.28×10^{-3}	2.09×10^{-4}	1.68×10^{-3}	1.16×10^{-4}
f_2	4.31×10^{-4}	2.53×10^{-4}	9.6×10^{-5}	1.91×10^{-4}	3.80×10^{-4}	2.92×10^{-4}	1.40×10^{-4}	2.32×10^{-4}

6.4.4　非线性 PID 鲁棒性研究方法

比较传统 PID 控制律,含有一次 $\boldsymbol{\Gamma}_1(x)$ 和含有二次 $\boldsymbol{\Gamma}_1(x)$ 的非线性 PID 控制律的鲁棒性,需分别探究位移误差绝对值时间积分和力矩输出误差绝对值时间积分对模型不确定性、力矩输入干扰和噪声的适应性。仿真框图如图 6.21 所示。下面对两种非线性 PID 控制律鲁棒性展开介绍。

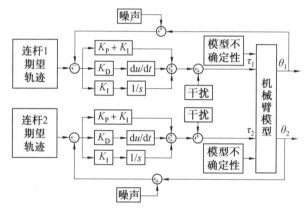

(a) 传统 PID 仿真框图

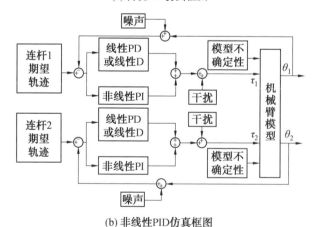

(b) 非线性 PID 仿真框图

图 6.21　传统 PID 与非传统 PID 仿真框图

模型不确定性可设置为连杆 1 和连杆 2 的质量分别或者同时增加 10%、20%、30%、40%、50%。输入力矩干扰可设置为连杆 1 和连杆 2 分别或者同时受到 $5\sin 50t$ N·m、$10\sin 50t$ N·m、$15\sin 50t$ N·m、$20\sin 50t$ N·m 和 $25\sin 50t$ N·m。噪声干扰可设置为连杆 1 和连杆 2 的信噪比分别或者同时为 75 dB、80 dB、85 dB、90 dB 和 95 dB。下面分别介绍传统 PID、含有一次 $\boldsymbol{\Gamma}_1(x)$ 和含有二次 $\boldsymbol{\Gamma}_1(x)$ 的非线性 PID 鲁棒性。

1. 线性 D 加非线性 PI 控制鲁棒性研究(NPDNI)

如图 6.22 所示,轨迹跟踪误差绝对值时间积分(IAE)随着模型质量的增加整体上呈现增加的趋势。含有二次 $\boldsymbol{\Gamma}_1(x)$ 的非线性 PID 轨迹跟踪精度要好于含有一次 $\boldsymbol{\Gamma}_1(x)$ 的非线性 PID 轨迹跟踪精度,含有一次 $\boldsymbol{\Gamma}_1(x)$ 的非线性 PID 轨迹跟踪精度要好于传统 PID 轨迹跟踪精度。连杆 1 和连杆 2 的质量同时增加 50% 时,轨迹跟踪误差绝对值时间积分和力矩输出误差绝对值时间积分如图 6.23 所示,从图中可得,含有二次 $\boldsymbol{\Gamma}_1(x)$ 的非线性 PID 轨迹跟踪精度和力矩输出精度最高,传统的 PID 性能最差。

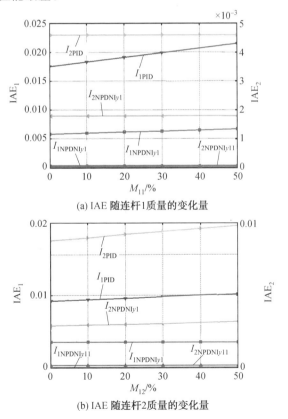

图 6.22　IAE 随模型质量的变化量(彩图见附录)

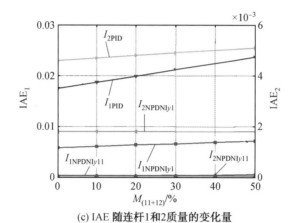

(c) IAE 随连杆1和2质量的变化量

续图 6.22

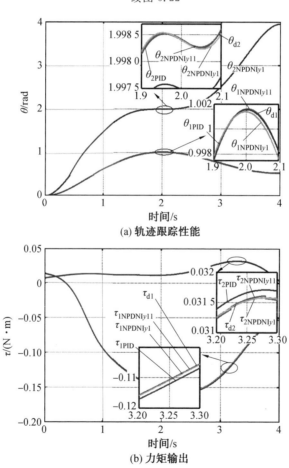

图 6.23　当两个连杆的质量增加 50% 时控制性能分析(彩图见附录)

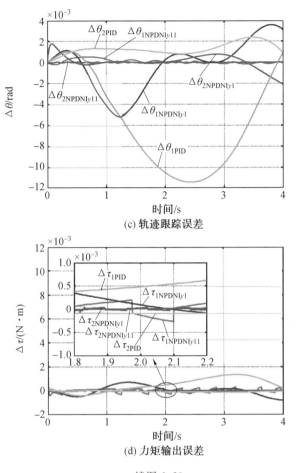

(c) 轨迹跟踪误差

(d) 力矩输出误差

续图 6.23

　　如图 6.24 所示,IAE 随着输出干扰的增加整体上呈现增加的趋势。含有二次 $\boldsymbol{\Gamma}_1(x)$ 的非线性 PID 轨迹跟踪精度要好于含有一次 $\boldsymbol{\Gamma}_1(x)$ 的非线性 PID 轨迹跟踪精度,含有一次 $\boldsymbol{\Gamma}_1(x)$ 的非线性 PID 轨迹跟踪精度要好于传统 PID 轨迹跟踪精度。连杆 1 和连杆 2 所受干扰为 $25\sin 50t$ N·m 时,轨迹跟踪误差绝对值时间积分和力矩输出误差绝对值时间积分如图 6.25 所示,从图中可得,含有二次 $\boldsymbol{\Gamma}_1(x)$ 的非线性 PID 轨迹跟踪精度最高,传统 PID 的轨迹跟踪精度最差,含有一次 $\boldsymbol{\Gamma}_1(x)$ 的非线性 PID 力矩输出精度最差。

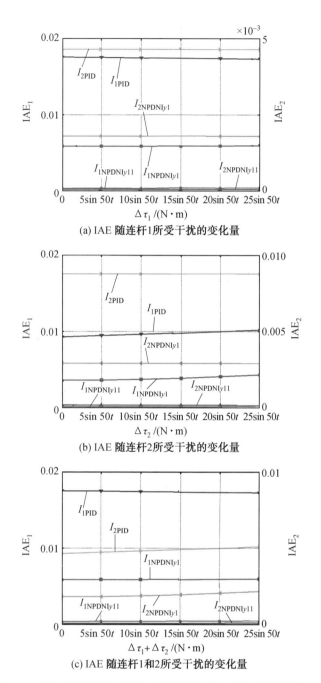

(a) IAE 随连杆1所受干扰的变化量

(b) IAE 随连杆2所受干扰的变化量

(c) IAE 随连杆1和2所受干扰的变化量

图 6.24　IAE 随控制器力矩输出干扰变化的变化量（彩图见附录）

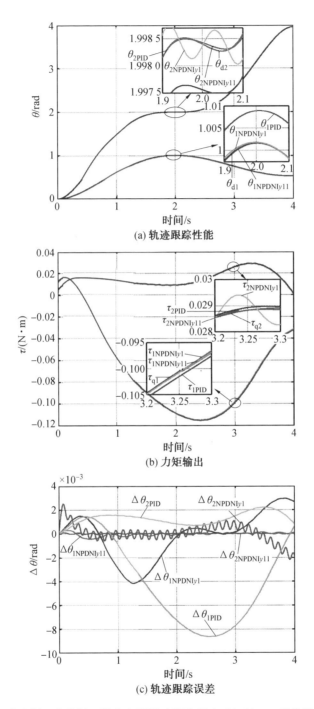

(a) 轨迹跟踪性能

(b) 力矩输出

(c) 轨迹跟踪误差

图 6.25　当连杆 1 和连杆 2 输入力矩同时受到 $25\sin 50t$ N·m 干扰时控制性能分析

（彩图见附录）

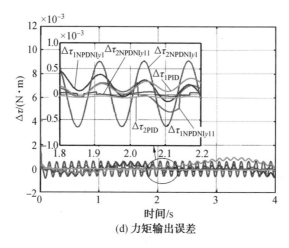

(d) 力矩输出误差

续图 6.25

如图 6.26 所示，IAE 随着信噪比增加，整体上呈现降低的趋势。含有二次 $\boldsymbol{\varGamma}_1(x)$ 的非线性 PID 轨迹跟踪精度要好于含有一次 $\boldsymbol{\varGamma}_1(x)$ 的非线性 PID 轨迹跟踪精度，含有一次 $\boldsymbol{\varGamma}_1(x)$ 的非线性 PID 轨迹跟踪精度要好于传统 PID 轨迹跟踪精度。连杆 1 和连杆 2 的信噪比为 75 dB 时，轨迹跟踪误差绝对值时间积分和力矩输出误差绝对值时间积分如图 6.27 所示，从图中可得，含有二次 $\boldsymbol{\varGamma}_1(x)$ 的非线性 PID 轨迹跟踪精度和力矩输出精度最高，传统 PID 的轨迹跟踪精度和力矩输出精度最差。

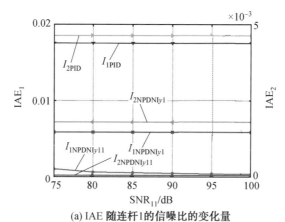

(a) IAE 随连杆1的信噪比的变化量

图 6.26　IAE 随信噪比的变化量（彩图见附录）

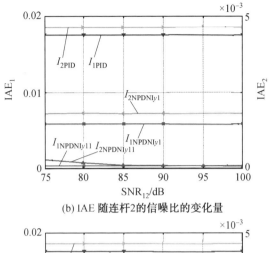

(b) IAE 随连杆2的信噪比的变化量

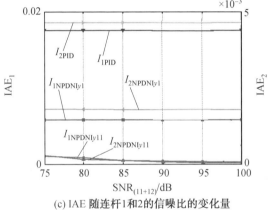

(c) IAE 随连杆1和2的信噪比的变化量

续图 6.26

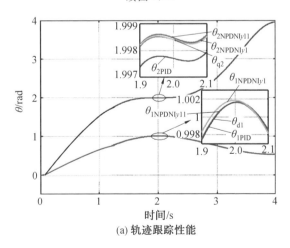

(a) 轨迹跟踪性能

图 6.27　当连杆 1 和连杆 2 的信噪比为 75 dB 时控制性能分析(彩图见附录)

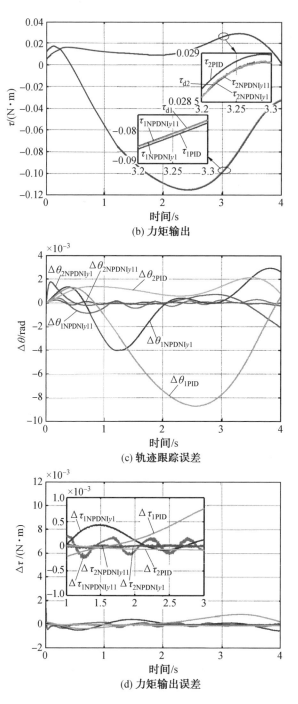

(b) 力矩输出

(c) 轨迹跟踪误差

(d) 力矩输出误差

续图 6.27

2. 线性 PD 加非线性 PI 控制鲁棒性研究（NPPDNI）

如图 6.28 所示，IAE 随着模型质量的增加，整体上呈现增加的趋势。含有二次 $\boldsymbol{\Gamma}_1(x)$ 的非线性 PID 轨迹跟踪精度要好于含有一次 $\boldsymbol{\Gamma}_1(x)$ 的非线性 PID 轨迹跟踪精度，含有一次 $\boldsymbol{\Gamma}_1(x)$ 的非线性 PID 轨迹跟踪精度要好于传统 PID 轨迹跟踪精度。连杆 1 和连杆 2 的质量同时增加 50% 时，轨迹跟踪误差绝对值时间积分和力矩输出误差绝对值时间积分如图 6.29 所示，从图中可得，含有二次 $\boldsymbol{\Gamma}_1(x)$ 的非线性 PID 轨迹跟踪精度和力矩输出精度最高，传统 PID 的性能最差。

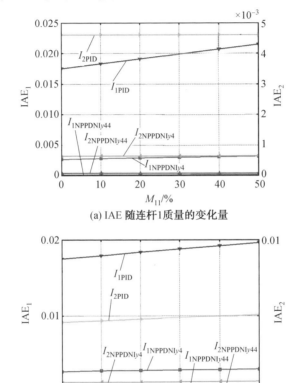

(a) IAE 随连杆 1 质量的变化量

(b) IAE 随连杆 2 质量的变化量

图 6.28　IAE 随模型质量的变化量（彩图见附录）

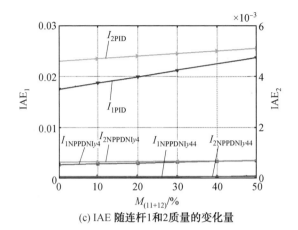

(c) IAE 随连杆1和2质量的变化量

续图 6.28

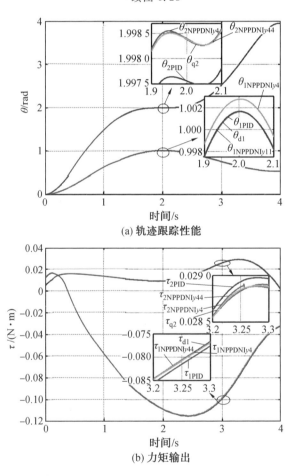

(a) 轨迹跟踪性能

(b) 力矩输出

图 6.29　当两个连杆的质量增加 50％时控制性能分析(彩图见附录)

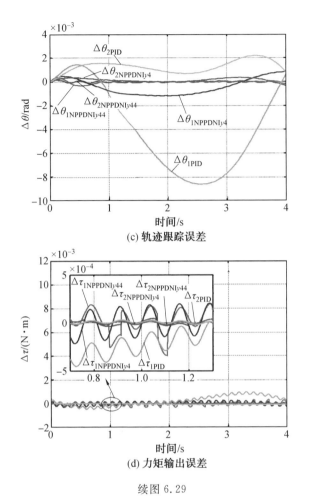

(c) 轨迹跟踪误差

(d) 力矩输出误差

续图 6.29

　　如图 6.30 所示,IAE 随着干扰的增加,整体上呈现增加的趋势。含有二次 $\boldsymbol{\Gamma}_1(x)$ 的非线性 PID 轨迹跟踪精度要好于含有一次 $\boldsymbol{\Gamma}_1(x)$ 的非线性 PID 轨迹跟踪精度,含有一次 $\boldsymbol{\Gamma}_1(x)$ 的非线性 PID 轨迹跟踪精度要好于传统 PID 轨迹跟踪精度。连杆 1 和连杆 2 同时所受干扰为 $25\sin 50t$ N·m 时,轨迹跟踪误差绝对值时间积分和控制误差绝对值时间积分如图 6.31 所示,从图中可得,含有二次 $\boldsymbol{\Gamma}_1(x)$ 的非线性 PID 轨迹跟踪精度最高,含有一次 $\boldsymbol{\Gamma}_1(x)$ 的非线性 PID 力矩输出精度最高,传统 PID 的轨迹跟踪精度和力矩输出精度最差。

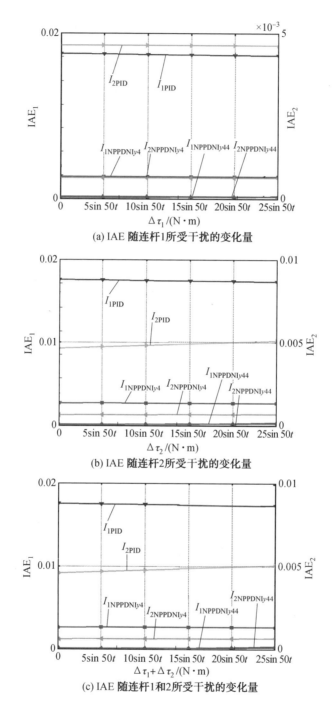

(a) IAE 随连杆1所受干扰的变化量

(b) IAE 随连杆2所受干扰的变化量

(c) IAE 随连杆1和2所受干扰的变化量

图 6.30　IAE 随控制器力矩输出干扰变化的变化量(彩图见附录)

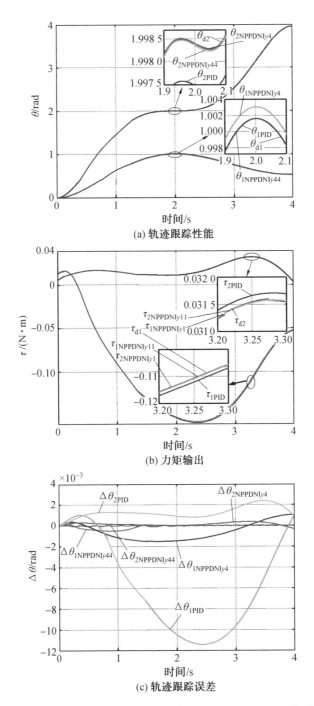

(a) 轨迹跟踪性能

(b) 力矩输出

(c) 轨迹跟踪误差

图 6.31   当连杆 1 和连杆 2 输入力矩同时受到 $25\sin 50t$ N · m 干扰时控制性能分析

（彩图见附录）

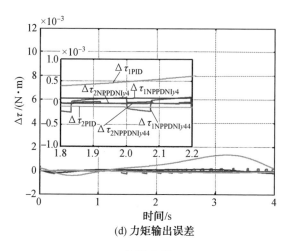

(d) 力矩输出误差

续图 6.31

如图 6.32 所示,IAE 随着信噪比的增加整体上呈现降低的趋势。含有二次 $\boldsymbol{\Gamma}_1(x)$ 的非线性 PID 轨迹跟踪精度要好于含有一次 $\boldsymbol{\Gamma}_1(x)$ 的非线性 PID 轨迹跟踪精度,含有一次 $\boldsymbol{\Gamma}_1(x)$ 的非线性 PID 轨迹跟踪精度要好于传统 PID 轨迹跟踪精度。

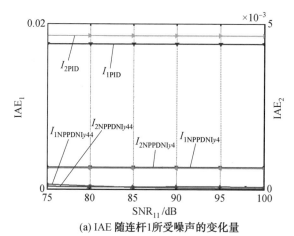

(a) IAE 随连杆 1 所受噪声的变化量

图 6.32　IAE 随信噪比的变化量(彩图见附录)

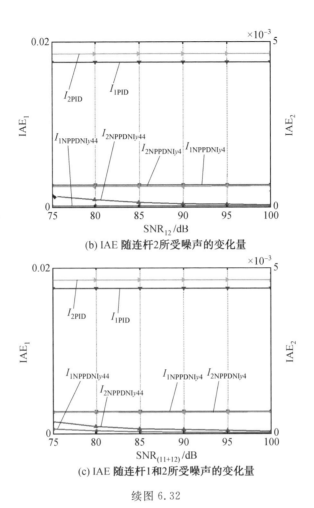

(b) IAE 随连杆2所受噪声的变化量

(c) IAE 随连杆1和2所受噪声的变化量

续图 6.32

连杆 1 和连杆 2 的信噪比为 75 dB 时,轨迹跟踪误差绝对值时间积分和力矩输出误差绝对值时间积分如图 6.33 所示,从图中可得,含有二次 $\boldsymbol{\Gamma}_1(x)$ 的非线性 PID 轨迹跟踪精度和力矩输出精度最高,传统 PID 的轨迹跟踪精度和力矩输出精度最差。

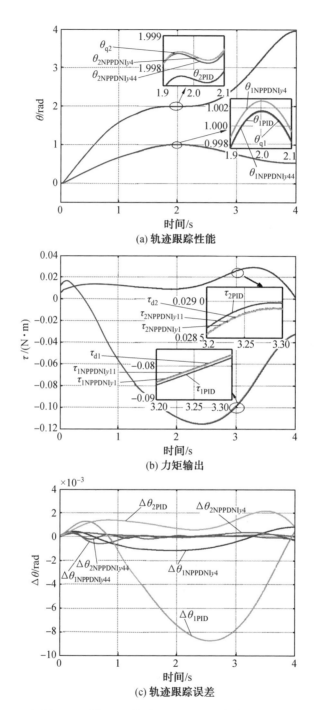

图 6.33　当连杆 1 和连杆 2 的信噪比为 75 dB 时控制性能分析(彩图见附录)

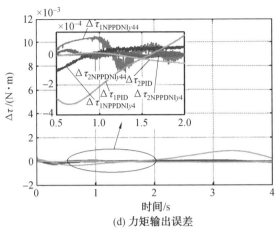

(d) 力矩输出误差

续图 6.33

本章参考文献

[1] HAYATI S, MIRMIRANI M. Improving the absolute positioning accuracy of robot manipulators[J]. Journal of robotic systems, 1985, 2(4): 397-413.

[2] OMODEI A, LEGNANI G, ADAMINI R. Three methodologies for the calibration of industrial manipulators: Experimental results on a SCARA robot[J]. Journal of robotic systems, 2000, 17(6): 291-307.

[3] RENDERS J M, ROSSIGNOL E, BECQUET M, et al. Kinematic calibration and geometrical parameter identification for robots[J]. Robotics & automation IEEE transactions on, 1991, 7(6): 721-732.

[4] GATLA C S, LUMIA R, WOOD J, et al. An automated method to calibrate industrial robots using a virtual closed kinematic chain[J]. IEEE Trans. robotics & automation, 2007, 6(23): 1105-1116.

[5] FOGEL D B. An introduction to simulated evolutionary optimization[J]. IEEE Trans. Neural. Netw., 1994, 5(1): 3-14.

[6] HECHT N R. Theory of the backpropagation neural network[J]. Neural networks, 1992, 1(1): 65-93.

[7] TEEL A R. Global stabilization and restricted tracking for multiple integrators with bounded controls[J]. Systems & control letters, 1992, 18

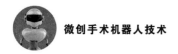
(3):165-171.

[8] MENDOZA M, ZAVALA-RIO A, SANTIBÁEZ V, et al. Spd-si control with simple tuning for the global regulation of robot manipulators with bounded inputs[J]. SPD—SI,2015.

[9] ZAVALA-RIO A, SANTIBSNEZ V. Simple extensions of the PD-with-gravity-compensation control law for robot manipulators with bounded inputs[J]. IEEE transactions on control systems technology, 2006, 14(5): 958-965.

[10] PANDA S. Multi-objective PID controller tuning for a facts-based damping stabilizer using non-dominated sorting genetic algorithm-II[J]. International journal of electrical power & energy systems, 2011, 33(7):1296-1308.

[11] ZAKERDOOST, HASSAN, GHASSEMI. Ship hull-propeller system optimization based on the multi-objective evolutionary algorithm[J]. Proceedings of the institution of mechanical engineers part c journal of mechanical engineering science, 2017,231(1):175-192.

[12] AYALA H, COELHO L. Tuning of PID controller based on a multiobjective genetic algorithm applied to a robotic manipulator[J]. Expert systems with applications, 2012, 39(10):8968-8974.

第 7 章

手术器械力/位控制

手术器械作为微创手术机器人的末端执行工具,其高运动精度和可控夹持力是手术质量的直接保障。本章以绳索—滑轮传动理论为基础,建立手术器械传动模型,并分析绳索—滑轮系统(简称绳轮系统)的传递特性,同时辅以回差补偿,实现微创手术器械精准操作。

7.1　手术器械绳索传动系统模型

绳索传动具有传动效率高、结构简单等优点,在微创手术机器人领域广泛应用。对于微创手术机器人来说,安全性与稳定性是产品的第一要素,而绳索传动会发生迟滞、回隙、死区等非线性行为,这些行为会造成传动系统的张力损失,导致系统性能变差。本节主要介绍绳索传动系统的动力传递特性。

7.1.1　绳索传动系统构型

微创手术机器人手术器械一般有四个自由度:操作杆自转、腕部旋转、两个小爪的旋转,其机械结构如图 7.1 所示。其中,轮 P_0 和 P_5 分别为主动轮和从动轮,轮 P_1、P_2^t、P_2^b、P_3 和 P_4 为导轮,导轮 P_1 和 P_3 固定,其他导轮可转动。

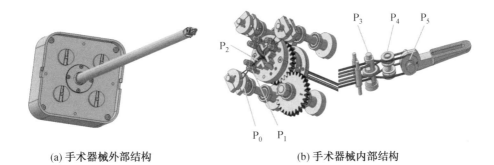

(a) 手术器械外部结构　　　　　　　　　(b) 手术器械内部结构

图 7.1　微创手术器械机械结构

手术器械中钢丝绳有自由段和接触段两部分,图 7.2 所示为微创手术器械绳轮结构的几何尺寸图,绳自由段对手术器械的位置传递特性起主导作用,而绳接触段对手术器械的力传递特性起决定作用。

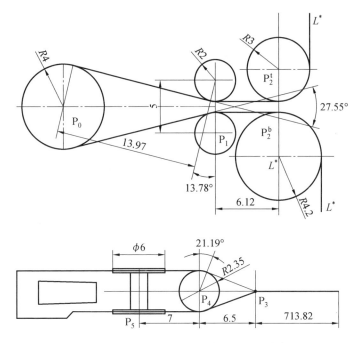

图 7.2　微创手术器械绳轮结构的几何尺寸图(单位为 mm)

7.1.2　单绳轮传动系统的传递特性

由于手术器械绳轮传动的速度相对缓慢,可以将绳轮传动系统传递张力和位移的过程看作是一个准静态过程。绳轮传动系统模型的假设如下:钢丝绳的质量忽略不计;钢丝绳与滑轮之间的作用力是库仑摩擦力;钢丝绳在滑轮上做周向运动,无横向运动;钢丝绳微段单元的变形在其弹性范围内,符合胡克定律。

1.绳轮传动系统中绳的张力和形变量

图 7.3 所示为接触段钢丝绳的受力分析图,其中,r、r_1 和 R 分别为钢丝绳半径、滑轮半径及钢丝绳弯曲半径,T_1 和 T_2 分别为输入端绳上张力和输出端绳上张力,θ_{slip} 和 θ_{wrap} 分别为绳在滑轮上的滑移角和包角。

在角度位置为 θ,长度为 $\mathrm{d}l = R\mathrm{d}\theta$ 处,绳微段单元两侧的切向力分别为 T 和 $T+\mathrm{d}T$,剪切力分别为 Q 和 $Q+\mathrm{d}Q$,绕回转中心的弯矩分别为 M 和 $M+\mathrm{d}M$;该微段单元的底面受法向力 N 和摩擦力 F_u,法向力和摩擦力与角度位置有关,忽略绳微段单元的惯性力,可得绳微段单元的力平衡方程及绕回转中心 o 的弯矩平衡方程为

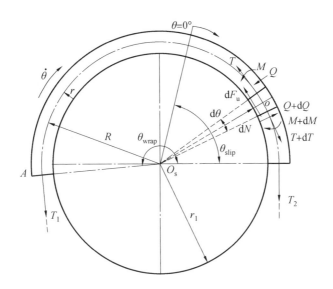

图 7.3　接触段钢丝绳的受力分析图

$$\begin{cases} \sum F_{\tau} = (T + \mathrm{d}T)\cos\dfrac{\mathrm{d}\theta}{2} - T\cos\dfrac{\mathrm{d}\theta}{2} + Q\sin\dfrac{\mathrm{d}\theta}{2} + (Q + \mathrm{d}Q)\sin\dfrac{\mathrm{d}\theta}{2} - \mathrm{d}F_{u} = 0 \\[2mm] \sum F_{n} = (Q + \mathrm{d}Q)\cos\dfrac{\mathrm{d}\theta}{2} - Q\cos\dfrac{\mathrm{d}\theta}{2} - (T + \mathrm{d}T)\sin\dfrac{\mathrm{d}\theta}{2} - T\sin\dfrac{\mathrm{d}\theta}{2} + \mathrm{d}N = 0 \\[2mm] \sum M_{o} = (M + \mathrm{d}M) - M - (Q + \mathrm{d}Q)\dfrac{R\mathrm{d}\theta}{2} - Q\dfrac{R\mathrm{d}\theta}{2} + r\mathrm{d}F_{u} = 0 \end{cases}$$

$$(7.1)$$

由于 $\mathrm{d}\theta$ 为无穷小,则 $\sin\dfrac{\mathrm{d}\theta}{2} \approx \dfrac{\mathrm{d}\theta}{2}$,$\cos\dfrac{\mathrm{d}\theta}{2} \approx 1$,忽略二阶微量,式(7.1)可表示为

$$\begin{cases} \mathrm{d}T + Q\mathrm{d}\theta - \mathrm{d}F_{u} = 0 \\ \mathrm{d}Q - T\mathrm{d}\theta + \mathrm{d}N = 0 \\ \mathrm{d}M - QR\mathrm{d}\theta + r\mathrm{d}F_{u} = 0 \end{cases} \qquad (7.2)$$

钢丝绳与滑轮之间的作用力是库仑摩擦力,式(7.2)可表示为

$$\mathrm{d}F_{u} = \mu\mathrm{d}N \qquad (7.3)$$

式中,μ 为摩擦系数。

手术器械中钢丝绳的弯曲刚度不可忽略,可将钢丝绳视为线弹性材料,则钢丝绳微段处的弯矩为

$$M = \frac{EI}{R} = \frac{E}{R}\frac{\pi r^{4}}{4}, \quad \mathrm{d}M = 0 \qquad (7.4)$$

式中,E 和 I 为钢丝绳的拉伸模量和横截面积;M 为弯矩。

将式(7.3)和式(7.4)代入式(7.2)可得

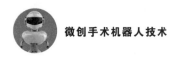

$$dT + (Q - \mu T)d\theta + \mu dQ = 0 \qquad (7.5)$$

$$Q = \frac{r}{r_1}\frac{dT}{d\theta} = \frac{1}{\rho}\frac{dT}{d\theta} \qquad (7.6)$$

式中，ρ 为绳与轮的半径比，$\rho = \dfrac{r_1}{r}$。

将式(7.6)代入式(7.5)可得

$$\mu\frac{d^2T}{d\theta^2} + (1 + \rho)\frac{dT}{d\theta} - \rho\mu T = 0 \qquad (7.7)$$

式(7.7)为二阶线性常微分方程，其通解表达式为

$$T(\theta) = C_1 e^{a\theta} + C_2 e^{b\theta} \qquad (7.8)$$

式中，

$$a = \frac{-1 - \rho + \sqrt{(1 + \rho)^2 + 4\mu^2\rho}}{2\mu} > 0$$

$$b = \frac{-1 - \rho - \sqrt{(1 + \rho)^2 + 4\mu^2\rho}}{2\mu} < 0$$

确定参数 C_1、C_2 需要求解上述微分方程，微分方程的边界条件为

$$\begin{cases} \vartheta \to 0 \\ Q(0) = T_1 \sin\vartheta = 0 \\ T(0) = T_1\cos\vartheta = T_1 \end{cases} \qquad (7.9)$$

式中，$Q(0)$ 和 $T(0)$ 分别表示绳接触段在入绳端的剪切力和张力；ϑ 为在弯矩作用下出绳端的倾斜角，绳接触段在入绳端的角度值为零。

由式(7.6)和式(7.9)可得

$$\begin{cases} T(0) = T_1 \\ \dfrac{dT}{d\theta}\bigg|_{\theta=0} = \rho Q(0) = 0 \end{cases} \qquad (7.10)$$

由式(7.8)式(7.10)可得

$$C_1 = \frac{bT_1}{b - a}, \quad C_2 = \frac{aT_1}{a - b} \qquad (7.11)$$

$$\lambda(\rho, \mu, \theta) = \frac{ae^{b\theta} - be^{a\theta}}{a - b} \qquad (7.12)$$

将式(7.11)和式(7.12)代入式(7.8)可得

$$T(\theta) = T_1\lambda(\rho, \mu, \theta)$$

$$= T_1\left[\frac{-1 - \rho + \sqrt{(1 + \rho)^2 + 4\mu^2\rho}}{2\sqrt{(1 + \rho)^2 + 4\mu^2\rho}}e^{\frac{-1 - \rho - \sqrt{(1 + \rho)^2 + 4\mu^2\rho}}{2\mu}\theta} + \right.$$

$$\left. \frac{1 + \rho + \sqrt{(1 + \rho)^2 + 4\mu^2\rho}}{2\sqrt{(1 + \rho)^2 + 4\mu^2\rho}}e^{\frac{-1 - \rho + \sqrt{(1 + \rho)^2 + 4\mu^2\rho}}{2\mu}\theta}\right] \qquad (7.13)$$

张力比与主动轮的运动方向有关,主动轮顺时针旋转时,$\mathrm{sgn}\,(\dot{\theta})=1$;主动轮逆时针旋转时,$\mathrm{sgn}\,(\dot{\theta})=-1$。

滑轮另一侧的张力为

$$T_2 = \begin{cases} \dfrac{T_1}{\lambda(\rho,\mu,\theta_{\mathrm{slip}})} & (\mathrm{sgn}\,(\dot{\theta}_{\mathrm{in}})=1) \\[3mm] T_1\lambda(\rho,\mu,\theta_{\mathrm{slip}}) & (\mathrm{sgn}\,(\dot{\theta}_{\mathrm{in}})=-1) \end{cases} \tag{7.14}$$

钢丝绳受拉力作用时会产生伸长,这种伸长遵循胡克定律,绳微段单元上产生的应变可表示为

$$\varepsilon(\theta)=\frac{\mathrm{d}\delta}{R\,\mathrm{d}\theta}-\frac{T(\theta)}{EA}\Rightarrow\mathrm{d}\delta=\frac{T(\theta)R}{EA}\mathrm{d}\theta \tag{7.15}$$

式中,$T(\theta)$、$\varepsilon(\theta)$ 和 $\mathrm{d}\delta$ 分别为位置 θ 处绳微段单元的张力、应变和应力;E 为钢丝绳弹性模量;A 为钢丝绳横截面面积。

钢丝绳预紧力为 T_{pre},由输出端张力 T_2 变化引起的拉伸量应减去预紧力 T_{pre} 引起的拉伸量,即

$$\Delta L=L_{T_2}-L_{T_{\mathrm{pre}}} \tag{7.16}$$

图 7.4 所示为绳输出端在加载状态下的张力分布图,联立式(7.14)、式(7.15)和式(7.16)可得

$$\Delta L=\int_0^{\theta_{\mathrm{slip}}}\frac{T(\theta)R}{EA}\mathrm{d}\theta-\frac{T_{\mathrm{pre}}R}{EA}\theta_{\mathrm{slip}}=\begin{cases}\dfrac{T_1R\varphi(\rho,\mu,\theta_{\mathrm{slip}})}{EA\lambda(\rho,\mu,\theta_{\mathrm{slip}})}-\dfrac{T_{\mathrm{pre}}R}{EA}\theta_{\mathrm{slip}} & (\mathrm{sgn}\,(\dot{\theta}_{\mathrm{in}})=1) \\[3mm] \dfrac{T_1R}{EA}\varphi(\rho,\mu,\theta_{\mathrm{slip}})-\dfrac{T_{\mathrm{pre}}R}{EA}\theta_{\mathrm{slip}} & (\mathrm{sgn}\,(\dot{\theta}_{\mathrm{in}})=-1)\end{cases}$$

$$\tag{7.17}$$

式中,$\varphi(\rho,\mu,\theta_{\mathrm{slip}})=\displaystyle\int_0^{\theta_{\mathrm{slip}}}\frac{a\mathrm{e}^{b\theta}-b\mathrm{e}^{a\theta}}{a-b}\mathrm{d}\theta=\frac{1}{a-b}\left[\frac{a}{b}(\mathrm{e}^{b\theta_{\mathrm{slip}}}-1)-\frac{b}{a}(\mathrm{e}^{a\theta_{\mathrm{slip}}}-1)\right]$

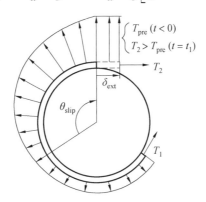

图 7.4　绳输出端在加载状态下的张力分布图

图 7.5 所示为绳输出端在减载状态下的张力分布图,绳输出端张力由 T_1 增加到 T_{pk},然后减少到 T_2,钢丝绳经过移动达到新平衡时的位置和张力分别为 $\theta_{slip}-\alpha$ 和 T_b。

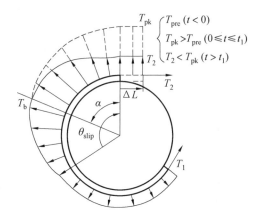

图 7.5　绳输出端在减载状态下的张力分布图

当绳在区间 $\theta_{slip}-\alpha \leqslant \theta \leqslant \theta_{slip}$ 时,由式(7.13)可得

$$T_b = T_{pk}/\lambda(\rho,\mu,\alpha) = T_2\lambda(\rho,\mu,\alpha) \Rightarrow T_b = \sqrt{T_{pk}T_2} \tag{7.18}$$

$$\lambda(\rho,\mu,\alpha) = \sqrt{T_{pk}/T_2} \tag{7.19}$$

由式(7.15)可得绳在滑动区间 $\theta_{slip}-\alpha \leqslant \theta \leqslant \theta_{slip}$ 的伸缩量为

$$\Delta L_\alpha = \begin{cases} \dfrac{T_b R\varphi(\rho,\mu,\alpha)}{EA} - \dfrac{T_{pre}R}{EA}\alpha & (\mathrm{sgn}(\dot{\theta}_{in})=1) \\[4mm] \dfrac{T_b R\varphi(\rho,\mu,\alpha)}{EA\lambda(\rho,\mu,\alpha)} - \dfrac{T_{pre}R}{EA}\alpha & (\mathrm{sgn}(\dot{\theta}_{in})=-1) \end{cases} \tag{7.20}$$

由式(7.16)可得绳在滑动区间 $0 < \theta \leqslant \theta_{slip}-\alpha$ 的伸缩量为

$$\Delta L_{\theta_{slip}-\alpha} = \begin{cases} \dfrac{T_1 R\varphi(\rho,\mu,\theta_{slip}-\alpha)}{EA\lambda(\rho,\mu,\theta_{slip}-\alpha)} - \dfrac{T_{pre}R}{EA}(\theta_{slip}-\alpha) & (\mathrm{sgn}(\dot{\theta}_{in})=1) \\[4mm] \dfrac{T_1 R}{EA}\varphi(\rho,\mu,\theta_{slip}-\alpha) - \dfrac{T_{pre}R}{EA}(\theta_{slip}-\alpha) & (\mathrm{sgn}(\dot{\theta}_{in})=-1) \end{cases} \tag{7.21}$$

由式(7.20)和式(7.21)可计算绳的伸缩量为

$$\Delta L = \Delta L_\alpha + \Delta L_{\theta_{slip}-\alpha}$$

$$= \begin{cases} \dfrac{\sqrt{T_{pk}T_2}R\varphi(\rho,\mu,\alpha)}{EA} + \dfrac{T_1 R\varphi(\rho,\mu,\theta_{slip}-\alpha)}{EA\lambda(\rho,\mu,\theta_{slip}-\alpha)} - \dfrac{T_{pre}R}{EA}\theta_{slip} & (\mathrm{sgn}(\dot{\theta}_{in})=1) \\[4mm] \dfrac{\sqrt{T_{pk}T_2}R\varphi(\rho,\mu,\alpha)}{EA}\dfrac{1}{\lambda(\rho,\mu,\alpha)} + \dfrac{T_1 R}{EA}\varphi(\rho,\mu,\theta_{slip}-\alpha) - \dfrac{T_{pre}R}{EA}\theta_{slip} & (\mathrm{sgn}(\dot{\theta}_{in})=-1) \end{cases}$$

$$\tag{7.22}$$

2. 绳轮传动系统中摩擦力与张力损失

滑轮的支撑形式有三种:固定于基座、绕轮轴转动和绕滚动轴承转动。滑轮三种支撑形式的受力分析如图 7.6 所示。

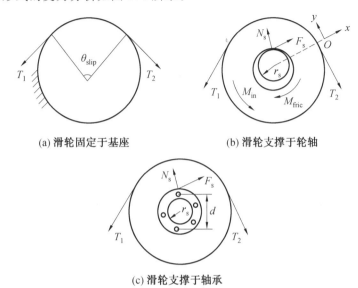

(a) 滑轮固定于基座   (b) 滑轮支撑于轮轴

(c) 滑轮支撑于轴承

图 7.6 滑轮三种支撑形式的受力分析

滑轮两侧张力损失 F_{loss} 主要由绳与轮之间的摩擦力 F_c 和轮与轮轴之间的摩擦力 F_s 引起,即

$$F_{loss} = \min\{F_c, F_s\} = T_2 - T_1 \tag{7.23}$$

对于固定于基座的滑轮,由式(7.14)可得

$$F_{loss} = F_c = T_2 - T_1 = T_1 [\lambda(\rho, \mu, \theta_w) - 1] \tag{7.24}$$

式中,θ_w 为绳在轮上的包角。

对于另外两种滑轮而言,当 $F_s \geqslant F_c$ 时,$F_{loss} = T_1 [\lambda(\rho, \mu, \theta_w) - 1]$,当 $F_s < F_c$ 时,$F_{loss} = F_s$,假设外力矩 M_{in} 使主动轮顺时针旋转,对绳轮系统进行受力分析可得

$$\begin{cases} N_{sx} = -T_1 \sin \theta_w \\ N_{sy} = -T_1 \cos \theta_w + T_2 \end{cases} \tag{7.25}$$

$$M_{fric} = r_s F_s = r_s \mu_s N_s = r_s \mu_s \sqrt{N_{sx}^2 + N_{sy}^2}$$

$$= r_s \mu_s \sqrt{T_1^2 + T_2^2 - 2 T_1 T_2 \cos \theta_w} \tag{7.26}$$

$$M_{in} - M_{fric} = R(T_2 - T_1) \tag{7.27}$$

式中,N_s、N_{sx} 和 N_{sy} 分别为轮轴对滑轮的法向力及其 x、y 方向分量;r_s 和 μ_s 分别为轮轴半径和摩擦系数。

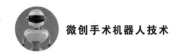

由于轮轴摩擦力 F_s 的方向与滑轮转动的方向有关,可用轮轴的符号摩擦系数 $\tilde{\mu}_s = \mu_s \mathrm{sgn}(\dot{\theta})$ 代替 μ_s。

计算轮和滚动轴承之间的摩擦力与计算轮和轮轴之间的摩擦力类似,只需将式中的摩擦系数 $\tilde{\mu}_s$ 改为滚动轴承的摩擦系数 $\tilde{\mu}_d$,将轮轴半径 r_s 改为滚动轴承的直径 d。

定义 $\lambda = \dfrac{T_1}{T_2}$,联立式(7.26)和式(7.27)可得

$$\left(\frac{M_{in}}{T_2 R} + \frac{T_1}{T_2}\right) - 1 = \frac{r_s \tilde{\mu}_s}{R} \sqrt{\left(\frac{T_1}{T_2}\right)^2 + 1 - 2\left(\frac{T_1}{T_2}\right)\cos\theta_w}$$

$$\Rightarrow \left(\frac{M_{in}}{T_1 R} + 1\right)\lambda - 1 = \frac{r_s \tilde{\mu}_s}{R}\sqrt{\eta^2 + 1 - 2\eta\cos\theta_w} \tag{7.28}$$

令 $k = M_{in}/T_1 R + 1 > 1, 0 < \gamma = (r_s \tilde{\mu}_s/R)^2 < 1, -1 < w = \cos\theta_w < 1$,则上式可表示为

$$(k^2 - \gamma)\lambda^2 + 2(\gamma w - k)\lambda + (1 - \gamma) = 0 \tag{7.29}$$

由于 $0 < \lambda < 1$,求解式(7.29)可得

$$\lambda = \frac{(k - \gamma w) - \sqrt{(k - \gamma w)^2 - (k^2 - \gamma)(1 - \gamma)}}{k^2 - \gamma} \tag{7.30}$$

对于导轮,$M_{ext} = 0, k = 1$,则上式可表示为

$$\lambda = \frac{(1 - \gamma w) - \sqrt{(1 - \gamma w)^2 - (1 - \gamma)(1 - \gamma)}}{1 - \gamma} \tag{7.31}$$

式(7.31)表明,钢丝绳在导轮上的滑移角与绳轮之间的摩擦系数 μ_c 无关,而与导轮轮轴之间的摩擦系数 μ_s 相关。

当滑轮两侧张力方向存在夹角时,滑轮两侧的张力损失 F_{loss} 除了与 F_c 和 F_s 有关外,还与 F_s 和 F_p 有关,因此,滑轮两边张力损失可计算为

$$F_{loss} = \min\{F_c, F_s\} = T_2\cos\beta - T_1 - F_p$$

$$= T_2\cos\beta - T_1 - \mu_p T_2\sin\beta$$

$$= T_1\left[e^{\tilde{\mu}\theta_{slip}}(\cos\beta - \mu_p\sin\beta) - 1\right] \tag{7.32}$$

式中,μ_p 为轮与侧面的摩擦系数;F_p 指钢丝绳与滑轮接触产生的 x 方向上的摩擦力,相邻滑轮位于平行平面时,$F_p = 0$。

由式(7.32)可知,为了提高钢丝绳的使用寿命,应减少钢丝绳所受的摩擦力,设计时应使滑轮两侧受力方向保持平行。

滑轮两侧张力损失与周围滑轮的空间布局有关,绳轮系统中滑轮的空间布局可为两种:一种是两个滑轮所在的平面是平行关系,如图7.7(a)所示;另一种是两个滑轮所在的平面是垂直关系,如图7.7(b)所示。

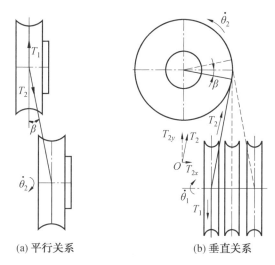

(a) 平行关系　　　　　　　(b) 垂直关系

图 7.7　滑轮的空间布局

7.1.3　闭环绳轮传动系统的传递特性

主动轮和从动轮之间的位移和力矩传递一般采用闭环绳轮传动,针对闭环绳轮传动模型,进行如下假设:外载荷引起的作用力矩总是正的;对称配置的钢丝绳均不会松弛;在初始预紧力的作用下,绳的所有微段单元张力相同。

图 7.8 所示是由绳 T、绳 B 和 10 个滑轮构成的闭环绳轮传动系统。

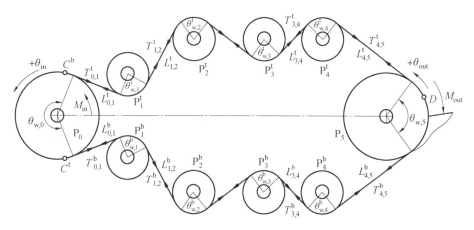

图 7.8　闭环绳轮传动系统

其中,钢丝绳的半径为 r,绳在滑轮上的摩擦系数均为 μ_c,轮 P_0 和轮 P_5 分别为主动轮和从动轮,其半径分别为 R_0 和 R_5,轮 P_0 在滚动轴承上转动,轮 P_i^t($i=1,2,3,4$)为绳 T 经过的导轮,对应的弯曲半径、滑动角和包角分别为 R_i^t、$\theta_{s,i}^t$ 和

$\theta_{w,i}^t$，在轮 P_i^t 两边的张力分别为 $T_{i-1,i}^t$ 和 $T_{i,i+1}^t$，在轮 P_i^t 和 P_{i+1}^t 之间的钢丝绳长度为 $L_{i,i+1}^t$；轮 $P_i^b(i=1,2,3,4)$ 为绳 B 经过的导轮，对应的弯曲半径、滑动角和包角分别为 R_i^b、$\theta_{s,i}^b$ 和 $\theta_{w,i}^b$，在轮 P_i^b 两边的张力分别为 $T_{i-1,i}^b$ 和 $T_{i,i+1}^b$，在轮 P_i^b 和 P_{i+1}^b 之间的切线长度为 $L_{i,i+1}^b$。

1. 绳轮系统的输入特性和输出特性

当钢丝绳相对于滑轮的移动速度大于滑轮相对于轮轴的移动速度时，钢丝绳在滑轮上将出现弹性滑移。但在本书的结构中，上部绳 T 和下部绳 B 被分别固定在主动轮（C^t 点和 C^b 点）和从动轮上（D 点），在主动轮和从动轮上不发生弹性滑移，可忽略钢丝绳在主动轮和从动轮上的伸长量。

假设绳 T 和绳 B 的预紧力分别为 T_{pre}^t 和 T_{pre}^b，无外加力矩时，绳 T 和绳 B 在滑轮 P_i 两侧的张力分别为

$$\begin{cases} T_{0,1}^t = T_{1,2}^t = \cdots = T_{4,5}^t = T_{pre}^t \\ T_{0,1}^b = T_{1,2}^b = \cdots = T_{4,5}^b = T_{pre}^b \end{cases} \tag{7.33}$$

假设主动轮在力矩 M_{in} 的作用下逆时针转动，不考虑绳轮系统的惯性力，由系统力矩平衡可得

$$M_{in} = (T_{0,1}^t - T_{0,1}^b)R_0 \tag{7.34}$$

$$M_{out} = (T_{4,5}^t - T_{4,5}^b)R_5 \tag{7.35}$$

定义 $\eta \in \{t,b\}$、$\lambda_j^\eta = \lambda(\rho_j^\eta, \mu_j, \theta_{sj}^\eta)$、$\rho_j^\eta = \dfrac{r_j^\eta}{r}$、$K_{l,0}^\eta = 1$ 和 $K_{l,m}^\eta = \prod\limits_{j=i}^m \lambda_j^\eta$，由式 (7.14) 可得

$$\begin{cases} T_{i,i+1}^t = \begin{cases} T_{0,1}^t / K_{1,i}^t & (\mathrm{sgn}(\dot{\theta}_{in}) = 1) \\ T_{0,1}^t K_{1,i}^t & (\mathrm{sgn}(\dot{\theta}_{in}) = -1) \end{cases} \\ T_{i,i+1}^b = \begin{cases} T_{0,1}^b K_{1,i}^b & (\mathrm{sgn}(\dot{\theta}_{in}) = 1) \\ T_{0,1}^b / K_{1,i}^b & (\mathrm{sgn}(\dot{\theta}_{in}) = -1) \end{cases} \end{cases} \tag{7.36}$$

将式 (7.35) 代入式 (7.36) 可得

$$\begin{cases} M_{out} = (T_{0,1}^t / K_{1,4}^t - T_{0,1}^b K_{1,4}^b)R_5 & (\mathrm{sgn}(\dot{\theta}_{in}) = 1) \\ M_{out} = (T_{0,1}^t K_{1,4}^t - T_{0,1}^b / K_{1,4}^b)R_5 & (\mathrm{sgn}(\dot{\theta}_{in}) = -1) \end{cases} \tag{7.37}$$

由闭环绳轮系统的几何约束关系可得

$$\Delta L^t + \Delta L^b = 0 \tag{7.38}$$

$$\Delta \theta_{out} = \Delta L^t / R_{n+1} = -\Delta L^b / R_{n+1} \tag{7.39}$$

$$\Delta L^t = \theta_{in} R_0 - \theta_{out} R_{n+1} \Rightarrow \theta_{out} = \theta_{in} R_0 / R_{n+1} - \Delta \theta_{out} \tag{7.40}$$

式中，ΔL^t 和 ΔL^b 分别为绳 T 和绳 B 的总伸长量。

2.闭环绳轮传动位移和力矩系统的传递特性

闭环绳轮传动系统的力矩(或位移)传递特性,如图 7.9 所示。

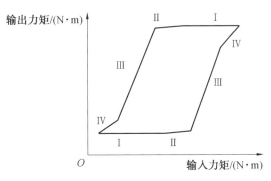

图 7.9　闭环绳轮传动系统的力矩(或位移)传递特性

闭环绳轮系统由三个不同的阶段组成:①工作阶段Ⅲ,该阶段输入力矩和输出力矩呈线性关系;②延迟阶段Ⅰ,该阶段发生在系统运动方向变化后,输出力矩不随输入力矩的变化而变化;③过渡阶段Ⅱ、Ⅳ,该阶段为工作点由延迟阶段进入到工作阶段或由工作阶段进入延迟阶段的过渡区域,该阶段中输入力矩和输出力矩基本呈线性关系,但是其斜率要小于工作阶段的斜率。

接下来就绳轮系统工作阶段、延迟阶段和过渡阶段不同的伸长量和夹持力进行阐述。

(1)工作阶段钢丝绳的伸长量和夹持力。

假设在 t_1 时刻系统处于工作阶段,外力矩 M_{in} 驱动主动轮逆时针(顺时针)转动,绳 T 的拉力 $T^t_{0,1}$ 逐渐增加(减小),而绳 B 的拉力 $T^b_{0,1}$ 逐渐减小(增加),由式(7.16)可得

$$\begin{cases} \Delta L^t_{total} = \dfrac{T^t_{0,1}\kappa_{11}}{EA} - \dfrac{T^t_{pre}L^t_{total}}{EA} & (\mathrm{sgn}(\dot{\theta}_{in})=1) \\[3mm] \Delta L^t_{total} = \dfrac{T^t_{0,1}\kappa_{21}}{EA} - \dfrac{T^t_{pre}L^t_{total}}{EA} & (\mathrm{sgn}(\dot{\theta}_{in})=-1) \end{cases} \tag{7.41}$$

$$\begin{cases} \Delta L^b_{total} = \dfrac{T^b_{0,1}\kappa_{12}}{EA} - \dfrac{T^b_{pre}L^b_{total}}{EA} & (\mathrm{sgn}(\dot{\theta}_{in})=1) \\[3mm] \Delta L^b_{total} = \dfrac{T^b_{0,1}\kappa_{22}}{EA} - \dfrac{T^b_{pre}L^b_{total}}{EA} & (\mathrm{sgn}(\dot{\theta}_{in})=-1) \end{cases} \tag{7.42}$$

式中,

$$L^t_{total} = L^t_{0,1} + \sum_{i=1}^{4}(L^t_{i,i+1} + \theta^t_{s,i})$$

$$L_{\text{total}}^{\text{b}} = L_{0,1}^{\text{b}} + \sum_{i=1}^{4} (L_{i,i+1}^{\text{b}} + \theta_{\text{s},i}^{\text{b}})$$

$$\kappa_{11} = L_{0,1}^{\text{t}} + \sum_{i=1}^{4} \left[\frac{L_{i,i+1}^{\text{t}}}{K_{1,i}^{\text{t}}} + \frac{R_i^{\text{t}} \varphi(\rho_i^{\text{t}}, \mu_{\text{c}}, \theta_{\text{s},i}^{\text{t}})}{K_{1,i}^{\text{t}}} \right]$$

$$\kappa_{12} = L_{0,1}^{\text{b}} + \sum_{i=1}^{4} \left[L_{i,i+1}^{\text{b}} K_{1,i}^{\text{b}} + R_i^{\text{b}} K_{1,i-1}^{\text{b}} \varphi(\rho_i^{\text{b}}, \mu_{\text{c}}, \theta_{\text{s},i}^{\text{b}}) \right]$$

$$\kappa_{21} = L_{0,1}^{\text{t}} + \sum_{i=1}^{4} \left[L_{i,i+1}^{\text{t}} K_{1,i}^{\text{t}} + R_i^{\text{t}} K_{1,i-1}^{\text{t}} \varphi(\rho_i^{\text{t}}, \mu_{\text{c}}, \theta_{\text{s},i}^{\text{t}}) \right]$$

$$\kappa_{22} = L_{0,1}^{\text{b}} + \sum_{i=1}^{4} \left[\frac{L_{i-1,i}^{\text{b}}}{K_{1,i}^{\text{b}}} + \frac{R_i^{\text{b}} \varphi(\rho_i^{\text{b}}, \mu_{\text{c}}, \theta_{\text{s},i}^{\text{b}})}{K_{1,i}^{\text{b}}} \right]$$

将式(7.41)和式(7.42)代入式(7.38)可得

$$\begin{cases} T_{0,1}^{\text{t}} \kappa_{11} + T_{0,1}^{\text{b}} \kappa_{12} - \kappa_3 = 0 & (\text{sgn}(\dot{\theta}_{\text{in}}) = 1) \\ T_{0,1}^{\text{t}} \kappa_{21} + T_{0,1}^{\text{b}} \kappa_{22} - \kappa_3 = 0 & (\text{sgn}(\dot{\theta}_{\text{in}}) = -1) \end{cases} \tag{7.43}$$

式中,

$$\kappa_3 = T_{\text{pre}}^{\text{t}} L_{\text{total}}^{\text{t}} + T_{\text{pre}}^{\text{b}} L_{\text{total}}^{\text{b}}$$

将式(7.33)代入式(7.42)可得

$$\begin{cases} T_{0,1}^{\text{t}} = \dfrac{\kappa_3}{\kappa_{11} + \kappa_{12}} + \dfrac{M_{\text{in}}}{R_0} \dfrac{\kappa_{12}}{\kappa_{11} + \kappa_{12}} & (\text{sgn}(\dot{\theta}_{\text{in}}) = 1) \\ T_{0,1}^{\text{t}} = \dfrac{\kappa_3}{\kappa_{21} + \kappa_{22}} + \dfrac{M_{\text{in}}}{R_0} \dfrac{\kappa_{22}}{\kappa_{21} + \kappa_{22}} & (\text{sgn}(\dot{\theta}_{\text{in}}) = -1) \end{cases} \tag{7.44}$$

$$\begin{cases} T_{0,1}^{\text{b}} = \dfrac{\kappa_3}{\kappa_{11} + \kappa_{12}} - \dfrac{M_{\text{in}}}{R_0} \dfrac{\kappa_{11}}{\kappa_{11} + \kappa_{12}} & (\text{sgn}(\dot{\theta}_{\text{in}}) = 1) \\ T_{0,1}^{\text{b}} = \dfrac{\kappa_3}{\kappa_{21} + \kappa_{22}} - \dfrac{M_{\text{in}}}{R_0} \dfrac{\kappa_{21}}{\kappa_{21} + \kappa_{22}} & (\text{sgn}(\dot{\theta}_{\text{in}}) = -1) \end{cases} \tag{7.45}$$

将式(7.44)和式(7.45)代入式(7.37)可得

$$\begin{cases} M_{\text{out}} = \dfrac{M_{\text{in}} R_5}{R_0} \dfrac{K_{1,4}^{\text{t}} K_{1,4}^{\text{b}} \kappa_{11} + \kappa_{12}}{K_{1,4}^{\text{t}} (\kappa_{11} + \kappa_{12})} + \dfrac{(1 - K_{1,4}^{\text{t}} K_{1,4}^{\text{b}}) R_5 \kappa_3}{K_{1,4}^{\text{t}} (\kappa_{11} + \kappa_{12})} & (\text{sgn}(\dot{\theta}_{\text{in}}) = 1) \\ M_{\text{out}} = \dfrac{M_{\text{in}} R_5}{R_0} \dfrac{\kappa_{21} + K_{1,4}^{\text{t}} K_{1,4}^{\text{b}} \kappa_{22}}{K_{1,4}^{\text{b}} (\kappa_{21} + \kappa_{22})} - \dfrac{(1 - K_{1,4}^{\text{t}} K_{1,4}^{\text{b}}) R_5 \kappa_3}{K_{1,4}^{\text{b}} (\kappa_{21} + \kappa_{22})} & (\text{sgn}(\dot{\theta}_{\text{in}}) = -1) \end{cases}$$

$$\tag{7.46}$$

联立式(7.39)、式(7.43)、式(7.46)可计算绳轮系统的输出角度回差 $\Delta \theta_{\text{out}}$ 为

$$\Delta \theta_{\text{out}} = \begin{cases} \dfrac{M_{\text{in}} \kappa_{11} \kappa_{12}}{EAR_0 R_5 (\kappa_{11} + \kappa_{12})} + \dfrac{T_{\text{pre}}^{\text{b}} L_{\text{total}}^{\text{b}} \kappa_{11} - T_{\text{pre}}^{\text{t}} L_{\text{total}}^{\text{t}} \kappa_{12}}{EAR_5 (\kappa_{11} + \kappa_{12})} & (\text{sgn}(\dot{\theta}_{\text{in}}) = 1) \\ \dfrac{M_{\text{in}} \kappa_{21} \kappa_{22}}{EAR_0 R_5 (\kappa_{21} + \kappa_{22})} + \dfrac{T_{\text{pre}}^{\text{b}} L_{\text{total}}^{\text{b}} \kappa_{21} - T_{\text{pre}}^{\text{t}} L_{\text{total}}^{\text{t}} \kappa_{22}}{EAR_5 (\kappa_{21} + \kappa_{22})} & (\text{sgn}(\dot{\theta}_{\text{in}}) = -1) \end{cases}$$

$$\tag{7.47}$$

将式(7.47)代入式(7.40)可得

$$\begin{cases} \theta_{\text{out}} = \dfrac{\theta_{\text{in}} R_0}{R_5} - \left[\dfrac{M_{\text{in}} \kappa_{11} \kappa_{12}}{EAR_0 R_5 (\kappa_{11} + \kappa_{12})} + \dfrac{T_{\text{pre}}^{\text{b}} L_{\text{total}}^{\text{b}} \kappa_{11} - T_{\text{pre}}^{\text{t}} L_{\text{total}}^{\text{t}} \kappa_{12}}{EAR_5 (\kappa_{11} + \kappa_{12})} \right] \quad (\text{sgn}(\dot{\theta}_{\text{in}}) = 1) \\ \theta_{\text{out}} = \dfrac{\theta_{\text{in}} R_0}{R_5} - \left[\dfrac{M_{\text{in}} \kappa_{21} \kappa_{22}}{EAR_0 R_5 (\kappa_{21} + \kappa_{22})} + \dfrac{T_{\text{pre}}^{\text{b}} L_{\text{total}}^{\text{b}} \kappa_{21} - T_{\text{pre}}^{\text{t}} L_{\text{total}}^{\text{t}} \kappa_{22}}{EAR_5 (\kappa_{21} + \kappa_{22})} \right] \quad (\text{sgn}(\dot{\theta}_{\text{in}}) = -1) \end{cases}$$

$$(7.48)$$

(2)延迟阶段和过渡阶段钢丝绳的伸长量和夹持力。

根据式(7.22)、式(7.38)、式(7.39)和式(7.40)推导绳轮系统在延迟阶段和过渡阶段的计算伸长量的表达式,需求解复杂的四次非线性方程组。为了简化分析过程,将绳轮系统的延迟阶段和过渡阶段合并考虑。

假设主动轮两侧的拉力以相同的速度传递至从动轮。当在 t_0 时刻,主动轮由逆时针工作阶段转变为延迟阶段和过渡阶段,驱动主动轮的力矩 $M_{\text{in}}(t_1)$ 方向发生改变,主动轮的速度 $\dot{\theta}_{\text{in}}(t_1)$ 方向不发生改变,当从动轮两侧的拉力满足 $T_{4,5}^{\text{b}}(t_1) > T_{4,5}^{\text{t}}(t_1)$ 时,绳轮系统处于延迟阶段和过渡阶段,此时从动轮的输出位移 $M_{\text{out}}(t_0)$ 和输出力矩 $\theta_{\text{out}}(t_0)$ 保持不变。同理可推导主动轮顺时针转动的传递过程。

根据前面的分析,绳轮系统在整个运动阶段(延迟阶段和过渡阶段)的输出位移和输出力矩的计算表达式为

$$\begin{cases} M_{\text{out}}(t_1) = (1 - \text{flag}) M_{\text{out}}(t_1) + M_{\text{out}}(t_0) \text{flag} \\ \theta_{\text{out}}(t_1) = (1 - \text{flag}) \theta_{\text{out}}(t_1) + \theta_{\text{out}}(t_0) \text{flag} \\ \text{flag} = \{1 - \text{ssgn}[\dot{\theta}_{\text{in}}(t_1) M_{\text{in}}(t_1)]\} \text{ssgn}\{\dot{\theta}_{\text{in}}(t_1)[T_{4,5}^{\text{t}}(t_1) - T_{4,5}^{\text{b}}(t_1)]\} M_{\text{out}}(t_0) \end{cases}$$

$$(7.49)$$

式中,$M_{\text{out}}(t_1)$ 和 $\theta_{\text{out}}(t_1)$ 分别为绳轮系统在整个阶段的输出力矩和输出位移;$\dot{\theta}_{\text{in}}$ 为主动轮转动速度;ssgn x 为切换函数,ssgn $x = 0.5 + 0.5 \text{sgn}(x)$。

由式(7.26)和式(7.49)可得从动轮轴上的小爪夹持力矩 M_{grip} 为

$$M_{\text{grip}} = M_{\text{out}} - M_{\text{fric}} \tag{7.50}$$

7.2 手术器械传动系统参数辨识

钢丝绳的弹性伸长会直接影响整个绳轮传动系统的精度,同时,钢丝绳和滑轮运动的契合程度以及轮和轮轴之间的摩擦作用也是影响绳轮传动系统精度的重要因素。本节介绍利用实验方法进行钢丝绳拉伸模量辨识,轮与轮轴之间、绳与轮之间的摩擦系数辨识以及末端小爪的位移和力矩测量。

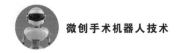

7.2.1 钢丝绳拉伸模量辨识

拉伸模量是衡量物体拉伸性能的重要参数,钢丝绳按其捻制特性,可分为点接触钢丝绳、线接触钢丝绳和面接触钢丝绳,不同的捻制特性,其拉伸模量也有所不同。

实验对象选取 Carl Stahl 厂家生产的钢丝绳,直径为 0.54 mm,结构为 6×7−IWS,实验长度分别为 34.46 mm、42.02 mm 和 45.97 mm。

1.实验设备

钢丝绳拉伸测试台和钢丝绳。

2.实验方法

手动调节测试台并拉伸钢丝绳,读取钢丝绳伸长度 ΔL 和力传感器张力值 T,逐渐增大钢丝绳的拉伸量,并记录钢丝绳初始绳长、伸长量和拉力,重复测量多组数据。

3.实验结果

处理数据并绘制钢丝绳拉伸图如图 7.10 所示。为了方便数据处理,本书实验得到的结果为拉伸刚度,即拉伸模量和面积的乘积。

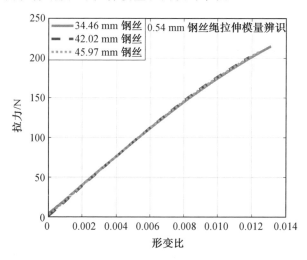

图 7.10　钢丝绳拉伸图

钢丝绳的拉伸刚度计算式为

$$AE = T\frac{\Delta l}{l} \tag{7.51}$$

经过计算,最终测得钢丝绳的拉伸刚度为 $AE = 1.684 \times 10^4$ N。

7.2.2　摩擦系数辨识

1.实验设备

钢丝绳(7×7,$\phi0.54$ mm)、滑轮(304 钢,$\phi10$ mm)、数显角度尺、砝码以及钢丝绳拉伸测试台。

2.实验方法

将绕在滑轮上的钢丝绳固定,使钢丝绳在滑轮上不能滑动,在滑轮一侧的钢丝绳加载砝码,另一侧与测力计相连,手动调节测试台使砝码匀速上升,并记录滑轮两侧的拉力值 T_1、T_2,选取三组不同长度的钢丝绳进行实验,每组实验重复进行多次,取均值。由式(7.31)可计算轮轴摩擦系数 μ_s 为

$$\mu_s=\frac{(1-\lambda)R}{r_s\sqrt{\lambda^2+1-2\lambda\cos\theta_{\mathrm{wrap}}}},\quad \lambda=\frac{T_2}{T_1},\quad T_2<T_1,\quad \theta_{\mathrm{wrap}}=1.38\text{ rad}\tag{7.52}$$

将滑轮与其轮轴固定,使滑轮不能绕轮轴转动,在滑轮一侧的钢丝绳加载砝码,另一端连接测力计,手动调节测试台使砝码匀速上升,并记录滑轮两侧的拉力值,选取三组不同长度的钢丝绳进行实验,每组实验重复进行多次,取均值。由经典 Capstan 方程可计算钢丝绳与滑轮间的摩擦系数 μ_c 为

$$\mu_c=\frac{\ln(T_1/T_2)}{\theta_{\mathrm{wrap}}},\quad T_1>T_2,\quad \theta_{\mathrm{wrap}}=1.44\text{ rad}\tag{7.53}$$

3.实验结果

滑轮两边绳的张力数据测量值见表 7.1,对表中数据求均值,求出钢丝绳与滑轮之间的摩擦系数 $\mu_c=0.440$。

表 7.1　滑轮两边绳的张力数据测量值

序号	张力 T_2/N	张力 T_1/N	序号	张力 T_2/N	张力 T_1/N
1	0.60	0.83	11	6.37	8.76
2	1.00	1.62	12	6.86	9.61
3	1.46	2.37	13	6.29	10.27
4	1.93	3.13	14	6.74	10.23
5	2.43	3.92	15	7.16	11.67
6	2.91	4.79	16	7.80	12.69
7	3.39	6.66	17	8.26	13.43
8	3.87	6.36	18	8.76	14.17
9	4.37	7.71	19	9.16	14.32
10	4.86	7.84	20	9.66	16.13

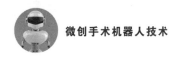

轮与轮轴之间的摩擦系数辨识见表 7.2,对表中数据求均值,求出轮与轮轴之间摩擦系数 $\mu_s = 0.157$。

表 7.2　轮与轮轴之间的摩擦系数辨识

序号	张力 T_2/N	张力 T_1/N	序号	张力 T_2/N	张力 T_1/N
1	0.49	0.63	11	6.36	6.63
2	0.98	1.17	12	6.86	6.92
3	1.46	1.71	13	6.36	7.77
4	1.93	1.98	14	6.84	8.17
5	2.44	3.04	15	7.31	8.81
6	2.92	3.11	16	7.83	9.86
7	3.41	4.13	17	8.30	10.37
8	3.89	4.71	18	8.79	10.08
9	4.39	6.30	19	9.28	11.32
10	4.88	6.61	20	9.76	11.28

7.2.3　末端小爪的位移和力矩测量

手术器械末端小爪的位移和力矩测量可借用合适传感器来进行测量,如可采用定位跟踪仪来测量小爪的转动位移角,采用力传感器测量末端输出一侧的力矩。为采集末端小爪的位移信息,建立 Mark 点坐标系如图 7.11 右下角所示,小爪上的两个 Mark 点位置分别由 A 和 B 来表示,即 $a = <A_0, B_0>$,$A_0 = (x_0^0, y_0^0, z_0^0)$,$B_0 = (x_1^0, y_1^0, z_1^0)$ 表示小爪在 0 时刻的初始位置,$b = <A_t, B_t>$,$A_t = (x_0^t, y_0^t, z_0^t)$,$B_t = (x_1^t, y_1^t, z_1^t)$ 表示小爪在 t 时刻的位置;末端输出力矩初始值视为零。

每次小爪运动都从起始位置矢量 a 开始,利用矢量代数计算末端位移角 α 的表达式如下:

$$\alpha = \arccos \frac{a \cdot b}{|a||b|} = \arccos \frac{a_x b_x + a_y b_y + a_z b_z}{\sqrt{a_x^2 + a_y^2 + a_z^2}\sqrt{b_x^2 + b_y^2 + b_z^2}} \tag{7.54}$$

式中,$a_x = x_1^0 - x_0^0$;$a_y = y_1^0 - y_0^0$;$a_z = z_1^0 - z_0^0 \approx 0$;$b_x = x_1^t - x_0^t$;$b_y = y_1^t - y_0^t$;$b_z = z_1^t - z_0^t \approx 0$。

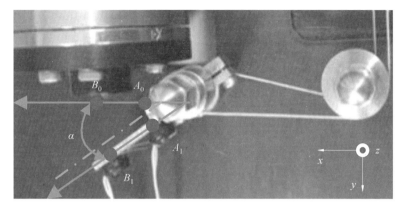

图 7.11　NDI 定位仪测量末端小爪位移角

7.3　手术器械力/位控制技术

上述公式推导基于理论条件,但是实际工况复杂且不好量化,本节利用实验方法介绍闭环绳轮传动的张力和位移传递特性。需要注意的是,本节数据基于本书中所述手术器械,读者可参照本节的阐述思路进行手术器械的相应分析和研究。

采用实验方法分析闭环绳轮系统传动特性,绳轮系统传动回差及输出力矩估计实验如图 7.12 所示。

计算机　　NDI 定位仪　　　　拉力计　　　　Maxon 电机

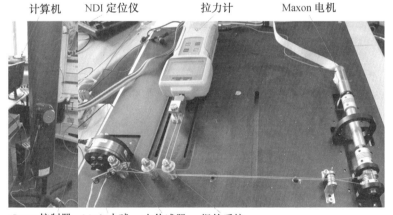

Gmax 控制器　Mark 小球　　力传感器　　绳轮系统

图 7.12　绳轮系统传动回差及输出力矩估计实验

该试验台包括闭环绳轮系统、运动控制系统及位移/力检测系统。其中,靠近电机的滑轮是主动轮,驱动末端执行器运动的滑轮是从动轮,其余轮为导轮,导轮可改变动力传递方向。用位移/力检测系统中的力传感器检测系统中力的数值,用 NDI 定位仪测量末端执行器运动位置。

1. 绳轮系统的空间结构和参数辨识

根据用于实验的绳轮系统的空间结构和参数辨识,可得试验台绳轮系统的参数见表 7.3。表中,r、r_i 和 R_i 分别为钢丝绳半径、轮 P_i 半径、绳在轮 P_i 上的弯曲半径;AE 为钢丝绳的拉伸刚度;μ_c、μ_s 和 μ_p 分别为绳在轮上的摩擦系数、轮轴的摩擦系数和轮的侧面摩擦系数;$\theta_{w,i}$ 分别为绳 T 和绳 B 在轮 P_i 上的包角;$L_{i,i+1}^t$ 和 $L_{i,i+1}^b$ 分别为绳 T 和绳 B 在轮 P_i 和 P_{i+1} 之间的切线长度。

表 7.3　试验台绳轮系统的参数

变量	值	变量	值	变量	值	变量	值
$\theta_{w,1}$	3.700 rad	$L_{1,2}$	38.5 mm	R_1	7 mm	R_5^b	5 mm
$\theta_{w,2}$	0.279 rad	$L_{2,3}$	185 mm	R_2	4 mm	R_6	5 mm
$\theta_{w,3}$	1.571 rad	$L_{3,4}$	85 mm	R_3^t	8 mm	$r_{s,5}$	2.5 mm
$\theta_{w,4}$	3.141 rad	$L_{4,5}$	85 mm	R_3^b	6 mm	AE	1.684×10^4 N
$\theta_{w,5}^t$	3.217 rad	$L_{5,6}^t$	39.9 mm	R_4^t	6 mm	μ_c	0.620
$\theta_{w,5}^b$	3.39 rad	$L_{5,6}^b$	38.7 mm	R_4^b	8 mm	μ_s	0.167
$\theta_{w,6}$	3.32 rad	r	0.27 mm	R_5^t	8 mm	μ_p	0.486

由于绳在导轮上的滑移角不能超过其在导轮上的包角,当导轮不能转动时,绳在导轮上的滑移角与其包角相等,由式(7.14)计算导轮两侧的张力比;当导轮可转动时,绳在导轮上的滑移角必然小于其包角,可由式(7.31)计算导轮两侧的张力比。绳 T 和绳 B 在导轮两侧张力比、滑移角和包角见表 7.4。

表 7.4　钢丝绳在导轮两侧张力比、滑移角和包角

滑轮名称	滑移角/rad	可转动滑轮张力比	被固定滑轮张力比	包角/rad
P_1^t	0.061	1.006	1.098	0.279
P_1^b	0.061	1.006	1.098	0.279
P_2^t	0.129	1.047	2.130	1.671
P_2^b	0.206	1.072	2.026	1.671
P_3^t	0.291	1.116	4.213	3.141
P_3^b	0.182	1.074	4.622	3.141
P_4^t	0.182	1.074	4.796	3.217
P_4^b	0.290	1.114	4.739	3.390

由表 7.4 中数据可知,导轮被固定和可转动时,导轮两侧的张力比相差较

大,由式(7.31)可知,对于指定的导轮,其轮轴的摩擦系数基本相同,而导轮的半径相差不大,故导轮两侧的张力比基本接近。已知导轮两侧的张力比,由式(7.13)求解导轮上的滑动角比较困难,可采用经典 Capstan 方程来求解。

2.绳轮系统输出角度和力的误差

给定两根钢丝绳的预紧力均为 25 N,主动轮做 $\theta(t) = 1.74\sin 2\pi ft$,$f = 1.25$ Hz的正弦曲线运动,系统的输入力矩为电机电流与力矩常数的乘积,绳轮系统末端实际输出角度和力分别由 NDI 定位仪和力传感器测量。参考输出量是忽略绳轮系统中间滑轮对系统的影响计算而得,估计输出量通过推导的模型而得。由于末端小爪的关节运动范围,NDI 定位仪和力传感器测量末端小爪在每半个周期内的输出角度和输出力即可。

图 7.13 所示为绳轮系统远端小爪输出位移曲线,其中,模型输出位移与实际输出角度的大小和变化趋势非常接近,两者最大角度误差为 0.055 3 rad;实际输出角度和参考输出角度存在明显的误差,两者之间的最大误差为 0.243 rad。

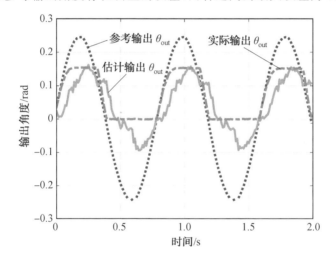

图 7.13　绳轮系统远端小爪输出角度曲线

图 7.14 所示为绳轮系统远端小爪输出力曲线,其中,模型输出力与实际输出力的大小和变化趋势非常接近,最大估计误差为 1.82 N;输出力和期望输出力之间存在明显误差,最大误差为 2.15 N。

通过对比参考输出与估计输出数据,绳轮系统的最大角度误差和最大力误差仍然达 0.102 rad 和 1.15 N。在夹持过程中,如果主动轮运动方向发生改变,其末端力产生的误差也不超过 0.53 N,估计值可作为力饱和限制阈值来使用。另外,参数辨识误差、两个 Mark 点的测量误差对绳轮系统末端小爪输出角度和输出力精度会造成一定的影响,实际应用中应尽量减少此类误差。

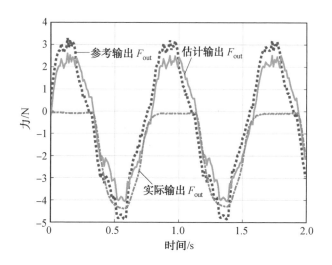

图 7.14　绳轮系统远端小爪输出力曲线

3. 绳轮系统预紧力与角度和力矩的关系

电机驱动主动轮做 $\theta(t) = 1.74\sin 2\pi ft$，$f = 1.25$ Hz 的正弦曲线运动。图 7.15 所示为在预紧力为 12.5 N、50 N 和 150 N 的作用下，绳轮系统的角度传动回差曲线，从图中可以看出，绳轮系统在不同预紧力作用下的传动回差接近参考输出位置，预紧力对误差影响较小。

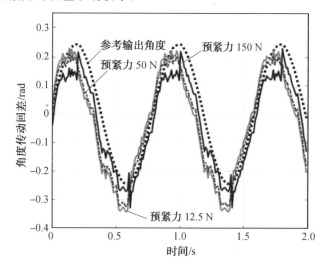

图 7.15　在不同预紧力时绳轮系统的角度传动回差曲线

图 7.16 所示为不同预紧力时绳轮系统的输出力矩，分析图 7.16 可得，预紧力较小时，输出力矩与期望输出力矩接近；预紧力较大时，传动回路中的摩擦力

增加,绳轮系统的非线性表现得更明显。

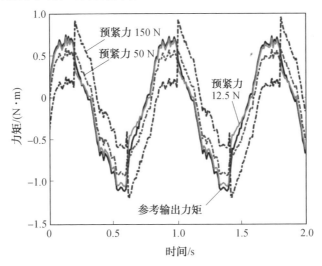

图 7.16　在不同预紧力时绳轮系统的输出力矩

根据表 7.5 中的数据可知,预紧力为 50 N 时,参考输出位移与估计输出位移的平均误差达到 0.137 rad;当主动轮的运动方向改变时,绳轮系统的最大位移误差达到 0.323 rad;绳轮系统输出力矩的平均误差为 0.034 N·m,最大误差为 0.168 N·m。对于长度为 25 mm 的小爪,其末端输出位移的平均误差为 3.42 mm,最大位移误差为 8.08 mm,输出力的平均误差为 1.35 N,输出力最大误差可达 6.72 N。

表 7.5　绳轮系统角度和力矩传递误差

预紧力 /N	最大角度误差 /rad	平均角度误差 /rad	最大力矩误差 /(N·m)	平均力矩误差 /(N·m)
12.5	0.342	0.144	0.161	0.031
50	0.323	0.137	0.168	0.034
150	0.354	0.154	0.247	0.048

这表明绳轮系统传递位移和力的精度很低,没有操作者的视觉辅助,根本完成不了精确的夹持操作。

7.4　手术器械前馈回差补偿控制

由于目前大多数微创手术机器人缺乏力反馈功能,因此医生无法感知手术中操作力的大小,这会导致手术操作具有一定的不确定性。同时,由于手术器械结构尺寸的限制,以及手术过程中的复杂灭菌环境及人体兼容性的要求,现有商用的传感器无法直接安装在其末端执行器上,因此很难应用传感器来获得末端夹持力和位置信息。

此外,由 7.1.3 节可知,钢丝绳传递过程中存在延迟阶段和过渡阶段,整个绳轮系统的传动误差是不可避免的,传动误差会影响手术机器人的定位精度,而且在手术过程中,由于钢丝绳自身结构特性,除了弹性伸长外,还会产生不可逆的蠕变伸长,对手术器械传动精度影响较大。因此,需要对手术器械末端小爪的夹持操作进行回差补偿以提高手术器械运动精度。图 7.16 所示为手术器械末端执行器回差补偿的控制流程。

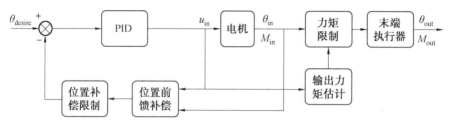

图 7.17 手术器械末端执行器回差补偿的控制流程

手术器械实际应用中,可通过闭环绳轮模型计算得到回差补偿量,回差补偿后的位置信号通过控制算法进行计算,然后由力矩饱和器输出,从而实现手术器械末端执行器安全且精确的位置控制。根据式(7.40)可得回差补偿量为

$$\theta_{\text{comp}} = \Delta\theta_{\text{out}} \frac{R_5}{R_0} \tag{7.55}$$

应用实验方法分析回差补偿效果,需将手术器械末端执行器匀速反复夹紧和松开动物软组织,驱动末端执行器的两根钢丝绳的初始预紧力为 25 N,将 NDI Optotrak 系统(测量精度为 0.1 mm)的三个 Mark 标志点分别粘贴在手术器械的腕部和两个末端执行器之间,通过测量两个执行器之间的夹角来获得运动状态,得到输出位移和输出力矩相关图像,经过回差补偿之后再进行测量,绘制图像分析补偿效果。

图 7.18 所示为器械远端小爪的位移传递特性曲线,角度传动回差大小与输出位移基本成正比,但有很小的时延,传递回差在主动轮换向时达到最大,这导致输出位置估计值与参考输出位置值有很小的偏差,但变化趋势是一致的。

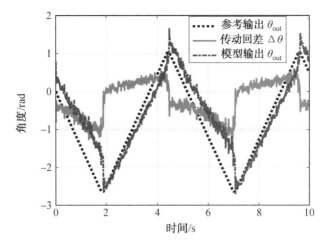

图 7.18　手术器械末端输出位置和传动回差

图 7.19 所示为输出位置估计与实测位置的对比曲线,图中,实测位置输出与模型位置输出非常接近,且变化趋势是一致的,由于通过 NDI 系统三个 Mark 点的参考位置输出存在误差,因此所测量的值小于模型位置输出。

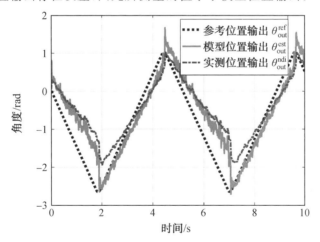

图 7.19　输出位置估计与实测位置的对比曲线

图 7.20 所示为手术器械末端小爪的夹持力矩的估计曲线,从图中可以看出,回差补偿后与参考输出力矩值非常接近,且变化趋势是一致的。这表明,回差补偿后可作为夹持操作的力矩饱和器来限制末端执行器产生过大的夹持力,以避免损伤软组织。

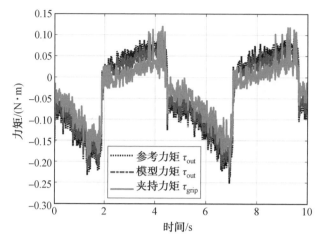

图 7.20　手术器械末端夹持力矩估计(彩图见附录)

　　图 7.21 所示为经过回差补偿后,实测手术器械末端的输出位移与参考输出位移的对比曲线,未进行回差补偿时,输出位移与参考输出位移的最大误差达到 0.29 rad,平均误差为 0.1 rad。经回差补偿后的输出位移与参考输出位移非常接近,两者最大位移误差为 0.061 rad,平均位移误差为 0.018 rad,且两者的变化趋势具有较好的一致性,回差补偿算法可较好地改善手术器械的传动回差。

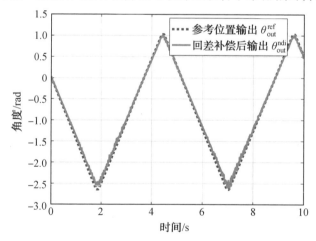

图 7.21　经回差补偿后的位置输出

7.5　手术器械钢丝绳黏弹性

　　手术器械在长时间工作后,钢丝绳不可回复的伸长变化会对手术器械的操作精度造成一定的影响,这种不可回复的伸长是因为钢丝绳具有黏弹性。本节从钢丝绳的黏弹性角度阐述其动力传递特性。

7.5.1　黏弹性材料

大多数材料一般表现为弹性或接近弹性,弹性材料在静载作用下发生的变形与时间无关,卸载外力后能完全回复原状。从能量观点来说,外力在弹性体变形过程中所做的功全部都以弹性势能的方式存储,且能在卸除外载的过程中释放出来。

材料的黏弹性依赖于温度、负载时间、加载速率以及应变幅值,实际材料在恒定应力的作用下,应变随时间的增加而增加,这种现象称为蠕变。图 7.22(a) 所示表示应力加载变化趋势,其中在 $t = t_0$ 时刻施加定应力 σ_0。图 7.22(b) 所示为在上述应力作用下的应变曲线,它可分为瞬时蠕变(应变率随时间的增加而减少)、稳态蠕变(应变率接近一个定值)和加速蠕变(应变率随时间的增加而迅速增加)。为了保持手术器械的精准度,需要考虑钢丝绳的蠕变特性。

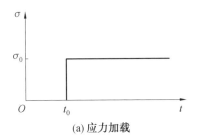
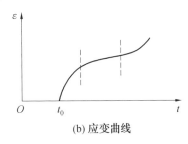

(a) 应力加载　　　　　　　　　　(b) 应变曲线

图 7.22　蠕变曲线

在某一时间卸去载荷,弹性固体将回复原样,如果不考虑惯性,则应变瞬间变为零。对于黏弹性材料,在 $t = t_1$ 时刻卸载,蠕变回复曲线如图 7.23 所示,在瞬时弹性回复(CD)后,有逐渐回复的过程(DE)。应变曲线如图 7.23(b)所示,这种蠕变回复现象也称为滞弹性回复或延滞回复,留存于物体中不可回复的应变,由回复曲线的渐近线确定。

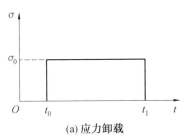
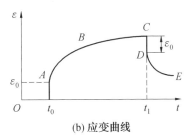

(a) 应力卸载　　　　　　　　　　(b) 应变曲线

图 7.23　蠕变回复曲线

当应变恒定时,应力随时间的增加而减小的现象称为应力松弛,它与蠕变现象相对应。恒定应变如图 7.24(a) 所示,图 7.24(b) 表示应力松弛过程,开始时应力很快衰减,而后逐渐降低并趋于某一恒定值。

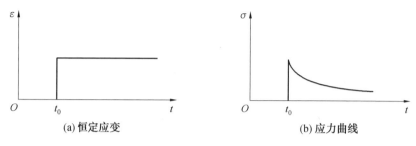

(a) 恒定应变　　　　　　　　　　　(b) 应力曲线

图 7.24　应力松弛曲线

7.5.2　黏弹性力学模型

材料的黏弹性力学特性可通过弹性元件(弹簧)、黏性元件(阻尼器)以及两者不同的组合方式进行描述。

弹簧服从胡克定律:

$$\sigma = E\varepsilon \tag{7.56}$$

式中,σ 为正应力;E 为拉压弹性模量;ε 为正应变。这种应力、应变之间的变化和时间无关。

黏性元件即阻尼器,有时称为黏壶,其服从牛顿黏性定律:

$$\sigma = \eta\dot{\varepsilon} \tag{7.57}$$

式中,η 为黏性系数;$\dot{\varepsilon}$ 为应变率,$\dot{\varepsilon} = \dfrac{\mathrm{d}\varepsilon}{\mathrm{d}t}$。

1. 基本模型

目前,描述材料黏弹性较为简单的模型就是由一个弹簧和一个阻尼器串联或者并联组成,也就是 Maxwell 模型和 Kelvin 模型。

(1)Maxwell 模型。

Maxwell 模型由线性弹簧和黏性阻尼器单元串联而成,黏弹性材料 Maxwell 蠕变模型如图 7.25 所示,其在应力 σ 的作用下,线性弹簧的应变为 ε_1,阻尼器的应变为 ε_2。

该模型的总应变 ε 为

$$\varepsilon = \varepsilon_1 + \varepsilon_2 \tag{7.58}$$

将式(7.56)、式(7.57)代入式(7.58)中,可得

$$\dot{\varepsilon} = \frac{\dot{\sigma}}{E} + \frac{\sigma}{\eta} \tag{7.59}$$

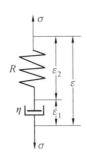

图 7.25　黏弹性材料 Maxwell 蠕变模型

式(7.58)为 Maxwell 模型的本构方程,如果材料相关系数已知,则可直接利用该本构关系来分析材料的蠕变、回复现象。

在 $t=0$ 时,对模型施加恒定应力 $\sigma=\sigma_0$,此时模型的应变－时间关系为

$$\varepsilon(t)=\frac{\sigma_0}{R}+\frac{\sigma_0}{\eta}t \tag{7.60}$$

式中,R 为弹簧的刚度;η 为阻尼器的黏度。

如果在时间 $t=t_1$ 时去除应力,则弹簧的弹性应变 $\frac{\sigma_0}{R}$ 在应力去除的瞬间回复为零,而 $\frac{\sigma_0}{\eta}t_1$ 为永久应变。Maxwell 模型的蠕变和回复特性如图 7.26 所示。

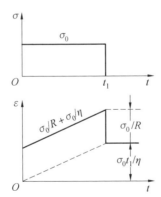

图 7.26　Maxwell 模型的蠕变和回复特性

从 Maxwell 模型在恒应力作用下的应变和时间关系式中不难看出,其具有瞬时弹性变形,随着时间的增加,应变也随之线性增加。

(2)Kelvin 模型。

Kelvin 模型由一个弹簧和一个阻尼器并联而成,如图 7.27 所示。

弹簧的应变和阻尼器的应变相等,且与总应变相同,两个弹性元件的应力之和为总应力,即

$$\sigma = \sigma_1 + \sigma_2 \tag{7.61}$$

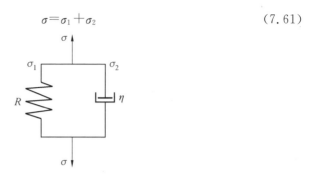

图 7.27　Kelvin 蠕变模型

将式(7.56)、式(7.57)代入式(7.61)中,可得

$$\sigma = E\varepsilon + \eta\dot{\varepsilon} \tag{7.62}$$

式(7.62)为 Kelvin 模型的本构关系,对 Kelvin 模型施加应力,起初阻尼器承受应力,在应力的作用下,阻尼器产生形变,从而将应力传递给弹簧,最终弹簧承受所有应力,此现象称为延迟弹性。

Kelvin 模型的蠕变和回复特性如图 7.28 所示,在 $t=0$ 时,对模型施加恒应力 σ_0,有

$$\varepsilon(t) = \frac{\sigma_0}{R} - \frac{\sigma_0}{R}\mathrm{e}^{-\frac{R}{\eta}t} \tag{7.63}$$

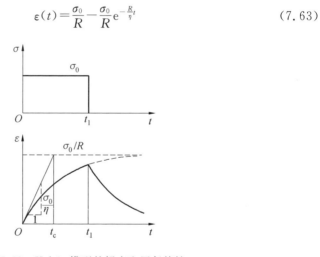

图 7.28　Kelvin 模型的蠕变和回复特性

在 $t=t_1$ 时去除应力,相当于对模型施加应力 $-\sigma_0$,此时产生的应变为

$$\varepsilon_b = -\frac{\sigma_0}{R} + \frac{\sigma_0}{R}\mathrm{e}^{-\frac{R}{\eta}(t-t_1)} \tag{7.64}$$

根据线性叠加原理,若在 $t=0$ 时施加恒应力 σ_0,在 $t=t_1$ 时去除应力,Kelvin 模型在 $t>t_1$ 时的应变为

$$\varepsilon(t) = \varepsilon_a + \varepsilon_b = \frac{\sigma_0}{R} e^{-\frac{R}{\eta}t} (e^{\frac{R_1}{\eta}} - 1) \tag{7.65}$$

上述 Maxwell 模型无法表现出恒定应力下的蠕变速率变化,且其在应力卸载后应变回复阶段无法展现出与时间相关的回复特性,这是初级蠕变的显著特征;Kelvin 模型的主要缺点是没有描述卸载之后的永久应变。另外,两种模型的初始应变率较小,而大多数材料的初始应变非常迅速,使用多个元件组成新的模型更贴近材料的黏弹性特性。

2. 三参量固体模型

三参量固体模型也被称为标准线性固体模型,它由一个 Kelvin 模型和一个弹簧串联而成,如图 7.29 所示。

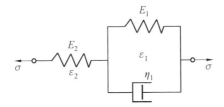

图 7.29　三参量固体模型

该模型的应力和应变关系为

$$\begin{cases} \varepsilon = \varepsilon_1 + \varepsilon_2 \\ \sigma = E_1 \varepsilon_1 + \eta_1 \dot{\varepsilon}_1 \\ \sigma = E_2 \varepsilon_2 \end{cases} \tag{7.66}$$

该模型有瞬时弹性响应 $\frac{\sigma_0}{E_2}$,蠕变曲线渐近值为 $\frac{\sigma_0}{E_2} + \frac{\sigma_0}{E_1}$。

当模型作用一个应力 σ_0 时,该应力所产生的应变为

$$\varepsilon(t) = \varepsilon_1 + \varepsilon_2 = \frac{\sigma_0}{E_2} + \frac{\sigma_0}{E_1}(1 - e^{-\frac{E_1}{\eta_1}t}) \tag{7.67}$$

该模型可以表示黏弹性固体的瞬态响应以及蠕变等相关黏弹性质。同样,一个阻尼器和一个 Kelvin 模型串联也可以组成一个三元模型,这个模型具有流体的特征,称为三元件流体模型。

3. Burgers 模型

Burgers 模型如图 7.30 所示,由 Maxwell 模型和 Kelvin 模型串联而成,模型中包含 R_1、R_2、η_1 和 η_2 四个未知元素,因此 Burgers 模型又称为四元模型。

在 $t = 0$ 时,对模型施加恒应力 σ_0 所产生的应变为

$$\varepsilon(t) = \frac{\sigma_0}{R_1} + \frac{\sigma_0}{\eta_1}t + \frac{\sigma_0}{R_2}(1 - e^{-\frac{R_2}{\eta_2}t}) \tag{7.68}$$

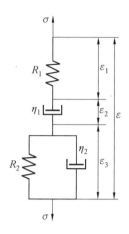

图 7.30　黏弹性材料 Burgers 蠕变模型

在 $t=t_1$ 时去除应力,相当于对模型施加应力 $-\sigma_0$,其蠕变和回复曲线如图 7.31 所示,利用叠加原理可得此时模型的应变为

$$\varepsilon(t)=\frac{\sigma_0}{\eta_1}t_1+\frac{\sigma_0}{R_2}(e^{\frac{R_2}{\eta_2}t_1}-1)e^{-\frac{R_2}{\eta_2}t} \quad (t>t_1) \tag{7.69}$$

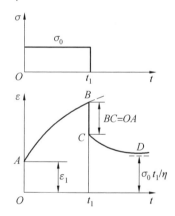

图 7.31　Burgers 模型的蠕变和回复曲线

Burgers 模型的优点在于可以近似描述材料蠕变曲线的前两个阶段,对于某种黏弹性材料常组合成特定的模型,如多个 Maxwell 并联或多个 Kelvin 单元串联所组成的模型,以此表示材料比较复杂的性质。依据此思路对手术器械中的钢丝绳进行建模。

7.5.3　手术器械中钢丝绳蠕变

Burgers 模型可描述材料复杂的蠕变行为,但当蠕变时间较长时,该模型便不再适用,而且该模型仅存在一个弹性延迟,而实际材料往往存在多个弹性延迟。

在 Burgers 模型的基础上提出了一个五元模型,此处采用该五元模型描述手术器械中钢丝绳的蠕变特性,如图 7.32 所示,该五元模型由线性弹簧和两个 Kelvin 模型串联而成。

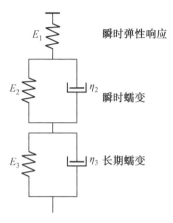

图 7.32　手术器械钢丝绳蠕变五元模型

在恒定载荷下,钢丝绳的蠕变可分为三个阶段:瞬时弹性响应、瞬时蠕变和长期蠕变。在图 7.32 所示的五元模型中,线性弹簧代表钢丝绳的瞬时弹性响应,两个 Kelvin 模型分别代表钢丝绳的瞬时蠕变和长期蠕变。

在 $t=0$ 时,对模型施加恒应力 σ,由 Maxwell、Kelvin 和 Burgers 模型可知,手术器械钢丝绳蠕变五元模型中瞬时弹性响应 ε_1、瞬时蠕变 ε_2、长期蠕变 ε_3 的应变一时间关系分别为

$$\begin{cases} \varepsilon_1 = \dfrac{\sigma}{E_1} \\[2mm] \varepsilon_2 = \dfrac{\sigma}{E_2}(1-e^{-\frac{E_2 t}{\eta_2}}) \\[2mm] \varepsilon_3 = \dfrac{\sigma}{E_3}(1-e^{-\frac{E_3 t}{\eta_3}}) \end{cases} \tag{7.70}$$

根据线性叠加原理,五元模型中钢丝绳的蠕变为上述三个阶段的总和,即钢丝绳在恒应力 σ 下的应变一时间关系为

$$\varepsilon(t)=\varepsilon_1+\varepsilon_2+\varepsilon_3=\frac{\sigma}{E_1}+\frac{\sigma}{E_2}(1-e^{-\frac{E_2 t}{\eta_2}})+\frac{\sigma}{E_3}(1-e^{-\frac{E_3 t}{\eta_3}}) \tag{7.71}$$

式中,σ 为施加于钢丝绳上的应力;ε 为钢丝绳的应变。

该模型在稳态蠕变中有五个参数 E_1、E_2、E_3 和 η_2、η_3,分别表示图 7.32 所示的弹性模量和阻尼。

如图 7.33 所示,在手术中,手术器械绳索传动系统中钢丝绳上的应力变化

可分为如下几个阶段。

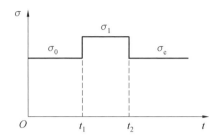

图 7.33　手术器械绳索传动系统应力变化

（1）$0 < t < t_1$，未进行微创手术，器械处于预紧状态，钢丝绳受恒应力 σ_0，即 $\sigma = \sigma_0$。

（2）$t_1 < t < t_2$，手术时，手术器械有负载，钢丝绳上的应力由 σ_0 增加到 σ_1，即 $\sigma = \sigma_1$（当手术器械负载变化时，σ_1 为变量），相当于在 $t = t_1$ 时，应力增加了 $\sigma_1 - \sigma_0$。

（3）$t_2 < t$，手术结束，卸载过程，钢丝绳上的应力由 σ_1 减小到 σ_e，即 $\sigma = \sigma_e$，相当于在 $t = t_2$ 时，应力减少了 $\sigma_1 - \sigma_e$。这个状态将保持，直到下次手术器械使用。

在加载和卸载阶段绳索传动系统中钢丝绳的蠕变行为是不同的，使用下标 Li 和 ULi 分别表示第 i 加载（Li）或卸载阶段（ULi）。在不同的手术阶段，手术器械用钢丝绳的蠕变数学模型如下。

①$0 < t < t_1$ 且 $\sigma = \sigma_0$ 时，钢丝绳上产生的应变为

$$\varepsilon(t) = \frac{\sigma_0}{E_{L1}} + \frac{\sigma_0}{E_{L2}}\left(1 - e^{-\frac{E_{L2}t}{\eta_{L2}}}\right) + \frac{\sigma_0}{E_{L3}}\left(1 - e^{-\frac{E_{L3}t}{\eta_{L3}}}\right) \tag{7.72}$$

②$t_1 < t < t_2$ 且 $\sigma = \sigma_1$，在时间 $t = t_1$ 时，施加于钢丝绳上的应力 $\sigma_1 - \sigma_0$ 所产生的应变为

$$\varepsilon(t) = \frac{\sigma_1 - \sigma_0}{E_{L1}} + \frac{\sigma_1 - \sigma_0}{E_{L2}}\left(1 - e^{-\frac{E_{L2}(t-t_1)}{\eta_{L2}}}\right) + \frac{\sigma_1 - \sigma_0}{E_{L3}}\left(1 - e^{-\frac{E_{L3}(t-t_1)}{\eta_{L3}}}\right) \tag{7.73}$$

则在 $t_1 < t < t_2$ 时，钢丝绳上的蠕变为此段时间产生的应变与此前时间段所产生应变之和，即

$$\varepsilon(t) = \frac{\sigma_0}{E_{L1}} + \frac{\sigma_0}{E_{L2}}\left(1 - e^{-\frac{E_{L2}t}{\eta_{L2}}}\right) + \frac{\sigma_0}{E_{L3}}\left(1 - e^{-\frac{E_{L3}t}{\eta_{L3}}}\right) + \frac{\sigma_1 - \sigma_0}{E_{L1}} + \frac{\sigma_1 - \sigma_0}{E_{L2}}$$
$$\left(1 - e^{-\frac{E_{L2}(t-t_1)}{\eta_{L2}}}\right) + \frac{\sigma_1 - \sigma_0}{E_{L3}}\left(1 - e^{-\frac{E_{L3}(t-t_1)}{\eta_{L3}}}\right) \tag{7.74}$$

③$t > t_2$ 且 $\sigma = \sigma_e$，在时间 $t = t_2$ 时，施加于钢丝绳上的应力 $\sigma_e - \sigma_1$ 产生的应变为

$$\varepsilon(t) = \frac{\sigma_e - \sigma_1}{E_{UL1}} + \frac{\sigma_e - \sigma_1}{E_{UL2}}\left[1 - e^{-\frac{E_{UL2}(t-t_2)}{\eta_{UL2}}}\right] + \frac{\sigma_e - \sigma_1}{E_{UL3}}\left[1 - e^{-\frac{E_{UL3}(t-t_2)}{\eta_{UL3}}}\right] \tag{7.75}$$

上述模型中所用参数与钢丝绳的材料特性有关,可以利用实验方法求取相关参数。需要说明的是,上述建模方法是笔者根据钢丝绳应用过程中所展现的力学特性选用的一种黏弹性力学模型,钢丝绳的材料力学特性较为复杂,其真实的力学本构模型尚需持续研究。

本章参考文献

[1] PARK J W. Bending rigidity of yarns[J]. Textile research journal,2006,76(6):478-485.

[2] JUNG J H,KANG T J,YOUN J R. Effect of bending rigidity on the capstan equation[J]. Textile research journal,2004,74(12):1085-1096.

[3] AGRAWAL V,PEINE W J,YAO B. Modeling of transmission characteristics across a cable-conduit system[J]. IEEE transactions on robotics,2010,26(5):914-924.

[4] KANEKP M,PAETSCH W,TOLLE H. Input-dependent stability of joint torque control of tendon-driven robot hands[J]. Industrial electronics IEEE transactions on,1992,39(2):96-104.

[5] BECHTEL S E,VOHRA S,JACOB K I. Modeling of a two-stage draw process[J]. Polymer,2001,42(5):2045-2059.

[6] WILLIAM N. Creep and relaxation of nonlinear viscoelastic materials[M]. Princeton:North-Holland Publishing Company,1976.

[7] IURZHENK M,MAMUNYA Y,BOITEUX G. Creep/Stress relaxation of novel hybrid organic-inorganic polymer systems synthesized by joint polymerization of organic and inorganic oligomers[J]. Macromolecular symposia,2014,341(1):51-56.

[8] 杨挺青. 黏弹性力学[M]. 武汉:华中理工大学出版社,1990.

第 8 章

微创手术机器人主从力反馈

在微创手术中，力和触觉反馈有着重要作用，获取从手端手术操作的交互力，将其通过主从力映射反映到具有力感知功能的主手上，实现微创手术机器人手术操作的力反馈，可使医生感知脏器的组织硬度及力学特性，便于医生采用合适的手术操作力较为安全地完成相应手术操作。本章介绍微创手术机器人主从力反馈相关技术。

8.1 主从力反馈

目前,微创手术机器人系统大多不具备力反馈功能,医生无法感知手术操作力,仅能依靠病灶区域的视觉图像来判断手术动作程度。这就使得医生由于无法掌控手术操作力而出现操作力过小以致不能完成手术动作,或操作力过大对组织结构造成损伤等情况。虽然商业化力传感器已广泛应用于许多遥操作场合来测量远端的力和力矩,然而由于受到外形尺寸、生物兼容性和可消毒性等生物环境的制约,这些传感器应用到轴向直径不超过 10 mm 的手术器械末端执行器上是十分困难的。为实现机器人辅助微创手术力反馈,科研人员尝试从能够反映力信息的间接变量来研究力反馈,应用基于电机电流、位移误差和外贴应变片等方法来提取手术器械与脏器间的手术交互力。

华盛顿大学采用基于位移误差的方法研究了遥操作内窥镜手术用抓钳的力反馈(FREG),如图 8.1 所示。该方法采用高分辨率位置编码器和比例微分控制器(可模拟系统刚度)构成伺服控制,通过比较主手端的参考位移输入和抓钳的实际跟随位移、应用位移跟随误差判断抓钳抓取目标是否成功,并根据误差的大小判断夹持力。这种力反馈研究方法依靠分析主从跟随的位移误差来判断手术交互力,由于机械传动系统中的关节摩擦和驱动装置的换向间隙不可避免,获得的位移误差被手术器械和组织的作用力以外的因素影响,因此描述力反馈的信息不够准确。

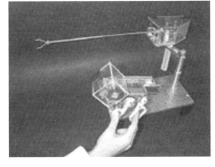

图 8.1 FREG 力反馈

德雷塞尔大学基于关节输出力与伺服电机的电枢电流成比例这一特点来研究三自由度手术钳的力反馈,德雷塞尔三自由度手术钳如图 8.2 所示。通过建立电枢电流与抓钳夹持力的关系,采集电流值进行力检测与反馈。这种方法虽然简单,但由于关节的加速运动和其他非线性因素(如电机电刷电导率、电枢绕组阻抗)都会引起电流的变化,影响测量的精度。虽然通过一些措施(如使用干扰观测器等)可以提高测量精度,但是完全消除上述因素引起的误差是十分困难的。

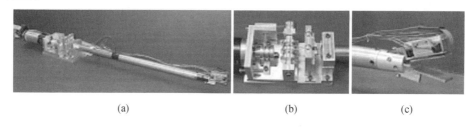

| (a) | (b) | (c) |

图 8.2　德雷塞尔三自由度手术钳

日本工业大学研制了具有力感知功能的四自由度手术钳,如图 8.3 所示,该装置通过对气动伺服系统引入干扰观察器来实现力感知功能。干扰观察器应用神经网络来计算各关节运动的理论驱动力,并与实际气缸的驱动力相比较,这两个驱动力的差值经过低通滤波后作为手术钳末端对组织的交互力。由于测量力的位置距离手术钳末端的施力点较远,中间驱动构件、关节与气缸的摩擦和回隙等会直接影响测量准确度。

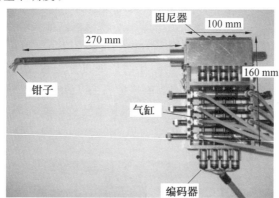

图 8.3　日本工业大学四自由度手术钳

慕尼黑工业大学的 Mayer 等和华盛顿大学的 Brown 等通过在手术器械上粘贴应变片来研究手术器械与脏器组织的作用力,分别如图 8.4、图 8.5 所示。应变计的测量原理是结构变形,然而手术器械作为施力器械需具有较高的刚度才能保证手术操作力,需要降低测量敏感性比重。因此,应变计测力方法的测量敏感性普遍较低,这对于精微手术操作(如血管缝合等操作)来说是不满足的。

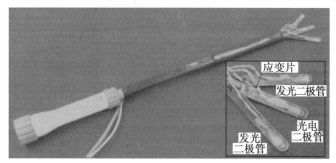

图 8.4　慕尼黑工业大学应变片式测力

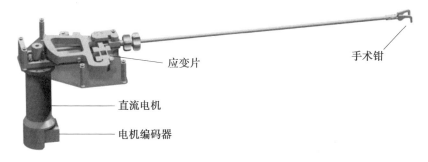

图 8.5　华盛顿大学应变片式测力

　　光纤传感器具有灵敏度较高、抗电磁干扰和耐高温高压等优点,伦敦国王学院利用光强度可调原理,设计了一套可在磁共振成像环境中使用的微型三维力传感器,能够测量传感器末端的三维力分量。传感器结构如图 8.6 所示,包括三组相同的末端可弯曲的检测光纤、一个活动反射体及一个柔性结构。当外加负载作用在传感器末端时,三自由度柔性结构发生变形,光纤组检测出所产生的变形,以此测量出轴向和径向的三个力分量。光纤传感器调制器的工作原理基于光的光学特性(如光的强度、波长、偏正态等)测量,而光学特性测量精度容易受到因光纤折弯引起的光信号变化的影响,且光纤较大的折弯可直接引起纤维芯的损坏,因此它与系统其他部件的接口处理要求较严格,应用于机器人上代价较高。

　　Lin 等采用基于图像的方法来研究微创手术机器人力反馈,提出了一种通过处理实时图像来重建三维模型的方式来计算微创手术过程中组织形变的方法,手术交互力计算过程如图 8.7 所示。该方法利用图像追踪技术,在内窥镜中定位手术器械的位置,确定图像场景中发生形变的区域,采用三维重建的方法对手术过程中手术器械附近组织的形变进行建模,通过将形变的数据代入集合模型中计算手术器械末端的交互力。

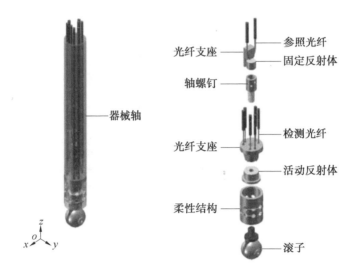

图 8.6　伦敦国王学院的力传感器结构

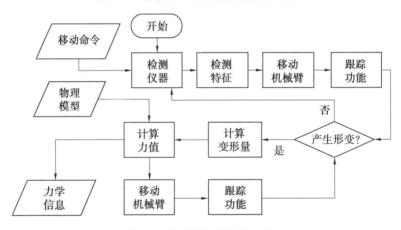

图 8.7　手术交互力计算过程

除了上述力反馈的研究,哈佛大学基于电容测量原理开发了远端触诊系统对触觉反馈进行研究,该系统通过安装在手术器械上的电容式触觉阵列传感器使医生感知手术区域组织的硬度和质地等信息;还有 Sokhanvar 等应用压电材料研制了触觉传感器用于手术器械的触觉反馈。电容式触觉阵列传感器在小量程范围内的精确测量还有待解决,而压电材料固有的电荷泄漏和对环境温度较敏感等问题使得压电传感器无法提供精确的静态测量。

8.2　基于生物力学的力反馈

上述应用基于电机电流、位移误差和外贴应变片等方法通过间接变量来反映手术交互力信息,提取的力信息包含了传动装置部分的作用力和手术器械与 Trocar(套管)之间的摩擦力,由于手术交互力相比传动力和摩擦力较小,真实的力信号无法准确采集,甚至有时会被干扰信号淹没,因此这些方法研究获得的力信息不能真实地反映机器人手术交互的动态特征;而受限于外形尺寸、生物兼容性和可消毒性等生物环境,目前尚无合适的商用传感器可应用于手术器械。以生物力学为切入点研究微创手术机器人力反馈,不但能够获得较为真实的手术操作力,还可以依据生物组织的力学特性进行机器人运动规划以完成各种复杂的手术动作。因此,通过研究生物组织的力学特性和机器人手术交互的运动信息来获取手术交互力,并通过主从力映射将手术交互力反映到具有力感知功能的主手上,是实现微创手术机器人手术操作力反馈的一个较为可行的方法。

基于生物力学的微创手术机器人力反馈示意图如图 8.8 所示。

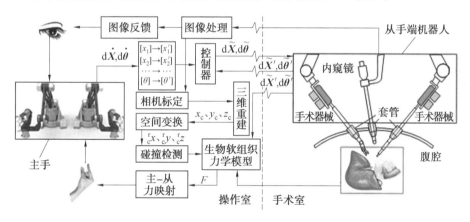

图 8.8　基于生物力学的微创手术机器人力反馈示意图

基于生物力学的微创手术机器人力反馈实施方案为:首先利用力学测试平台测试生物组织在多种手术操作下的力学特性,建立出生物组织的力学模型;通过采集内窥镜实时手术图像,应用轮廓提取与三维重建的方法获取切割区域三维轮廓位置信息并将其标记于机器人工作空间;在医生操作微创手术机器人进行手术时,根据生物组织轮廓的三维位置信息和手术器械的运动状态信息求解出生物组织轮廓与手术器械的交互参数,并将其代入已建立的生物组织手术操作的力学模型以实时计算交互力;通过主从力映射将手术交互力反馈给主手系

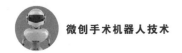

统以复现从手端手术器械与生物组织的手术交互力。本章基于生物力学的方法阐述实现微创手术机器人力反馈的方法。

8.2.1 力学测试平台

生物软组织具有各向异性的非线性黏弹性等力学特性,采用实验方法进行力学特性测试并依据测试数据建立力学本构模型是较为可行的方法。进行生物软组织力学特征测量的平台应具有以下功能。

(1)手术器械能够到达实验空间的任意一个位置。

(2)在不改变定位点的前提下,可以任意调整手术器械的姿态。

(3)末端执行机构能够快速地替换手术器械。

(4)能够进行多种手术操作(提拉、按压、穿刺、切割等)。

(5)传感器能够准确测量实验中的力和力矩信息,并具有合适的量程、单轴过载量程和物理参数。

图8.9所示为六自由度生物软组织力学测试平台。

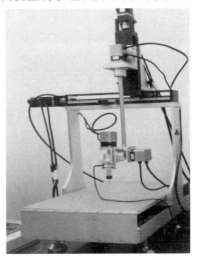

图8.9 六自由度生物软组织力学测试平台

该实验装置共有六个自由度,分别是三个直线关节构成的位置调整机构和三个旋转关节构成的姿态调整机构。三个直线关节采用操控简单、直观性好的直角坐标型搭建,保证手术器械能平移到操作空间中的任意位置,三个转动关节顺次连接,轴线互相垂直,保证手术器械在实验过程中能转动到任意角度位置。六个关节相互配合使手术器械能够到达实验空间中任意需要达到的位置,并且在不改变手术器械空间位置的条件下任意调整到所需的位置姿态。测试平台上安装的手术器械可以按照定义的任意轨迹运动,通过更换不同的手术器械完成不同实验条件下的按压、提拉、切割、穿刺和缝合等手术操作,并通过传感器记录下手术操作过程中手术器械和生物软组织之间的交互力信息。

8.2.2　软组织力学本构模型

本构模型,又称材料的力学本构方程,是用于描述材料力学特性的数学表达式。生物软组织具有复杂的力学特性,为了较为准确地反映手术操作时生物软组织的力学特性,选用合适的方法或工具对实验采集到的手术操作交互力实验数据进行分析处理,建立生物软组织力学本构模型方程。本节以按压、穿刺和缝合手术操作为例,介绍生物软组织的按压操作力学本构模型、穿刺操作力学本构模型和缝合操作力学本构模型。

生物组织由细胞和细胞间质构成,根据生物的流动形态可以将生物组织分为生物固体和生物液体,而根据组织的力学形态,生物固体又可以分为硬组织和软组织。其中,硬组织指的是骨头、牙齿等质地较硬的器官,其力学性能的研究可以参考工程实验方法,而软组织则包括皮肤、脏器、肌肉、黏膜(如眼球)等质地较软的器官。生物软组织的力学特性主要体现在不均匀性、各向异性、弹性、非线性应力-应变、黏弹性等方面,同时也会受到生物生理状态(如年龄、物种、性别等)和环境因素(如温度、湿度等)的影响。

①不均匀性和各向异性。生物软组织由结缔组织、弹性蛋白及胶原等组成,其组成和占比决定了软组织的力学性能,它们在组织中的数量差异和分布不均导致了软组织的各向异性。在生物体内,随着时间的变化,它们的数量、排列方式、分布等在软组织中会发生不同程度的变化,相应地会导致软组织的力学性能发生改变。

②弹性。在形变较小、速率较低的情况下,为了减小计算规模,可以将生物软组织近似为线弹性体,此时的线弹性体遵守胡克定律,即应力-应变的关系为线性关系:

$$\sigma = E\varepsilon \tag{8.1}$$

式中,σ 为软组织应力;E 为弹性模量;ε 为软组织应变。

各向同性的材料可用弹性模量 E 和泊松比 ν 进行计算,二者与剪切模量 G 的关系满足

$$G = \frac{E}{2(1+\nu)} \tag{8.2}$$

③非线性应力-应变。当软组织材料的形变超过弹性极限后,应力与应变的关系不再近似为线性关系,其力学性能主要表现为非线性。

下面以按压、穿刺和缝合等典型手术操作为例,阐述生物软组织力学本构模型的几种建模方法。

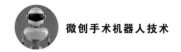

1. 按压操作力学本构模型

(1)按压实验过程。

将猪肝放置在图 8.9 所示的生物软组织力学测试平台上,每隔一段时间向其表面喷洒生理盐水以保持其生物力学特性。将按压头安装在力学测试平台的末端旋转关节上,表面均匀涂抹一层润滑油以减小摩擦。为体现不同因素对按压操作力学本构模型的影响,选择不同的按压位移、按压头直径和按压速度进行正交实验。根据设定的按压速度来调整数据采集卡的采样频率,保证按压头每运动一小段位移能采集到多个数据点。按压头完成指定的按压位移后应在该按压位置停留一段时间,进行多组实验,保证整个按压过程持续的时间相同。每次按压实验结束,等待肝脏组织回复初始状态后,再将按压头定位到初始位置后进行下一次实验。

①按压位移。选用某一直径的按压头和按压速度对肝脏组织进行按压操作,其按压力—时间曲线如图 8.10 所示。

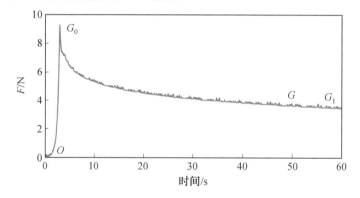

图 8.10　按压力—时间曲线

由图 8.10 可知,当按压头直径和按压速度相同时,按压力曲线可划分为三个阶段:OG_0 阶段,按压力随按压位移的增加而非线性剧烈增加;G_0G 阶段,按压力随着按压位移的增加逐渐减小;GG_1 阶段,按压力趋于稳定。

②按压头直径。分别采用不同直径的按压头以固定速度对肝脏组织进行按压操作,得不同直径按压头的按压力—时间曲线如图 8.11 所示。

由图 8.11 可知,在按压速度相同的情况下,按压头的直径越大,肝脏组织与按压头的接触面积越大,按压力随按压头直径的增大而增大。

③按压速度。采用某一直径的按压头以不同按压速度对肝脏组织进行按压操作,不同按压速度下按压力—时间曲线如图 8.12 所示。

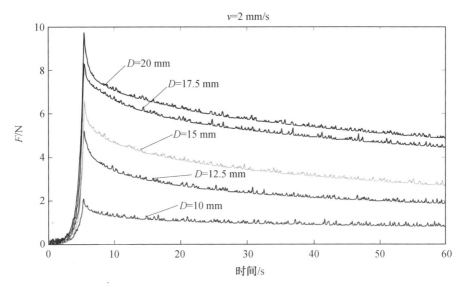

图 8.11　不同直径按压头的按压力－时间曲线

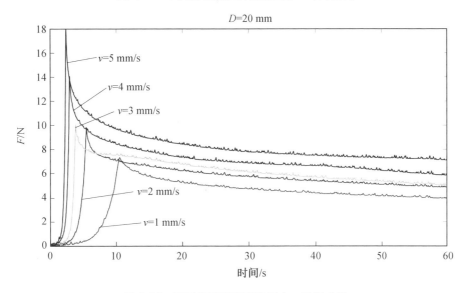

图 8.12　不同按压速度下按压力－时间曲线

由图 8.12 可知,按压头直径相同的情况下,按压速度越大,按压头对肝脏组织产生的冲击越大,肝脏组织在短时间内所产生的形变量越大,按压力随按压速度的增大而增大。

(2)设计 BP 神经网络结构。

BP(Back Propagation)神经网络可以根据输入量和相应的输出量训练一个

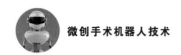

网络来逼近函数,应用此模型建立生物软组织按压力学模型。

①输入输出层。根据按压实验操作,神经网络输入层包含按压头直径、按压速度和按压位移三个神经元,输入层节点数为 3;神经网络输出层为按压力神经元,输出层节点数为 1。

②隐藏层。隐藏层神经网络中神经元的个数对整体神经网络的性能有着显著影响。隐藏层神经元的个数过多,会加大运算量,延长训练时间,容易产生过度拟合的缺陷;隐藏层神经元的个数过少,会影响神经网络性能,达不到训练效果。根据以下经验公式确定隐藏层神经元个数:

$$\{l=\sqrt{n+m}+a \,|\, a\in[1,10]\} \tag{8.3}$$

式中,n 为输入层所包含的神经元的个数;m 为输出层包含的神经元的个数;a 为常数值。

根据经验公式,隐藏层包含的神经元个数 $l\in[3,12]$,为了避免过度拟合,同时提高神经网络的整体性能,按压操作下生物软组织力学建模的隐藏层神经元的个数此处选为 10。

③激励函数的选择。常采用的激励函数主要有线性函数(purelin)、正切 S型函数(tansig)和对数 S 型传递函数(logsig)。一般采取对数 S 型传递函数或者正切 S 型函数作为隐藏层神经元的激励函数,线性函数或者正切 S 型函数作为输出层神经元激励函数。

按压操作实验网络结构示意图如图 8.13 所示。

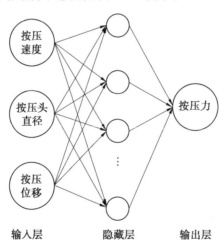

图 8.13　按压操作实验网络结构示意图

(3)按压操作力学本构模型的建立。

应用 Matlab 神经网络工具箱对猪肝按压操作实验数据进行训练,建立按压操作的力学本构模型,建立过程如下。

①用于训练的实验数据进行归一化处理,使得不同数据维度能够进行比较,消除因数据维度不同引起的误差,默认的规划范围为(-1,1),归一化处理数据可以采用以下公式:

$$y = \frac{x - x_{\min}}{x_{\max} - x_{\min}} \tag{8.4}$$

式中,$x_{\max}$ 为所有数据的最大值;$x_{\min}$ 为所有数据的最小值。

采用 mapminmax 函数对所有实验数据进行归一化处理。

②设定输入神经元的个数为 3,分别为按压速度、按压头直径和按压位移;输出神经元的个数为 1,是按压手术操作的按压力。通过 newff 函数建立 BP 神经训练网络。

③设定隐藏层神经元的个数为 10,并且设定隐藏层激励函数为 tansig 函数,输出层激励函数为 logsig 函数,神经网络训练函数为 traingdx,网络性能函数为 mse,网络模拟仿真函数为 sim。

④根据按压实验情况和要求对建立的神经训练网络的参数进行设定,神经网络参数见表 8.1。

表 8.1　神经网络参数

参数	数值
最大训练次数(Epochs)	5 000
网络学习速率(Ir)	0.01
网络训练需要达到的目标误差(Goal)	0.5×10^{-3}

⑤用体外按压实验得到的实验数据对神经网络进行训练,采用 80% 的实验数据对神经网络进行训练。神经网络训练结果如图 8.14 所示,经过神经网络多次训练,得到的按压力学模型误差较小,具有较好的回归性。

(4)按压操作力学本构模型验证。

采用剩余 20% 的实验数据对按压力学模型的可靠性和准确性进行验证。图 8.15 为实验采集数据和应用按压模型得到的按压操作下生物软组织对比数据曲线,分析按压力—位移曲线可知,所建立的力学模型与传感器采集到的实验数据具有较好的曲线吻合度。

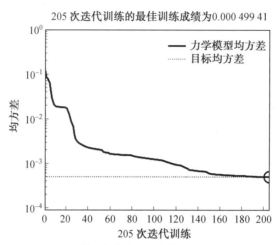

(a) 按压操作力学本构模型训练次数

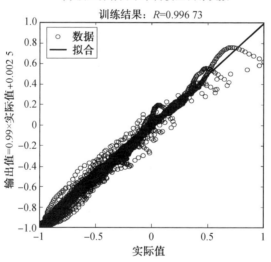

(b) 按压操作力学本构模型的回归性

图 8.14　神经网络训练结果

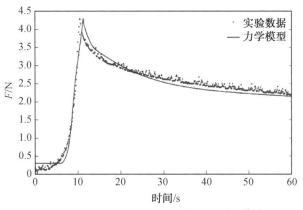

(a) v=1 mm/s, D=15 mm 的按压力–时间曲线

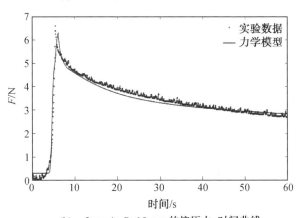

(b) v=2 mm/s, D=15 mm 的按压力–时间曲线

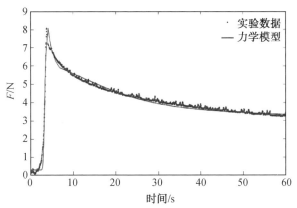

(c) v=3 mm/s, D=15 mm 的按压力–时间曲线

图 8.15　按压操作下生物软组织对比数据曲线

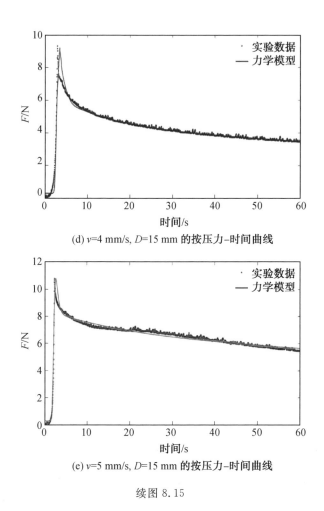

(d) v=4 mm/s, D=15 mm 的按压力–时间曲线

(e) v=5 mm/s, D=15 mm 的按压力–时间曲线

续图 8.15

为了进一步验证神经网络建立的按压操作力学模型的准确性,对传感器采集的实验数据和应用神经网络得到的数据进行了拟合分析和残差分析。由图 8.16可知,多次按压操作下,传感器测得的实验数据和神经网络建立的力学模型拟合程度较高;图 8.17 为按压实验残差图,传感器采集数据和模型建立数据的较大残差值多位于压力最大时形变量反向突变引起的力值震颤。

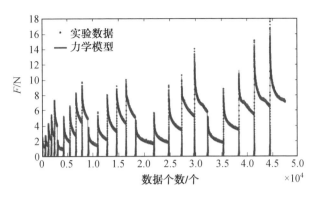

图 8.16　按压实验拟合图(彩图见附录)

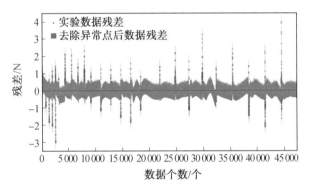

图 8.17　按压实验残差图(彩图见附录)

综上,建立的按压操作力学本构模型能够较为真实地反映实际按压操作中的按压力变化规律。

2. 穿刺操作力学本构模型

(1)穿刺实验过程。

将猪肝放置在图 8.9 所示的生物软组织力学测试平台上,每隔一段时间向其表面喷洒生理盐水以保持其生物力学特性。通过弹性夹头和动平衡螺母将手术针夹在平台的末端旋转关节上。

为了体现不同因素对穿刺操作力学本构模型的影响,选择不同穿刺位移、穿刺速度和穿刺针直径对猪肝进行多组穿刺正交实验。根据设定的穿刺速度调整数据采集卡的采样频率,保证穿刺针每运动一小段位移可以采集到多个数据点,实验时避免在同一位置重复穿刺。

①穿刺位移。选取某型号的穿刺针,以恒定的速度穿刺一定位移,然后停留一段时间,观察软组织的松弛反应。穿刺操作下的穿刺力—位移曲线如图 8.18 所示。

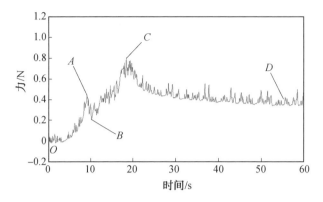

图 8.18 穿刺操作下的穿刺力－时间曲线

由图 8.18 可知,穿刺操作下的穿刺力变化可分为四个过程:OA 段为穿刺针尚未刺破软组织,穿刺力表现为硬度力,曲线呈指数形式增长;AB 段为穿刺针刺破软组织的过程,穿刺力在短时间内急剧下降;BC 段为穿刺针在组织内部穿刺的过程,穿刺力表现为摩擦力和切削力的合力,曲线呈波动形式增长;CD 段为穿刺针行进指定位移后软组织的松弛状态,此时软组织的弹性变形较小,穿刺力缓慢下降。

②穿刺速度。选取某型号的穿刺针,分别以不同的速度穿刺指定位移,不同穿刺速度下的穿刺力－位移曲线如图 8.19 所示。

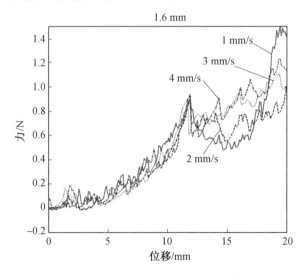

图 8.19 不同穿刺速度下的穿刺力－位移曲线

由图 8.19 可知,在穿刺针直径相同的情况下,刺破组织前,穿刺速度对硬度力和刺破时的位移影响比较小。在组织内部穿刺的过程中,穿刺力随速度的增大而增大。

　　③穿刺针直径。选取不同直径的穿刺针以恒定速度穿刺指定位移,不同穿刺针直径下的穿刺力－位移曲线如图 8.20 所示。

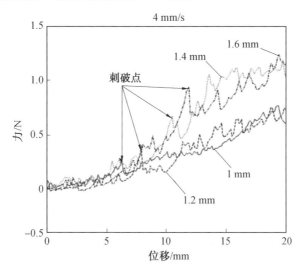

图 8.20　不同穿刺针直径下的穿刺力－位移曲线

　　由图 8.20 可知,在穿刺速度相同的情况下,刺破组织前的最大变形量和刺破力随穿刺针直径的增大而增大。在组织内部穿刺的过程中,穿刺力随穿刺针直径的增大而增大。

　　(2)穿刺操作力学本构模型的建立。

　　在穿刺操作时,穿刺针主要受三种力:硬度力、摩擦力和切削力。在刺破软组织之前,软组织抵抗弹性变形所产生的力称为硬度力;在刺破软组织之后,穿刺针与软组织内部之间的相对运动产生摩擦力和切削力。为便于穿刺操作力学本构模型的建立,将穿刺过程分为弹性变形阶段和穿刺阶段。在弹性变形阶段,穿刺针只受硬度力,硬度力所做的功用于软组织的弹性变形。在穿刺阶段,穿刺针受到摩擦力和切削力的合力。

　　①弹性变形阶段。根据实验数据可知,力与位移的曲线呈现指数形式变化,速度对硬度力没有影响,只有穿刺针的直径和位移对硬度力有影响,穿刺针直径改变了穿刺力与位移曲线的倾斜程度而没有改变曲线的走势。根据穿刺过程中硬度力的曲线特征,建立穿刺操作力学本构模型的弹性变形阶段的硬度力与各因素的表达式,即

$$f(D,S)=C(S,D,D^2,S^2) \tag{8.5}$$

式中,$C(\ )$为括号内项的排列组合;S 为穿刺位移;D 为穿刺针直径。

　　将实验数据导入数据拟合工具 1stOpt 中,得到的穿刺实验拟合结果见表

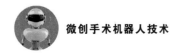

8.2,建立的穿刺操作力学本构模型为

$$F = e^{a_1 D^2 + a_2 S^2 + a_3 DS + a_4 D + a_5 S + a_6}$$

(8.6)

式中，D 为穿刺针的直径；S 为穿刺位移。

表 8.2　穿刺实验拟合结果

系数	数值
a_1	2.535 521 421 622 91
a_2	0.002 159 773 295 960 16
a_3	−0.292 691 273 061 4
a_4	−5.410 561 086 703 45
a_5	0.749 123 661 252 477
a_6	−1.596 469 367 132 55
R^2	0.989 856 737 002 007

图 8.21 为传感器实验采集的穿刺力与力学模型拟合得到的穿刺操作下的对比数据，由图 8.21 可知，传感器采集到的穿刺力数据和建立的穿刺操作力学本构模型拟合程度较好。图 8.22 为穿刺操作下的对比数据残差图，残差波动在 ±0.05 N 之间，由此表明建立的穿刺操作力学本构模型较好地描述了实际穿刺操作中的硬度力。

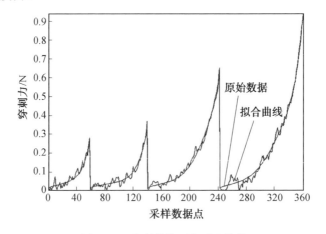

图 8.21　穿刺操作下的对比数据

②穿刺阶段。在穿刺阶段，穿刺针受到摩擦力和切削力的合力，力随着位移呈现不规则的增长。摩擦力模型较为常用的是 Richard 提出的修正的 Karnopp 模型，模型公式为

$$F_{\text{frication}} = \begin{cases} C_n \operatorname{sgn}(x) + b_n x & (x \leqslant -\Delta v/2) \\ \max(D_n, F_a) & (-\Delta v/2 < x \leqslant 0) \\ \min(D_p, F_a) & (0 < x < \Delta v/2) \\ C_p \operatorname{sgn}(x) + b_p x & (x \geqslant \Delta v/2) \end{cases} \tag{8.7}$$

式中, C_p 和 D_p 为正向动摩擦力和静摩擦力; C_n 和 D_n 为负向动摩擦力和静摩擦力; b_p 和 b_n 为阻尼系数; x 为软组织和穿刺针之间的相对速度; F_a 为非摩擦力的总和。

在穿刺操作时, $\Delta v/2$ 的速度很小, 近似等于零, 因此此过程力学建模仅需求取 C_p 和 b_p 这两个参数值。

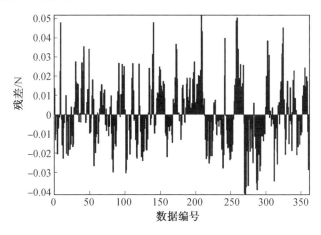

图 8.22　穿刺操作下的对比数据残差图

天津大学的宿志亮等通过在同一位置连续两次穿刺凝胶建立摩擦力的力学模型, 认为第二次穿刺并未破坏软组织, 软组织也没有产生变形, 将第二次穿刺时穿刺针所受的力视为摩擦力。以不同的穿刺针直径和不同的速度连续两次穿刺软组织, 去掉操作初始的不平稳点, 图 8.23 为第二次穿刺软组织的力与位移曲线图, 穿刺针的摩擦力与位移近似呈线性关系, 摩擦力的密度为 0.049 976 35 N/mm。

切削力是穿刺针尖与软组织发生交互并且撕裂软组织时产生的力。由文献 [14] 可知, 如果穿刺速度恒定, 那么切削力近似等于一个常数。

因此, 在穿刺阶段穿刺针所受的力就是在摩擦力的基础上向上叠加一个切削力常值。刺破软组织后穿刺力的波动范围如图 8.24 所示, 叠加的切削力与摩擦力的包络为一个四边形, 穿刺力在这个包络区域内波动。

(3)穿刺操作力学本构模型验证。

选取某型号穿刺针, 以恒定速度穿刺适当的位移验证穿刺操作力学本构模型, 得到力与位移的图像如图 8.25 所示, 刺破前数据点与力学模型的吻合度比较高,刺破后数据点包络在四边形区域里。

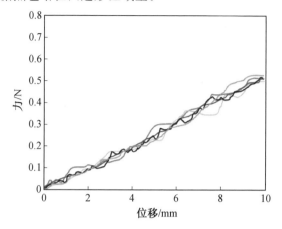

图 8.23　第二次穿刺软组织的力与位移曲线图

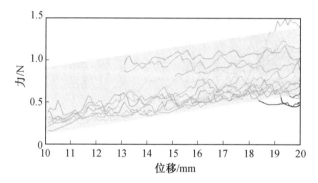

图 8.24　刺破软组织后穿刺力的波动范围

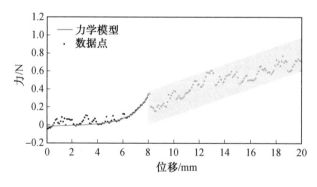

图 8.25　力学模型结果

综上,穿刺操作力学本构模型为

$$\begin{cases} \text{硬度力}: F=e^{a_1 D^2+a_2 S^2+a_3 DS+a_4 D+a_5 S+a_6} & \text{（刺破前）} \\ \text{摩擦力和切削力}: \text{四边形区域} & \text{（刺破后）} \end{cases}$$

3. 缝合操作力学本构模型

生物软组织具有复杂的力学特征,可视为一种黏弹性体。使用图 8.9 所示的生物软组织力学测试平台对新鲜的猪里脊组织进行缝合操作,基于黏弹性体具有的黏弹性特征,应用具有黏弹性力学特性的弹簧阻尼模型建立猪里脊缝合操作力学本构模型。

(1)黏弹性特征与力学本构模型。

在外力作用下同时表现出固体弹性和液体黏性的变形称为黏弹性变形。黏弹性体表现出的应力松弛、蠕变、滞后的性质统称为黏弹性特征。在物体应变恒定的情况下,应力随时间的增加而减小,这一现象称为应力松弛;在物体承受应力恒定的情况下,物体的变形随着时间的增加而增大,这一现象称为蠕变;当物体受到循环载荷的作用时,加载与卸载的应力一应变曲线存在一定差异,这一现象称为滞后。

黏弹性特征可以用弹簧元件和阻尼元件来表示,弹簧元件服从胡克定律,满足

$$\sigma = E\varepsilon \tag{8.8}$$

式中,σ 为正应力;E 为拉压弹性模量;ε 为正应变。

这种应力应变之间的变化和时间无关。

阻尼元件表示服从牛顿黏性定律的黏性构件,满足

$$\sigma = \eta \dot{\varepsilon} \tag{8.9}$$

式中,η 为黏性系数;$\dot{\varepsilon}$ 为应变率,$\dot{\varepsilon} = \dfrac{\mathrm{d}\varepsilon}{\mathrm{d}t}$。

通过不同数量和组合关系的弹簧、阻尼元件组成不同的力学模型来描述不同生物软组织的黏弹性特征。常用于表现材料性能的基本力学模型种类可参考 7.5.2 节黏弹性力学模型。

(2)缝合实验操作。

手术缝合的方法有间断缝合、连续缝合、外 8 字缝合、内 8 字缝合等十余种,其中间断缝合是一种应用最多且操作简单的手术缝合方法,缝合过程为不断重复缝合针插入组织,把缝合线拉出组织,再进行打结的一系列动作。

间断缝合可分为四个阶段:第一阶段为缝合针针尖与组织接触,刺破组织后在组织里行进,直至切口的另一侧露出针尖;第二阶段为缝合针在组织里继续行进,直至缝合针末端离开组织;第三阶段为拉线阶段,缝合针向上移动直至剩余缝合线的长短合适;第四阶段为打结阶段,对两侧的缝合线进行打结,并剪去多余的缝合线。间断缝合的前三个阶段如图 8.26 所示。

本节以间断缝合的第一阶段为例建立缝合操作下的软组织力学本构模型。将猪里脊居中放置在生物软组织力学测试平台上,在平台末端旋转关节上安装某型号的半圆针,以不同的缝合速度对猪里脊进行缝合操作。缝合过程中夹具夹持缝合针做圆周运动,针尖在组织中的瞬时切向速度 v 为

$$v = \omega \frac{D}{2} \tag{8.10}$$

式中,ω 为夹具所在电机轴的回转角速度;D 为半圆缝合针圆弧的直径。

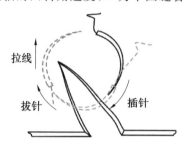

拉线

拔针　　　　　　　插针

图 8.26　间断缝合的前三个阶段

在缝合过程中采集力学信息,可得缝合过程中缝合针和组织的交互力:

$$F = \sqrt{F_x^2 + F_y^2 + F_z^2} \tag{8.11}$$

式中,F 为该时刻下软组织与缝合针的交互力(N);F_x 为采集的 x 轴方向的力(N);F_y 为采集的 y 轴方向的力(N);F_z 为采集的 z 轴方向的力(N)。

采用格拉布斯准则剔除异常数据。格拉布斯准则认为某个测量值 y_i 的残差阈值 V_i 满足式(8.12)时,则此值有较大误差,应该剔除。

$$|V_i| = |y_i - \bar{y}| \geqslant g(n,a)\sigma \tag{8.12}$$

式中,$\bar{y}$ 为 n 次采集到的数值的平均值;σ 为测量数据组的标准差;$g(n,a)$ 取决于测量测数 n 和显著水平 a;a 通常取 0.01 或 0.05,此处采用显著水平 a 为 0.05,可通过已确定的 n、a 查询格拉布斯表确定 $g(n,a)$ 的值。

对于被格拉布斯准则剔除掉的应力值,采取均值插补的方法进行数据插补,经过多次重复实验得到该位移的应力平均值,并用该平均值代替被剔除的力,以保证实验数据的连续性。

数据插补后,不同缝合速度下的缝合力-位移曲线如图 8.27 所示。

由图 8.27 可知,在不同缝合速度的情况下,缝合力-位移曲线形状大致相同,且关系接近线性,表明缝合速度越高,缝合针在同一位移点所受的应力越小。

(3)缝合操作力学本构模型的建立。

假设缝合针位移等于生物软组织的形变,缝合针匀速运动,忽略组织与缝合针之间的间隙,由此可得

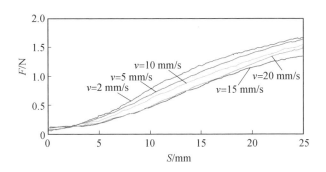

图 8.27　不同缝合速度下的缝合力-位移曲线

$$\varepsilon = vt \tag{8.13}$$

式中，ε 为生物软组织的应变；v 为缝合针的速度；t 为缝合针运动的时间。

下面以三种弹簧阻尼模型为例，建立猪里脊在缝合操作下的力学本构模型。

① Maxwell 模型。Maxwell 模型由一个弹簧和一个阻尼器串联而成，如图 8.28 所示。

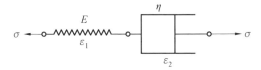

图 8.28　Maxwell 模型

Maxwell 模型中，总应变为

$$\varepsilon = \varepsilon_1 + \varepsilon_2 \tag{8.14}$$

将式(8.8)、式(8.9)代入式(8.14)中，可得

$$\dot{\varepsilon} = \frac{\dot{\sigma}}{E} + \frac{\sigma}{\eta} \tag{8.15}$$

式(8.15)为软组织应力 σ 关于时间 t 的一阶常微分方程，将一阶线性微分方程式化简成一般形式，得

$$\frac{\mathrm{d}\sigma}{\mathrm{d}t} + P(t)\sigma = Q(t) \tag{8.16}$$

式中，$P(t) = \dfrac{E}{\eta}$；$Q(t) = Ev$。

用该通解公式计算得出的应力与时间的通解关系式为

$$\sigma = C\mathrm{e}^{-\frac{E}{\eta}t} + v\eta \tag{8.17}$$

式中，C 为常数。

当 $t = 0$ 时，$\sigma = 0$，解得 $C = -v\eta$。所以组织受到的应力的表达式为

$$\sigma = -v\eta \mathrm{e}^{-\frac{E}{\eta}t} + v\eta \tag{8.18}$$

将均值插补处理的实验数据进行曲线拟合,拟合函数为式(8.18)Maxwell模型,图 8.29 所示为缝合操作下的生物软组织对比数据曲线。

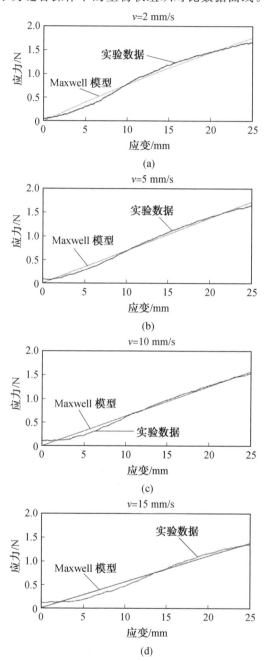

图 8.29　缝合操作下的生物软组织对比数据曲线(Maxwell 模型)

不同缝合速度的 Maxwell 模型拟合结果见表 8.3。其中,SSE 为和方差,该参数统计的是各个数据点处拟合模型的数据与原始数据误差的平方和;RMSE 为均方根,也称回归系统的拟合标准差,是和方差 SSE 均值的平方根;R^2 为确定系数,是 SSR(预测数据与原始数据均值之差的平方和)和 SST(原始数据与原始数据均值之差的平方和)的比值。

表 8.3　不同缝合速度的 Maxwell 模型拟合结果

$v/(\text{mm} \cdot \text{s}^{-1})$	SSE	R^2	RMSE
2	4.079 2	0.988 3	0.057 2
5	0.866 8	0.993 3	0.041 7
10	0.502 7	0.991 0	0.045 0
15	0.623 7	0.979 4	0.061 5

和方差和均方根的数值越接近 0,说明模型的拟合效果越好,数据预测得越成功。确定系数 R^2 的取值范围为 $[0,1]$,越接近 1,说明模型的变量对函数值的解释能力越强,模型的数据拟合效果也越好。

由图 8.29 可知,Maxwell 模型拟合得到的曲线与实验数据曲线的趋势相同,且随着缝合针的运动,生物软组织的应变不断增大,实验数据曲线与拟合曲线吻合度保持良好。由表 8.3 可知,从各运动速度的模型拟合结果中确定系数 R^2 在 0.95 以上,且均方根的值小于 0.08,表明拟合模型缝合操作力的拟合情况良好,建立的缝合力学模型对不同缝合速度的缝合操作具有较好的适应性。

②Kelvin 模型。Kelvin 模型如图 8.30 所示,由一个线性弹簧和一个阻尼器并联而成,弹簧和阻尼器具有相同的位移,系统的总应力为两个模型应力之和,即

$$\sigma = E\varepsilon + \eta\dot{\varepsilon} \tag{8.19}$$

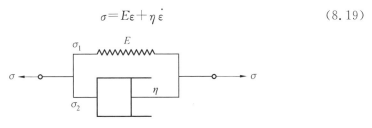

图 8.30　Kelvin 模型

将式(8.13)代入式(8.19)中,可得

$$\sigma = Evt + \eta v = v(Et + \eta) \tag{8.20}$$

将均值插补处理的实验数据代入 Matlab 并对式(8.20)进行拟合,得到拟合结果如图 8.31 和表 8.4 所示。

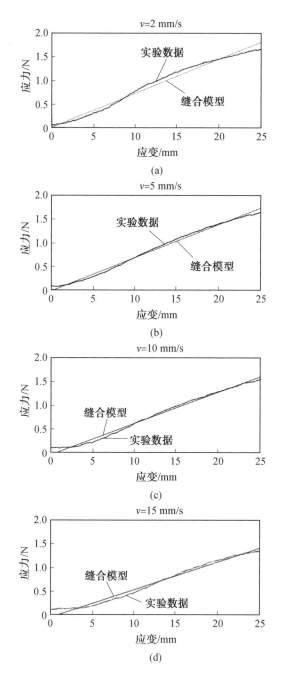

图 8.31　缝合操作下的生物软组织对比数据曲线（Kelvin 模型）

表 8.4　不同缝合速度的 Kelvin 模型拟合结果

$v/(\mathrm{mm \cdot s^{-1}})$	SSE	R^2	RMSE
2	5.470 1	0.984 3	0.066 2
5	0.780 1	0.994 0	0.039 6
10	0.426 2	0.992 4	0.041 5
15	0.464 6	0.984 8	0.053 1

由表 8.4 可知，Kelvin 模型各速度的平均确定系数 R^2 大于 Maxwell 模型的平均确定系数 R^2，Kelvin 模型的平均均方差小于 Maxwell 模型的平均均方差。此种情况下，Kelvin 模型对缝合操作数据的拟合效果略好于 Maxwell 模型。

③SLS 模型。SLS 模型如图 8.32 所示，是由一个 Maxwell 元件和一个弹簧并联构成，此时 Maxwell 元件与并联的弹簧具有相同的应变，系统产生的合力是 Maxwell 元件的力 σ_1 与弹簧力 σ_2 之和。

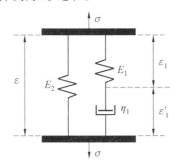

图 8.32　SLS 模型

假设 Maxwell 元件中弹簧的弹性系数为 E_1，应变为 ε_1，阻尼器的阻尼系数为 η_1，应变为 ε_1'，应变速度为 $\dot{\varepsilon}_1'$。假设并联的线性弹簧的弹性系数为 E_2，形变为 ε，则 $\varepsilon=\varepsilon_1+\varepsilon_1'$，故整个系统产生的总应力为

$$\sigma=\sigma_1+\sigma_2=E_1\varepsilon_1+E_2\varepsilon=(E_1+E_2)\varepsilon-E_1\varepsilon_1' \tag{8.21}$$

因此有

$$\sigma+\frac{\eta_1}{E_1}\dot{\sigma}=(E_1+E_2)\varepsilon-E_1\varepsilon_1'+\frac{\eta_1}{E_1}(E_1+E_2)\dot{\varepsilon}-\eta_1\dot{\varepsilon}_1' \tag{8.22}$$

化简可得 SLS 模型中应力－应变的关系为

$$\sigma+\frac{\eta_1}{E_1}\dot{\sigma}=E_2\varepsilon+\eta_1\left(1+\frac{E_2}{E_1}\right)\dot{\varepsilon} \tag{8.23}$$

将式(8.13)代入式(8.22)并化简为一般形式：

$$\frac{\mathrm{d}\sigma}{\mathrm{d}t}+\frac{\eta_1}{E_1}\sigma=\frac{\eta_1}{E_1}\left[E_2vt+\eta_1v\left(1+\frac{E_2}{E_1}\right)\right] \tag{8.24}$$

运用通解公式计算化简可得

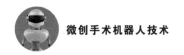

$$\sigma = Ce^{-\frac{\eta_1}{E_1}t} + v\varepsilon t + v\eta_1 \tag{8.25}$$

当 $t=0$ 时，$\sigma=0$，解得

$$C = -v\eta_1 \tag{8.26}$$

即总应力 σ 的表达式为

$$\sigma = -v\eta_1 e^{-\frac{\eta_1}{E_1}t} + v\varepsilon t + v\eta_1 \tag{8.27}$$

将均值插补处理的数据导入 Matlab，并用式(8.27)作为拟合函数进行曲线拟合，得到缝合操作下的生物软组织对比数据曲线如图 8.33 所示。

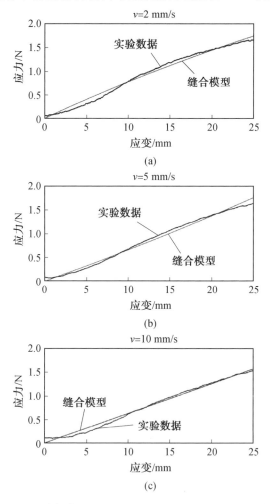

图 8.33 缝合操作下的生物软组织对比数据曲线(SLS 模型)

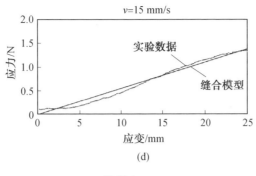

续图 8.33

二者拟合曲线基本相同,近似为一条直线,即缝合操作的第一阶段主要体现为线性变化;在表达组织的弹性方面,Maxwell 模型与 SLS 模型的表现一致。但 SLS 模型组成较为复杂,在此情况下,Maxwell 模型更适合用于缝合模型的建立。

8.2.3　视觉－力融合的力反馈

在使用微创手术机器人进行手术的过程中,双目内窥镜采集到的图像一方面可以引导医生进行手术操作,另一方面可以利用其对生物组织轮廓进行三维重建,将生物组织轮廓信息标定于机械臂坐标系后,根据手术器械的实际运动情况,可获取手术器械与生物组织轮廓的交互运动信息,将此交互运动信息作为输入信息,输入已建立的生物软组织力学本构模型,即可实现力－视觉信息融合的微创手术机器人力反馈。本节通过接触点的检测、基于 SVD 坐标系变换、力反馈验证方法等方面对视觉－力融合的力反馈进行介绍。本节涉及的双目内窥镜的图像处理方法和三维重建方法可查阅 10.2 节相关内容。

1. 接触点的检测

对双目内窥镜图像进行滤波平滑、图像二值化和形态学处理等操作,完成对图像的预处理。通过分割处理获得目标组织的图像,提取出图像边缘的所有像素点,即可实现生物组织轮廓提取。

生物组织轮廓图像仅包含二维信息,需对生物组织轮廓图像进行三维重建,将重建得到的生物组织三维轮廓信息标记于机械臂工作空间中,通过对比实时采集的手术器械运动信息和生物组织的三维轮廓信息,可求取手术操作过程中手术器械与生物组织的实时交互信息。

在内窥镜采集图像的过程中,机械臂坐标系下物体反射的光线穿过内窥镜镜头到达内窥镜成像平面,经过处理形成图像。但是仅凭小孔成像模型无法获得图像上像素点的三维坐标,需要应用双目内窥镜图像的三维重建的方法,过程

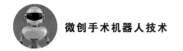

如下。

先对双目内窥镜进行标定,获取内窥镜的内参数与外参数;再对生物组织图像进行畸变校正与极线校正;对校正后提取的生物组织轮廓进行平滑和视差匹配,得到生物组织轮廓上各点的视差值;通过双目内窥镜立体成像模型对生物组织轮廓进行三维重建,得到内窥镜坐标系下生物组织轮廓的三维信息。

检测手术器械与脏器交互触碰的接触点在生物组织图像中的位置,需使用帧差法、Hough 直线检测算法等方法。

(1)帧差法。

先将手术器械图像从接触时的图像中分离出来,构造手术器械的中心线,找到手术器械的中心线与生物组织的交点即为接触点。由于手术器械与生物组织接触时的图像只是比原始生物组织图像增加了手术器械部分,而且手术器械运动较为缓慢,因此可采用帧差法提取手术器械的图像信息。将手术器械刚接触到生物组织时的图像与原始生物组织图像做差分,将两图像中的重复信息去除,仅留下有差别的部分,即手术器械的图像,帧差法原理示意图如图 8.34 所示。

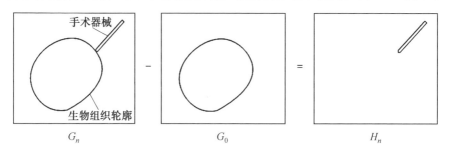

图 8.34　帧差法原理示意图

对内窥镜采集的视频流第 n 帧图像 G_n 和第 0 帧图像 G_0 中 (u,v) 位置像素点的灰度值进行差分运算,获得新的差分图像 H_n,H_n 中 (u,v) 位置像素点的灰度值为

$$H_n(u,v) = |G_n(u,v) - G_0(u,v)| \qquad (8.28)$$

对于差分图像 H_n 进行阈值分割,即可获得两帧间运动物体的图像 J_n,J_n 中每个像素点的灰度值为

$$J_n(u,v) = \begin{cases} 255 & (H_n(u,v) \geqslant T) \\ 0 & (H_n(u,v) < T) \end{cases} \qquad (8.29)$$

式中,T 为按照最大类间方差阈值分割方法确定的二值化分割阈值。

(2)Hough 直线检测算法。

对帧差法分离出来的手术器械图像,使用 Hough 直线检测算法提取手术器械图像中的直线信息,以构造手术器械的中心线来获得手术器械的位置信息。

Hough 直线检测算法的原理如下。

对于图像坐标系下的任意直线 L,过原点作垂线,直线 L 可以用垂线的长度和垂线与 u 轴的夹角这两个参数确定。假设其垂线长度为 ρ,其垂线与 u 轴夹角为 θ,则可将直线 L 表示为 $L(\rho,\theta)$,以 θ 为横轴,ρ 为纵轴建立的坐标系,即为 Hough 空间。在 Hough 空间中,通过变换可将在图像坐标系中的一条直线变为 Hough 空间中的一个点 (θ,ρ)。

对于直线 $L(\rho,\theta)$ 上的任意一点 P_0,该点在直角坐标系下表达为 $P_0(u,v)$,极坐标系下表达为 $P_0(\lambda,\alpha)$,图像坐标系下的直线 L 如图 8.35 所示。

图中各长度参数与角度参数的关系为

$$\rho=\lambda\cos(\theta-\alpha) \tag{8.30}$$

点 P_0 的直角坐标 (u,v) 与其极坐标 (λ,α) 间的关系为

$$u=\lambda\cos\alpha \tag{8.31}$$

$$v=\lambda\sin\alpha \tag{8.32}$$

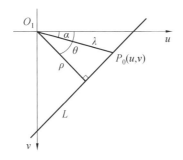

图 8.35　图像坐标系下的直线 L

将式(8.30)展开,将式(8.31)、式(8.32)代入,得到直线 L 的极坐标方程为

$$\rho=u\cos\theta+v\sin\theta \tag{8.33}$$

由式(8.33)可知,对于图像坐标系中任意一点 $P_0(u,v)$,过点 P_0 的所有直线组成的直线簇在 Hough 空间中体现为图 8.36 所示的三角函数曲线,该曲线上的每个点 (θ,ρ) 都对应图像坐标系中过点 $P_0(u,v)$ 的一条直线 $L(\rho,\theta)$。

对于图像坐标系中处于同一直线上的三个点,通过这三个点的所有直线在 Hough 空间中体现为图 8.37 中的三条曲线,这三条曲线在 Hough 空间的交点 (θ,ρ) 即为图像坐标系中的直线 $L(\rho,\theta)$。

对于提取出的手术器械轮廓,由于轮廓像素点组成的图像为直线,将其变换到 Hough 空间中,找到 Hough 空间中曲线相交条数最多的点 (θ,ρ) 即为图像坐标系下由手术器械轮廓像素点组成的直线 $L(\rho,\theta)$。

(3)目标区域接触点检测。

通过上述 Hough 直线检测算法得到包含检测到所有直线端点的点集 E_P 为

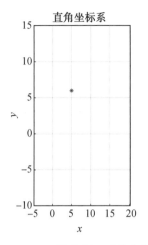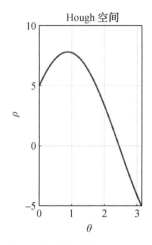

图 8.36　直角坐标系与 Hough 空间的变换

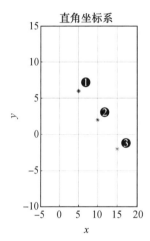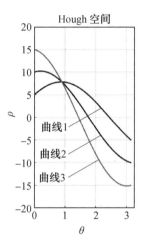

图 8.37　直线在 Hough 空间中的表达

$$E_P = \{(u_{m1}, v_{m1}), (u_{m2}, v_{m2}) \mid m \in [1, N_L]\} \tag{8.34}$$

式中，u_{m1} 为第 m 条直线起始点的横坐标；v_{m1} 为第 m 条直线起始点的纵坐标；u_{m2} 为第 m 条直线终止点的横坐标；v_{m2} 为第 m 条直线终止点的纵坐标；N_L 为检测到的直线数量。

根据 E_P 中直线端点的坐标可求得第 m 条直线的直线方程为

$$L_m : v = k_m u + b_m \quad (m \in [1, N_L]) \tag{8.35}$$

式中，k_m 为第 i 条直线的斜率，$k_m = \dfrac{v_{m2} - v_{m1}}{u_{m2} - u_{m1}}$；$b_m$ 为第 i 条直线与纵轴交点的纵坐标，$b_m = \dfrac{u_{m2} v_{m1} - u_{m1} v_{m2}}{u_{m2} - u_{m1}}$。

由于手术器械图像中存在反光等干扰因素,Hough 直线检测会同时检测到手术器械图像轮廓与内部的直线,即 $N_L>2$,Hough 直线检测手术器械结果示意图如图 8.38 所示。

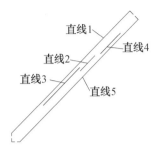

图 8.38　Hough 直线检测手术器械结果示意图

对检测到的左右直线进行筛选与整合,找到手术器械轮廓上的直线,构造出的中心线即为手术器械的中心线。经过长度筛选后检测到的直线都是平行线,因此位于手术器械轮廓上的两条直线与纵轴交点的坐标分别为所有直线中的最大值 $b_{\max}$ 与最小值 $b_{\min}$,以此为筛选依据找到手术器械内外两侧轮廓上的直线 L_p、L_q 分别为

$$L_p:v=k_p u+b_p=\frac{v_{p2}-v_{p1}}{u_{p2}-u_{p1}}u+\frac{u_{p2}v_{p1}-u_{p1}v_{p2}}{u_{p2}-u_{p1}} \tag{8.36}$$

$$L_q:v=k_q u+b_q=\frac{v_{q2}-v_{q1}}{u_{q2}-u_{q1}}u+\frac{u_{q2}v_{q1}-u_{q1}v_{q2}}{u_{q2}-u_{q1}} \tag{8.37}$$

式中,p 表示使得 $b_p=b_{\max}$ 的直线序号;q 表示使得 $b_q=b_{\min}$ 的直线序号。

可求出手术器械中心线 L_c 的直线方程为

$$L_c:v=k_c u+b_c \tag{8.38}$$

式中,k_c 为手术器械中心线的斜率,$k_c=\dfrac{k_l+k_r}{2}$;b_c 为手术器械中心线与纵轴交点的纵坐标,$b_c=\dfrac{b_l+b_r}{2}$。

求取生物组织轮廓点集 C_{Ls} 中所有像素点到手术器械中心线的距离,最小距离对应的点即为手术器械中心线与生物组织轮廓的交点,接触点检测示意图如图 8.39 所示。

生物组织轮廓上第 j 个像素点 $P_j(u_j,v_j)$ 到手术器械中心线的距离为

$$D_j=\frac{|k_c u_j+b_c-v_j|}{\sqrt{k_c^2+1}}\quad(j\in[1,m_L]) \tag{8.39}$$

在手术器械碰触到生物组织轮廓时,只需要根据式(8.39)找到令 D_j 取值最小的像素点即为手术器械与生物组织的接触点。

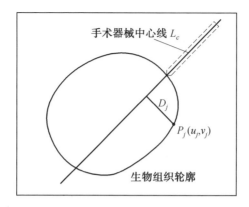

图 8.39　接触点检测示意图

2. 基于 SVD 坐标系变换

通过接触点检测算法,可获得手术器械与生物组织轮廓接触时的接触点三维信息,使用 SVD 方法来计算从内窥镜坐标系到机械臂坐标系的变换矩阵,实现方法如下。

使用手术器械对生物组织轮廓上 n_P 个位置接触,由接触点检测算法检测出接触点在内窥镜坐标系中的三维信息,记作点集 E:

$$E=\left\{e_t=\begin{bmatrix}e_x^t\\e_y^t\\e_z^t\end{bmatrix}\middle| t\in[1,n_P]\right\} \tag{8.40}$$

式中,e_t 表示第 t 个接触点在内窥镜坐标系中的三维信息。

选定机械臂坐标系原点,此处以机械臂末端按压头底部按压面圆心位置为例建立机械臂坐标系,通过控制器在机械臂坐标系下采集这些接触点的三维位置信息,记作点集 B:

$$B=\left\{b_t=\begin{bmatrix}b_x^t\\b_y^t\\b_z^t\end{bmatrix}\middle| t\in[1,n_P]\right\} \tag{8.41}$$

式中,b_t 表示第 t 个接触点在机械臂坐标系中的三维信息。

图 8.40 所示为坐标系变换示意图。

使点集 E 变换到点集 B 的旋转矩阵 $_E^B\boldsymbol{R}$ 和平移矩阵 $_{E^B}^O\boldsymbol{P}$,即可作为坐标系变换矩阵,数学表达为

$$[_E^B\boldsymbol{R},_{E^B}^O\boldsymbol{P}]=\arg\min\sum_{t=1}^{n_p}\parallel{_E^B}\boldsymbol{R}e_t+{_{E^B}^O}\boldsymbol{P}-b_t\parallel^2 \tag{8.42}$$

计算出点集 E 的几何中心与点集 B 的几何中心,即

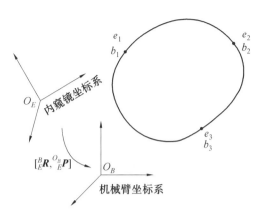

图 8.40　坐标系变换示意图

$$\overline{e} = \frac{\sum\limits_{t=1}^{n_p} e_t}{n_p} \tag{8.43}$$

$$\overline{b} = \frac{\sum\limits_{t=1}^{n_p} b_t}{n_p} \tag{8.44}$$

式中, $\overline{e}$ 、 $\overline{b}$ 分别为点集 E 和点集 B 的几何中心。

将点集 E 和点集 B 分别去均值化得到以几何中心为原点的点集 X 和点集 Y ：

$$X = \{ x_t = e_t - \overline{e} \mid e_t \in E, \quad t \in [1, N_P] \} \tag{8.45}$$

$$Y = \{ y_t = b_t - \overline{b} \mid b_t \in B, \quad t \in [1, N_P] \} \tag{8.46}$$

式中, 点集 X 为点集 E 去均值化后的点集; 点集 Y 为点集 B 去均值化后的点集; x_t 、 y_t 分别表示点集 X 和点集 Y 中的点的三维信息。

点集 X 和点集 Y 分别为点集 E 和点集 B 经过去均值化后的点集, 因此从点集 X 变换到点集 Y 的旋转矩阵 $\boldsymbol{R}$ 即为待求的 ${}_{E}^{B}\boldsymbol{R}$, 将式(8.42)等价为

$$ {}_{E}^{B}\boldsymbol{R} = \boldsymbol{R} = \arg\ \min \sum_{t=1}^{n_p} \| \boldsymbol{R} x_t - y_t \|^2 \tag{8.47}$$

$$ {}_{E}^{O_B}\boldsymbol{P} = \overline{b} - \boldsymbol{R}\ \overline{e} \tag{8.48}$$

对式(8.47)进行展开与化简如下:

$$\boldsymbol{R} = \arg\ \min \sum_{i=1}^{n_p} \boldsymbol{x}_i^{\mathrm{T}} x_i - 2\boldsymbol{y}_i^{\mathrm{T}} \boldsymbol{R} x_i + \boldsymbol{y}_i^{\mathrm{T}} y_i \tag{8.49}$$

对于给定接触点, $\sum\limits_{i=1}^{n_p} \boldsymbol{x}_i^{\mathrm{T}} x_i + \boldsymbol{y}_i^{\mathrm{T}} y_i$ 为定值, 于是可将式(8.49)等价为

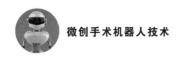
$$R = \arg\max \sum_{i=1}^{n_p} \boldsymbol{y}_i^{\mathrm{T}} \boldsymbol{R} x_i = \arg\max \operatorname{tr}(\boldsymbol{Y}^{\mathrm{T}} \boldsymbol{R} \boldsymbol{X}) \tag{8.50}$$

矩阵的迹满足以下关系：

$$\operatorname{tr}(\boldsymbol{Y}^{\mathrm{T}} \boldsymbol{R} \boldsymbol{X}) = \operatorname{tr}(\boldsymbol{I} \boldsymbol{Y}^{\mathrm{T}} \boldsymbol{R} \boldsymbol{X}) = \operatorname{tr}(\boldsymbol{R} \boldsymbol{X} \boldsymbol{I} \boldsymbol{Y}^{\mathrm{T}}) \tag{8.51}$$

令矩阵 $\boldsymbol{H} = \boldsymbol{XIY}^{\mathrm{T}}$，并且对 $\boldsymbol{H}$ 进行 SVD 奇异值分解，假设分解结果为 $\boldsymbol{H} = \boldsymbol{U}_H \boldsymbol{\Sigma}_H \boldsymbol{V}_H^{\mathrm{T}}$，则式(8.51)可等价为

$$R = \arg\max \operatorname{tr}(\boldsymbol{R} \boldsymbol{U}_H \boldsymbol{\Sigma}_H \boldsymbol{V}_H^{\mathrm{T}}) = \arg\max \operatorname{tr}(\boldsymbol{\Sigma}_H \boldsymbol{V}_H^{\mathrm{T}} \boldsymbol{R} \boldsymbol{U}_H) \tag{8.52}$$

$\boldsymbol{V}_H^{\mathrm{T}} \boldsymbol{R} \boldsymbol{U}_H$ 为正交矩阵，$\boldsymbol{\Sigma}_H$ 为对角矩阵，当 $\boldsymbol{V}_H^{\mathrm{T}} \boldsymbol{R} \boldsymbol{U}_H$ 为对角矩阵时，$\operatorname{tr}(\boldsymbol{\Sigma}_H \boldsymbol{V}_H^{\mathrm{T}} \boldsymbol{R} \boldsymbol{U}_H)$ 为最大值：

$$R = \boldsymbol{V}_H \boldsymbol{U}_H^{\mathrm{T}} \tag{8.53}$$

通过式(8.47)、式(8.48)、式(8.53)可得旋转矩阵 $_E^B\boldsymbol{R}$ 和平移矩阵 $_E^{O_B}\boldsymbol{P}$ 分别为

$$_E^B\boldsymbol{R} = \boldsymbol{V}_H \boldsymbol{U}_H^{\mathrm{T}} \tag{8.54}$$

$$_E^{O_B}\boldsymbol{P} = \bar{b} - {}_E^B\boldsymbol{R}\bar{e} \tag{8.55}$$

式中，矩阵 $\boldsymbol{U}$ 和矩阵 $\boldsymbol{V}$ 分别为将矩阵 $\boldsymbol{H} = \boldsymbol{XIY}^{\mathrm{T}}$ 进行奇异值分解后的左奇异矩阵和右奇异矩阵。

通过式(8.54)和式(8.55)计算出的旋转矩阵 $_E^B\boldsymbol{R}$ 和平移矩阵 $_E^{O_B}\boldsymbol{P}$，将内窥镜坐标系下生物组织轮廓上的三维点位置信息 P_j^E 变换为机械臂坐标系下的三维点 P_j^B，实现生物组织三维轮廓从内窥镜坐标系到机械臂坐标系的变换。

为保证生物组织三维轮廓从内窥镜坐标系到机械臂坐标系的变换精度，以下面的虚拟实验为例介绍一种验证坐标系变换精度的实验方法，过程如下。

(1)建立虚拟实验环境。

在仿真软件 V-REP 中搭建虚拟实验环境，导入构建的生物组织模型和手术器械模型，导入六自由度机械臂夹持手术器械模拟手术操作，使用两个视觉传感器模拟双目内窥镜。在 Visual Studio 中使用 C++与 V-REP 进行通信，读取并保存双目内窥镜采集的图像；在 Matlab 中与 V-REP 通信，读取机械臂的运动状态信息。

(2)虚拟实验过程。

对实验中使用的视觉传感器进行标定：在 V-REP 虚拟实验环境中导入构建的标定板模型，通过 C++调用视觉传感器拍摄多组标定板图像，将标定板图像导入 Matlab 的 Stereo Camera Calibrator 工具箱，得到左内窥镜和右内窥镜实际参数见表 8.5。

表 8.5　虚拟实验双目内窥镜实际参数

参数	左内窥镜	右内窥镜
焦距	$[888.848\ 20 \quad 888.078\ 58]$	$[886.082\ 52 \quad 886.201\ 31]$
主点坐标	$[505.609\ 09 \quad 513.780\ 71]$	$[511.550\ 98 \quad 512.505\ 39]$
径向畸变系数	$[0.009\ 32 \quad -0.026\ 97 \quad 0]$	$[-0.001\ 86 \quad -0.008\ 95 \quad 0]$
切向畸变系数	$[0.000\ 50 \quad -0.002\ 88]$	$[0.000\ 22 \quad -0.000\ 60]$
相对旋转向量	$\begin{bmatrix} 0.999\ 978 & -0.000\ 52 & -0.006\ 69 \\ 0.000\ 53 & 0.999\ 99 & 0.001\ 598 \\ 0.006\ 68 & -0.001\ 60 & 0.999\ 97 \end{bmatrix}$	
相对平移矩阵	$[-485.712\ 44 \quad -0.428\ 42 \quad -4.477\ 63]$	

　　导入构建的生物组织模型,通过 C++ 调用视觉传感器拍摄生物组织图像,采集需三维重建的生物组织轮廓,根据内窥镜参数对生物组织图像进行三维重建。

　　使用手术器械模型对生物组织轮廓进行多次接触,保存接触点在机械臂坐标系中的三维位置信息,通过 C++ 调用视觉传感器采集手术器械与生物组织接触时的图像,虚拟实验接触点检测如图 8.41 所示。

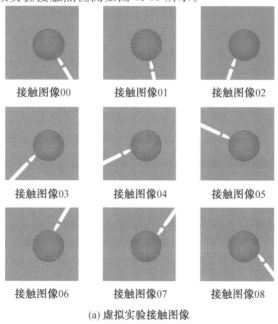

接触图像00　　接触图像01　　接触图像02

接触图像03　　接触图像04　　接触图像05

接触图像06　　接触图像07　　接触图像08

(a) 虚拟实验接触图像

图 8.41　虚拟实验接触点检测

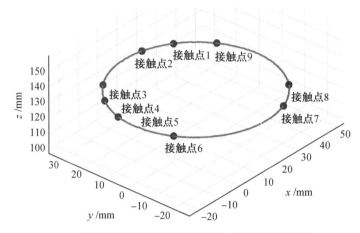

(b) 内窥镜坐标系下接触点在生物组织轮廓上的位置

续图 8.41

通过接触点在图像中的像素位置,将其对应到图 8.41(b)中的生物组织三维轮廓上,得到接触点在内窥镜坐标系中的三维位置信息见表 8.6。

表 8.6　虚拟实验接触点坐标

接触点	内窥镜坐标系中坐标值	机械臂坐标系中坐标值
接触点 1	$[31.954\ 7,29.249\ 1,128.223]$	$[-199.66,572.124,442.4]$
接触点 2	$[21.548\ 3,34.149\ 8,128.184]$	$[-209.875,566.743,442.4]$
接触点 3	$[-3.580\ 12,29.699\ 0,128.294]$	$[-235.681,571.482,442.4]$
接触点 4	$[-11.103\ 2,22.489\ 0,128.386]$	$[-243.641,578.918,442.4]$
接触点 5	$[-16.182\ 0,12.088\ 4,128.520]$	$[-248.645,589.453,442.4]$
接触点 6	$[-13.749\ 5,-10.083,128.789]$	$[-246.312,612.27,442.4]$
接触点 7	$[24.715\ 4,-25.336\ 1,128.887]$	$[-206.978,627.486,442.4]$
接触点 8	$[36.444\ 6,-17.625\ 9,128.776]$	$[-195.017,620.019,442.4]$
接触点 9	$[41.517\ 4,18.573\ 6,128.314]$	$[-189.662,582.535,442.4]$

根据接触点的坐标数据,通过 SVD 方法可得坐标系旋转变换矩阵和平移变换矩阵分别为

$$
{}_{E}^{B}\boldsymbol{R} = \begin{bmatrix} 0.999\ 995\ 59 & 0.002\ 078\ 056\ 3 & -0.002\ 111\ 826\ 6 \\ 0.002\ 103\ 120\ 1 & -0.999\ 926\ 33 & 0.011\ 954\ 222 \\ 0.002\ 086\ 829\ 6 & 0.011\ 958\ 61 & 0.999\ 926\ 33 \end{bmatrix} \tag{8.56}
$$

$$_E^{O_B}\boldsymbol{P} = \begin{bmatrix} -231.679\,69 \\ 600.219\,79 \\ 313.768\,92 \end{bmatrix} \tag{8.57}$$

通过式(8.56)与式(8.57)可将三维重建后内窥镜坐标系下的生物组织轮廓变换到机械臂坐标系下,变换后接触点在机械臂坐标系下的三维位置信息及其误差见表8.7。

表 8.7　坐标系变换后接触点的三维位置信息及其误差

接触点	机械臂坐标系中坐标值	变换误差
接触点 1	$[-199.935\,1,572.572\,8,442.399\,2]$	0.526 418 448 785 600
接触点 2	$[-210.331\,1,567.650\,0,442.397\,3]$	1.015 341 725 941 853
接触点 3	$[-235.469\,0,572.049\,0,442.402\,0]$	0.605 373 859 206 914
接触点 4	$[-243.007\,3,579.243\,8,442.392\,0]$	0.712 599 477 827 584
接触点 5	$[-248.107\,98,589.634\,5,442.390\,9]$	0.566 957 116 883 139
接触点 6	$[-245.722\,1,611.813\,2,442.400\,0]$	0.746 016 484 001 511
接触点 7	$[-207.289\,2,627.146\,7,442.395\,0]$	0.460 385 863 178 197
接触点 8	$[-195.543\,7,619.460\,5,442.401\,6]$	0.767 700 822 654 819
接触点 9	$[-190.394\,8,583.268\,7,442.382\,7]$	1.037 165 835 833 146
平均误差	0.715 328 848 256 974	

3. 力反馈验证方法

下面以猪肝脏组织按压操作为例,介绍一种验证力反馈有效性的实验方法。

(1)实验准备。

将猪肝脏组织放置在图 8.9 所示的生物软组织力学测试平台上,每隔一段时间向其表面喷洒生理盐水以保持其生物力学特性。使用标定校正后的双目内窥镜对猪肝进行三维重建,得到内窥镜坐标系下猪肝轮廓的三维信息。再应用SVD 变换得到机械臂坐标系下猪肝轮廓的三维信息。

(2)按压实验。

将按压头安装在力学测试平台的末端旋转关节上,调整至合适的高度,在其表面均匀涂抹一层润滑油以减小摩擦。选择不同直径的按压头和不同的按压速度进行按压实验,采集按压实验中的按压力数据。使用优化后的碰撞检测算法对按压头和肝脏进行接触检测,当判断出二者接触时将数据代入前文建立的按压操作力学本构模型,以反映按压操作中按压力的变化规律。

按压头完成指定的按压位移后,在该按压位置停留一段时间,进行多组实验,保证整个按压过程持续的时间相同。每次按压实验结束,等待肝脏组织回复初始状态后,再将按压头定位到初始位置后进行下一次实验。

（3）实验结果。

图 8.42 为按压操作下的生物软组织对比数据曲线。

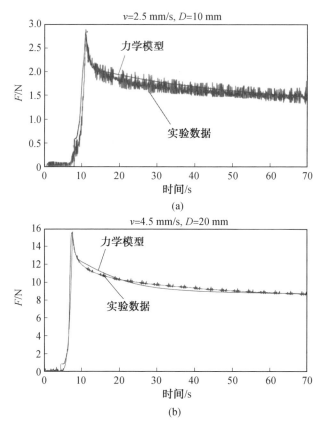

图 8.42 按压操作下的生物软组织对比数据曲线

由图 8.42 可知,在按压实验过程中,由于按压头表面和肝脏组织存在一定距离,所以二者接触前的按压力为 0。当使用碰撞检测算法检测到肝脏组织和按压头接触时,运动参数载入力学模型,力学模型得到的按压力开始增加。

根据曲线变化趋势可知,实际按压操作中按压力开始增长的时间和力反馈方法中力学模型载入的时间基本一致,说明碰撞检测算法能够计算出手术器械和肝脏组织的接触时刻,并且实验数据曲线与力学模型曲线的吻合度较高,因此,应用该力反馈方法能够反映出手术器械和组织器官之间的交互力的变化规律。

本章参考文献

［1］ROSEN J，HANNAFORD B，MACFARLANE M P，et al. Force controlled and teleoperated endoscopic grasper for minimally invasive surgery-experimental performance evaluation［J］. IEEE Trans. Biomed. Eng.，1999，46：1212-1221.

［2］THOLEY G，PILLARISETTI A，GREEN W，et al. Design, development, and testing of an automated laparoscopic grasper with 3-D force measurement capability ［J］. International symposium on medical simulation，2004，3078：38-48.

［3］KATSURA S，MATSUMOTO Y，OHNISHI K. Modeling offeree sensing and validation of disturbance observer for force control［J］. IEEE Trans. Ind. Electron.，2007，54：530-538.

［4］TADANO K，KAWASHIMA K. Development of 4-DOFs forceps with force sensing using pneumatic servo system［C］. Orlando：In Proc. IEEE Int. Conf. Robot. Autom.，2006：2250-2255.

［5］MAYER H，NAGY I，KNOLL A，et al. Haptic feedback in a telepresence system for endoscopic heart surgery［J］. Presence，2007，16(5)：459-470.

［6］BROWN J D，ROSEN J，KIM Y S，et al. In-vivo and in-situ compressive properties of porcine abdominal soft tissues ［J］. Studies in health technology and informatics，2003，94：26-32.

［7］PUANGMALI P，LIU H，SENEVIRATNE L D，et al. Miniature 3-axis distal force sensor for minimally invasive surgical palpation［J］. IEEE/ASME transactions on mechatronics，2012，17(4)：646-656.

［8］LAZEROMS M，VILLAVICENCIO G，JONGKIND W，et al. Optical fibre force sensor for minimal-invasive-surgery grasping instruments［C］. Orlando：In Proc. IEEE Eng. Medicine Biol. Soc. Int. Conf.，1996，1：234-235.

［9］LIN W C，SONG K T. Instrument contact force estimation using endoscopic image sequence and 3D reconstruction model［C］. Taipei：International conference on advanced robotics and intelligent systems，2016：1-6.

［10］HOWE R D，PEINE W J，KONTARINIS D A，et al. Remote palpation technology［J］. IEEE Eng. Med. Biol. Mag.，1995，14：318-323.

[11] SOKHANVAR S，PACKIRISAMY M，DARGAHI J. A multifunctional PVDF-based tactile sensor for minimally invasive surgery[J]. Smart Mater. Struct. ，2007，16：989-998.

[12] 李彦超. 微创手术操作下生物软组织力学模型研究[D]. 长春:吉林大学,2016.

[13] 李秋萌. 微创手术机器人手术交互力检测技术研究[D]. 长春:吉林大学,2019.

[14] SIMONE C，OKAMURA A M. Modeling of needle insertion forces for robot-assisted percutaneous therapy[C]. Washington：IEEE International Conference on Robotics & Automation，2002:2085-2091.

[15] DIMAIO S P,SALCUDEAN S E. Needle insertion modeling and simulation [J]. IEEE transactions on robotics and automation，2003,19(5):864-875.

[16] RICHARD C，CUTKOSKY M R，MACLEAN K. Friction identification for haptic display [J]. ASME international mechanical engineering congress and exposition,1999，67：327-334.

[17] 宿志亮. 柔性针穿刺软组织的力学建模及变形测量[D]. 天津:天津大学，2014.

[18] SIMONE C，OKAMURA A M. Modeling of needle insertion forces for robot-assisted percutaneous therapy [C]. Piscataway，NJ： IEEE international conference on robotics & automation，2002:2085-2091.

[19] 王斐. 基于医用 CT 图像的三维重建精度及方法研究[D]. 济南:山东大学，2010.

[20] 陈永明,冯盛森,戴颖超. 基于最小二乘法的拟合曲线 CCD 相机畸变校正[J].机电技术,2018(3):31-35.

[21] 李占海. 基于双目视觉系统的三维重建技术研究[D]. 南宁:广西大学,2014.

[22] ZHANG Z. A flexible new technique for camera calibration[J]. IEEE transactions on pattern analysis and machine intelligence，2000，22(11)：1330-1334.

[23] 张展. 基于双目视觉的三维重建关键技术研究[D].沈阳:中国科学院大学(中国科学院沈阳计算技术研究所),2019.

[24] 余启明. 基于背景减法和帧差法的运动目标检测算法研究[D].赣州:江西理工大学,2013.

[25] 刘春阁. 基于 Hough 变换的直线提取与匹配[D].阜新:辽宁工程技术大学,2009.

第 9 章

腹腔微创手术机器人术前设置

机器人辅助微创手术中手术切口位置的选取和机器人的术前臂形设置对机器人的工作空间、灵活度和可操作度等工作性有较大影响。术前合理选取手术切口位置和设置机器人的臂形对手术的顺利进行有重要意义。本章主要介绍微创手术机器人术前切口设置和多机械臂臂形摆位。

9.1　术前设置研究现状

目前,应用于临床的微创手术机器人具有多个机械臂,通过多机械臂的协同操作完成手术操作,机械臂臂形设置和切口区域选择等术前设置不合理会对手术效果产生一定影响。借助于术前设置,医生可以确定合理的切口位置,使机械臂末端处于较优的工作空间以及有效避免多机械臂的碰撞干涉,有效提高机器人的可操作性和微创手术的安全性。较好的术前设置可以帮助外科医生在较短的时间内完成术前机器人的整体布置。

Adhami 将切口区域选择和机器人臂形设置分作两步分别对其进行了研究。切口区域的选择依靠术前对手术图像重构、分割和虚拟仿真来进行手术特征的几何描述,利用可见性和灵活性优化指标确定切口位置。在确定手术切口位置后,手术切口的位置信息作为机器人臂形设置的约束条件和预设条件以避免机器人臂形设置优化无解的情况。机器人臂形设置的优化目标是寻找机械臂最优姿态以找寻机器人、患者以及手术室之间的最佳相对位置,最大限度地减少其与周围发生碰撞。该方法应用选取的切口位置作为机器人机械臂臂形摆位的前设条件,可有效降低优化算法对机器人具体构型的优化性,但该方法依赖一定的计算机图像辅助计算以解决切口位置确定所需要的手术部位的图像建模、分割,虚拟仿真等。

Mitsujiro 开放了一套用于机器人术前规划和机械臂自动引导的仿真系统。该仿真系统利用机器人运动学,通过人机界面交互的方式,术前可允许医生利用虚拟机器人系统对机器人术前臂形摆位进行预模拟,虚拟机器人系统具备与实际机器人系统完全一致的运动学模型,仿真优化结果可直接用于机器人多机械臂臂形的自动引导。此方法可有效避开机器人机构奇异性,且可优化机器人具有较大的运动范围。该仿真系统使得机器人术前可根据仿真结果进行机器人自动摆位,节省了医生手动拖曳机械臂进行臂形设置的环节。然而,该方法虽然考虑了多机械臂之间的协同运动,但未考虑机械臂之外的外部约束,这需要医生考虑如麻醉监测、助手和护士等以及手术台上和旁边存在的其他设备等这些外部约束，以避免和机械臂发生碰撞干涉。图 9.1 所示为术前计算机仿真系统。

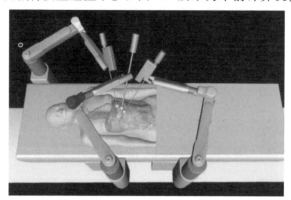

图 9.1　术前计算机仿真系统

　　Sun 使用两个性能指标（全局各向同性指数（GII）和效率指数（EI））来确定手术切口位置和机器人的臂形设置，并通过性能指标较好地优化手术机器人的性能和工作空间。研究证明，全局各向同性指数和效率指数具有高度的相关性和互补性。通过研究结果对比，揭示机器人系统在受限体积内的切口位置的优化设置和机器人臂形的优化摆位可较好提升微创手术操作效果。该方法研究可以在一定程度上较好地提高机器人系统的灵活性和可操作性。

　　Hamidreza 等以冠状动脉旁路移植术为例，介绍了机器人辅助微创心脏手术的术前规划方法。该方法以患者生理结构集合特征以及机器人操作的术中要求（如操作目标可达性、手术操作灵巧性和器械间避碰）为约束条件，建立多指标优化准则和运动学度量指标来进行臂形摆位规划，以多机械臂关键位形点间距离度量机械臂碰撞的可能性，运动学性能的度量采用两个改进的机器人可操作度，其使得机械臂具有较好各向同性分布的力和扭矩分布。图 9.2 展示了达芬奇微创手术机器人机械臂术前规划的线框预览，该图由算法得到，更高效。

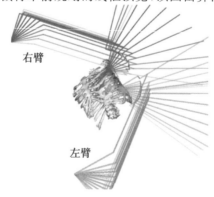

右臂

左臂

图 9.2　机械臂形术前规划

Rainer 等以手术操作的目标可达性、避关节极限、避奇异位置、避机器人碰撞、可操作度和灵巧度等为优化指标,利用术前患者医学 CT 图像进行皮肤表面的三维重构,利用优化算法确定几个手术切口的位置,并由外科医生进行评分和选择;手术时,在机器人端通过扫描装置快速获取患者的手术信息,应用梯度快速搜索算法将机器人基座的优化位置投影到桌子上,并将最佳手术切口位置投影到患者身体上为医生提供参考,定位设备扫描假人如图 9.3 所示。

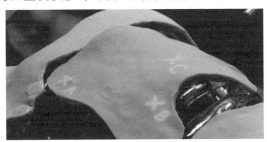

图 9.3　定位设备扫描假人

　　Liu 等以胆囊切除术为例,通过分析该手术涉及的每个操作步骤的工作空间求和来求取总的操作空间(图 9.4),并通过不断试凑多个切口位置分析手术器械之间或手术器械与内窥镜之间的干涉情况,以及不同切口组合下手术器械的工作空间,以此来判断较优的切口位置。该方法主要是从工作空间的角度来进行手术切口位置的选取,不涉及术前多机械臂的臂形设置。

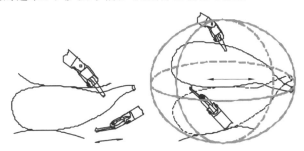

图 9.4　分离工作空间

　　Azimian 等提出了一种面向患者的机器人辅助微创心脏手术术前设置方法。该方法充分考虑机器人运动学、患者特定的胸部解剖结构和术中特定手术条件以提升术前规划方法的有效性。在给定患者胸部术前计算机断层扫描图像中的重要解剖特征的辅助下,建立机器人灵活性、可达性、手术器械可达角度和可操作性等多优化目标,以确定手术切口位置和机器人相对于患者的身体坐标系的位置。为了解决手术中手术附近区域的不确定性,需要带有低能级凸函数的广义半无限算法来寻求对手术目标附近的几何不确定性欠敏感的方案。而广义半无限算法可被一个可处理约束的非线性程序所取代,其使用多准则目标函数来平衡机器人工作性能和对避碰撞、避关节极限的鲁棒性。在应用实验中,将利用该算法求取的术前规划方案与经验丰富的外科医生提出的方案进行对比,验证了该方法的有效性。

针对术前规划研究大多集中在机器人的臂形摆位和手术切口位置选择上,而未能考虑多机械臂之间的协作性能这一问题,Zhang 等以提升多机械臂协作性能为出发点,对手术工作空间进行了划分并赋予子空间不同权重,提出三个指标来评估多机械臂的协作性能:采用全局各向同性指数来衡量单个机械臂的灵巧度,协同工作指数(CCI)反映了多机械臂的协作性能;最小距离指数(MDI)度量机械臂的避碰情况;此外,还应用粒子群优化(PSO)和高斯过程(GP)相结合的方法来确定手术切口的选取和机械臂臂形摆位,并通过实验验证了基于 PSO – GP 的性能优化策略可较好地指导外科医生进行多机械臂手术机器人术前规划。

在肝脏肿瘤消融术中,医生根据重建的肝脏三维(3D)模型和操作环境,手动确定针插入路径和入口点,由于缺乏触觉反馈和有限的三维可视化空间,术前规划总需反复多次才可获得较佳的针插入路径,且术前规划较大程度上依赖于外科医生的技能。为解决此问题,Liu 等提出了一种术前规划方法,该方法利用手术部位图像特征结构的数学描述,获取针的无碰撞可达工作空间(CFRW)边界的解析表达式,在无碰撞可达工作空间中选择可行的针插入路径,或者根据一些优化标准自动选择最佳针插入路径;为了对不同进针路径进行评级,开发了一种风险分析方法来计算针插入路径和关键脏器结构间的最近距离,通过验证表明,该术前规划方法可确保消融针插入路径有效避开主要血管、肋骨、其他关键器官或组织。

为了提高机器人手术操作的灵活性和多机械臂间的协同工作,减少机器人术前规划时间,Song 等以胆囊切除和阑尾切除这一复合手术为例,提出了一种基于非支配排序遗传算法的机器人术前规划算法,该术前设置优化算法以全局灵巧度指数和反映手眼协调、手术器械协调的协调指数为优化目标,以对应式的手术切口分布和多机械臂无碰撞为约束条件,可进行手术切口选取和机械臂臂形摆位的协同优化,通过对比实验验证了优化算法下术前设置方案的有效性。该术前设置优化算法可辅助外科医生进行术前切口设置和臂形摆位,在一定程度上较好地提高了机器人的操作灵活性、手术器械协调性和手眼协调性等运动学性能。

Yang 等提出了一种以手术器械与内窥镜无碰撞为约束条件,以可视性、可操作性和手眼协调性等为优化目标的术前规划方法,采用多目标粒子群优化算法处理全局优化指标间的平衡关系。鉴于患者的身体特征不同,该方法根据相关解剖学特征确定切口的可选区域,并以胆囊切除术为例,在一个微创手术机器人系统上进行了仿真实验,仿真结果表明,该术前规划方法可为外科医生,尤其是缺乏机器人辅助微创手术经验的新手外科医生,提供合理有效的术前规划,可有效缩短术前规划时间,提高手术的安全性和效率。

综上,在机器人微创手术中,合理的术前手术区域规划不仅能够保证机械臂系统的位姿范围最大化,还可以使机械臂达到手术操作的最佳区域,从而节省手术时间和减少手术操作隐患。本章以胆囊切除术为例,阐述一种微创手术机器人术前切口设置和多机械臂臂形摆位的方法。

9.2　术前设置要求

术前设置应该满足以下要求:①机器人在进行手术操作时,多个操作臂共同工作;②保证操作臂的工作空间不发生冲突;③同时,机器人臂形应该保证机器人可以达到病灶的任意位置;④术前设置还应该注意各关节上的扭矩关系,达到规定数值外,还应该预留出一定的数值。

胆囊的结构如图 9.5 所示。胆囊是位于右方肋骨下肝脏后方的梨形囊袋构造(肝的胆囊窝内),有浓缩和储存胆汁的作用。胆囊分底、体、颈、管四部分,颈部连接胆囊管。胆囊壁由黏膜、肌层和外膜三层组成。

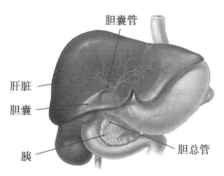

图 9.5　胆囊的结构

第一步,建立人工气腹。人工气腹是将保护装置穿刺套管鞘置于腹腔壁,用全自动气腹机将二氧化碳通过弹簧安全气腹针注入腹腔,形成气腹。其目的是为手术提供足够的空间和视野,避免意外损伤脏器及组织。

第二步,确定切口区域以及病灶位置。根据术前检查分析病灶位置,设计合理的切口区域。

第三步,优化方案。根据设计方案进行术前优化方法运算,对所得出的数据进行评价指标计算,医生可以根据计算结果对方案进行调整和优化。

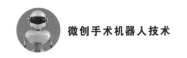

第四步,确定切口区域和机械臂臂形设置。根据术前规划方案对切口区域、切口位置和臂形设置进行确定。

第五步,建立手术通道。当切口区域和机械臂臂形确定之后,建立手术机器人和病灶通道,调整机器臂相关姿态,进行术前设置最后一步。

9.3 切口区域数学模型

9.3.1 切口区域坐标系建立

在机器人基座中轴处建立参考坐标系,手术切口区域选取示意图如图 9.6 所示,本例中基座为 320 mm×320 mm 立柱。假设患者仰卧在手术床上,患者中轴线、机器人中轴线和手术床的中轴线重合,在胆囊切除术中,患者一直处于仰卧的姿势,z 轴垂直于冠状面并且方向向外。进行胆囊切除术时,患者头部与手术床上沿对齐且距离基座面的距离 l 为 500 mm,患者体宽为 M,高度为 L。图中 A、B 和 C 区域分别为左持械机械臂、持镜机械臂和右持械机械臂对应的切口区域,D 为胆囊位置。

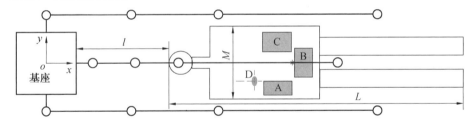

图 9.6　手术切口区域选取示意图

为了暴露手术操作空间,在腹部制造人工二氧化碳气腹,将腹腔壁和内脏分开以方便手术器械操作。根据临床医学统计数据,气腹高度一般约为 150 mm,人工气腹示意图如图 9.7 所示。

气腹建立之前,假设腹部平坦且胆囊位于 z 轴的基平面上,建立气腹后,气腹在 x 轴方向上高度一致且忽略腹肌厚度。则气腹的数学模型为

$$z = -\frac{600}{M^2}y^2 + 150 \tag{9.1}$$

在腹腔微创手术切口选取的过程中,肚脐作为人体的特征点之一,是机器人辅助微创手术切口布局的重要参考。在胆囊切除术中,将腹腔镜的切口位置设置在肚脐附近。肚脐一般位于人体的中轴线上,且足底到肚脐的距离与人身高的比例近似黄金分割 0.618,由此可得肚脐在如图 9.7 所示坐标系下的位置 $\boldsymbol{P}$ 为

$$\boldsymbol{P} = [660 + 0.382L \quad 0 \quad 150]\tag{9.2}$$

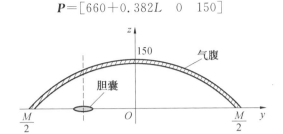

图 9.7 人工气腹示意图

在胆囊切除术中,手术部位可看作是胆囊所在的位置。根据人体解剖学,胆囊附着于肝脏,位置在区域 D 处,它位于右锁骨中线与第 12 肋骨交合处,附着在肝脏下缘的胆囊窝里,长约 80 mm,宽约 30 mm,距离肚脐约 200 mm,并且胆囊的中心位于冠状面上。在如图 9.7 所示的坐标系中,胆囊的位置可描述为

$$\begin{cases} 445 + 0.382L \leqslant D_x \leqslant 475 + 0.382L \\ -\dfrac{M}{4} - 40 \leqslant D_y \leqslant -\dfrac{M}{4} + 40 \\ D_z = 0 \end{cases}\tag{9.3}$$

为避免机械臂之间的碰撞,三个末端执行器的位置应沿着腹部径向设置,手术器械和腹腔镜也沿着胆囊径向设置。另外,腹腔镜的切口位置设置在脐部附近。

为了保证手术器械和腹腔镜的径向设置状态,左侧机械臂的切口区域设置在胆囊左侧,右侧机械臂的切口区域设置在肚脐的右侧。为了避免医疗器械和腹腔镜在体内碰撞,左侧和右侧的切口区域都应该设置在肚脐上方。为了便于通过器械从肝脏中移除胆囊,左侧的切口区域设置在胆囊下方。

9.3.2 机器臂切口区域数学模型

1.持镜机械臂切口区域数学模型

根据医生的手术经验和机器人构型特点,持镜机械臂切口区域位于肚脐以下 10～110 mm,人体中轴线左右各取 75 mm 所形成的范围中,则在如图 9.7 所示的坐标系,持镜机械臂切口区域数学模型为

$$\begin{cases} 445 + 0.382L \leqslant D_x \leqslant 475 + 0.382L \\ -\dfrac{M}{4} - 40 \leqslant D_y \leqslant -\dfrac{M}{4} + 40 \\ D_z = 0 \end{cases}\tag{9.4}$$

2.左持械机械臂切口区域数学模型

切口位置的选取应使三个机械臂的器械从切口处呈"发散"状,从而避免机

械臂末端器械的碰撞。根据胆囊的位置特点,左持械机械臂切口区域位于人体右侧至右锁骨中线,在胆囊之下 $50\sim200$ mm 处,图 9.7 所示的坐标系下,左持械机械臂切口区域数学模型为

$$
\begin{cases}
510+0.382L \leqslant A_x \leqslant 660+0.382L \\[2mm]
-\left(\dfrac{M}{2}-50\right) \leqslant A_y \leqslant -\dfrac{M}{4} \\[2mm]
-\dfrac{600}{M^2} \cdot \left(\dfrac{M}{2}-50\right)^2+150 \leqslant A_z \leqslant -\dfrac{600}{M^2} \cdot \left(-\dfrac{M}{4}\right)^2+150
\end{cases}
\tag{9.5}
$$

3. 右持械机械臂切口区域数学模型

右持械机械臂切口区域选取在距离人体中轴线 $-M/5\sim M/2-50$ 范围内,x 轴方向上与左持械机械臂一样,图 9.7 所示的坐标系下,右持械机械臂切口区域数学模型为

$$
\begin{cases}
510+0.382L \leqslant C_x \leqslant 660+0.382L \\[2mm]
-\dfrac{M}{5} \leqslant C_y \leqslant \dfrac{M}{2}-50 \\[2mm]
-\dfrac{600}{M^2} \cdot \left(-\dfrac{M}{5}\right)^2+150 \leqslant C_z \leqslant -\dfrac{600}{M^2} \cdot \left(\dfrac{M}{2}-50\right)^2+15
\end{cases}
\tag{9.6}
$$

9.4 机械臂臂形设置

机器人辅助微创手术中,良好的机器人臂形设置有助于提高外科医生的操作性,避免手术过程中机械臂之间的碰撞。机器人臂形的术前设置由两个步骤组成:一个是设置机械臂的定位关节,使腹腔镜或手术器械到达切口位置;另一个是设置机械臂的远心机构,使腹腔镜或手术器械位于病灶区域。根据每个切口子区域下的臂形设置,求解目标优化性能测量指标值以确定切口位置的选取。机械臂臂形设置有定位关节臂形设置和远心关节臂形设置两部分。下面分别对机器人不同关节的臂形设置进行阐述。

9.4.1 机械臂定位关节臂形设置

腹腔微创手术机器人的定位关节具有一个冗余自由度,对于具有冗余自由度的机器人来说,机器人末端的速度分量个数 m 小于机器人的关节数 n,机器人的雅可比矩阵 $\boldsymbol{J}$ 为长方阵,若雅可比矩阵的秩 $r=m$,则雅可比矩阵的列空间为整个 $\boldsymbol{R}^m$ 空间,且对于机器人末端的任意速度 $\boldsymbol{\omega}$,式(9.7)都有无穷多组关节速度 $\boldsymbol{q}$ 解:

$$\omega = Jq \tag{9.7}$$

冗余自由度机器人关节速度的通解 q 可由特解 q_t 和其对应的齐次方程组（即式（9.8））的通解 q_c 组成：

$$Jq_c = 0 \tag{9.8}$$

$$q = q_t + q_c \tag{9.9}$$

由式（9.9）可知，关节空间的相关运动不会引起机器人末端运动，这一运动特点称为自运动，自运动不改变机器人末端的位置和姿态。给定的任务空间可以满足机器人位姿要求（一次目标），通过改变机器人关节的位姿，可以实现躲避障碍、躲避运动奇异位置和躲避关节极限等运动学二次目标。

根据臂形设置的实际需求建立自运动的目标优化函数，并采用梯度投影法求解各关节角以完成定位关节的臂形设置。考虑冗余自由度机器人二次目标的优化问题，假设机器人的雅可比矩阵为行满秩，则式（9.9）可表示为

$$q = q_t + q_c = J^+ \omega + (I - J^+ J)v \tag{9.10}$$

式中，v 为机器人任意的关节速度矢量；J^+ 为机器人雅可比矩阵的广义逆，行满秩时，$J^+ = J^T (JJ^T)^{-1}$；q_t 为公式的最小范数解；q_c 为公式中奇次线性方程组的通解；$(I - J^+ J)$ 为零空间投影矩阵；$(I - J^+ J)v$ 是 v 在零空间中的投影。

冗余机器人自运动的实现就是选择不同的 v，将拟优化的目标函数 $H(q)$ 的梯度矢量 $\nabla H(q)$ 乘以一个放大系数 k 作为 v，则式（9.10）变成

$$q = q_t + q_c = J^+ \omega + k(I - J^+ J)\nabla H(q) \tag{9.11}$$

式（9.11）为梯度投影法的一般公式。

腹腔微创手术机器人的三个机械臂为七自由度冗余机械臂，可将机械臂的雅可比矩阵改写为 $J = [\alpha | J^*]$，则式（9.7）和式（9.8）可改写成

$$\omega = [\alpha | J^*]q_c \tag{9.12}$$

式中，α 为冗余自由度关节所对应的列向量；J^* 为去除冗余关节列向量后剩余列向量所构成的方阵。

冗余自由度机器人关节速度的通解 q 所对应的齐次方程可改写成

$$[\alpha | J^*]q_c = 0 \tag{9.13}$$

满足式（9.7）的关节速度矢量可以写成

$$q = q_t + kq_c \tag{9.14}$$

由矩阵理论可知，最小范数解由式（9.15）计算，即

$$q_{\min} = J^+ \omega \tag{9.15}$$

最小范数解也可由任一特解 q_t 减去它在零空间的投影（即沿齐次解 q_c 方向的分量）得到：

$$q_{\min} = q_t - \frac{q_t^T q_c}{q_c^T q_c} q_c \tag{9.16}$$

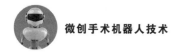

将式(9.11)改写为

$$\boldsymbol{q} = \boldsymbol{J}^{+}(\boldsymbol{\omega} - k\boldsymbol{J} \nabla H) + k \nabla H \tag{9.17}$$

放大系数 k 的选取原则是使目标函数 $H(q)$ 快速优化,根据李鲁亚针对梯度投影法提出的冗余自由度机器人可优化度的概念,在臂形的设置过程中调整 k 值的大小。

式(9.17)中的右边第一项可以看成是以 $\boldsymbol{\omega} - k\boldsymbol{J} \nabla H$ 代替 $\boldsymbol{\omega}$ 后关于 $\boldsymbol{\omega} - k\boldsymbol{J} \nabla H$ 的最小范数解。根据式(9.15)和式(9.16)可将式(9.17)进一步改写为

$$\boldsymbol{q} = \boldsymbol{q}_{\mathrm{t}}^{*} - \frac{\boldsymbol{q}_{\mathrm{t}}^{*\mathrm{T}} \boldsymbol{q}_{\mathrm{c}}^{*}}{\boldsymbol{q}_{\mathrm{c}}^{*\mathrm{T}} \boldsymbol{q}_{\mathrm{c}}^{*}} \boldsymbol{q}_{\mathrm{c}}^{*} + k \nabla H \tag{9.18}$$

由式(9.12)和式(9.13)可得

$$\boldsymbol{q}_{\mathrm{t}}^{*} = \begin{bmatrix} 0 \\ \boldsymbol{J}^{*-1}(\boldsymbol{\omega} - k\boldsymbol{J} \nabla H) \end{bmatrix}, \quad \boldsymbol{q}_{\mathrm{c}}^{*} = \begin{bmatrix} 1 \\ -\boldsymbol{J}^{*-1}\boldsymbol{\alpha} \end{bmatrix} \tag{9.19}$$

利用矢量积法可求取腹腔微创手术机器人远心点处的雅可比矩阵为

$$\boldsymbol{J} = \begin{bmatrix} \boldsymbol{J}_1 & \boldsymbol{J}_2 & \boldsymbol{J}_3 & \boldsymbol{J}_4 \end{bmatrix} \tag{9.20}$$

选取第四列为 $\boldsymbol{\alpha}$ 向量,当 $|\boldsymbol{J}^{*}| \neq 0$ 时, $\boldsymbol{J}^{*}$ 的逆矩阵 $\boldsymbol{J}^{*-1}$ 为

$$\boldsymbol{J}^{*-1} = \begin{bmatrix} 0 & 0 & 1 \\ \dfrac{2l_3 c_{23} - \sqrt{3}\, d_5 s_{234}}{l_2 (\sqrt{3}\, d_5 c_{34} + 2l_3 s_3)} & \dfrac{\sqrt{3}\, d_5 c_{234} + 2l_3 s_{23}}{l_2 (\sqrt{3}\, d_5 c_{34} + 2l_3 s_3)} & 0 \\ \dfrac{\sqrt{3}\, d_5 s_{234} - 2l_3 c_{23} - 2l_2 c_2}{l_2 (\sqrt{3}\, d_5 c_{34} + 2l_3 s_3)} & \dfrac{-\sqrt{3}\, d_5 c_{234} - 2l_3 s_{23} - 2l_2 s_2}{l_2 (\sqrt{3}\, d_5 c_{34} + 2l_3 s_3)} & 0 \end{bmatrix} \tag{9.21}$$

各关节的初始位置为(396.9 mm,0°,0°,−90°,−90°,−90°,0 mm),通过机器人正运动学可知机器人末端位置 $\boldsymbol{P}_{\mathrm{c}}$,根据手术切口区域数学模型可知切口子区域(即远心点)处的位置 $\boldsymbol{P}_{\mathrm{r}}$,设定机器人末端移动到远心点处的时间为 t,可知远心点处的线速度 $\boldsymbol{\omega}$ 为

$$\boldsymbol{\omega} = \frac{\boldsymbol{P}_{\mathrm{c}} - \boldsymbol{P}_{\mathrm{r}}}{t} \tag{9.22}$$

由给定的目标优化函数 $H(q)$ 和远心点线速度 $\boldsymbol{\omega}$,根据式(9.19)求解出 $\boldsymbol{q}_{\mathrm{t}}$ 和 $\boldsymbol{q}_{\mathrm{c}}$。建立腹腔微创手术机器人目标优化函数时,需要考虑以下问题:①避免各关节角极限;②避免三个机械臂之间的碰撞;③保证机械臂运动的灵活性。

针对上述几个问题,在求解定位关节角时加入了三个目标优化函数。为防止关节位移超过设定的运动行程,将关节运动行程的中值作为势力场的引力源,可选取目标优化函数为

$$H_1 = \frac{1}{3} \sum_{i=1}^{3} \left[(\theta_i - \alpha_i) / (\alpha_i - \theta_{i\min}) \right]^2 \tag{9.23}$$

式中, θ_i 为第 i 个关节角; α_i 为关节极值 $\theta_{i\max}$ 和 $\theta_{i\min}$ 的中值,即 $\alpha_i = 0.5$

$(\theta_{imin}+\theta_{imax})$；$\theta_{imax}$ 和 θ_{imin} 为第 i 个关节的最大和最小极限。

在关节中值附近，H_1 值很小；接近关节极值时，H_1 值近似为 1，符合极小化目标函数的原则。

根据胆囊切除术的手术特点和腹腔微创手术机器人的结构特点，左右持械机械臂的臂形设置相对于中间持镜机械臂为环形设置，三个机械臂定位关节取值范围的约束条件为

$$\begin{cases} -\dfrac{\pi}{2} \leqslant \theta_{l1} \leqslant 0 \\[2mm] 0 \leqslant \theta_{l2} \leqslant \dfrac{\pi}{2} \\[2mm] 0 \leqslant \theta_{l3} \leqslant \dfrac{\pi}{2} \end{cases}, \quad \begin{cases} -\dfrac{\pi}{2} \leqslant \theta_{m1} \leqslant 0 \\[2mm] 0 \leqslant \theta_{m2} \leqslant \dfrac{\pi}{2} \\[2mm] 0 \leqslant \theta_{m3} \leqslant \dfrac{\pi}{2} \end{cases}, \quad \begin{cases} -\dfrac{\pi}{2} \leqslant \theta_{r1} \leqslant 0 \\[2mm] 0 \leqslant \theta_{r2} \leqslant \dfrac{\pi}{2} \\[2mm] 0 \leqslant \theta_{r3} \leqslant \dfrac{\pi}{2} \end{cases} \tag{9.24}$$

上式各关节角变量代表的意义如图 9.8 所示。θ_{xy} 代表设置臂形结束后定位关节的角度值，$x=$ l，m，r 分别表示左持械机械臂、持镜机械臂和右持械机械臂，$y=$ 1，2，3 分别表示机械臂关节 2、关节 3 和关节 4。

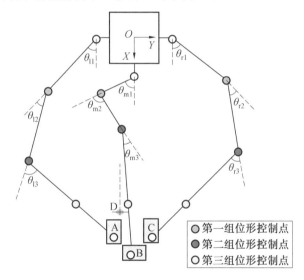

图 9.8　机械臂定位关节构型图

借用最大距离指标法的概念对腹腔微创手术机器人多臂操作的臂形设置进行分析。在机械臂上选取一定数量的位形控制点，并计算位形控制点之间的距离，将这些位形控制点间的距离保持在安全距离范围之内以避免机械臂之间的碰撞。为了提高算法效率，只考虑机械臂间可能发生碰撞的位形控制点之间的距离。

根据腹腔微创手术机器人的正运动学方程可将选择的位形控制点表示为

$$\boldsymbol{x}_{\text{cpp}} = f(\theta) \tag{9.25}$$

式中,$\boldsymbol{x}_{\text{cpp}}$ 为位形控制点的位姿向量;θ 为机器人关节变量。

位形控制点的选取对建立最大距离指标函数和分析避碰效果有很大影响,根据腹腔微创手术机器人机械臂的构型特点选择了三组位形控制点建立距离指标函数,如图 9.8 所示。

第一组位形控制点位于定位关节 3,第二组位形控制点位于定位关节 4,第三组位形控制点位于远心机构的平行四杆关节 6。平行四杆关节 6 与回转关节 5 连接,且回转关节 5 的轴线通过远心点(即体表切口),所以平行四杆关节 6 相对于定位关节 4 的位置是不变的。用 $P(R,i)$,$R=1,2$ 代表两个相邻的机械臂,$i=1,2,3$ 代表 R 机械臂上的第 i 个位形控制点,则由图 9.8 可知,为避免相邻两机械臂碰撞,只需控制两机械臂同组的位形控制点之间的距离大于安全距离即可。因此,选取机械臂避碰的目标优化函数为

$$H_2 = \sum_{i=1}^{3} \frac{D_i}{d[P(1,i),P(2,i)]} \tag{9.26}$$

式中,D_i 为相邻两机械臂第 i 组位形控制点对应的安全距离。

雅可比矩阵作为机器人末端各运动分量与各关节运动的速度比矩阵,对机器人运动的灵活性有很大的影响。为保证机械臂运动的灵活性,机械臂的雅可比矩阵需具有良好的性态,利用雅可比矩阵的条件数来描述其性态并建立目标优化函数为

$$H_3 = \begin{cases} \|\boldsymbol{J}\| \cdot \|\boldsymbol{J}^{-1}\| & (m=n) \\ \|\boldsymbol{J}\| \cdot \|\boldsymbol{J}^{+}\| & (m<n) \end{cases} \tag{9.27}$$

式中,$\|\boldsymbol{J}\|$ 为矩阵 $\boldsymbol{J}$ 的范数,通常取欧式范数。

H_3 的变化范围为 $[1,\infty)$,H_3 的值越接近于 1,则说明雅可比矩阵的性态越好,H_3 的值越大,雅可比矩阵越接近于病态。在设置机械臂臂形时,使雅可比矩阵尽量各向同性,H_3 的值尽量接近于 1。

为了综合上述因素对机械臂臂形设置的影响,对三个目标优化函数进行加权求解和建立运动性能的综合评价指标函数:

$$H_z = \sum_{i=1}^{3} g_i H_i \tag{9.28}$$

式中,i 代表运动性能的影响因素,$i=1,2,3$ 分别表示躲避关节极限、避碰和运动灵活性对机械臂运动性能的影响,简称为性能 i;g_i 为性能 i 的权系数;H_i 为性能 i 的目标优化函数。

权系数根据任务环境进行相应的调整,为了有效地自动调整目标优化函数的权值,定义性能 i 的优化度 E_i 为

$$E_i = 1 - \frac{H_i}{H_{i\max}} \quad (i=1,2,3) \tag{9.29}$$

式中，H_{imax} 是性能 i 的目标优化函数 H_i 的最大值。

令 E_{min} 和 E_{max} 分别为优化度 E_i 中的最小值和最大值，当 $E_{min} = E_{max}$ 时，取 $g_i = 1/3$ 权系数。当 $E_{min} \neq E_{max}$ 时，定义权系数的中间变量：

$$g_i^m = \left(\frac{E_{max} - E_i}{E_{max} - E_{min}} \right)^2 \in [0,1] \quad (i = 1,2,3) \tag{9.30}$$

构造权系数为

$$g_i = \frac{g_i^m}{\sum\limits_{i=1}^{3} g_i^m} \tag{9.31}$$

由式（9.30）可知，当 $E_i = E_{max}$ 时，$g_i^m = 0$，该项性能暂不占用冗余度资源；当 $E_i = E_{min}$ 时，$g_i^m = 1$，该项性能得到最大权重，占用的冗余度资源最多。

以人体某长度 $L = 1\,700$ mm，宽度 $M = 500$ mm 为仿真模型分析机械臂定位关节臂形设置的优化效果。为了对比臂形设置的优化效果，没有任何优化条件下，对左持械机械臂在关节初始位置（396.9 mm，$0°$，$0°$，$-90°$，$-90°$，$-90°$，0 mm）下到达某一个切口子区域的定位关节臂形设置进行仿真，优化前切口子区域左臂形图如图 9.9 所示。

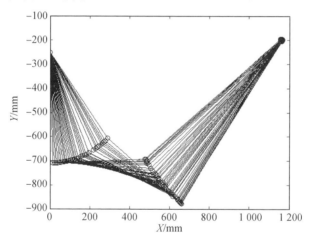

图 9.9　优化前切口子区域左臂形图

图 9.10 所示为每组臂形所对应的关节 2、关节 3 和关节 4 的角度。由仿真结果可知，没进行优化之前，关节容易超过极限位置，从而导致机械臂的操作性能差。

根据建立的多指标目标优化函数，对腹腔微创手术机器人的三机械臂进行臂形设置仿真，三机械臂协调仿真结果如图 9.11 所示，图中三个矩形区域是根据切口数学模型建立的三机械臂的切口区域。这说明设置三机械臂臂形可以较好地把手术器械或腹腔镜移动到切口位置。

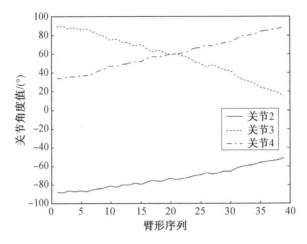

图 9.10　优化前切口子区域定位关节角度值

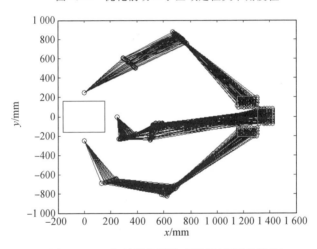

图 9.11　三机械臂协调仿真结果(彩图见附录)

　　图 9.12 所示为臂形设置过程中各目标优化函数的权系数变化曲线,机械臂运动过程中加入了式(9.30)的约束条件,优化了三机械臂运动过程中的臂形设置,避免了机械臂之间的碰撞干涉。从权系数变化曲线中可以看出,躲避碰撞的目标优化函数所占的冗余度资源低于躲避关节极限的目标优化函数所占的冗余度资源。

　　因为定位关节的臂形设置只需实现手术器械(或腹腔镜)到达切口子区域这单一任务,所以冗余自由度关节关于提高操作灵活性的这一优点体现不大,操作灵活性的目标优化函数所占的冗余度资源次之于躲避关节极限和躲避碰撞的目标优化函数所占的冗余度资源。

　　以左持械机械臂到达每个切口子区域的臂形设置为例介绍多指标优化对臂

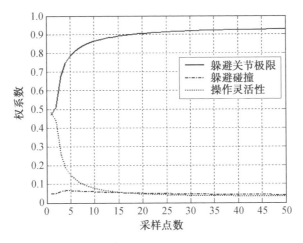

图 9.12　目标优化函数权系数曲线

形设置的结果,优化后切口子区域左臂形图如图 9.13 所示。

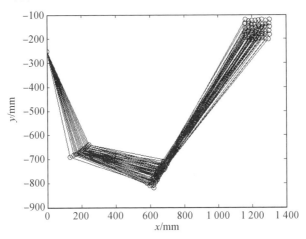

图 9.13　优化后切口子区域左臂形图

图 9.14 所示为对应每个切口子区域臂形设置的定位关节角度值。经过多指标目标优化函数协调优化后,机械臂到达每个切口子区域的臂形设置有了很大的改善,与优化前机械臂到达单切口子区域的臂形设置进行对比,定位关节都控制在关节许可位移的中值附近,较好地躲避了关节极限。

同时也表明在本例进行臂形设置时,躲避关节极限目标优化函数所占的冗余度资源要高于躲避碰撞和操作灵活性目标优化函数所占的冗余度资源,与图 9.12 的仿真结果一致。

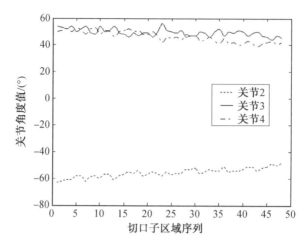

图 9.14　优化后切口子区域定位关节角度值

9.4.2　机械臂远心机构臂形设置

机械臂定位关节的设置,可使得手术器械(或腹腔镜)到达体表切口后定位关节锁死不动,保证手术器械(或腹腔镜)保持在切口位置。远心机构臂形设置可以实现手术器械(或腹腔镜)的术前初始位置指向病灶区域(即胆囊区),从而减少医生的术前调整工作,节省手术时间。

当确定远心机构和定位关节的臂形设置后,可获得机械臂在每个切口子区域的全局同向性性能测量指标值,进而根据全局同向性性能测量指标值的大小判断切口的位置选取。远心机构设置示意图如图 9.15 所示,手术器械(或腹腔镜)应指向手术操作区域,所以需设置远心机构关节 5 和关节 6。

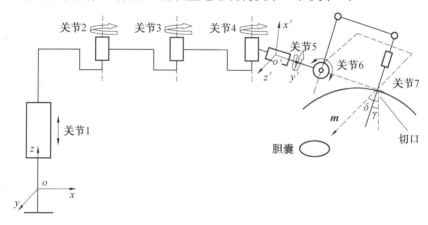

图 9.15　远心机构设置示意图

为了方便关节 5 和关节 6 的设置角度值的计算,将手术器械(或腹腔镜)在

基坐标系 $\{o;x,y,z\}$ 中的位姿 w_s 转换为在关节 5 坐标系 $\{o';x',y',z'\}$ 中的位姿 w'_s：

$$w_s = ({}^{0}T_5)^{-1}w'_s \qquad (9.32)$$

关节 5、关节 6 和关节 7 的初始位置为 $(-90°,-90°,100\ \text{mm})$，由式 (9.32) 可知，手术器械（或腹腔镜）末端在坐标系 $\{o';x',y',z'\}$ 中的位置为 $p'_c(p'_{cx},p'_{cy},p'_{cz})$，根据手术切口的数学模型和胆囊的位置，切口子区域即远心点和胆囊在 $\{o';x',y',z'\}$ 中的位置分别为 $p'_r(p'_{rx},p'_{ry},p'_{rz})$ 和 $p'_g(p'_{gx},p'_{gy},p'_{gz})$，则手术器械（或腹腔镜）探入切口的长度为

$$d = \sqrt{(p'_{cx}-p'_{rx})^2 + (p'_{cy}-p'_{ry})^2 + (p'_{cz}-p'_{rz})^2} \qquad (9.33)$$

由每个子切口到胆囊的矢量 m 与坐标系 $\{o';x',y',z'\}$ 的 x'、y'、z' 轴的夹角分别为 α、β 和 η，则

$$\begin{cases} \cos\alpha = (p'_{gx}-p'_{rx})/\sqrt{(p'_{gx}-p'_{rx})^2 + (p'_{gy}-p'_{ry})^2} \\ \cos\beta = (p'_{gy}-p'_{ry})/\sqrt{(p'_{gx}-p'_{rx})^2 + (p'_{gy}-p'_{ry})^2} \\ \cos\eta = (p'_{gz}-p'_{rz})/\sqrt{(p'_{gx}-p'_{rx})^2 + (p'_{gy}-p'_{ry})^2 + (p'_{gz}-p'_{rz})^2} \end{cases} \qquad (9.34)$$

由此可知，手术器械（或腹腔镜）末端指向胆囊区后的位置矩阵 P'_d 为

$$P'_d = [\,p'_{rx}+d\sin\eta\cos\alpha \quad p'_{ry}+d\sin\eta\cos\beta \quad p'_{rz}+d\cos\eta\,]^{\text{T}} \qquad (9.35)$$

如图 9.15 所示，为使手术器械（或腹腔镜）末端到达位置 P'_d，需使手术器械（或腹腔镜）绕坐标系 $\{o';x',y',z'\}$ 的 y'、z' 轴依次旋转 γ 角和 δ 角，手术器械（或腹腔镜）绕轴旋转的 γ 角和 δ 角分别由关节 5 和关节 6 提供。手术器械（或腹腔镜）位置矩阵 P'_d 和 P'_c 的关系为

$$P'_d = \text{rot}(z',\delta) \times \text{rot}(y',\gamma) \times P'_c \qquad (9.36)$$

式中，$\text{rot}(z',\delta)$ 和 $\text{rot}(y',\gamma)$ 为绕 z' 轴和 y' 轴分别旋转 δ 角和 γ 角的旋转矩阵，分别为

$$\text{rot}(z',\delta) = \begin{bmatrix} \cos\delta & -\sin\delta & 0 \\ \sin\delta & \cos\delta & 0 \\ 0 & 0 & 1 \end{bmatrix}, \quad \text{rot}(y',\gamma) = \begin{bmatrix} \cos\gamma & 0 & \sin\gamma \\ 0 & 1 & 0 \\ -\sin\gamma & 0 & \cos\gamma \end{bmatrix}$$

$$(9.37)$$

由式 (9.36) 和式 (9.37) 便可求取关节 5 和关节 6 的设置角度值，从而实现手术器械（或腹腔镜）的初始位置指向手术操作区域，完成远心关节臂形设置。

9.5　手术切口和臂形设置

腹腔微创手术机器人机械臂的臂形设置会直接影响机器人在术中的工作性

能。而机器人机械臂的臂形设置是依据切口子区域的位置来确定的,通过计算腹腔微创手术机器人在已求取的机械臂臂形下的性能测量指标值,选取合适的切口位置。

雅可比矩阵作为机器人末端各运动分量与各关节的速度比矩阵,矩阵性态会直接影响机器人末端的工作状态,大部分的机器人性能测量指标都基于机器人的雅可比矩阵,因此在进行切口位置选取前,要建立合适的性能测量指标。

1. 可操作度

当可操作度值为零时,机器人处于奇异位置,可操作度值越大,机器人的运动灵活性就越好。可操作度这一性能测量指标可用来判断机器人的最佳姿态,但其实际值不能作为机器人当前位姿距离奇异位置远近的判断。

2. 条件数

条件数用来描述机器人雅可比矩阵的性态,其取值范围为$[1, \infty)$。雅可比矩阵的条件数越接近于1,矩阵的性态越好,条件数越大,矩阵越趋于病态。在对机器人进行控制时,要使雅可比矩阵的各项尽量"均匀",就要控制雅可比矩阵的条件数尽量接近于1。对于冗余自由度机器人,其雅可比矩阵的条件数等于矩阵的最大奇异值和最小奇异值的比值,即

$$k = \sigma_{\max} / \sigma_{\min} \tag{9.38}$$

雅可比矩阵的条件数可以用来判断机器人的位姿距离奇异位置的远近,条件数的值越远离1时,便越接近奇异位置,但条件数只能反映机器人当前的工作性能,不能判断机器人的初始臂形设置对整个工作空间的影响。

3. 全局同向性指标

由于机器人末端的各个运动分量是相互耦合在一起的,需要从雅可比矩阵整体上考虑对机器人末端运动的影响,除了实现机器人关节到末端的"大速比"运动外,还要尽量实现机器人末端各个方向上速比的"均匀"性,即尽量各向同性。机器人运动的同向性反映了机器人产生精确且连续的速度和力的能力。机器人运动的同向性可以通过机器人雅可比矩阵的条件数进行测量,将条件数的定义延伸到整个工作空间,得到全局同向性指标:

$$\text{GII} = \frac{x_0^{\min} \in W \sigma_{\min}[\boldsymbol{J}(p, x_0)]}{x_1 \in W \sigma_{\max}[\boldsymbol{J}(p, x_1)]} \tag{9.39}$$

式中,p为机器人的结构参数;W为机器人末端的工作空间;$\sigma_{\min}$为机器人位于位姿时达到工作空间的雅可比矩阵最小值;$\sigma_{\max}$为机器人位于位姿时达到工作空间的雅可比矩阵最大值。

根据以上三个机器人性能测试指标的特点,选取全局同向性指标 GII 为切口选取的参考。

结合前面对定位关节和远心机构的臂形设置的分析，以本例左持械机械臂为例进行切口的位置选取仿真，仿真模型的参数为人体长度 $L=1\,700$ mm，宽度 $M=500$ mm。仿真得到的左持械机械臂切口子区域 GII 值如图 9.16 所示。

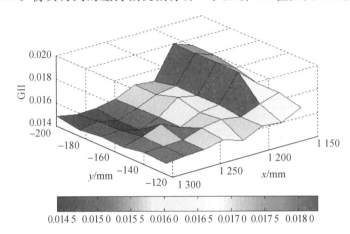

图 9.16　左持械机械臂切口子区域 GII 值

由图 9.16 可知，在本例中，左持械机械臂切口子区域 GII 值在 0.014～0.02 之间，其大小幅度与达芬奇机器人系统进行胸外科微创手术切口设置的性能测量指标值相当，GII 值较小的原因是体表切口（即远心点）对手术器械的运动学限制，从侧面也验证了远心机构能够较好地保证手术器械绕体表切口做远心运动。

为验证具有不同 GII 值的切口对机器人工作性能的影响，给定一个手术器械的运动轨迹，然后在具有最大和最小 GII 值切口下让手术器械按照给定的轨迹运动，根据手术器械的运动轨迹以判断 GII 值的影响。在工作空间边缘会产生自由度退化的现象，机器人在此处的工作性能最差，所以可将给定的手术器械运动轨迹设置在手术器械工作空间的边缘处，通过观察不同 GII 值切口下手术器械的运动轨迹来定性分析机器人的工作性能。

根据上述分析，手术器械在不同切口下沿着其工作空间边缘进行螺旋上升运动，设定本例中机器人系统关节 7 抽离腹腔的速度为 2 mm/s，手术器械绕锥形工作空间摆动的角速度为 4(°)/s，选取具有最高 GII 值和最低 GII 值的两个子切口位置分别为（1 179.4 mm，－200 mm，54 mm）和（1 259.4 mm，－185 mm，67.86 mm）。

根据机械臂定位关节和远心机构的臂形设置分析，求取对应切口的机械臂关节的初始角，切口位置为（1 179.4 mm，－200 mm，54 mm）的机械臂关节初值是（450.9 mm，－1.134 5°，0.741 76°，1.265 4°，－0.942 48°，0.942 48°，－300 mm，0 mm），切口位置为（1 259.4 mm，－185 mm，67.86 mm）的机械臂关节初值是（464.76 mm，－1.221 7°，1.134 5°，0.785 4°，－0.890 12°，

$-0.366\ 52°, -300\ \text{mm}, 0\ \text{mm})$。手术器械在具有最大 GII 值和最小 GII 值的切口处的运动轨迹如图 9.17 所示。

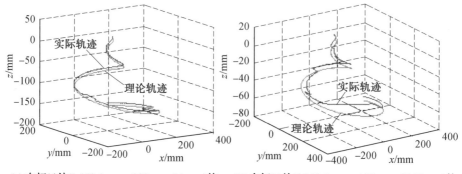

(a) 在切口处(1 179.4 mm, −200 mm, 54 mm)的
运动轨迹　(b) 在切口处(1 259.4 mm, −185 mm, 67.86 mm)的
运动轨迹

图 9.17　手术器械在不同切口处的运动轨迹

由图 9.17 可知,手术器械虽然在切口位置(1 179.4 mm, −200 mm, 54 mm)处不能完全按照给定的轨迹进行运动,但其运动效果要优于在切口位置(1 259.4 mm, −185 mm, 67.86 mm)处的运动效果,因此手术器械在不同 GII 值的切口处的工作性能是不一样的,在切口选取上要选取具有最大 GII 值的切口作为手术切口。

针对以上机械臂臂形设置以及切口的位置选取算法,建立臂形设置及切口选取程序框图如图 9.18 所示。对于其他类型的外科手术,如肾切除术、前列腺癌根治术等,在根据手术特点建立手术切口模型后,即可应用该算法进行机械臂臂形设置以及切口位置的选取。

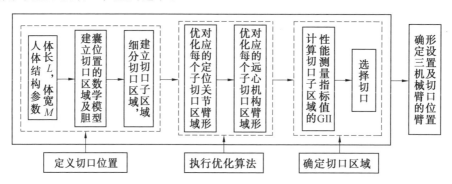

图 9.18　臂形设置及切口选取程序框图

下面介绍一种术前切口选取的另一种方法。在机器人手术中,操作工作区表示机器人运动与所需手术空间的交叉工作区。由于机械臂是围绕手术切口进

行运动的,其工作空间随切口位置的改变而变化。因此,可以选择使机械臂具有最大工作空间的子区域作为切口的位置,这意味着机械臂可以达到所需的手术部位而不需要尝试另一个切口位置。工作空间可以作为确定切口布局的评估指标,所以可选择能够提供最大工作空间的子区域来设置手术切口的位置,表示为

$$W_p = \max(W_{ri} \bigcap W_{si}) \quad (i = 1, 2, 3, \cdots, n) \tag{9.40}$$

式中,i 用于对子区域进行编号;n 为子区域的总数;W_p 为选定子区域中的最大工作空间;W_{ri} 和 W_{si} 分别为在子区域 i 处的机械臂工作空间和所需的手术区域。

胆囊切除术所需的手术空间被描述为包含胆囊和胆囊管的椭圆体,其长、短和极半径分别为 120 mm、50 mm 和 50 mm。因此,在胆囊切除术中所需的手术空间被简化为

$$\frac{(x - T_x)^2}{50^2} + \frac{(y - T_y)^2}{120^2} + \frac{(z - T_z)^2}{50^2} = 1 \tag{9.41}$$

式中,T_x、T_y 和 T_z 为胆囊中心的坐标。通过计算手术器械的工作空间,可得出机械臂系统的工作空间。

根据胆囊切除术的特点,在人体生理结构的基础上建立了切口子区域和手术部位的数学模型,由于每个机械臂的切口布局方法和位姿配置相同,以左侧机械臂为例,左侧切口子区域被划分为 48 个子区域,其示意图如图 9.19 所示。在每个子区域中,利用优化方法求解机械臂的构型,并计算机械臂工作空间。

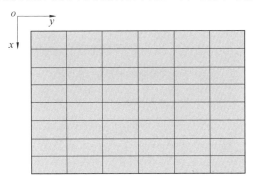

图 9.19　左侧 48 个切口子区域示意图

在子区域中,手术区域和机器人运动工作空间的计算结果如图 9.20(a)所示。通过去除所需手术区域空间之外的机器人运动工作空间部分,剩余的部分被视为手术器械工作空间,如图 9.20(b)所示。

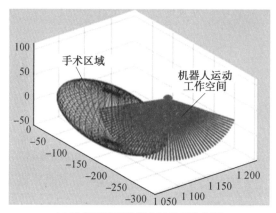

(a) 手术区域和机器人运动工作空间

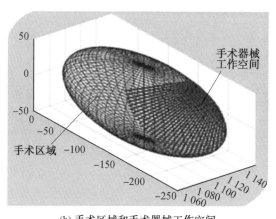

(b) 手术区域和手术器械工作空间

图 9.20　手术区域和手术器械工作空间计算结果

在图 9.21 中列出了 48 个子区域的机械臂工作空间及其体积。其中,位于第 8 行、第 4 列的子区域具有最大的工作空间,可以选择作为左侧切口的位置。

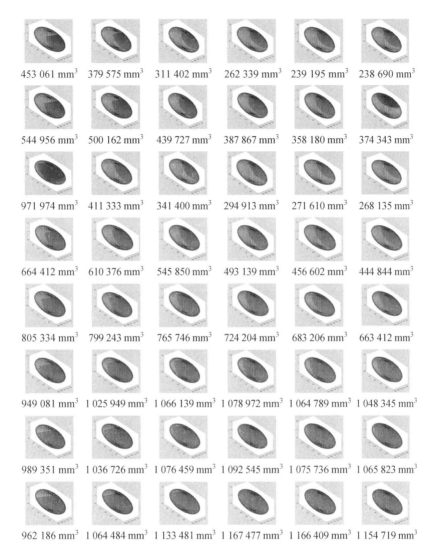

453 061 mm³	379 575 mm³	311 402 mm³	262 339 mm³	239 195 mm³	238 690 mm³
544 956 mm³	500 162 mm³	439 727 mm³	387 867 mm³	358 180 mm³	374 343 mm³
971 974 mm³	411 333 mm³	341 400 mm³	294 913 mm³	271 610 mm³	268 135 mm³
664 412 mm³	610 376 mm³	545 850 mm³	493 139 mm³	456 602 mm³	444 844 mm³
805 334 mm³	799 243 mm³	765 746 mm³	724 204 mm³	683 206 mm³	663 412 mm³
949 081 mm³	1 025 949 mm³	1 066 139 mm³	1 078 972 mm³	1 064 789 mm³	1 048 345 mm³
989 351 mm³	1 036 726 mm³	1 076 459 mm³	1 092 545 mm³	1 075 736 mm³	1 065 823 mm³
962 186 mm³	1 064 484 mm³	1 133 481 mm³	1 167 477 mm³	1 166 409 mm³	1 154 719 mm³

图 9.21　48 个子区域的机器臂工作空间及其体积

本章参考文献

［1］ ADHAMI L，COSTE-MANIERE. Optimal planning for minimally invasive surgical robots［J］. Robotics and automation，IEEE transactions on，2003,19(5):854-863.

［2］ HAYASHIBE M，SUZUKI N，HASHIZUME M，et al. Robotic surgery

setup simulation with the integration of inverse-kinematics computation and medical imaging[J]. Computer methods and programs in biomedicine, 2006, 83(1):63-72.

[3] SUN L W, YEUNG C K. Port placement and pose selection of the da Vinci surgical system for collision-free intervention based on performance optimization[C]// IEEE/RSJ International Conference on Intelligent Robots & Systems. Piscataway:IEEE, 2007.

[4] AZIMIAN H, BREETZKE J, TREJOS A L, et al. Preoperative planning of robotics-assisted minimally invasive coronary artery bypass grafting [C]// IEEE International Conference on Robotics & Automation. Piscataway:IEEE, 2010.

[5] KONIETSCHKE R, T BODENMÜLLER, RINK C, et al. Optimal setup of the DLR MiroSurge telerobotic system for minimally invasive surgery [C]// IEEE International Conference on Robotics & Automation. Piscataway:IEEE, 2011.

[6] LIU D, LI J, HE C, et al. Workspace analysis based port placement planning in robotic-assisted cholecystectomy[C]// IEEE International Symposium on IT in Medicine and Education. Guangzhou:2011: 616-620.

[7] AZIMIAN H, PATEL R V, NAISH M D, et al. A semi-infinite programming approach to preoperative planning of robotic cardiac surgery under geometric uncertainty[J]. IEEE journal of biomedical & health informatics, 2013, 17(1):172-182.

[8] FAN Z, YAN Z, DU Z. Preoperative planning for the multi-arm surgical robot using PSO-GP-based performance optimization[C]// 2017 IEEE International Conference on Robotics and Automation (ICRA 2017). Piscataway:IEEE, 2017.

[9] LIU S, LIU J, JING X, et al. Preoperative surgical planning for robot-assisted liver tumour ablation therapy based on collision-free reachableworkspaces[J]. International journal of robotics & automation, 2017,32(5):440-457.

[10] SONG T, PAN B, NIU G, et al. Preoperative planning algorithm for robot-assisted minimally invasive cholecystectomy combined with appendectomy[J]. IEEE access, 2020, 8:177100-177111.

[11] YANG Y, HAN S, SANG H, et al. Preoperative planning method based on a MOPSO algorithm for robot-assisted cholecystectomy [J].

International journal of computer assisted radiology and surgery，2022，17 (4):731-744.

[12] 陆震. 冗余自由度机器人原理及应用[M]. 北京:机械工业出版社，2006.

[13] 李鲁亚. 冗余自由度机器人控制研究[D]. 北京:北京航空航天大学，1991.

[14] SEZGIN U，SENEVIRATNE L D，EARLES S. Collision avoidance in multiple-redundant manipulators[J]. International journal of robotics research，1997，16(5):714-724.

[15] 赵建文. P2S5 型串并复合式冗余度机器人机构及运动规划研究[D]. 哈尔滨:哈尔滨工业大学，2007.

[16] 朱有为，罗护，金忠庆. 新型钢丝绳精密传动的设计研究[J]. 机械设计与制造，2007(6):3.

[17] TREJOS A L，PATEL R V. Port placement for endoscopic cardiac surgery based on robot dexterity optimization[C]// Robotics and Automation. Pascataway:IEEE，2006.

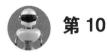

第 10 章

微创手术机器人图像处理

不同于传统开放式手术,医生在使用微创手术机器人实施手术时,需要依赖图像引导进行手术操作,例如,腹腔微创手术机器人依赖内窥镜图像,血管微创手术机器人依赖手术中数字减影血管造影成像。因此,手术图像及相关图像处理技术对于研究机器人控制所涉及的视觉伺服及机器人智能手术具有重要意义。本章从内窥镜手术图像、内窥镜手术图像处理以及内窥镜手术图像三维重建三个方面介绍微创手术机器人图像处理相关内容。

10.1　手术图像

在微创手术机器人进行手术操作的过程中,手术图像除了为医生提供视觉引导外,手术图像及相关图像处理技术对于研究机器人控制所涉及的视觉伺服及机器人智能手术也具有重要意义。由于单一模态成像技术提供的解剖信息不完备,因此图像导航向多模态影像信息融合的方向发展,能够实时反映脏器特征信息的成像方式越来越多地被应用到临床中。常用术中图像导航的成像技术有磁共振成像、放射学成像、超声成像和光学成像。

10.1.1　磁共振成像

磁共振成像基于核磁共振(Nuclear Magnetic Resonance,NMR)原理,依据所释放的能量在物质内部不同结构环境中不同的衰减,通过外加梯度磁场检测所发射出的电磁波,从而获取构成这一物体原子核的位置和种类,据此绘制物体内部的结构图像。

质子是氢的主要同位素,在人体中丰度大,而且其磁矩便于检测,因此最适合通过它得到磁共振成像。梯度磁场使用共振信号作为空间编码(定位)得到的图像,实质上是人体组织内质子的密度图。磁共振像素值反映的横向磁化不但与质子数量有关,而且与它们的运动特性,即所谓的弛豫时间有关。在自由运动阶段,磁化向量经过一个称为弛豫的过程,回到它的原始静止位置。弛豫过程的特性由时间常数 T_1 和 T_2 描述。T_1 弛豫(T_1 加权)反映了质子与原子重新排列所需的时间,T_2 弛豫(T_2 加权)是质子释放所需的时间。一般来说,T_1 用于显示组织解剖学,而 T_2 用于显示病理学。

核磁共振信号强度与样品中氢核密度有关,人体中各种组织间含水比例不同,因此含氢核数也不同,核磁共振信号强度有差异,利用这种差异作为特征量可以将各种组织区分开来。人体不同组织之间、正常组织与该组织中的病变组织之间氢核密度、弛豫时间 T_1 和弛豫时间 T_2 三个参数的差异,是磁共振成像用于临床诊断主要的物理基础。

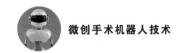

　　磁共振成像的优点是可以获得较为清晰的活体软组织结构图像,如软骨组织、脑组织和心脏;磁共振成像还可以为疾病诊断提供额外信息,例如,确定癌症是否扩散并检测血液循环等相关问题;磁共振成像可以实现任意平面扫描,且与放射学成像相比,磁共振成像不存在电离辐射,具有良好的安全性。

　　磁共振成像的缺点是设备复杂且系统成本高,完整的磁共振成像系统包括三大基本构件,即磁体部分、磁共振波谱仪部分、数据处理和图像重建部分;扫描时间较长,腰椎扫描通常需要 20～30 min,在此期间,患者必须保持不动,对于儿童而言,很难保持较长时间的静止状态,在某些情况下需要全身麻醉或镇静,使得风险增大;磁共振成像扫描是在一个封闭的空间中进行的,如果不移动,很难忍受这种噪声,尤其是对于幽闭恐惧症患者;此外,核磁共振扫描需要强磁场,对微创手术机器人本体材料、驱动形式和传感器都提出了很高的要求,常规金属材质电机驱动的微创手术机器人是无法兼容磁共振成像设备的,需要新材料和新的驱动形式。

10.1.2　放射学成像

1.荧光透视成像

　　荧光透视成像(Fluroscopy)是一种利用 X 射线实时获得具有高时间分辨率的患者组织器官运动图像的方法。医生可以由此观察目标器官的解剖结构及运动,例如心脏跳动等。X 射线发生器类似于射线照相,但是安装了额外的电路,以实现连续低管电流或具有自动亮度控制(Automatic Brightness Control,ABC)的快速脉冲曝光。X 射线管可以将来自发生器的电能转换为 X 射线束,通过添加滤光片来衰减光束中的低能 X 射线。入射 X 射线被转换为缩小可见光图像后,图像亮度通过图像增强器放大约 10 000 倍。来自图像增强器输出窗口的光通过光学耦合系统分配到摄像机或其他图像记录设备,并可通过闭路电视系统实时观看。

　　荧光透视成像的优点是可以呈现组织器官的实时运动图像,提供动态和功能信息,辅助医生做出临床诊断。此外,荧光透视成像使用 X 射线产生图像,因此它也有助于可视化骨骼结构。

　　荧光透视成像的缺点是患者在影像检查时会暴露在 X 射线辐射环境下,特别是在复杂的血管介入手术过程中,会提高患者受辐射剂量。荧光透视成像图像为二维透视投影图像,组织器官在 X 射线方向相互重叠,而且软组织分辨率差。

2.计算断层成像

　　计算断层(Computed Tomography,CT)成像也是基于 X 射线原理的成像方法。其成像依据是 X 射线穿过身体不同区域的组织时，X 射线在不同程度上被吸收或衰减。传统的放射照相术是将患者的三维（3D）解剖投影到二维（2D）图像，图像上给定点的密度表示相应 X 射线束通过的区域的 X 射线衰减特性。CT 从不同角度对患者进行多个 2D 投影以提供足够的 3D 解剖信息，计算机可以根据这些信息进行计算，并重建生成患者的横截面图像。CT 扫描仪内部是一个旋转框架，一侧装有一个 X 射线管，另一侧装有一个弧形探测器。X 射线管可产生扇形 X 射线束，探测器将在框架围绕患者旋转的每个时间步获取快照或轮廓。使用这些轮廓向后重建，可以得到截面图像。

CT 的优点是能够快速获取横截面图像，可作为术中引导用于穿刺类介入手术。CT 扫描还消除了目标区域以外的结构重叠，图像可以清晰地呈现出丰富的信息。此外，单个扫描程序的数据可以覆盖身体的大部分，并且可以在所有平面上查看，提高了医生的诊断能力。CT 与磁共振成像相比有更少的限制，例如，磁共振成像环境中不允许使用金属医疗设备，但 CT 可以使用金属医疗设备。另外，在 CT 扫描过程中不需要患者在扫描过程中保持静止。

CT 的缺点是与平片相比，CT 扫描涉及更高剂量的辐射，且 CT 设备孔径较小，要求微创手术机器人结构比较紧凑。

3. C-Arm CT

传统 CT（扇束多探测器 CT，MDCT）和 C 臂锥束 CT（CBCT）之间的主要区别在于，CBCT 通过使用高分辨率二维探测器获取信息，能够将 X 射线能量直接转换为数字信号，而不是传统 CT 中的一组一维探测器。CBCT 通过使用改进的 Feldkamp 重建算法，可在 X 射线源和探测器的单个旋转中采集体积数据。

CBCT 的优点是系统足够紧凑，适合介入手术中的成像，可以安装在移动的 C 臂上，生成射线照相、透视、数字减影血管造影和 CT 数据集。此外，在围绕患者的单次旋转中，可以获得覆盖较大目标解剖区域的完整体积数据集。血管介入手术机器人、脊柱微创手术机器人、骨科微创手术机器人都采用 CBCT 作为术中成像设备，用于确定手术器械与人体器官之间的相对位置关系。

CBCT 的缺点是通常比 MDCT 具有更低的对比度分辨率。CBCT 的采集时间为 5～20 s，比 MDCT 长，可能导致呼吸运动伪影。此外，由于 CBCT 中使用的重建算法的复杂性，CBCT 系统需要大约 1 min 的后处理时间。与常规 CT 一样，X 射线的使用也带来了辐射问题。

10.1.3　超声成像

常用的 B 型超声是使用脉冲回波法进行的。超声传感器产生和接收超声波，超声换能器内放置的多个压电晶体可对给定电流产生响应并发生振动，以提供所需频率的超声波。当超声波穿透患者身体时,由于不同解剖结构的声阻抗(一种与组织密度相关的固有物理特性)不同,一些超声波被反射回换能器(回波),而另一些波则继续向前传播。B型超声扫描过程中,接收到的超声波由一个点表示,点越亮,说明返回波越强。一束超声波穿透人体时,超声传感器会接收到连续的回波,产生一行不同亮度的点。如果传感器发出多束超声波,则屏幕上显示由多行点组成的二维图像,这就是人体内的横截面图。换能器的形状决定了视野,声波的频率决定了声音到达的深度和图像分辨率。

超声成像的优点是没有辐射风险,成像过程是随着探头的移动实时完成的,可以提供患者的断层图像。在大多数临床成像设备中,超声成像设备相对便宜且容易获得,而且超声成像仪是便携式的,非常适合微创手术机器人术中图像引导。

超声成像的缺点是与其他成像技术相比,超声成像提供的图像质量要低得多,视野受限较为严重。由于骨骼具有相对较高的声阻抗,并且超声波往往在空气和生物组织之间的界面上强烈反射,因此骨骼和空气后面的结构通常很难被观察到。超声成像的质量对医生操作技能依赖较高,对于微创手术机器人而言,需要操控额外机械臂控制超声探头的扫描。

10.1.4　光学成像

1. 白光成像

白光成像主要应用于腹腔镜、支气管镜、结直肠镜、胃镜等内窥镜,其结构主要包括:①刚性或柔性管道;②纤维光学单元,用于将光源从身体外部通过内窥镜传导到其内窥镜末端,为体内提供照明;③内窥镜成像单元,将手术视野范围内图像传输给医生;④手术器械通道,在手术过程中,内窥镜通过切口或者自然腔道进入人体器官内部,图像通过摄像系统实时呈现给医生。

白光成像的优点是可以作为微创手术的指导,辅助临床医生能够直接看到患者的最深处,治疗可以与成像过程一起进行。通过白光成像实时查看的图像显示的颜色与开放手术中看到的颜色相同,可以帮助医生获取更多信息来帮助诊断。

白光成像的缺点是只能检查最内层结构的表面,应用白光成像的技术都严重依赖临床医生的技能,并且存在损伤解剖结构的风险。对于腹腔镜手术,可能会出现轻微的创伤,并可能导致特定的并发症。

2. 近红外光成像

穿透物质的光可以根据给定物质的性质在特定波长处被吸收,因此可以构成与该物质对应的光谱。近红外光成像(NIRI)利用波长在 650～950 nm 之间的近红外光（NIR）穿透人体时，氧合血红蛋白（HbO$_2$）、脱氧血红蛋白（HHb）、细胞色素 aa3、脂质和水会显示不同的光谱，可以用来检测和区分特定的组织和物质。在近红外光成像过程中，由于光在组织中传播时会出现强散射，因此需要理论模型来解释光的传输信息。对于近红外光成像系统仪器而言，近红外光源、检测器和用于记录不同波长强度的色散元件是必要的组件。通过持续监测血液血红蛋白水平，可以测量大脑特定区域的活动，并检测可能的病例，如颅内出血。大脑功能也可以通过检测血液中血红蛋白浓度和分布的变化来评估。

近红外光成像的优点是可以量化重要的生理指标，如 HbO$_2$、HHb、细胞色素 aa3、脂质和水。近红外光成像是一种非侵入性成像方法，可实现实时显示和连续成像。它不引入电离辐射，便于携带，因此可以在床边使用。与其他成像技术（如功能磁共振成像）相比，近红外光成像相对便宜。近红外光成像不需要考虑电磁干扰，与功能磁共振成像兼容，可以对大脑活动进行多模式研究。此外，近红外光成像不需要镇静。

近红外光成像的缺点是穿透深度有限，对于成人大脑测量，只能研究外皮质。空间分辨率也相对有限，因此通常无法显示解剖信息。

3. 共聚焦显微内窥镜

在共聚焦显微内窥镜（CLE）程序中，低功率蓝色激光聚焦在目标区域，可以使用透镜系统将组织曝光和荧光产生的后向散射光重新聚焦到探测器上。由于背散射光被布置成通过针孔孔径，因此可以提高图像的分辨率。此外，在测试区域使用染料可以提供对比度，以便充分显示目标区域。图像分辨率可以达到微米量级，也称为光学活检。

临床上有两种类型的共聚焦激光内窥镜系统：一种是 Pentax 显微内窥镜系统的整合式 CLE（eCLE），另一种是 Cellvizio 显微内窥镜系统基于探针的探头式 CLE（pCLE）。两者的内窥镜设计不同，前者将共焦成像窗口集成到传统内窥镜的远端，而后者利用传统内窥镜的辅助通道，探头可插入其中。

共聚焦显微内窥镜的优点是可以提供超高分辨率的图像，这种被称为光学活检的成像方式不仅可以提供常规组织学，还可以在高分辨率图像下观察到细胞的相互作用，提供病理生理学信息。此外，图像是实时显示的。

共聚焦显微内窥镜的缺点是视野有限，因此不适合对大型表面进行筛选，这在很大程度上取决于操作员的技能。此外，共聚焦显微内窥镜还需要使用荧光染料进行对比。

4. 光相干断层成像

光相干断层成像（OCT）基于相干光测量原理，利用光波的干涉可以精确确定波长、光谱结构和微小的线性位移。光相干断层成像系统采用标准迈克尔逊干涉仪和低相干光源,来自光源的宽带光束被干涉仪分为参考光路和样品光路,分别从反光镜(参考臂)和样品(信号臂)反射后重新组合,形成干涉信号。根据干涉测量法,只有当参考臂和信号臂的路径长度匹配时才会发生干涉。所以改变反光镜的位置,就改变了参考臂的长度,则可以得到不同深度组织的信号。这些光信号经过计算机处理便可得到组织断层图像。

光相干断层成像系统也可分为两种类型,即时域系统(TD-OCT)和谱域系统(SD-OCT)。对于时域系统,使用线性移动参考镜改变参考路径长度来获得干涉图。对于谱域系统,参考镜保持固定,使用光谱仪测量探测臂中的光谱密度来获得样品的深度信息。之后衍射光栅分散干涉光束,通过检测器阵列检测各个波长分量。此过程可以获取更清晰的分辨率和更快的采集速度,并且可以构建三维图像。

光相干断层成像可提供非常高的图像分辨率。因为它具有非侵入性和非接触性的特点,没有注射、生物危害或血液相关风险,没有药物反应,所以它最常用于眼科。此外,成像过程相对快速,只需不到 5 min 即可获得双眼图像。

光相干断层成像的缺点是需使用光波(不像超声波使用声波),所以媒体不透明度会干扰最佳成像。因此,光相干断层成像只能用于玻璃体出血、致密性白内障或角膜混浊,而且患者移动会降低图像质量。对于较新的机器(即光谱域),采集时间较短,这可能导致出现运动相关伪影。图像质量受机器操作员影响,早期的光相干断层成像模型依赖于操作员将图像准确地放置在所需的病理部位上。

10.2　内窥镜手术图像

目前,微创手术主要采用单目内窥镜,其仅能提供二维图像,缺乏三维景深。医生在进行手术操作时需要通过认知推理判断深度信息,手术严重依赖医生的专业知识、空间想象力和操作技能,导致手术过程中的不确定性因素增加,无法保证手术计划的准确实施,存在损伤解剖结构的风险。

双目立体内窥镜(Stereoscopy)与单目内窥镜结构不同,采用双光路立体成像技术,模拟人类双眼生理特点从不同角度获取左右两幅图像(图10.1),可以使医生感知手术视野深度。国际知名内窥镜厂商也相继推出了立体内窥镜,著名的达芬奇手术机器人采用的就是立体内窥镜。

虽然基于白光成像的内窥镜技术得到了极大发展,但临床上依旧面临着精确定位病灶边界、发现微小病灶、识别重要组织结构的挑战。分子影像技术利用生物体内的细胞、报告基因或荧光染料,应用特定波长的光波激发这些荧光物质,从而形成荧光分子影像,是一种在体、实时成像的技术。荧光分子影像的临

右路图像

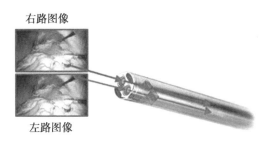

左路图像

图 10.1　立体内窥镜

床应用(图 10.2)为术中导航迎来新契机。荧光内窥镜是利用荧光分子影像技术发展起来并得到广泛应用的医用内窥镜技术,相比白光内窥镜,其可在毫秒范围内将荧光造影剂在体内的分布情况可视化,从而辅助医生发现微小病灶、识别病灶位置与形态。荧光成像费用低廉、操作简单,可以很好地应用于临床的手术操作中。常用的荧光物质有绿色荧光蛋白(GFP)、红色荧光蛋白(DsRed)及其他荧光报告基团。同生物发光在动物体内的穿透性相似,在动物体内红光的穿透性比蓝绿光在体内的穿透性要好得多,近红外荧光为观测生理指标的最佳选择。现有技术采用不同的原理,在降低背景信号的同时,可以获取机体中荧光的准确信息。

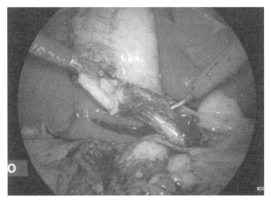

图 10.2　腹腔镜胆囊切除术中采用白光与荧光内窥镜相结合的方式

10.3　内窥镜手术图像处理

计算机视觉自 19 世纪 60 年代提出以来,经过几十年的发展,已经广泛应用于多个领域,解决了许多复杂问题。应用图像处理技术对医学图像进行处理并进行定性甚至定量分析,可以辅助提升临床诊断的效率、准确性和可靠性。

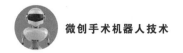

10.3.1 形态学处理

对于边界特征不够明显的医学图像,通过二值化处理将图像背景设置为黑色,目标特征设置为白色。如果图像的边界不够清楚光滑,可以采用形态学处理的方法对图像进一步处理,提高图像质量。形态学处理主要有腐蚀、膨胀、开闭运算和形态学重建等操作。

形态学处理的基本思想是:基于研究对象的几何结构提取对象的几何特征和结构元素,用具有一定形状的结构元素提取图像中的形状或特征,在保持图像基本结构的同时,去除图像中的非目标区域,达到简化图像的目的。

膨胀和腐蚀是形态学处理的基本操作。膨胀运算是将研究对象背景点合并到研究对象中,使研究对象的边界向外部扩展,实现膨胀的效果。边界扩展的程度取决于结构元素的大小,结构元素越大,研究对象扩展越大。膨胀操作可以放大研究对象,但也会淹没边界,使对象粘连。腐蚀运算是为了向内部收缩图像。利用腐蚀操作可以消除体积非常小并且没有意义的部分,可以使图像各个部分的边界更加清晰,有利于增强图像的辨识度。研究对象收缩的比例取决于结构元素的大小,结构元素越大,图像收缩的程度越大。

开运算是先腐蚀图像,然后膨胀图像,可以消除细小的物体,连接分离的物体。闭运算是先膨胀,然后腐蚀图像,可以先填充物体内部的小孔洞,连接距离相近的对象,使对象的边界更加平滑,消除噪声对图像的影响。

形态学重建主要是将两幅图像分为标记图像(定义图像变换的起始点)和可掩膜图像(约束图像变换范围),并采用结构元素定义两幅图像的连接性。它的主要过程是采用结构元素来定义两幅图像的连接关系,根据掩膜图像所具有的特征对图像进行迭代膨胀操作,直至得到的像素值稳定。形态学重建可以突出标记图像确定和选择的部分,提高图像质量。

10.3.2 图像去雾

微创手术过程中,当手术刀切割体内组织时,由于血液温度高于内窥镜的镜头温度,因此手术视野场景中起雾,导致图像质量严重退化,影响医生对手术视野的观察。针对上述情况,使用去雾处理降低烟雾对医生手术操作观察具有重要作用。

计算机视觉领域中,在雾成型过程使用图像退化模型可描述为

$$I(x)=J(x)t(x)+A[1-t(x)] \tag{10.1}$$

式中,I 为原始图像;A 为大气散射光照强度;J 为场景亮度,即理想的无雾图像;t 为光线衰减函数,其表达式为 $t(x)=e^{-\beta d(x)}$;β 为大气散射系数;d 为场景深度。

在此模型的基础上,图像的去雾任务等价于计算最优的图像 J。暗通道优先

(Dark Channel Prior,DCP)是一种简单有效的获取图像 J 的算法。统计分析发现,在不包含天空的无雾户外图像中,每个像素块都至少有一个色彩通道的值非常低,而有雾图像的暗通道值相对较高。在暗通道优先算法中,假设无雾图像的暗通道为零值。在此假设的基础上,约束有雾图像的暗通道值,从而完成图像去雾操作,公式表述为

$$J^{dark}(x) = \min_{c \in \{r,g,b\}} \left\{ \min_{y \in \Omega(x)} \left[J^c(y) \right] \right\} \qquad (10.2)$$

式中,J^c 为图像 J 的色彩通道;$\Omega(x)$ 为中心位于坐标 x 的像素块;J^{dark} 为暗通道值。

假设在一个像素块 $\Omega(x)$ 内光线衰减恒定,为 $\tilde{t}(x)$,对式中的单一通道取最小值有

$$\min_{y \in \Omega(x)} \left[\frac{I^c(y)}{A^c} \right] = \tilde{t}(x) \min_{y \in \Omega(x)} \left[\frac{J^c(y)}{A^c} \right] + \left[1 - \tilde{t}(x) \right] \qquad (10.3)$$

对所有通道取最小值有

$$\min_{c \in \{r,g,b\}} \left\{ \min_{y \in \Omega(x)} \left[\frac{I^c(y)}{A^c} \right] \right\} = \tilde{t}(x) \min_{c \in \{r,g,b\}} \left\{ \min_{y \in \Omega(x)} \left[\frac{J^c(y)}{A^c} \right] \right\} + \left[1 - \tilde{t}(x) \right] (10.4)$$

根据暗通道趋近于零值的假设,且 A^c 为正值,则可以得到光线衰减函数的估计为

$$\tilde{t}(x) = 1 - \min_{c \in \{r,g,b\}} \left\{ \min_{y \in \Omega(x)} \left[\frac{J^c(y)}{A^c} \right] \right\} \qquad (10.5)$$

设 A 为天空或场景中最亮值,此时可以得到去雾后的图像:

$$J(x) = \frac{I(x) - A}{\max \left[\tilde{t}(x), t_0 \right]} \qquad (10.6)$$

式中,t_0 为避免分母为零的最小阈值,其典型值为 0.1。

10.3.3　图像去噪

受硬件设备条件以及外界环境等客观因素的影响,医学图像在产生、压缩、传输及存储过程中,引入了不可避免的噪声。图像中存在的噪声既影响了图像的质量,还影响到了主观视觉感知效果,也限制了医生对病灶细节的观察及判断,会对后续的临床医学诊断造成干扰。

医学图像中的噪声主要包含固有噪声和随机噪声两部分。固有噪声指医疗设备系统的结构噪声、电子噪声和其他噪声。随机噪声包括高斯噪声、椒盐噪声(脉冲噪声)等。

随着医疗设备的发展,医学图像中的噪声逐步减小,但是仍需要结合软件以及图像处理方法进一步降低医学图像中的噪声。图像降噪方法主要有高斯滤波、均值滤波、中值滤波和双边滤波等。

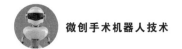

(1)高斯滤波。

高斯滤波是一种线性平滑滤波,能够有效去除图像中的噪声,达到平滑图像的目的,尤其对高斯噪声有较好的去除作用。该方法使用指定的模板(或称卷积、掩膜)扫描图像中的每一个像素,用模板确定的邻域内像素的加权平均灰度值去替代模板中心像素点的值。高斯滤波的模板系数随着距离模板中心的增大而减小,所以,高斯滤波对图像的模糊程度较小。

(2)均值滤波。

均值滤波是典型的线性滤波算法,在图像上针对目标像素给定一个窗口模板,该模板包括了其周围的邻近像素,再用模板中全体像素的平均值来代替原来的像素值。均值滤波存在着固有缺陷,即不能很好地保护图像细节,在图像去噪的同时,也破坏了图像的细节部分,从而使图像变得模糊,不能很好地去除噪声点,尤其是椒盐噪声。

(3)中值滤波。

中值滤波是一种基于排序统计理论且能有效抑制噪声的非线性信号处理技术,其基本原理是把数字图像或数字序列中某点的值用该点的一个邻域中各点值的中值代替,从而消除孤立的噪声点。中值滤波对椒盐噪声的抑制效果较好,在抑制随机噪声的同时,能有效保护边缘少受模糊。但它对点、线等细节较多的图像的噪声去除效果较差。对中值滤波来说,选择合适的窗口尺寸是很重要的环节,一般很难事先确定最佳的窗口尺寸,需通过从小窗口到大窗口的中值滤波实验,再从中选取最佳窗口尺寸。此外,中值滤波的算法比较简单,也易于用硬件实现。

(4)双边滤波。

双边滤波是一种非线性的滤波方法,是结合图像的空间邻近度和像素值相似度的一种折中处理,同时考虑空域信息和灰度相似性,达到既能保护边缘信息,又能去除噪声的目的,具有简单、非迭代和局部的特点。双边滤波比高斯滤波多了一个高斯方差,是基于空间分布的高斯滤波函数,因此离边缘较远的像素对边缘上的像素值的影响较小,保证了边缘附近像素值的保存。但是由于保存了过多的高频信息,对于彩色图像里的高频噪声处理效果较差,只对于低频信息可以具有较好的滤波效果。

10.3.4　图像分割

图像分割的目的是将图像上的不同像素点按照某一准则进行分类,在图像上形成不同的特征区域,然后提取目标区域,减少后续处理的运算量,简化图像分析过程。图像分割实际上就是根据目标区域的灰度和纹理特性、边缘特征等信息将目标区域从图像中提取出来,提高图像辨识度。

医学图像分割可从图像中提取手术所需的目标解剖/病理结构,在微创手术中对手术计划和图像引导有着至关重要的作用,对手术操作的效率和准确性具有显著的提升效果。目前,医学图像分割已应用于肝脏和肝脏肿瘤分割、脑和脑肿瘤分割、视盘分割以及肺和肺结节分割等领域。

　　在医学图像中,对目标区域进行分割并提取有用特征,对医生做出准确临床判断具有很大帮助。早期的医学图像基于边缘检测、模板匹配技术、统计形状模型、活动轮廓和传统机器学习技术来进行分割,这些方法在一定程度上取得了不错的效果,但医学图像的特征提取比普通 RGB 图像更难,因为前者往往存在模糊、噪声、对比度低等问题,图像分割仍然是医学图像分割中的难题之一。随着深度学习技术的快速发展,特征设计不再是医学图像分割的必要步骤,卷积神经网络(CNN)可以实现医学图像的层次特征表示。用于特征学习的卷积神经网络对医学图像中的噪声、模糊和对比度等不敏感,可以很好地对医学图像进行分割。值得一提的是,图像分割任务一般分为语义分割和实例分割,但在医学图像分割中,由于每个器官或组织具有较大的差异性,所以医学图像的实例分割并无太大意义,医学图像分割通常指语义分割。

1. 传统分割方法

　　(1)基于阈值的分割方法。

　　基于阈值的分割方法是根据像素点的灰度值对图像进行分割,以便提取目标区域组织。该方法就是设定一个或多个阈值,并将图像中每个像素的灰度值与阈值做比较,根据比较结果将像素点划分到不同的类别中。阈值分割法简单有效,尤其是当图像对比度很高时,能够很好地分割图像;但这种方法只关注像素点自身的灰度值,而忽略了图像整体的灰度值分布,因此分割出来的图像容易被噪声干扰,不够准确清晰。阈值分割法一般不会作为图像分割的主要方法,而是和其他分割算法相结合,作为图像预处理的一种方法来强化图像特征。

　　通过选取阈值分割法可以对生物组织灰度图进行二值化,用不同灰度值标记出图像中的生物组织与背景,通常背景在生物组织二值图中呈现为黑色,目标生物组织在生物组织二值图中呈现为白色。

　　使用阈值分割法进行二值化操作时,设定某个阈值 T,通过比较图像中每个像素点的灰度值与 T 的大小关系,将灰度值大于 T 的像素灰度值设置为灰度值 $g_{\max}$,将灰度值小于 T 的像素灰度值设置为灰度值 $g_{\min}$,从而实现全图的二值化。阈值分割原理图如图 10.3 所示。

　　阈值分割的数学表达式为

$$b(u,v)=\begin{cases} g_{\max} & (g(u,v) \geqslant T) \\ g_{\min} & (g(u,v) < T) \end{cases} \tag{10.7}$$

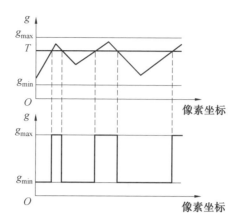

图 10.3　阈值分割原理图

式中,$b(u,v)$为阈值分割后二值图上(u,v)处像素点的灰度值;g_{max}为二值图中的最大灰度值,通常取值为 255;g_{min}为二值图中的最小灰度值,通常取值为 0;$g(u,v)$为原始灰度图上(u,v)处像素点的灰度值;T为进行阈值分割的阈值。

（2）基于边缘的分割方法。

基于边缘的分割方法是根据图像特征发生变化的区域来对图像进行分割,边缘是指图像中两个不同区域的边界线上连续的像素点的集合,是图像局部特征不连续性的反映,体现了灰度、颜色、纹理等图像特性的突变。一般情况下,基于边缘的分割方法指的是基于灰度值的边缘检测,它是建立在边缘灰度值会呈现出阶跃型或屋顶型变化这一观测基础上的方法。阶跃型边缘两边像素点的灰度值存在着明显的差异,而屋顶型边缘则位于灰度值上升或下降的转折处。

（3）基于能量泛函的分割方法。

基于能量泛函的分割方法主要指活动轮廓模型（Active Contour Model）以及在其基础上发展出来的算法,其基本思想是使用连续曲线来表达目标边缘,并定义一个能量泛函使得其自变量包括边缘曲线,因此分割过程就转变为求解能量泛函的最小值的过程。一般可通过求解函数对应的欧拉方程来实现,能量达到最小时的曲线位置就是目标的轮廓所在。按照模型中曲线表达形式的不同,活动轮廓模型可以分为两大类:参数活动轮廓模型（Parametric Active Contour Model）和几何活动轮廓模型（Geometric Active Contour Model）。

参数活动轮廓模型中最具代表性的是 Snake 模型。在目标区域的图像特征,如在边缘或直线附近给出一条带有能量的样条曲线 $v(s)=[x(s),y(s)]$,通过使其能量最小化得到目标区域的边界:

$$E_{snake}^* = \int_0^1 E_{int}[v(s)] + E_{image}[v(s)] + E_{con}[v(s)]ds \tag{10.8}$$

该类模型在早期的生物图像分割领域得到了应用,但其存在着分割结果受初始轮廓的设置影响较大以及难以处理曲线拓扑结构变化等缺点。此外,能量泛函依赖于曲线参数的选择,与物体的几何形状无关,这也限制了该模型进一步的应用。

几何活动轮廓模型的曲线运动过程基于曲线的几何度量参数而非曲线的表达参数,可以较好地处理拓扑结构的变化,并可以解决参数活动轮廓模型难以解决的问题。而水平集(Level Set)方法的引入,则极大地推动了几何活动轮廓模型的发展,所以几何活动轮廓模型一般也可被称为水平集方法。

(4)基于区域的分割方法。

基于区域的分割方法是在目标区域选取种子像素,从一组代表不同生长区域的种子像素开始,然后将种子像素邻域里与其具有相同或相似性质的像素合并到种子像素所代表的生长区域中,并将新添加的像素作为新的种子像素继续合并过程,直到找不到符合条件的新像素为止。该方法的关键是选择合适的初始种子像素,以及合理的生长准则。

2. 深度分割方法

(1)U-Net。

U-Net(图 10.4)创造性地使用了全卷积网络(Fully Convolutional Network,FCN)来进行图像分割。在此之前,大多使用传统分割方法。这种方法虽然保持了更好的底层特征(细节信息和位置信息),但却无法应对类别比较多的复杂情形。

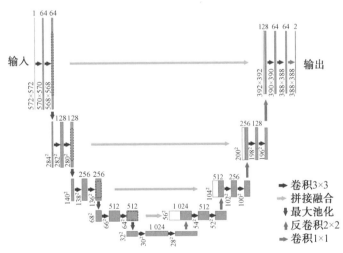

图 10.4　U-Net 网络结构(彩图见附录)

基于全卷积网络的 U-Net 通过先卷积、池化再通过反卷积(转置卷积)或者反池化回复原图像的大小,从而达到图像分割的目的。其中,卷积和池化可以称之为降采样,目的是特征融合,然后反卷积和反池化来进行上采样。上采样将下采样过程中对应大小的图片和将要上采样的图片放在一起进行采样,形成不同的通道(Channel),然后使用反卷积合并将要上采样的图片和原来的图片,反复几次反卷积后得到分割结果。

(2)SegNet。

与 U-Net 结构类似,SegNet(图 10.5)也是分割网络。考虑到边缘检测精度的问题,神经网络在下采样的时候,其空间分辨率必然有所损失,然而边缘轮廓对于分割的效果是至关重要的,因此,可以尝试在下采样的时候保存更多的信息。SegNet 提出在最大池化的时候记录索引,记录池化时选择了哪些像素,去除了哪些像素,在上采样的时候把对应最大池化的索引位置映射回去。

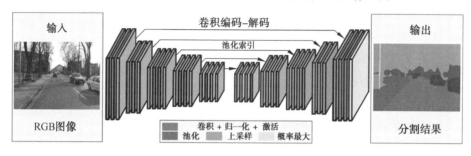

图 10.5　SegNet 网络结构(彩图见附录)

(3)PSPNet。

PSPNet(图 10.6)是在全卷积网络、U-Net、SegNet 的基础上,进一步考虑了上下文和局部的信息。通过对特征层使用不同尺度的池化方法解决了 U-Net 的以下问题:语义关联没有考虑,物体的整体性受到破坏,细小物体经常被忽略等。

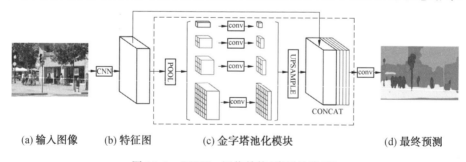

图 10.6　PSPNet 网络结构(彩图见附录)

10.3.5　图像追踪

基于检测的跟踪框架(Tracking-by-Detection)应用于软组织形变追踪,将跟踪问题转化为检测问题,对图像中所有采样区域的特征进行评价得到最可靠的区域,将上述区域设置为目标中所在位置。此框架包括三个部分,分别为特征提取、跟踪模型和目标搜索策略。

(1)特征提取。

在特征提取中常用的传统特征有 HOG、LBP、Haar-like、SIFT 和颜色统计。相对于深度特征而言,传统特征不需要训练,在简单跟踪场景中具有较好的效果,在机器学习和计算机视觉领域发挥着重要的作用。

①HOG 特征。HOG 特征一般针对灰度图像,将图像分成小的连通区域,这些连通区域被称为细胞单元,然后计算细胞单元中各像素点梯度或边缘的方向直方图。对图像几何和光学的形变都能保持较好的不变性。

②LBP 特征。LBP 特征是一种领域二值比较特征,度量和提取图像局部的纹理信息,对光照具有不变性,具有许多改进特征。

③Haar-like 特征。Haar-like 特征反映了图像的灰度变化情况,常用特征可以分为四类,线性特征、边缘特征、点特征(中心特征)和对角线特征,早期用于人脸特征描述。

④SIFT 特征。SIFT 特征即尺度不变特征变换,对旋转、尺度缩放、亮度变化保持不变性,对视角变化、仿射变换、噪声也保持一定程度的稳定性。

⑤颜色统计特征。颜色统计特征指的是 RGB、HSV、Lab 等用于描述图像颜色特征。

(2)跟踪模型。

①均值偏移(Mean Shift)。均值偏移是早期的跟踪方法之一,均值偏移向量是指向局部密度中心的向量。这类方法通过迭代运算使跟踪位置收敛于概率密度函数的局部最大值,实现目标定位和跟踪,对可变形状目标实现实时跟踪,对目标的变形、旋转等运动也有较强的鲁棒性。如果背景中存在相似干扰物或目标移动距离较大时,这类方法容易收敛到局部最小值点,导致跟踪准确度大幅下降。

②随机森林(Random Forest)。根据给定训练数据学习得到一棵决策树,决策树的每一个顶点都表示一个分类函数,输入的特征会从最上边的根节点开始向下进行多次分类,直到抵达最下方的子节点为止,然后把子节点的分类结果进行融合作为目标特征,最后采用简单的线性分类器或者其他更为复杂的分类器进行最终的分类。

③支持向量机(Support Vector Machines,SVM)。支持向量机用于对目标和背景进行分类判别,通过在线学习并将分类器进行更新,对目标区域的图像特征进行分类,得到分类评价值最大的区域即为目标所在区域。该方法对于小样本集的跟踪准确度较高。

④基于 Boosting 的跟踪模型。基于 Boosting 的跟踪模型将多个弱分类器根

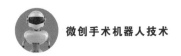

据它们的分类准确率给予不同的权重,联合得到一个强分类器,并对每个区域使用该强分类器进行分类评分。这类算法的整体性能好坏主要取决于弱分类器的设计及权重大小。

⑤基于稀疏表达的模型。该方法通过 L1 范数最小化求解,比各种流行跟踪方法稳定可靠且具有良好的抗遮挡性,并对海上红外目标跟踪取得良好效果。但由于采用 L1 范数作为正则化项,其算法运行速度一般较慢。

⑥粒子滤波。通过构建目标的外观模型和运动模型,该方法可以计算得到目标的后验概率密度,概率分布最大的点即为当前目标所在的位置。由于跟踪目标的运动模式具有较大的不确定性,粒子滤波方法中的运动模型通常采用高斯模型进行近似。

(3)目标搜索策略。

最早的模板匹配跟踪方法采用的是滑动窗口的搜索策略,类似遍历搜索对目标周围所有位置区域进行检测,具有较高的定位精度,但由于过于耗时,目前少有跟踪方法采用这种策略。

随机采样是粒子滤波方法中常采用的方法,该方法在采样时按照预先设定的概率分布进行采样,有一定概率会漏掉目标所在的区域,因此并不严谨。相关运算采用的采样方法为循环结构,由于存在边界效应,一般把图像特征与一个同样大小的内核相乘,这种方法只需要一次运算就可以得到所有候选区域的分类评分。但这是一种近似采样,其采样特征离目标中心位置越远,效果越差。基于分割的目标搜索策略是比较完美的方法,它不仅可以得到目标的外接矩形框,同时还能得到目标的外形轮廓,对于准确构建目标模型有很大的帮助。

10.4　内窥镜手术图像三维重建

目前,微创手术主要采用单目内窥镜,仅提供二维图像,缺乏三维景深。虽然内窥镜公司推出了双目立体内窥镜,但医学图像深度和形态的量化还是无法自动实现,需要依赖人眼的观察和头脑想象,对医生的医学技能和经验要求较高,对手术疗效的主观影响较大。在微创手术中,内窥镜是手术中信息的主要获取来源,从内窥镜中获取深度信息并重建手术视野范围内的目标解剖结构暴露表面并实时跟踪其形变,可降低手术中的不确定因素,提升实施手术计划的准确率。

10.4.1　图像三维重建方法

目前,基于内窥镜图像进行三维重建的方法可分为被动方法和主动方法两种：被动方法是根据内窥镜图像中光度信息重建表面；主动方法是根据附加设备控制投射到解剖结构表面的光反馈的特征信息重建表面。

1. 被动方法

被动方法根据内窥镜类型可分为两种：基于单目内窥镜的表面重建和基于双目立体内窥镜的表面重建。

(1)基于单目内窥镜的表面重建。

单目内窥镜的应用比较广泛，所以基于单目内窥镜的表面重建方法比较多，包括：从运动信息中回复三维场景结构(Structure from Motion, SfM)，从阴影中重建物体三维形状(Shape from Shading, SfS)，即时定位与地图构建(Simultaneous Localization and Mapping, SLAM)。从运动信息中回复三维场景结构方法是根据内窥镜与目标解剖结构的相对运动，通过分析内窥镜拍摄的连续图像序列获得手术场景的三维信息；从阴影中重建物体三维形状方法是利用单幅图像中物体表面的明暗变化来回复其表面各点的相对高度或表面法方向；即时定位与地图构建方法在内窥镜运动的过程中既能保持对自身的实时定位跟踪，也能对经过的区域进行三维场景重建。从运动信息中回复三维场景结构方法和即时定位与地图构建方法存在一些共同的不足：内窥镜需要持续的运动以保证获取三维信息；需要鲁棒的特征跟踪方法；在内窥镜运动时重建表面比较困难。从阴影中重建物体三维形状方法只需要提供相对的深度信息，但是存在区分凹凸表面问题并且对反射高光敏感。因此，在深度感知方面，单目内窥镜存在较大的局限性。

(2)基于双目立体内窥镜的表面重建。

基于双目立体视觉表面重建基本原理如图 10.7 所示，M 表示暴露在内窥镜视野下的器官表面上任意一点，该点在焦距为 f 的两相机成像平面上投影点为 m_1 和 m_r。内窥镜相机经过标定之后，可以建立图 10.7 所示三角关系，M 相对立体内窥镜的距离 L(即深度)可以根据三角形相似性原理推算出来。此类方法需要在左右相机图像中确定对应的特征点。如何快速、准确、密集地确定这些对应的特征点是此方法需要解决的关键问题。

2. 主动方法

主动方法主要有结构光(Structured Light, SL)方法和飞行时间(Time of Flight, ToF)方法(图 10.8)，主要用于室内和工业机器人的定位和环境观察，近几年才被应用到微创手术领域。

(1)结构光方法。

结构光方法是利用投影仪将已知几何参数的图案投影到手术场景中，通过检测手术视野内投影图案的几何形变估计深度距离信息，如图 10.8(a)所示。如

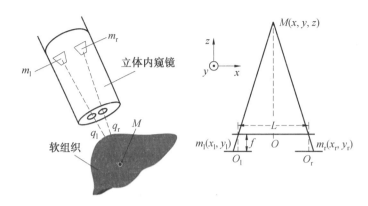

图 10.7　双目立体视觉表面重建基本原理

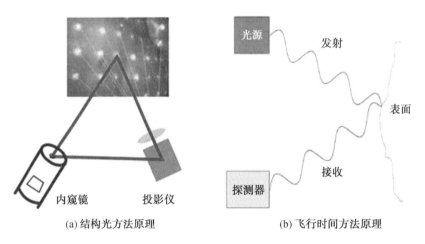

(a) 结构光方法原理　　　　　　　(b) 飞行时间方法原理

图 10.8　结构光和飞行时间方法原理

何在有限手术空间中将图案特征突出显示是该方法需要解决的问题。

（2）进行时间方法。

飞行时间方法则将近红外光发射到解剖结构表面并接收反射的近红外光，通过计算时间差或者相位差估计解剖结构表面到传感器的距离，如图 10.8(b)所示。飞行时间方法由于受传感器性能影响，横向分辨率较低。

3. 三维表面重建方法比较

主动方法相比于被动方法具有更好的实时性，尤其是飞行时间方法，其传感器对环境光和烟雾环境不敏感，但是需要额外的附加设备，设备小型化和系统的标定都比较困难。

目前，基于内窥镜图像的表面重建方法得到了广泛的研究，表 10.1 中列出了微创手术中几种不同的三维表面重建方法。从表中可知，目前任何单一方法都存在一定的自身局限性。随着计算机视觉理论的发展、传感器性能的提高和微型化加工技术的进步,主被动方式相结合的方法将会是一种可行方法。

表 10.1　微创手术中不同三维表面重建方法比较

方法	方式	成本	计算量	精度	深度感知范围	帧率
Stereo	被动	低	中	低	根据基线	GPU 上实时
SfM	被动	低	大	低	近距离	不能实时
SfS	被动	低	中	低	根据光强和相机灵敏度	GPU 上实时
SLAM	被动	低	小	低	根据基线	实时
SL	主动	高	小	高	根据光强和相机灵敏度	实时
ToF	主动	中	小	中	根据模块频率和光强	实时

10.4.2　双目图像三维重建

双目图像三维重建是指利用双目立体内窥镜对同一场景拍照获得双目图像进行立体匹配,从而获得图像的视差图,并在此基础上回复图像的三维信息。

1. 坐标系转换

相机成像的过程相当于将真实世界中的三维点映射到相机成像平面上,并形成图像的过程。通过小孔成像模型(图 10.9)模拟成像过程,研究像素点由三维空间转换到二维空间的变换过程。

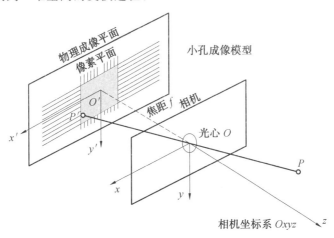

图 10.9　小孔成像模型

小孔成像模型模拟相机成像过程的三个关键因素分别是三维世界中的物体、小孔和成像平面。物体表面反射光经过小孔到达物理成像平面形成图像,所以三维世界中的物体与成像平面上形成的二维图像之间存在对应关系,即三维世界中的点可以通过某种变换转换为成像平面上二维图像中的点。通过对小孔成像模型的研究,找到变换关系,利用二维图像中的点还原真实的三维世界中的点,达到重建三维模型的目的。

小孔成像模型中有两个主要的坐标系,即图像坐标系与相机坐标系,其中图像坐标系是一个二维坐标系,以成像平面的中心 O' 为原点,以 x'、y' 为坐标轴。相机坐标系是一个三维坐标系,以光心 O 为原点,以 x、y、z 为坐标轴。

假设三维世界中存在一点 P(图 10.10),其在相机坐标系中的坐标为 $P = [X \quad Y \quad Z]^{\mathrm{T}}$,其对应的像素点 P' 在相机坐标系中的坐标为 $P' = [X' \quad Y' \quad Z']^{\mathrm{T}}$,小孔所在平面距离成像平面(像素平面)的焦距为 f,则显然有下列相似三角形的比例关系。

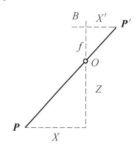

图 10.10 相似三角形模型

由图 10.10 所示的成像模型中的相似三角形关系可得

$$\frac{Z}{f} = \frac{X}{X'} = \frac{Y}{Y'} \tag{10.9}$$

整理式(10.9)后可得

$$\begin{cases} X' = f\dfrac{X}{Z} \\ Y' = f\dfrac{Y}{Z} \\ Z' = f \end{cases} \tag{10.10}$$

利用式(10.10)可进一步推导小孔成像模型中的参数,包括内参数和外参数。相机的内参数主要由两部分组成:①映射变换本身的参数;②图像坐标与成像平面坐标之间的缩放关系和原点平移关系。

设每个像素在水平方向的长度为 α,在竖直方向的长度为 β,图像坐标系的水平方向坐标轴为 μ,竖直方向坐标轴为 υ。那么对于成像平面坐标系上一点 $P' = [X' \quad Y']^{\mathrm{T}}$,将其在水平方向上缩放 α 倍,在竖直方向上缩放 β 倍,同时平移 $[c_x \quad c_y]^{\mathrm{T}}$,就可以得到该像素点在像素坐标系中的坐标 $[\mu \quad \upsilon]^{\mathrm{T}}$。对于一个图像坐标系中的像素点,将其转换到像素坐标系的所需变换公式:

$$\begin{cases} \mu = \alpha x + c_x \\ \upsilon = \beta y + c_y \end{cases} \tag{10.11}$$

令 $f_x = \alpha f, f_y = \beta f$ 可得

$$\begin{cases} \mu = f_x \dfrac{X}{Z} + c_x \\ \upsilon = f_y \dfrac{Y}{Z} + c_y \end{cases} \tag{10.12}$$

将式(10.12)改写成矩阵形式：

$$\begin{bmatrix} \mu \\ \upsilon \\ 1 \end{bmatrix} = \frac{1}{Z} \begin{bmatrix} f_x & 0 & c_x \\ 0 & f_y & c_y \\ 0 & 0 & 1 \end{bmatrix} \begin{bmatrix} X \\ Y \\ Z \end{bmatrix} \tag{10.13}$$

对于齐次坐标,其具有伸缩不变性,则

$$\begin{bmatrix} \mu \\ \upsilon \\ 1 \end{bmatrix} = Z \begin{bmatrix} \mu \\ \upsilon \\ 1 \end{bmatrix} = \begin{bmatrix} f_x & 0 & c_x \\ 0 & f_y & c_y \\ 0 & 0 & 1 \end{bmatrix} \begin{bmatrix} X \\ Y \\ Z \end{bmatrix} \tag{10.14}$$

得到相机的内参数矩阵 $\boldsymbol{K}$：

$$\boldsymbol{K} = \begin{bmatrix} f_x & 0 & c_x \\ 0 & f_y & c_y \\ 0 & 0 & 1 \end{bmatrix} \tag{10.15}$$

矩阵 $\boldsymbol{K}$ 主要与相机的构造相关,有 f_x、f_y、c_x 和 c_y 四个未知数。其中,f_x、f_y 主要与相机焦距和相机像素大小有关,c_x、c_y 是成像平面坐标系原点相对于图像坐标系原点平移的距离,与相机成像平面的大小有关。

相机成像模型变换关系可简化为

$$\boldsymbol{p} = \boldsymbol{K}\boldsymbol{P} \tag{10.16}$$

式中,$\boldsymbol{P} = \begin{bmatrix} X & Y & Z \end{bmatrix}^{\mathrm{T}}$ 为相机坐标系中某个像素点的坐标;$\boldsymbol{K}$ 为相机的内参矩阵;$\boldsymbol{p}$ 为该像素点在像素坐标系下的坐标。

三维点坐标 $\boldsymbol{P}$ 是在相机坐标系下的点,由于相机坐标系固联在相机上,相机的移动和姿态改变会导致坐标系的原点发生移动和坐标轴的朝向发生改变,为此,需要引入一个世界坐标系来描述相机运动。

设 $\boldsymbol{P}_{\mathrm{C}}$ 是三维世界中点 $\boldsymbol{P}$ 在相机坐标系中的坐标,$\boldsymbol{P}_{\mathrm{W}}$ 是点 $\boldsymbol{P}$ 在世界坐标系中的坐标,那么像素点 $\boldsymbol{P}_{\mathrm{C}}$ 可以通过一个旋转矩阵 $\boldsymbol{R}$ 和一个平移向量 $\boldsymbol{t}$ 变换为 $\boldsymbol{P}_{\mathrm{W}}$,这种变换称为欧氏变换,具体变换关系为

$$\boldsymbol{P}_{\mathrm{C}} = \boldsymbol{R}\boldsymbol{P}_{\mathrm{W}} + \boldsymbol{t} \tag{10.17}$$

式(10.17)用矩阵形式表示为

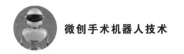

$$\begin{bmatrix} X_C \\ Y_C \\ Z_C \end{bmatrix} = \begin{bmatrix} R_{11} & R_{12} & R_{13} \\ R_{21} & R_{22} & R_{23} \\ R_{31} & R_{32} & R_{33} \end{bmatrix} \begin{bmatrix} X_W \\ Y_W \\ Z_W \end{bmatrix} + \begin{bmatrix} t_1 \\ t_2 \\ t_3 \end{bmatrix} \qquad (10.18)$$

式(10.18)对应的齐次表达式为

$$\begin{bmatrix} X_C \\ Y_C \\ Z_C \\ 1 \end{bmatrix} = \begin{bmatrix} R_{11} & R_{12} & R_{13} & t_1 \\ R_{21} & R_{22} & R_{23} & t_2 \\ R_{31} & R_{32} & R_{33} & t_3 \\ 0 & 0 & 0 & 1 \end{bmatrix} \begin{bmatrix} X_W \\ Y_W \\ Z_W \\ 1 \end{bmatrix} \qquad (10.19)$$

即

$$\begin{bmatrix} X_C \\ Y_C \\ Z_C \\ 1 \end{bmatrix} = \begin{bmatrix} \boldsymbol{R} & \boldsymbol{t} \\ \boldsymbol{0}^{\mathrm{T}} & 1 \end{bmatrix} \begin{bmatrix} X_W \\ Y_W \\ Z_W \\ 1 \end{bmatrix} \qquad (10.20)$$

得到相机的外参数 $\boldsymbol{T}$：

$$\boldsymbol{T} = \begin{bmatrix} \boldsymbol{R} & \boldsymbol{t} \\ \boldsymbol{0}^{\mathrm{T}} & 1 \end{bmatrix} \qquad (10.21)$$

将外参矩阵直接左乘内参矩阵结可以得到总的转换公式：

$$\begin{bmatrix} \mu \\ \upsilon \\ 1 \end{bmatrix} = \begin{bmatrix} f_x & 0 & c_x & 0 \\ 0 & f_y & c_y & 0 \\ 0 & 0 & 1 & 0 \end{bmatrix} \begin{bmatrix} \boldsymbol{R} & \boldsymbol{t} \\ \boldsymbol{0}^{\mathrm{T}} & 1 \end{bmatrix} \begin{bmatrix} X_W \\ Y_W \\ Z_W \\ 1 \end{bmatrix} \qquad (10.22)$$

可将式(10.22)表示为

$$\boldsymbol{P}_{\mu\nu} = \boldsymbol{KTP}_W \qquad (10.23)$$

相机拍照时，三维世界中的物体通过透镜投射到相机成像平面上，形成图像。但是相机透镜由于制造精度以及组装工艺的偏差会引入畸变，导致原始图像的失真。透镜的畸变主要分为径向畸变和切向畸变。

径向畸变即沿着透镜半径方向分布的畸变，产生原因是光线在原理透镜中心的地方比靠近中心的地方更加弯曲。像平面中心的畸变为0，随着镜头半径方向向边缘移动，畸变越来越严重。畸变的数学模型可以用主点(Principle Point)周围的泰勒级数展开式的前几项进行描述，通常使用前两项，即 k_1 和 k_2，对于畸变很大的镜头，如鱼眼镜头，可以增加使用第三项 k_3 来进行描述，其调节公式为

$$\begin{cases} x_0 = x(1 + k_1 r^2 + k_2 r^4 + k_3 r^6) \\ y_0 = y(1 + k_1 r^2 + k_2 r^4 + k_3 r^6) \end{cases} \qquad (10.24)$$

式中，(x_0, y_0) 表示畸变点在像平面的原始位置；(x, y) 表示畸变校正后新的

位置。

　　切向畸变的产生是因为透镜本身与相机传感器平面（像平面）或图像平面不平行，这种情况多是由于透镜被粘贴到镜头模组上的安装偏差导致。畸变模型可以用两个额外的参数 p_1 和 p_2 来描述：

$$\begin{cases} x_0 = 2p_1 xy + p_2(r^2 + 2x^2) + 1 \\ y_0 = p_2(r^2 + 2y^2) + 2p_2 xy + 1 \end{cases} \tag{10.25}$$

2. 相机标定与图像校正

　　图像畸变会导致图像中的物体发生形变和扭曲，且当物体在图像中的位置发生变化时，识别不准确，并且对后续特征匹配造成较大的影响，故需进行相机标定和立体校正工作。

　　相机标定方法主要有相机自标定法、主动视觉相机标定法和传统相机标定法。各标定方法优缺点比较见表 10.2。

表 10.2　各标定方法优缺点比较

标定方法	优点	缺点	常用方法
相机自标定法	灵活性强，可在线标定	精度低，鲁棒性差	分层逐步标定、基于 Kruppa 方程
主动视觉相机标定法	不需要标定物，算法简单，鲁棒性高	成本高，设备昂贵	主动系统控制相机做特定运动
传统相机标定法	可用于任意的相机模型，精度高	需要标定物，算法复杂	Tsai 两步法、张正友标定法

　　(1) 相机自标定法。

　　在没有过多外界帮助的情况下进行相机的自标定。其利用了相机运动本身满足的约束，也可以使用场景约束来标定，这里主要是指利用场景中的一些线面平行或者正交的特征，比如空间平行线在相机图像平面上的交点称为消失点，消失点为标定提供了很多空间信息。不过因为很多空间特征不能被很好地捕捉到，因而算法稳定性方面存在缺陷。

　　(2) 主动视觉相机标定法。

　　主动视觉相机标定法需要控制相机做指定的运动，然后通过运动过程中捕获到的图像判定自身的相机参数。这一过程需要精准控制相机的运动，因而对设备、控制的要求较高，成本也比较昂贵。这种方法的最大优点在于不需要使用额外的标定物，在没有标定物的情况下，能达到比自标定法更好的效果。

　　(3) 传统相机标定法。

　　传统指的是利用标定物进行标定。标定物分两种，一种是二维的标定物体，另一种是三维立体标定物,主要区别在于二维标定物需要两幅图像形成视差,而三维立体标定物只需要一张图片即可。比较经典的传统标定法有张正友标定法。

双目立体视觉系统通过视差求解三维坐标,是以理想状态下的双目系统为前提条件推导得出的,但十几种双目立体视觉系统中两相机的成像平面存在夹角,无法做到完全平行,立体校正结果如图 10.11 所示。因此,除了去畸变,图像还需要进行立体校正,使两相机的成像平面共面。经过立体校正后,空间中某一点投影到两相机的成像平面上时,两像素点位于同一极线上,可显著加快特征匹配速度。

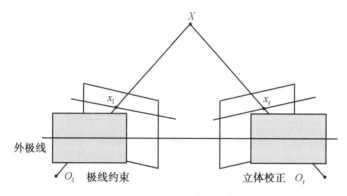

图 10.11 立体校正结果

使用相机标定得到的内窥镜内参数和外参数对左、右目图像做畸变校正和立体校正。图像校正后结果如图 10.12 所示。

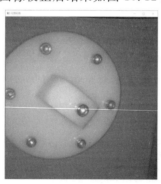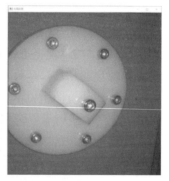

图 10.12 图像校正后结果

3. 双目立体匹配

双目立体匹配算法按照算法运行时约束的作用范围,可分为局部立体匹配算法与全局立体匹配算法。

(1)局部立体匹配算法首先针对图像中的每个像素点指定一个大小、形状合适的支持窗口,然后对窗口内的视差值进行加权平均。类似于全局立体匹配算法,该算法也是通过优化能量方程来计算最优视差,但不同之处在于局部立体匹配算法仅利用目标像素点周围的信息计算匹配代价,其能量函数中只有数据项。由于作用范围较小,局部立体匹配算法的计算复杂度相对较低,计算速度快,但匹配精度较低,且对弱纹理区域、重复纹理区域及遮挡区域计算不准确,匹配效果较差。

(2)全局立体匹配算法具有更大的作用范围,可综合考虑图像中的更多信息。该方法通过定义一个能量方程,并利用全局信息优化此能量方程。方程中包含一个数据项和一个平滑项,其中数据项主要描述对应两像素点的相似程度,平滑项主要体现场景的约束。该方法通过最小化全局能量函数来计算两匹配点的最优视差值。全局立体匹配算法中的能量函数一般定义为

$$E(d) = E_{\text{data}}(d) + E_{\text{smooth}}(d) = \sum_{p \in R} C(p,d) + \sum_{q,p \in R} P(d_q - d_p) \quad (10.26)$$

式中,$E_{\text{data}}(d)$ 为数据项;$E_{\text{smooth}}(d)$ 为平滑项;C 为匹配代价;P 表示两幅图像中对应的匹配点 p、q 视差的函数,一般称为惩罚项。

当 p 点与 q 点的视差不相等时,$P > 0$,且两者差值越大,P 的取值越大,表明两像素点匹配程度越低。当 p 和 q 视差相等时,P 为 0,表明两像素点的相似程度高。全局立体匹配算法相对于局部立体匹配算法匹配精度较高,但是由于该能量函数的优化问题在二维空间内是 NP-hard,处理时间较长,不适用于对实时性要求较高的场合。

双目立体匹配算法处理流程可分为:匹配代价计算、代价聚合、视差计算和视差优化。

(1)匹配代价是衡量待匹配的两像素点相似度的依据。指定一个视差搜索范围,在原图像上指定一点为待匹配点,遍历匹配图像中位于同一极线上并且处于视察搜索范围内的像素点,计算其匹配代价。匹配代价越小,说明两像素点相似性越高,该点为匹配点的概率越大。匹配代价的计算方法有多种,常见的有灰度绝对值之差(AD)、灰度绝对值差之和(SAD)、归一化相关系数(NCC)、互信息(MI)法、Census 变换(CT)法和 Rank 变换(RT)法等。

(2)匹配代价计算过程中,一般只会考虑两像素点周围的图像信息,若图像中存在干扰,或待匹配的像素点对位于弱纹理或重复纹理区域,会导致匹配代价的计算不精确,无法反映两像素点真实的相似程度,故需要进行代价聚合,使得代价值能够更准确地反映出两像素点的相似性。代价聚合通过在邻接像素之间建立联系,并通过设立一定的规则,如连续性约束,对代价计算的结果进行优化,得到优化后的视差空间图。

(3)完成匹配代价的计算和优化后,可采取 WTA(Winner Take All)策略确

定视差。WTA 会将累计代价最小的点作为匹配点,取其对应的视差为最优视差。

(4)直接采用 WTA 策略得到的视差图中视差值不连续,且由于图像中的噪声和遮挡等因素存在误匹配、缺失现象,故需要对视差图进行进一步优化,主要包括删除错误视差、视差平滑及子像素精度优化。左右一致性检查(Left-Right Check)可删除由于遮挡、光照或角度变化导致的错误视差。视差平滑一般采用小连通区域算法剔除孤立的异常点,采用中值滤波、双边滤波等平滑算法对视差图进行平滑。由于 WTA 策略得到的视差值是整体像素精度,是离散值,无法准确描述三维世界中的连续物体,因此通过对视差图进行子像素精度优化提高视差值精度。常用方法为一元二次曲线拟合法,通过最优视差下的代价值以及左右两个视差下的代价值拟合一条一元二次曲线,取曲线的最小值点所代表的视差值为子像素视差值。

常见的立体匹配算法有 SAD(Sum of Absolute Differences)、BM、SGBM (Semi-Global Block Matching)等。

(1)SAD 算法是一种较为简单的特征匹配算法,常用于图像块匹配。

对于图像块内的每个像素点,SAD 会计算其对应的像素点的灰度值差值,然后对图像块中所有的差值取绝对值求和,据此评估两个图像块的相似程度。该算法处理速度快,但准确度不高,通常用于多级处理的初步筛选环节。

(2)BM 算法是一种基于 SAD 窗口的局部匹配算法,具体操作过程如下。

首先,在左目图像上指定一个像素点作为匹配点,指定一个支持窗口,其大小为$(2m+1,2n+1)$,统计左目图像中位于窗口内元素的灰度值之和。随后,以同样大小的窗口在右目图像上滑动,计算当前位置下右目图像中位于窗口内的像素点灰度值之和,与左目图像中的灰度值比较,计算差值作为其相似程度的衡量,将最终搜索到的对应差值的像素点作为匹配点。基于 SAD 窗口的 BM 匹配算法处理速度很快,但是这种算法一般应用于简单场景的处理,对于复杂的场景会出现边缘匹配关键点缺失的信息丢失问题。

(3)SGBM 是一种半全局匹配算法,主要分为预处理、代价计算、动态规划和后处理四个步骤。

①SGBM 采用水平 Sobel 算子对图像做预处理,公式为

$$Sobel(x,y)=2[P(x+1,y)-P(x-1,y)]+P(x+1,y-1)-$$
$$P(x-1,y-1)+P(x+1,y+1)-P(x-1,y+1) \quad (10.27)$$

使用一个映射函数将经过水平 Sobel 算子处理过的图像上的每个像素点映射成为一个新图像,映射函数为

$$P_{\text{NEW}} = \begin{cases} 0 & (p < -\text{preFilterCap}) \\ P + \text{preFilterCap} & (-\text{preFilterCap} \leqslant p \leqslant \text{preFilterCap}) \\ 2 \times \text{preFilterCap} & (p \geqslant \text{preFilterCap}) \end{cases} \quad (10.28)$$

式中，P_{NEW} 为映射得到的新图像中的像素点；preFilterCap 为指定的参数，处理实际上得到的图像梯度信息，得到的图像将用于后续代价计算环节。

②代价计算中涉及的代价主要有两部分：一是预处理得到的图像梯度信息经过基于采样的方法得到的梯度代价，二是图像经过基于采样的方法得到的 SAD 代价。两个代价都会在 SAD 窗口内进行计算。

③动态规划算法本身存在拖尾效应，视差突变处易产生错误的匹配，利用动态规划进行一维能量累积，会将错误的视察信息传播给后面的路径。半全局算法利用多个方向上的信息，消除错误信息的干扰，能明显减弱动态规划算法产生的拖尾效应。半全局算法通过图像中多个方向上的一维路径约束，建立全局的马尔可夫能量方程，每个像素最终的匹配代价是所有路径信息的叠加，每个像素的视差选择是通过 WTA 决定的。

④后处理是 SGBM 算法中较为重要的一个环节，处理流程主要包括置信度检测、亚像素差值和左右一致性检测。置信度检测是利用代价立方体本身进行错误视差值的剔除，即最佳视差值要与一定范围内的视差值在代价值上面保持一定的全局最优关系，这样可以避免算法中经常遇到的局部最优解问题。由于在立体匹配过程中将双目视角所在的空间粗略地分成了多个平面，但是实际场景中空间是连续且渐变的。因此，为使物体表面视差更加平滑，需要进行亚像素差值。左右一致性检测用于消除左右遮挡带来的视差错误。

对于匹配精度有较高要求且图像中组织相似性较高的使用场景，局部匹配算法虽然速度较快，但无法满足高精度的要求，而全局匹配算法虽然可以得到精确的视差信息，但是处理时间过长，无法达到实时处理的要求。

在图 10.12 中的图像上应用 SGBM 匹配算法，计算得到视差图。在生成的视差图中存在一些缺失和误匹配的现象，导致无法生成准确的深度图，故需要对视差图进行后处理。

视差图的后处理主要分为视差平滑和多项式回归两个步骤。视差平滑利用边缘检测阶段得到的边缘在图像上的坐标，将其对应到生成的视差图中，求出边缘曲线上每一点对应的视差，如图 10.13(a) 所示。观察视差曲线发现，直接由 SGBM 算法匹配得到的视差并不连续，且某些点的视差值存在缺失。考虑到视差曲线上相邻坐标的视差值应为连续值，为了得到更为平滑的视差曲线，可以采用均值平滑的方式处理视差曲线。具体处理方法为：对于边缘视差曲线上的每个点，取其前后 10 个像素点，计算其视差值的均值并用其覆盖当前位置的视差值，通过平滑处理可得到相对平滑的边缘视差曲线，如图 10.13(b) 所示。

经过平滑处理的边缘视差曲线相较于原始曲线更为平滑，但是仍然存在视

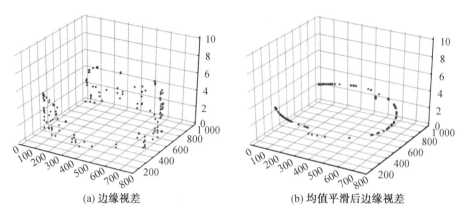

(a) 边缘视差   (b) 均值平滑后边缘视差

图 10.13　边缘视差曲线

差值缺失的现象,无法得到边缘上每个点的准确视差值。对此,可使用多项式回归方法对边缘视差曲线做进一步处理。

以边缘上的像素点为样本,其在图像上的 x、y 坐标为自变量,对应的视差值 d 为因变量,分别应用一次多项式回归和二次多项式回归,计算视差值 d 相对于 x、y 的表达式,进而生成完整的视差曲线。

在所有样本上应用一次多项式回归和二次多项式回归,分别计算 d 相对于 x、y 的表达式,然后将整条边缘曲线的像素点代入计算得到的方程中,计算整条边缘曲线的视差值,得到完整的边缘视差曲线。以视差值为 d 坐标,分别绘出计算边缘点在 (y, d) 平面内的投影以及三维坐标系中的投影,多项式回归结果如图 10.14 所示。其中,图 10.14(a)、(b) 分别为使用一次多项式回归和二次多项式回归时边缘点在 y、d 平面上的投影,图 10.14(c)、(d) 分别为使用一次多项式回归和二次多项式回归边缘点在三维空间中的位置。

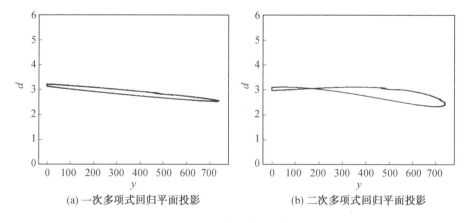

(a) 一次多项式回归平面投影   (b) 二次多项式回归平面投影

图 10.14　多项式回归结果

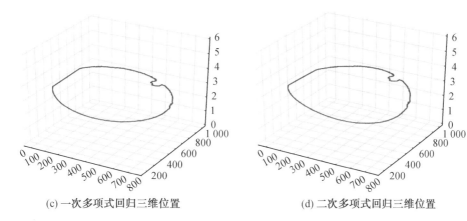

(c) 一次多项式回归三维位置　　　　　(d) 二次多项式回归三维位置

续图 10.14

　　在立体匹配过程中,视差曲线的误匹配导致部分点的视差值较大地偏离了正确位置。本例中目标轮廓为比较规则的圆形,根据图 10.14 所示结果,相较于采用一次多项式回归进行轮廓提取,二次多项式回归得到的轮廓曲线波动较大,由此表明本例采用一次多项式回归模型进行轮廓提取效果较好。在实际工程案例中,可根据目标检测对象,选择合适的多项式回归模型。

　　经过双目立体校正,两幅图像的极线以及两条光轴的方向变为平行。双目相机成像模型如图 10.15 所示。通过立体匹配找到对应的两点,根据相似三角形原理,可求出该点在世界坐标系下的坐标。

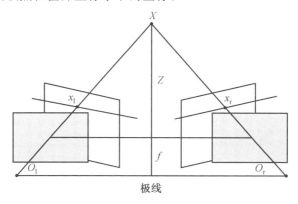

图 10.15　双目相机成像模型

本章参考文献

[1] VIVANTI R, EPHRAT A, JOSKOWICZ L, et al. Automatic liver tumor

segmentation in follow-up ct scans: Preliminary method and results[J]. Patch-based techniques in medical imaging, 2015, 2:54-61.

[2] CHERUKURI V, SSENYONGA P, WARF B C, et al. Learning based segmentation of ct brain images: Application to postoperative hydrocephalic scans[J]. IEEE transactions on biomedical engineering, 2018, 65(8):1871-1884.

[3] FU H, CHENG J, XU Y, et al. Joint optic disc and cup segmentation based on multi-label deep network and polar transformation[J]. IEEE transactions on medical imaging, 2018, 39(7):1597-1605.

[4] SONG T H, SANCHEZ V, EIDALY H, et al. Dual-channel active contour model for megakaryocytic cell segmentation in bone marrow trephine histology images[J]. IEEE transactions on biomedical engineering, 2017, 64(12): 2913-2923.

[5] WANG S, ZHOU M, LIU Z, et al. Central focused convolutional neural networks: Developing a data-driven model for lung nodule segmentation [J]. Medical image analysis, 2017(40):172-183.

[6] KASS M, WITKIN A, TERZOPOULOS D. Snakes: Active contour models [J]. International journal of computer vision, 1988, 1(4):321-331.

[7] OSHER S, SETHIAN J A. Fronts propagating with curvature-dependent speed: Algorithms based on Hamilton-Jacobi formulations[J]. Journal of computational physics, 1988, 79(1):12-49.

[8] RONNEBERGER O, FISCHER P, BROX T. U-Net: Convolutional networks for biomedical image segmentation [J]. Medical image computing and computer-assisted intervention, 2015, 5:234-241.

[9] BADRINARAYANAN V, KENDALL A, CIPOLLA R. SegNet: A deep convolutional encoder-decoder architecture for image segmentation [J]. IEEE transactions on pattern analysis & machine intelligence, 2017, 39 (12):2481-2495.

[10] ZHAO H S, SHI J P, QI X J, et al. Pyramid scene parsing network[J]. IEEE conference on computer vision and pattern recognition, 2016, 4: 2881-2890.

[11] 周长乐. 基于四旋翼飞行器的视觉导航研究[D]. 银川:宁夏大学, 2019.

[12] ZHANG Z Y. A flexible new technique for camera calibration[J]. IEEE transactions on pattern analysis and machine intelligence, 2000, 22(11): 1330-1334.

[13] HIRSCHMÜLLER H. Stereo processing by semiglobal matching and mutual information [J]. IEEE transactions on pattern analysis and machine intelligence, 2007, 30(2): 328-341.

第 11 章

机器人智能手术

借 助于机器人技术,微创手术机器人在一定程度上提高了手术操作精度和手术质量,但目前机器人系统操作复杂且不具备智能性。提升机器人手术的智能性,使机器人手术在充分保证手术安全性的前提下,逐渐替代医生的手术操作,这对于减轻医生的操作负担,缩短手术时间以及新手医生的学习曲线具有重要意义。本章从机器人自主缝合手术、腹腔镜自动跟随技术和基于力觉虚拟夹具的安全性手术三个方面对机器人智能手术进行介绍。

11.1　机器人自主缝合手术

目前,微创手术机器人需要医生协调控制四个机械臂来进行手术操作,使得医生需要一定时间的学习训练才能操控机器人进行手术;另外,即便对于有丰富机器人操作经验的医生,机器人手术的非智能性也使得在某些涉及多机械臂强协作的手术任务中,机器人手术在手术完成时间上没有明显优于传统的微创手术。为改善手术效果并一定程度上降低医生的劳动强度,需在一定程度上提升机器人手术的智能性。在机器人辅助微创手术中存在一些非决策性、流程化的手术任务,例如,缝合操作由持针、插针、抓针、拉线和拔针等流程化动作组成,打结操作由持线、钩线、挑线、拉紧等动作组成,这些非决策手术任务对手术安全性的影响较低,可根据实时手术环境并按医生制定的流程式步骤完成手术操作。对于手术安全性影响较低的机器人自主手术可在一定程度上降低医生的工作强度,让医生有更多精力专注更关键、更复杂的手术部分。接下来以微创外科中的缝合操作这一手术任务为例,介绍实现机器人自主缝合的方法。

11.1.1　缝合术

缝合术是 2016 年全国科学技术名词审定委员会公布的显微外科学名词。缝合是使用针线和其他手术器械将组织靠拢固定在一起的最基本的外科手术技术,由插针、拔针、拉线三个标准动作组成。

在外科手术中最常用的缝合方法为单纯间断缝合和单纯连续缝合,如图 11.1(a)、(b)所示,单纯间断缝合和单纯连续缝合的缝合单元如图 11.1(c)所示。

在执行一个缝合操作时,手术器械的操作流程如图 11.2 所示。首先,一个手术器械抓着针从创口的一侧刺入组织,如图 11.2(a)所示,该过程称之为插针。当针从创口的另一侧穿出时,另一个手术器械抓住针将其从组织中拉出,然后进一步调整针的姿态,如图 11.2(b)~(d)所示,该过程称之为拔针。然后,此手术器械将针移交给其他手术器械,针被这一手术器械拉向一侧,该过程称之为转移针。与此同时,另一个手术器械在拔针位置处拖着缝线沿着针轨迹切线向另一

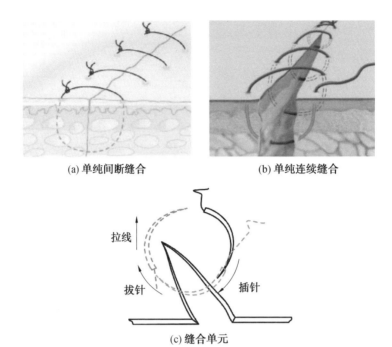

(a) 单纯间断缝合   (b) 单纯连续缝合

拉线

拔针   插针

(c) 缝合单元

图 11.1　常用缝合方法及典型缝合单元

个方向移动,如图 11.2(e) 所示,该过程称之为拉线。为描述方便,将上述过程定义为一个缝合单元。

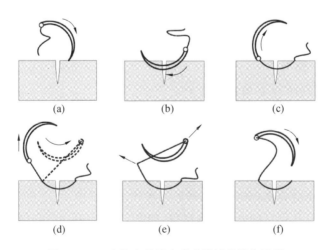

(a)   (b)   (c)

(d)   (e)   (f)

图 11.2　一个缝合单元中手术器械的操作流程

11.1.2　多机械臂自主任务分配

缝合任务由插针、拔针、拉线等子任务组成,在机器人辅助微创手术中,这些任务由安装在多个机械臂上的手术器械来完成,如何将这些任务合理地分配给每一个手术器械,即决定哪个手术器械适合插针,哪个手术器械适合拔针等,直接影响后续机器人进行自主缝合时的轨迹规划。目前,缝合任务的分配由医生来完成,但手术时医生只能通过内窥镜影像观察病灶区域的情况和手术器械的末端部分,无法获知机器人整体的工作形态,因此,缝合过程中可能出现机器人或手术器械关节运动超出运动极限,多个手术器械间发生运动干涉等情况,导致无法完成缝合。

为解决多机械臂任务分配的问题,需要根据机器人辅助微创手术工作模式、机器人结构特征与运动特点、缝合任务特点,建立多手术器械缝合操作时的任务分配准则,即决定哪个手术器械进行插针操作,哪个手术器械进行拔针和拉线等操作。另外,任务分配准则还需保证任务分配方案的可行性,即避免关节超极限以及手术器械之间发生碰撞等问题出现。

1. 缝合任务准则的建立

在机器人辅助微创手术中,缝合通常需要四个机械臂参与,其中一个用于安装内窥镜以提供手术视野,其他三个用于安装手术器械以完成复杂的缝合动作,而常用缝合方法可由包含四个简单任务(插针、拔针、转移针、拉线)的缝合单元重复执行来实现,因此缝合任务分配过程可进一步明确为将每个缝合单元中的四个子任务(插针、拔针、转移针、拉线)分配给三个持械机械臂上的手术器械。

如图 11.2 所示,缝合时,针会在手术器械间转移,且拉线过程需要多个手术器械沿指定方向运动配合完成,为了避免手术器械间发生交叉碰撞,将手术器械末端执行器的相对位置与手术器械所处切口的相对位置一致作为任务分配时的一个约束条件。手术器械和切口的相对位置关系示意图如图 11.3 所示,切口 P_L 在切口 P_R 的左侧,则缝合过程中位于切口 P_L 处的手术器械末端执行器 I_L 应在切口 P_R 所对应手术器械末端执行器 I_R 的左侧。

为使缝合过程安全且高效,四个缝合动作不间断执行,应保证缝合针始终处于被末端执行器夹持的状态,且用于完成相邻两任务的手术器械不能为同一手术器械,以此作为第二个约束条件。

缝合时,手术器械末端执行器把持缝合针在机械臂的带动下实现所需的缝合轨迹。为顺利完成缝合,分配给手术器械的缝合子任务应确保其相应机械臂和手术器械各关节在运动时不超出关节运动极限,以此作为第三个约束条件,即

$$R_{imin} \leqslant R_{it} \leqslant R_{imax} \tag{11.1}$$

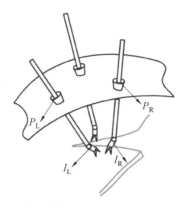

图 11.3　手术器械和切口的相对位置关系示意图

式中，R_{it} 为 t 时刻机械臂与手术器械组成的连杆系统的第 i 个关节的位置；$R_{i\min}$、$R_{i\max}$ 为该关节的极限位置。

此外，缝合时多个手术器械聚集分布在病灶区域上方，手术器械间容易发生运动干涉，因此，将分配给手术器械的缝合子任务还应确保缝合时手术器械间不发生碰撞，以此作为第四个约束条件，如式（11.2）所示，S_{it} 为 t 时刻第 i 个手术器械外表面的包围盒。缝合时，若从起始时刻 0 至结束时刻 T，多个手术器械外表面包围盒的交集是空集 $\varnothing$，则手术器械间不存在碰撞。

$$\int_0^T (S_{1t} \bigcap S_{2t} \bigcap S_{3t})\, \mathrm{d}t = \varnothing \tag{11.2}$$

微创手术机器人系统的结构特征与运动特点如图 11.4 所示，手术器械安装在机械臂的末端，其位置的改变通过机械臂的运动实现。由于四个机械臂聚集在狭小的操作空间内，容易发生机械臂之间的碰撞。因此，小运动幅度的机械臂比大运动幅度的机械臂更适合完成缝合任务，因为它更有利于减少机械臂的碰撞概率和手术操作时间。所以，在进行任务分配时，机械臂关节的运动幅度可被用作一个评价指标。缝合时，机械臂各关节的运动幅度为

$$Q = \int_0^T \boldsymbol{J}_t^{-1} \dot{\boldsymbol{x}}_t \, \mathrm{d}t \tag{11.3}$$

式中，$\boldsymbol{J}_t^{-1}$ 为 t 时刻机器人雅可比矩阵的逆矩阵；$\dot{\boldsymbol{x}}_t$ 为 t 时刻手术器械末端执行器在笛卡儿空间中的速度矢量。

在机器人辅助微创手术中，手术器械进入人体内进行操作，手术器械末端执行器的运动幅度越大，越可能划伤周围脏器。因此，为进一步提高手术安全性和缝合效率，手术器械末端执行器的运动幅度可被用作第二个评价指标。手术器械末端执行器的运动幅度可用其运动轨迹上最远两点间的距离 d_i 来表示，即

$$d_i = \max |y_i - y_j| \tag{11.4}$$

式中，y_i 和 y_j 表示手术器械末端执行器运动轨迹上的两个点。

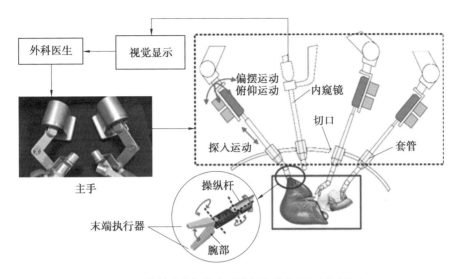

图 11.4　微创手术机器人系统的结构特征与运动特点

d_i 的值越小,表示手术器械末端执行器的运动幅度越小,越有利于缝合。

此外,缝合时机器人应具有良好的运动性能。为保证不同手术器械在执行任务时机器人具有良好的运动性能,使用机器人在缝合轨迹上沿任务方向的可操作度对时间的均值作为第三个评价指标,即

$$f = \frac{1}{T} \int_0^T \frac{1}{\dot{\boldsymbol{x}}_t^{\mathrm{T}} \, (\boldsymbol{J}_t \boldsymbol{J}_t^{\mathrm{T}})^{-1} \dot{\boldsymbol{x}}_t} \mathrm{d}t \tag{11.5}$$

式中,$\dot{\boldsymbol{x}}_t^{\mathrm{T}}$ 和 $\boldsymbol{J}_t^{\mathrm{T}}$ 分别为 $\dot{\boldsymbol{x}}_t$ 和 $\boldsymbol{J}_t$ 的转置矩阵。

综上,所建立的缝合任务分配准则包含手术器械间不交叉、相邻两子任务不能由同一手术器械完成、机械臂与手术器械各关节的运动不超出关节运动极限、手术器械间无碰撞等四个约束条件,和机械臂关节运动幅度应尽可能小、手术器械末端执行器运动幅度应尽可能小以及机器人运动性能应尽可能好三个评价指标。其中,约束条件可保证所制定的任务分配方案是可行的,三个评价指标可保证所制定的任务分配方案具有尽可能高的手术安全性、缝合效率以及良好的机器人运动性能。

为了便于寻找最佳的缝合任务分配方案,对三种评价指标进行了加权处理,形成了综合评价指标,即

$$V_j = \sum_{i=1}^{3} w_i M_{ij} \tag{11.6}$$

式中,V_j 为手术器械完成子任务 j 时的综合评价指标值;w_i 为第 i 个评价指标的权重系数;M_{ij} 为经标准化处理后第 i 个评价指标的值,

$$M_{ij} = \begin{cases} 1 - \dfrac{N_{gj}}{\sum\limits_{c=1}^{3} B_{cj}} & (i=1,2) \\[4ex] \dfrac{f_j}{\sum\limits_{c=1}^{3} F_{cj}} & (i=3) \end{cases} \qquad (11.7)$$

式中，N_{gj} 为执行子任务 j 时关节 g 的运动幅度；B_{cj} 为执行子任务 j 时三个手术器械对应的 N_{gj}；f_j 为执行子任务 j 时机器人在任务方向的可操作度值；F_{cj} 为执行子任务 j 时，三个手术器械对应的 f_j。

由式(11.7)可知，运动幅度 N_{gj} 越小，机器人在任务方向上的可操作度 f_j 越大，则 M_{ij} 的值越大，因此可以选择 V_j 值最大的手术器械来执行子任务 j。

三个指标加权系数的确定可采用改进的专家评分法，以使任务分配方案更加符合临床需求，具体步骤如下。

(1)首先邀请 k 名医学专家按照自己对三种指标重要程度的理解给出初始权重系数，要求每个医生对三个指标给出的权重系数值之和为 1，然后使用式(11.8)计算每种指标权重系数的均值：

$$\overline{w_i'} = \sum_{t=1}^{k} \frac{w_{it}'}{k} \quad (i=1,2,3) \qquad (11.8)$$

(2)计算每名医学专家给出的初始权重系数与平均权重系数之间的偏移量：

$$\Delta w_{it}' = |w_{it}' - \overline{w_i'}| \quad (t=1,2,3,\cdots,k) \qquad (11.9)$$

(3)按照偏移量较小的权重系数在计算新权重时所占比例应较大来计算各权重系数所占比例：

$$p_{it} = \frac{\max\limits_{k}\Delta w_{it}' - \Delta w_{it}'}{\max\limits_{k}\Delta w_{it}' - \min\limits_{k}\Delta w_{it}'} \quad (t=1,2,3,\cdots,k) \qquad (11.10)$$

(4)使用计算得到的比例系数计算新的权重：

$$w_i'' = \frac{\sum\limits_{t=1}^{k}(w_{it}' \cdot p_{it})}{\sum\limits_{t=1}^{k} p_{it}} \quad (i=1,2,3) \qquad (11.11)$$

(5)对三个权重系数进行归一化处理，得到权重系数：

$$w_i = \frac{w_i''}{\sum\limits_{i=1}^{3} w_i''} \quad (i=1,2,3) \qquad (11.12)$$

2.缝合任务自主分配

缝合任务自主分配是将缝合单元中的四个子任务分配给三个手术器械，由于每个子任务都有三个手术器械备选,因此对于一个缝合单元来说,任务分配方案一共有 3^4 种。

以图 11.5 所示缝合胃部伤口为例(图中线段代表伤口),p_i 为进针点,p_o 为出针点,手术切口 A 在最右侧,手术切口 B 在较中间的位置,手术切口 C 在最左侧。

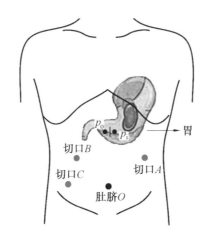

图 11.5　缝合胃部伤口示例

根据约束条件 1 和约束条件 2,为避免手术器械间交叉碰撞,保证缝合操作不间断进行,在整个缝合过程中,手术器械末端执行器的相对左右关系应与切口的相对左右关系一致,排除一系列不符合要求的任务分配方案后剩余 8 种方案。表 11.1 中 RA、RB、RC 分别表示位于切口 A、B、C 处的手术器械。

表 11.1　8 种可能的任务分配方案

方案序号	缝合子任务			
	插针	拔针	转移针	拉线
1	RB	RA	RB	RA
2			RC	RA
3				RB
4	RC	RA	RB	RA
5			RC	RA
6				RB
7		RB	RC	RA
8				RB

509

利用其他约束条件对上述方案的可行性做进一步检验以获得可行的任务分配方案,最后计算不同方案对应的综合评价指标值,将具有最大综合评价指标值的方案确定为最优任务分配方案。

在使用约束条件和综合评价指标对方案做进一步选择时,需使用缝合过程中机械臂及手术器械各关节的运动参数,机械臂及手术器械各关节运动参数可根据缝合轨迹和机器人运动学求取。下面以胃部伤口的缝合仿真为例,阐述面向缝合任务的多机械臂任务自主分配方法。

根据手术操作,可在人体外表面显著标识点处建立人体坐标系,此处选取肚脐作为该标识点,人体坐标系示意图如图 11.6 所示,取 Oxy 平面平行于患者的冠状面,z 轴垂直于冠状面向上。测量手术切口 A、B 和 C 在人体坐标系中的坐标,并根据人体坐标系和机器人坐标系的位置关系,采用坐标变换的方法将其标定到机器人坐标系中。实际手术时,缝合伤口的位置信息可利用内窥镜图像通过边缘提取和三维重构获得创口在图像空间中的坐标,并利用坐标变换将其标定到机器人坐标系中,以此获得在机器人坐标系下缝合伤口的位置信息。

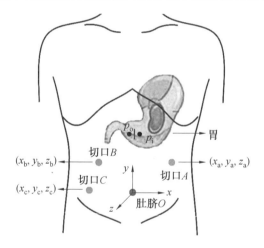

图 11.6　人体坐标系示意图

机器人辅助微创手术缝合用手术器械如图 11.7 所示,主要由末端小爪、腕关节、操作杆组成,具有末端小爪开合、末端小爪旋转、腕部旋转和自转四个自由度,在机械臂远心机构的带动下实现绕切口的偏摆和俯仰运动,以及沿切口方向的探入探出运动。根据手术器械的运动特点,切口位置可视为手术器械的不动点,因此机械臂的三个自由度可视为手术器械在该位置存在两个方向垂直的旋

转关节和一个伸缩关节,在切口处建立手术器械的基坐标系,并在手术器械各关
节处建立关节坐标系如图 11.7 所示。

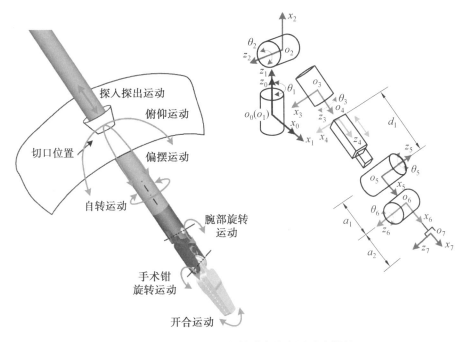

图 11.7　机器人辅助微创手术缝合用手术器械

根据所建立的坐标系,从切口位置到手术器械末端的齐次变换矩阵 $_0^7T$ 可由
式(11.13)计算得到,式中 $_i^jT$ 表示从坐标系 i 到坐标系 j 的齐次变换矩阵。

$$_0^7T = _0^1T \times _1^2T \times _2^3T \times _3^4T \times _4^5T \times _5^6T \times _6^7T \tag{11.13}$$

构建手术器械 D－H 参数见表 11.2。

表 11.2　手术器械 D－H 参数

连杆	θ_i	α_{i-1}	a_{i-1}	d_i
1	θ_1	0	0	0
2	θ_2	$\pi/2$	0	0
3	θ_3	$\pi/2$	0	0
4	0	0	0	d_1
5	θ_5	$\pi/2$	0	0
6	θ_6	$\pi/2$	a_1	0
7	0	0	a_2	0

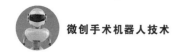

缝合过程中,机械臂和手术器械各关节运动量的求取可利用操作空间与关节空间微分运动的线性变换关系,对关节角度矢量进行不断修正以逼近目标姿态。具体步骤如下。

①给定手术器械末端执行器的期望位置$(R^{\mathrm{ref}}, P^{\mathrm{ref}})$。

②初始化一组尽量接近当前关节姿态的关节角矢量$\boldsymbol{q}$,并根据正运动学公式计算出当前手术器械的末端位姿(R, P)。

③使用式(11.14)计算位姿误差。

$$\| \Delta \boldsymbol{x} \| = \| \Delta \boldsymbol{P} \| + \| \Delta \boldsymbol{W} \| \tag{11.14}$$

式中,

$$\Delta \boldsymbol{P} = \boldsymbol{P}^{\mathrm{ref}} - \boldsymbol{P} \tag{11.15}$$

$$\Delta \boldsymbol{W} = \begin{cases} \begin{bmatrix} 0 & 0 & 0 \end{bmatrix}^{\mathrm{T}} & (\Delta \boldsymbol{R} = \boldsymbol{I}) \\[2mm] \dfrac{\beta}{2\sin\beta} \begin{bmatrix} r_{32} - r_{23} \\ r_{13} - r_{31} \\ r_{21} - r_{12} \end{bmatrix} & (\Delta \boldsymbol{R} \neq \boldsymbol{I}) \end{cases} \tag{11.16}$$

$$\Delta \boldsymbol{R} = \boldsymbol{R}^{\mathrm{T}} \times \boldsymbol{R}^{\mathrm{ref}} = \begin{bmatrix} r_{11} & r_{21} & r_{31} \\ r_{21} & r_{22} & r_{23} \\ r_{31} & r_{32} & r_{33} \end{bmatrix} \tag{11.17}$$

④当误差小于所设定误差阈值时,$\boldsymbol{q}$为所需逆解。

⑤当误差大于所设定误差阈值时,计算关节角度修正量$\boldsymbol{d}_{\mathrm{q}}$,令$\boldsymbol{q} = \boldsymbol{q} + \boldsymbol{d}_{\mathrm{q}}$,返回步骤③,进入下一轮迭代,直至误差小于所设定的误差阈值或达到最大迭代次数时终止迭代。上述缝合操作下,多机械臂缝合任务自主分配程序框图如图11.8所示。

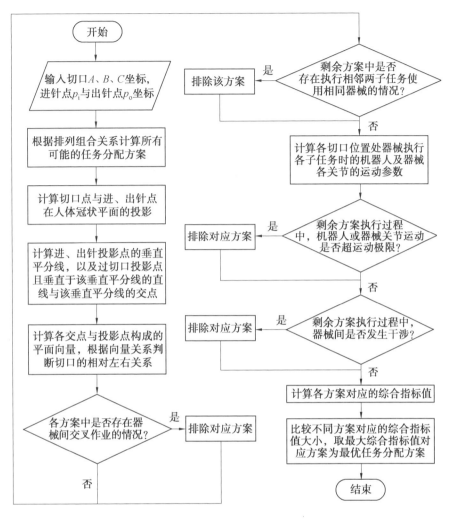

图 11.8　缝合任务自主分配程序框图

11.1.3　缝合针脚自主确定

缝合过程的实质就是在缝合针的牵引下将缝合线植入创口附近的组织中，并使缝合线呈一定分布形式，保证伤口两侧靠拢在一起，最后利用打结方法将缝合线以一定的张力拉紧并固定在组织上。好的缝合线分布形式可使创口两侧组织获得良好的接触状态，从而加速创口的愈合。然而，缝合线的分布形式直接取决于缝合前所选择的针脚位置（插针针脚、拔针针脚）。

根据外科缝合要求，在进行缝合时，针脚位置的选取遵循以下准则：①穿过组织的缝合线关于创口线对称，且针脚位置应与创口边缘保持适当距离；②穿过组织的缝合线应与创口线垂直；③多条缝合线以相等的间隔覆盖整个伤口。采用上述准则选取针脚位置所形成的缝合线可使创口两侧组织的受力情况一致，获得良好的愈合效果。

应用上述针脚位置选择准则进行针脚位置选择时，针脚位置可由针距 d_n、端距 d_b 和缝合边距 d_w 三个参数共同确定，传统外科手术中针脚位置分布示意图如图 11.9 所示。针距 d_n 是两相邻缝合线沿创口方向的距离，端距 d_b 是两侧缝线与创口端点之间的距离，这两个参数用来确定针脚在创口长度方向的位置，以保证缝合线均匀地分布在整个创口上。缝合边距 d_w 是针脚与创口之间的距离，可用来确定针脚在创口法线方向上的位置，以保证针脚与创口间保持适当的距离。针距 d_n 和缝合边距 d_w 需要根据所缝合组织的类型进行选择，端距 d_b 为

$$d_b = \frac{S_w \backslash d_n}{2} \tag{11.18}$$

式中，S_w 为创口长度；"\" 为除后取余符号。

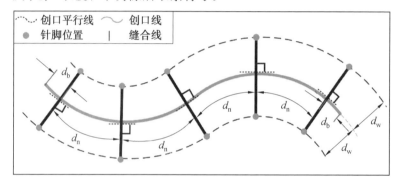

图 11.9　传统外科手术中针脚位置分布示意图

在机器人辅助微创手术中，除了要考虑上述准则外，还须保证机器人能够对指定针脚的位置进行缝合。因此，仅将使用上述准则确定的针脚位置作为基础参考位置，通过将每个基础参考位置向两侧调整适当距离来获得多种备选的针脚位置，以应对在基础参考位置无法进行缝合的情况。

基础参考针脚位置调整方法示意图如图 11.10 所示，为了保证调整后的针脚位置进行缝合时仍能获得较好的缝线分布，基础参考位置调整时始终保持缝合线垂直于创口线并关于其对称。非边界基础参考位置向两侧调整时的最远调整距离 l 由式（11.19）计算。边界基础参考位置向内侧调整时的最远调整距离为 l，向外侧调整时的最远调整距离 γ 由式（11.20）计算。据此，每个基础参考位置可获得一个调整区域，其中非边界基础参考位置的调整区域关于基础参考位置的缝线对称。在每个调整区域内两侧的创口平行线上随机选择一对进、出针脚，整个创口上可以组合出多种备选的针脚放置方案。

$$l = \frac{d_n - d_{min}}{2} \tag{11.19}$$

式中，d_{min} 为两相邻缝线间所允许的最小距离。

$$\gamma = \begin{cases} l & (d_b \geqslant l) \\ d_b & (d_b < l) \end{cases} \tag{11.20}$$

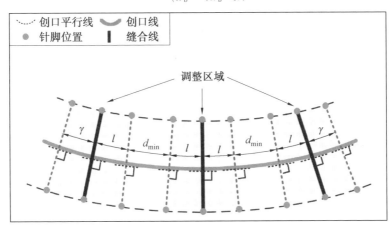

图 11.10　基础参考针脚位置调整方法示意图

当基础参考位置调整幅度过小时,不仅对机器人的运动性能影响较小,还会导致每个调整区域内的备选针脚位置过多,从而使得针脚放置方案过多,后期进行方案选择时,算法的计算时长也会大幅增加。为此,仅将每个调整区域内的边界位置作为备选针脚位置,则每个区域内有三个进针点和三个出针点,可组合出九种进、出针脚匹配方案。若一个创口需要缝合 n 针,则存在 n 个调整区域,从每个调整区域内选择一对进、出针脚,整个创口存在 9^n 种针脚放置方案,再从这些方案中选择出机器人能完成缝合操作,还可使缝合线有较好分布的针脚放置方案。

根据传统外科缝合要求准则,所选针脚位置分布方案应尽可能使缝合线均匀分布在创口上,缝合线也应尽可能垂直于创口切线并关于其对称。因此,建立了均匀度、垂直度、对称度三个指标来量化不同方案的缝线分布情况,以选出最佳的针脚位置分布方案。

均匀度 f_1 可用两相邻缝线间的距离与标准针距 d_n 的差来表示:

$$f_1 = 1 - \frac{1}{n_p - 1} \sum_{i=1, j=i+1}^{n_p-1} \frac{|d_{ij} - d_n|}{d_n - d_{min}} \tag{11.21}$$

式中,n_p 为创口上调整区域的数量;d_{ij} 为方案中第 i 个调整区域内缝合线与创口线的交点到第 j 个调整区域内缝合线与创口线的交点间的距离。

f_1 的值越大,表明方案的均匀度越高,越符合要求。

垂直度 f_2 可用缝合线偏离创口法线方向的角度来表示:

$$f_2 = \frac{1}{n_p} \sum_{i=1}^{n_p} \frac{\theta_{imax} - \theta_i}{\theta_{imax} - \theta_{imin}} \tag{11.22}$$

式中,θ_i 为方案中第 i 个调整区域内缝合线偏离创口法线方向的角度;θ_{imax} 和 θ_{imin}

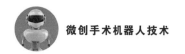

分别为在第 i 个调整区域内 θ_i 能够达到的最大值和最小值。

f_2 的值越大，表明方案的垂直度越高，越符合要求。

对称度 f_3 可用创口两侧缝线的长度差来表示：

$$f_3 = \frac{1}{n_p} \sum_{i=1}^{n_p} \frac{e_{i\max} - e_i}{e_{i\max} - e_{i\min}} \tag{11.23}$$

式中，e_i 为方案中第 i 个调整区域内创口两侧缝线长度差的绝对值；$e_{i\max}$ 和 $e_{i\min}$ 分别为在第 i 个调整区域内 e_i 能够达到的最大值和最小值。

f_3 的值越大，表明方案的对称度越高，越符合要求。

所选缝合针脚位置应同时兼顾这三方面要求，应用加权法对三种指标进行整合，得到用于评价不同方案缝线分布的综合指标 F，如式（11.24）所示。F 的值越大，表明使用所选缝合针脚位置进行缝合后，缝合线的分布越有益于创口愈合。

$$F = \sum_{i=1}^{3} (\lambda_i \cdot f_i) \quad (\lambda_i > 0) \tag{11.24}$$

另外，还需保证机器人在所选缝合针脚位置能够完成缝合操作。为此，可建立可行性检测算法以排除机器人无法完成缝合操作的针脚放置方案。缝合时，手术器械把持缝合针在机械臂的驱动下运动来完成缝合动作，而机械臂及手术器械各关节行程有限，因此，为保证缝合顺利进行，将缝合时机械臂与手术器械的关节运动均不超出其极限位置作为可行性检测算法中的一个检测条件：

$$R_{\min} \leqslant R \leqslant R_{\max} \tag{11.25}$$

缝合时，多个手术器械聚集分布在病灶区域上方，多个手术器械间容易发生碰撞干涉。因此，为保证缝合顺利进行，将缝合过程中手术器械之间不会发生碰撞干涉作为另一个检测条件，如式（11.26）所示。S_{it} 是 t 时刻手术器械 i 外表面的包围盒。在整个缝合过程中，若手术器械包围盒间的交集始终是空集 $\varnothing$，则手术器械间未发生运动干涉。

$$\int_0^T (S_{1t} \cap S_{2t} \cap S_{3t}) \mathrm{d}t = \varnothing \tag{11.26}$$

综上，利用上述可行性检测算法，可保证在所选缝合针脚位置处机器人可完成缝合操作。当某一调整区域存在多个可选针脚位置方案时，应优先选择缝合时机器人运动性能更好的方案。因此，将机器人在缝合轨迹上面向任务方向的可操作度（简称机器人可操作度）作为附加指标对多个可选针脚位置做进一步评价。机器人可操作度值 TM 可由式（11.27）进行计算，TM 值越大，说明方案对应的机器人可操作度越高，越符合要求。

$$\mathrm{TM} = \frac{1}{n_p} \sum_{i=1}^{n_p} (A_i + B_i) \tag{11.27}$$

式中，A_i、B_i 分别为方案中第 i 个调整区域内插、拔针过程中的机器人可操作度值。

A_i 和 B_i 的计算方法相同,以插针过程为例,插针过程中的机器人可操作度值 A_i 可通过式(11.28)进行计算。

$$A_i = \frac{1}{T}\int_0^T \frac{1}{\dot{\boldsymbol{x}}_{it}^{\mathrm{T}}\,(\boldsymbol{J}_{it}\,\boldsymbol{J}_{it}^{\mathrm{T}})^{-1}\,\dot{\boldsymbol{x}}^{it}}\mathrm{d}t \tag{11.28}$$

式中,$\dot{\boldsymbol{x}}_{it}$、$\dot{\boldsymbol{x}}_{it}^{\mathrm{T}}$ 分别为 t 时刻手术器械末端执行器在笛卡儿空间中的速度矢量及其转置;$\boldsymbol{J}_{it}$、$\boldsymbol{J}_{it}^{\mathrm{T}}$ 分别为 t 时刻机器人的雅可比矩阵及其转置;$(\boldsymbol{J}_{it}\boldsymbol{J}_{it}^{\mathrm{T}})^{-1}$ 表示对两矩阵的积取逆。

综上,在针脚位置的选择过程中,要首先根据创口轮廓形状获取针脚的各调整区域,利用可行性检验算法保证机器人在所选针脚位置处可完成缝合操作,并利用综合指标值在多个针脚位置备选方案中选取最优针脚放置方案。针脚位置选择流程框图如图 11.11 所示。

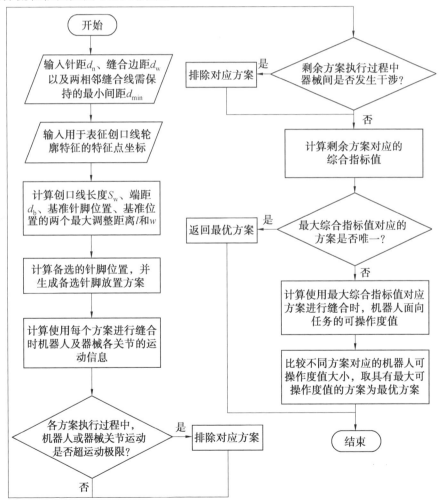

图 11.11　针脚位置选择流程框图

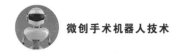

11.1.4 手术器械抓针姿态

良好的抓针姿态可使机器人在缝合轨迹上面向任务的可操作度更高,更利于机器人高质量完成缝合任务。因此,在确定最优针脚的位置后,可通过选择恰当的抓针姿态来进一步提升机器人在缝合过程中的运动性能。

将手术器械末端执行器垂直于针面且末端夹持针尖时视为基准抓针姿态,当缝合针相对于末端执行器的姿态发生变化时,可以用 L_0、α_1、α_2、α_3 四个变量进行参数化表示,如图 11.12 所示。L_0 表示针尖沿坐标系 G 的 x 轴反方向平移的距离,α_1 表示针尖绕坐标系 G 的 y 轴转动的角度,α_2 表示针尖绕坐标系 G 的 z 轴转动的角度,α_3 表示针尖绕过针中心且垂直于针面的轴 C 转动的角度。

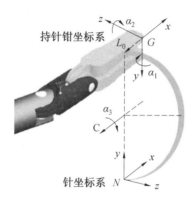

图 11.12 抓针姿态的参数化表示

从坐标系 G 到坐标系 N 的正运动学方程如式(11.29)所示。$\boldsymbol{T}_x(-L_0)$ 表示针尖沿 x 轴平移时的齐次变换矩阵,$\boldsymbol{R}_y(\alpha_1)$ 表示针尖绕 y 轴旋转时的齐次变换矩阵,$\boldsymbol{R}_z(\alpha_2)$ 表示针尖绕 z 轴旋转时的齐次变换矩阵,$\boldsymbol{R}_c(-\alpha_3)$ 表示针尖绕轴 C 旋转时的齐次变换矩阵。

$$\boldsymbol{T}_G^N = \boldsymbol{T}_x(-L_0) \times \boldsymbol{R}_y(\alpha_1) \times \boldsymbol{R}_z(\alpha_2) \times \boldsymbol{R}_c(-\alpha_3) \tag{11.29}$$

将式(11.28)所示的机器人可操作度作为不同抓针姿态下机器人运动性能的度量指标,利用一种改进的粒子群算法在所给出的抓针姿态参数取值区间进行智能化搜索,快速获得使机器人具有良好运动性能的抓针姿态。算法中不同的抓针姿态被视为四维空间中不同位置处的粒子,用于表示抓针姿态的四个参数值为粒子在四维空间的坐标。第 i 个粒子的位置为

$$x_i = (L_{0i}, \alpha_{1i}, \alpha_{2i}, \alpha_{3i}) \quad (i = 1, 2, \cdots, N) \tag{11.30}$$

算法基于迭代法来改变粒子的位置,以实现对粒子空间的搜索。因此,每个粒子还具有速度属性以实现粒子位置的更新。第 i 个粒子的速度为

$$v_i = (v_{0i}, v_{1i}, v_{2i}, v_{3i}) \quad (i = 1, 2, \cdots, N) \tag{11.31}$$

计算时,首先随机初始化一群粒子,然后进入循环迭代过程搜索使机器人可操作度值达到最大的抓针姿态。迭代时,首先应用式(11.25)、式(11.26)对粒子进行可行性检验,通过检验的粒子被代入式(11.28)计算对应的机器人可操作度值,未通过检验的粒子对应的机器人可操作度值记为 0。然后,使用式(11.32)、式(11.33)对粒子的速度和位置进行更新后进入下一轮迭代。在每一轮迭代结束后,根据粒子对应的机器人可操作度值更新每个粒子的历史最优位置,同时,在所有粒子的历史最优位置中再选择出一个最优位置作为粒子的全局历史最优位置。当两次相邻迭代过程中全局历史最优位置对应的机器人可操作度值之差的绝对值小于所设置阈值时,停止迭代,此时的全局历史最优位置对应的抓针姿态即为最优抓针姿态。

$$v_i^{k+1} = \omega v_i^k + c_1 r_1 (p_i^k - x_i^k) + c_2 r_2 (p_g^k - x_i^k) \tag{11.32}$$

$$x_i^{k+1} = x_i^k + v_i^{k+1} \tag{11.33}$$

式中,v_i^{k+1} 为第 i 个粒子在第 $(k+1)$ 次迭代时粒子的速度;v_i^k 为第 i 个粒子在第 k 次迭代时粒子的速度;ω 为惯性权重系数,表示粒子保持先前速度的趋势;p_i^k 为迭代 k 次后第 i 个粒子的历史最优位置;x_i^k 为第 k 次迭代时第 i 个粒子的位置;p_g^k 为迭代 k 次后粒子的全局历史最优位置;c_1、c_2 为学习因子,分别代表粒子向自身历史最优位置和全局最优位置偏好的程度;r_1、r_2 为 $[0, 1]$ 之间的随机数。

为避免计算时陷入局部极值导致优化效果不佳,算法中使用式(11.34)对惯性权重进行动态调整。

$$\omega^k = \begin{cases} 1 & (k < 2) \\ e^{-\frac{\sigma^k}{k-1}} & (k \geqslant 2) \end{cases} \tag{11.34}$$

$$\sigma^k = \frac{1}{n_g} \sum_{i=1}^{n_g} \left[f(x_i^{k-1}) - f(g^{k-1}) \right]^2 \tag{11.35}$$

式中,ω^k 为第 k 次迭代时的惯性权重;σ^k 值随粒子对应的机器人可操作度的变化

而变化,在迭代初期,粒子快速接近全局最优位置,因此 σ^k 减小很快,可获得较大的 ω^k,从而使粒子受自己历史最优位置和当前全局历史最优位置的影响较小,算法具有较好的全局搜索能力,迭代后期则与之相反,从而算法具有较好的局部寻优能力;n_g 为粒子个数;$f(x_i^{k-1})$ 为迭代 $(k-1)$ 次后粒子 i 对应的机器人可操作度值;$f(g^{k-1})$ 为迭代 $(k-1)$ 次后全局历史最优位置所对应的机器人可操作度值。

此外,算法还利用每个粒子对应的机器人可操作度对两个学习因子进行动态调整,如式(11.36)所示,以达到动态调整粒子向自身历史最优位置和当前全局历史最优位置搜索趋势的目的。

$$c_{ij}^k = 2 + (-1)^{j-1} \times \frac{f(x_i^{k-1}) - f_{\text{ave}}^{k-1}}{f_{\text{ave}}^{k-1} - f_{\text{min}}^{k-1}} \tag{11.36}$$

式中,c_{ij}^k 为第 k 次迭代中第 i 个粒子的第 j 个学习因子;f_{ave}^{k-1}、f_{min}^{k-1} 分别为第 $(k-1)$ 次迭代后所有粒子对应的可操作度值的均值和最小值。

在迭代初期,通过使 c_{i1}^k 取较大的值,c_{i2}^k 取较小的值来增强算法的全局搜索能力,迭代后期则与之相反。

综上,在抓针姿态选择时,先随机初始化用于表示不同抓针姿态的多个粒子,计算这些粒子所对应的抓针姿态缝合时机器人及手术器械的关节运动信息,利用可行性算法检验抓针姿态的可行性,并计算每个可行抓针姿态进行缝合时机器人的可操作度值,将不可行的抓针姿态对应的机器人可操作度值记为 0,至此首轮迭代结束,将每个粒子的位置记为该粒子的历史最优位置,并将对应最大可操作度值的粒子位置记为全局历史最优位置。下一轮迭代开始时,先根据上一次迭代后粒子对应的机器人可操作度值更新其位置,然后进行可行性检验和计算机器人可操作度,通过比较粒子对应的机器人可操作度值来决定是否更新粒子的历史最优位置。当相邻两次迭代过程中全局历史最优位置所对应的机器人可操作度值之差的绝对值小于所设定阈值时,迭代结束,返回最优抓针姿态。抓针姿态流程框图如图 11.13 所示。

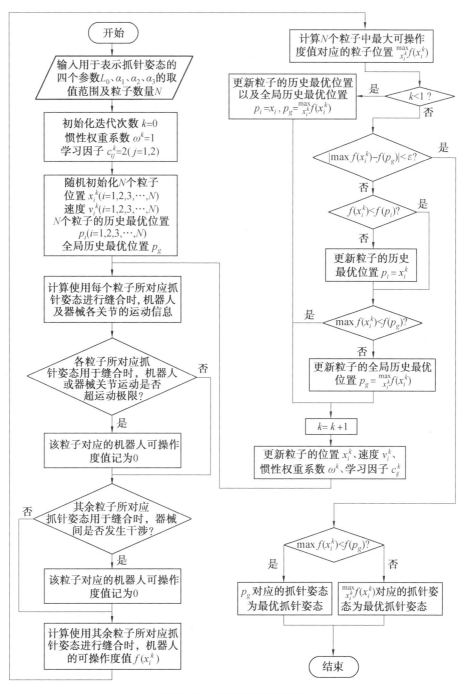

图 11.13 抓针姿态流程框图

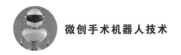

11.1.5 机器人自主手术效果

本节利用仿真方法从多机械臂自主任务分配、针脚位置及抓针姿态选择等方面展示机器人自主手术效果。

1. 多机械臂自主任务分配算法仿真

选择十二指肠溃疡修补术为仿真缝合对象,十二指肠修补手术患者生理模型示意图如图 11.14 所示。用于建立手术器械通道的微创手术切口位置如图 11.14 所示,标记为 A、B 和 C。缝合创口简化为一条直线,两端标记为 p_1 和 p_2。以肚脐为坐标原点建立人体坐标系,Oxy 平面平行于患者冠状面,z 轴垂直于纸面并向外。仿真在自主研发的手术机器人平台上进行,如图 11.15 所示。

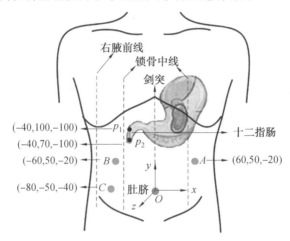

图 11.14 十二指肠修补术患者生理模型示意图

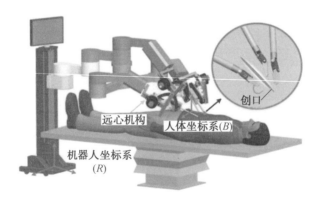

图 11.15 自主研发的手术机器人平台

缝合用手术器械结构尺寸如图 11.16 所示,手术器械操纵杆长 300 mm,腕部长 20 mm,末端执行器长 15 mm。

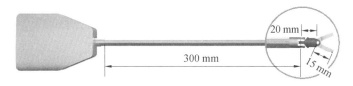

图 11.16　缝合用手术器械结构尺寸

缝合针尺寸为 O 1/2 8×20,结构示意图如图 11.17 所示。其中,O 表示针尖截面形状为圆形,1/2 表示针为 1/2 圆弧针,8 表示针体直径为 0.8 mm,20 表示针长为 20 mm。

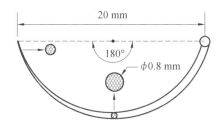

图 11.17　O 1/2 8×20 尺寸针结构示意图

缝合时,针沿自身圆弧曲线运动以降低缝合过程给组织带来的损伤,进、出针点关于创口线对称,手术器械抓针姿态与针轨迹示意图如图 11.18 所示。

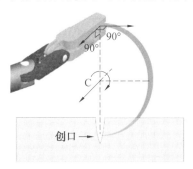

图 11.18　手术器械抓针姿态与针轨迹示意图

缝合路径如图 11.19 所示,图 11.19(a)为拉线前缝合针运动路径,图 11.19(b)为拉线过程中缝合针运动路径。

其中,动作①为插针过程(子任务 1),缝合针沿自身圆弧曲线运动,当缝合针位于水平位置时插针结束。动作②、③、④、⑤为拔针与调整缝合针姿态过程(子任务 2),其中,动作②为拔针过程,拔针时缝合针继续沿自身圆弧曲线运动,当针尾从组织中穿出时拔针结束。动作③、④、⑤为调整针姿态过程,缝合针先沿着从组织中穿出时路径的切线移动完成预拉线,然后水平向创口方向移动,最后逆

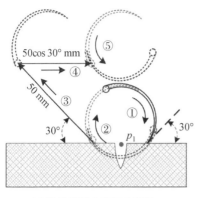

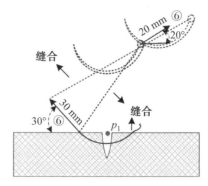

(a) 拉线前缝合针运动路径　　　　(b) 拉线过程中缝合针运动路径

图 11.19　缝合路径

时针旋转至水平状态完成转移针前针姿态的调整。动作⑥为拉线过程,缝合针向右侧移动(子任务 3),同时缝合线被拖向左侧(子任务 4)。

在机器人辅助微创手术中,使用三个手术器械执行四个子任务,共有 81 种任务分配方案。利用所建立的约束条件对 81 种方案的可行性进行检验并去除不可行的方案后剩余 4 种方案,可行性检验后剩余可行的任务分配方案见表11.3。其中,RA、RB、RC 分别表示图 11.14 中位于 A、B、C 三个切口处的手术器械。

表 11.3　可行性检验后剩余可行的任务分配方案

方案序号	缝合子任务			
	插针	拔针	转移针	拉线
1	RA	RB	RA	RB
2	RA	RC	RA	RB
3	RA	RB	RA	RC
4	RA	RC	RA	RC

利用所建立的三个评价指标确定最优任务分配方案。此外,用于形成综合评价指标的权重系数可由多名外科医生给出(此处为 10 名医生),初始权重系数和计算后权重系数见表 11.4。

表 11.4　初始权重系数和计算后权重系数

t	w_{1t}	w_{2t}	w_{3t}	p_{1t}	p_{2t}	p_{3t}	w_1	w_2	w_3
1	0.30	0.40	0.30	1	1	1			
2	0.30	0.50	0.20	1	0.833 3	0.416 7			
3	0.30	0.55	0.15	1	0	0			
4	0.30	0.40	0.30	1	1	1			
5	0.20	0.40	0.40	0	1	0.166 7	0.296 4	0.418 2	0.285 4
6	0.30	0.35	0.35	1	0.166 7	0.583 3			
7	0.30	0.40	0.30	1	1	1			
8	0.20	0.55	0.25	0	0	0.833 3			
9	0.30	0.50	0.20	1	0.833 3	0.416 7			
10	0.20	0.40	0.40	1	1	0.166 7			

表 11.4 中,t 代表外科医生的编号,w_{1t} 为机械臂偏摆关节运动幅度的初始权重系数,w_{2t} 为手术器械末端执行器运动幅度的初始权重系数,w_{3t} 为机器人可操作度的初始权重系数,w_1、w_2、w_3 为最终计算的权重系数,其余为计算权重系数时所用中间变量值。由表 11.3 所示的任务分配方案可知,插针和转移针子任务均由 RA 手术器械完成。因此,只需要确定完成拔针和拉线过程所使用的手术器械即可。基于图 11.19 所示的缝合过程,计算缝合过程中的机械臂偏摆幅度、手术器械末端执行器轨迹和机器人可操作度,如图 11.20 所示,其中 p_1 与 p_2 间连线表示图 11.14 中的创口线。

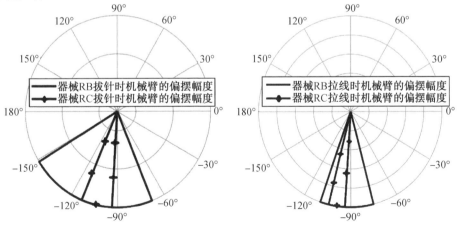

(a) 拔针和拉线过程中机械臂的偏摆幅度（彩图见附录）

图 11.20　拔针和拉线过程中机械臂偏摆幅度、手术器械
末端执行器运动轨迹和机器人可操作度

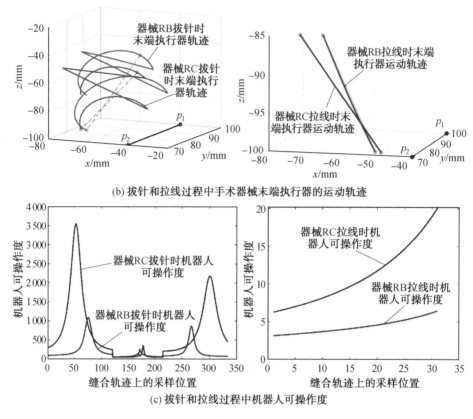

(b) 拔针和拉线过程中手术器械末端执行器的运动轨迹

(c) 拔针和拉线过程中机器人可操作度

续图 11.20

根据机械臂偏摆幅度、手术器械末端执行器运动轨迹和机器人可操作度计算不同手术器械完成不同子任务时的评价指标值,见表 11.5,表中 V_j 表示完成缝合子任务的综合评价指标。由表 11.5 可知,手术器械 RC 在执行拔针和拉线任务时的综合评价指标值均更高,因此可得最优任务分配方案为手术器械 RA、RC,RA,RC 分别用于插针、拔针、转移针、拉线操作。这与图 11.20 所示结果一致,即手术器械 RC 用于拔针时机械臂偏摆幅度以及手术器械末端执行器的运动幅度均较小,同时可使机器人获得较大的机器人可操作度,这意味着使用手术器械 RC 拔针时有较小的碰撞概率和较好的运动性能;此外,使用手术器械 RC 和 RB 进行拉线时手术器械末端执行器的运动幅度很接近,但手术器械 RC 对应着较小的机械臂偏摆幅度和较大的机器人可操作度值,因此,手术器械 RC 更适用于拔针和拉线两个缝合子任务。

表 11.5　不同手术器械完成不同子任务时的评价指标值

缝合子任务	插针	拔针		转移针	拉线	
手术器械	RA	RB	RC	RA	RB	RC
偏摆幅度 M_{ij}	17.19° (0)	80.31° (0.195)	19.47° (0.805)	6.88° (0)	33.56° (0.232)	10.14° (0.768)
末端执行器运动幅度 M_{ij}	55.69 mm (0)	60.5 mm (0.465)	52.54 mm (0.535)	19.03 mm (0)	20.83 mm (0.565)	27.03 mm (0.435)
机器人可操作度均值 M_{ij}	1 374.9 (1)	136.04 (0.176)	636.61 (0.824)	1.34 (1)	4.38 (0.283)	11.09 (0.717)
V_j	0.285 4	0.302 5	0.697 5	0.285 4	0.385 8	0.614 2
最优任务分配方案	RA	RC		RA	RC	

2. 针脚位置及抓针姿态自动化选择算法仿真

为充分展示上文针脚位置及抓针姿态方法对不同形状创口的适用性,此处选择缝合创口存在多样化的胃穿孔修补术为仿真对象,胃穿孔修补术患者生理模型示意图如图 11.21 所示,三个手术器械进入体内进行手术操作的切口位置分别标记为 A、B 和 C,创口中心点标记为 p_2。以肚脐为坐标原点建立人体坐标系,Oxy 平面平行于患者冠状面,z 轴垂直于纸面并向外,各标记点坐标如图 11.21 所示。

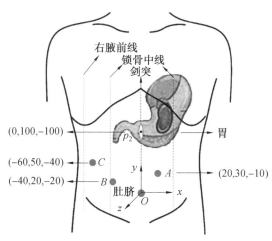

图 11.21　胃穿孔修补术患者生理模型示意图

选用如图 11.22 所示的三种形状创口作为待缝合对象。图 11.22(a)所示为

S 形创口,由两个半径为 10 mm 的 1/4 圆弧连接而成。图 11.22(b)所示为 U 形创口,由直径为 16 mm 的 1/2 圆弧和两段长为 6 mm 的线段连接而成。图 11.22(c)所示为 1 形创口,长度为 16 mm。

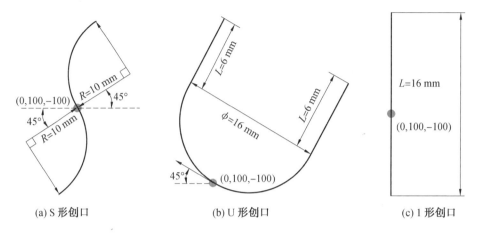

(a) S 形创口　　　　　(b) U 形创口　　　　　(c) 1 形创口

图 11.22　三种形状创口

手术切口 A、B 和 C 的位置如图 11.21 所示,各切口处的手术器械标记为 RA、RB 和 RC,根据任务分配准则,三个切口处手术器械任务分配情况见表 11.6。

表 11.6　三个切口处手术器械任务分配情况

缝合步骤	S 形创口		U 形创口		1 形创口
	上 1/4 圆弧	下 1/4 圆弧	直线部分	圆弧部分	
插针	RB	RA	RB	RA	RA
拔针	RC	RB	RC	RB	RB

参照胃肠道缝合要求,缝合边距 d_w 设置为 5 mm,针距 d_n 设置为 3.5 mm,两相邻缝线间所允许的最小距离 d_{min} 设置为 2 mm。缝合时,为使创口两侧组织相互靠拢,通常使创口多呈中间高两侧低的屋脊状,待缝合组织模型示意图如图 11.23 所示。

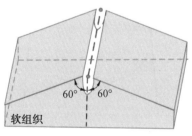

图 11.23　待缝合组织模型示意图

手术器械结构尺寸示意图如图 11.24 所示。手术器械操纵杆长 300 mm,腕关节及末端执行器长 10 mm。

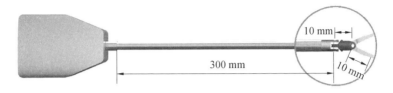

图 11.24　手术器械结构尺寸示意图

缝合使用长度为 20 mm 的 3/8 圆形针,为适应所选缝合边距,同时降低缝合过程给组织带来的损伤,使用 Jackson 等提出的针轨迹规划方法进行轨迹规划,插针过程中针运动轨迹示意图如图 11.25 所示。针尖垂直刺入组织,然后针沿自身圆弧曲线运动的同时还绕针尖旋转,两种运动的结合可以连续地调整针的运动方向,使针在指定针脚位置处刺出。拔针时,针沿着自身圆弧做曲线运动。

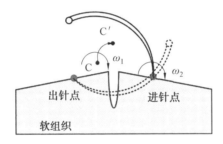

图 11.25　插针过程中针运动轨迹示意图

根据缝合手术特点和所选针尺寸,在针脚位置和抓针姿势选择过程中用于表示抓针姿态的参数取值区间见表 11.7。

表 11.7　抓针姿态的参数取值区间

缝合步骤	参数			
	L_0/mm	α_1/rad	α_2/rad	α_3/rad
插针	$[1,8]$	$[-\pi/2,\pi/2]$	$[-\pi/2,\pi/2]$	$[23\pi/36,3\pi/4]$
拔针	$[1,8]$	$[-\pi/2,\pi/2]$	$[-\pi/2,\pi/2]$	$[0,\pi/9]$

根据图 11.22 所示的创口形状,可知 S 形创口需要缝 9 针,U 形创口需要缝 11 针,1 型创口需要缝 5 针。为提高算法的计算效率,可对 S 形创口和 U 形创口进行分段处理。S 形创口两段分别需要缝合 5 针和 4 针,U 形创口两段分别需要缝合 6 针和 5 针。根据创口各分段需要缝合的针数,求取每个创口对应的针脚放置方案数量,三个创口各分段存在的针脚放置方案数量见表 11.8。

表 11.8　三个创口各分段存在的针脚放置方案数量

创口段序号	针脚放置方案数量（针脚数量）		
	S 形创口	U 形创口	1 形创口
1	9^5（5）	9^6（6）	9^5（5）
2	9^4（4）	9^5（5）	

　　此处选用[1,1,1]作为均匀度、垂直度、对称度的权重系数,求取各方案对应的综合指标值。为了避免 S 形创口和 U 形创口的缝线分布仅在每个创口段上具有较好的均匀性,而在整个创口上的均匀性较差,在计算创口第二分段缝线分布均匀性时,使用第一分段最优针脚放置方案对应的最后一个针脚位置作为第二分段的第一个针脚位置。

　　求取三种创口针脚位置备选方案的综合指标值,由于综合指标值越大的方案越满足要求,因此对所有方案按综合指标值降序排列,前 50 个方案对应的综合指标值如图 11.26(a)所示。可以看出 S 形创口和 U 形创口的最大综合指标值对应唯一针脚放置方案,该方案为最优针脚放置方案,不需要继续结合机器人可操作度做进一步选择。而 1 形创口最大综合指标值对应三种方案,为获得最优针脚放置方案,进一步求取三种方案对应的机器人可操作度,如图 11.26(b)所示,以对应的机器人可操作度值最大的方案为最优方案。

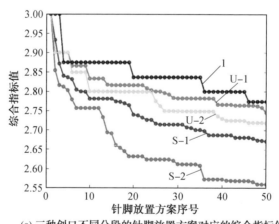

(a) 三种创口不同分段的针脚放置方案对应的综合指标值

图 11.26　不同针脚放置方案对应的综合指标值及机器人可操作度值

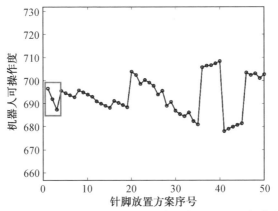

(b) 1 型创口不同针脚放置方案对应的机器人可操作度

续图 11.26

　　将三种创口每段的最优方案进行组合可获得整个创口的最优方案,三种创口最优针脚放置方案如图 11.27 所示。可以看出三种创口的缝线分布均匀,对称性和垂直度良好。

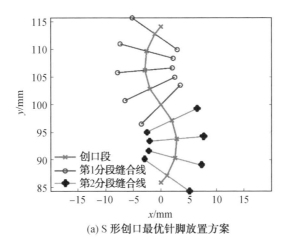

(a) S 形创口最优针脚放置方案

图 11.27　三种创口最优针脚放置方案

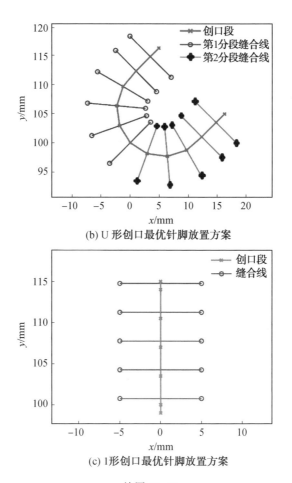

(b) U 形创口最优针脚放置方案

(c) 1 形创口最优针脚放置方案

续图 11.27

　　使用 1 形创口验证算法有效性,抓针姿态选择算法的性能验证结果如图 11.28 所示。应用上述方法进行缝合时,机器人的可操作度虽然不是最大值,但与可操作度最大值非常接近,且可在短时间内求取能使机器人具有较好可操作度的抓针姿态。

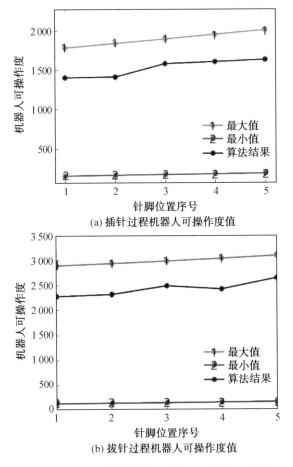

(a) 插针过程机器人可操作度值

(b) 拔针过程机器人可操作度值

图 11.28　抓针姿态选择算法的性能验证结果

11.2　腹腔镜自动跟随技术

本节阐述持镜臂上腹腔镜的自动跟随技术,采用 Chebyshev 伪谱法进行关节空间的轨迹规划,并基于时间—冲击(Jerk)最优的性能指标,使用序列二次规划算法优化关节空间轨迹,以实现腹腔镜快速和平滑的自动跟随运动。

11.2.1　腹腔镜自动跟随运动

微创手术中,由于主手的数量少于从手端机械臂,医生需要随时切换控制对象来调整腹腔镜的位姿以获得更好的手术视野。这些切换过程会分散医生的注意力,延长手术时间,导致手术效率低下。采用腹腔镜自动跟随技术能使手术器械始终处于腹腔镜合适的视野范围之内,从而较好地解决这一问题。

腹腔镜自动跟随技术主要有三类:第一类是基于腹腔镜视觉信息跟踪,精度高,但视野容易被遮挡;第二类是基于持镜臂运动学信息跟踪,运动学信息稳定,但不易获取精确的运动学模型;第三类是采用视觉信息与运动学信息融合来实现腹腔镜自动跟随运动,精度高,但计算量大。Yu 等利用运动学信息对腹腔镜自动跟随技术进行了全面论述,但实现过程比较烦琐,且存在腹腔镜位姿调整不到位的情况。

腹腔镜自动跟随运动的控制流程如图 11.29 所示,主要包括术前准备、标记点位置(矢量)计算、腹腔镜位姿调整的条件计算以及腹腔镜位姿调整过程计算。

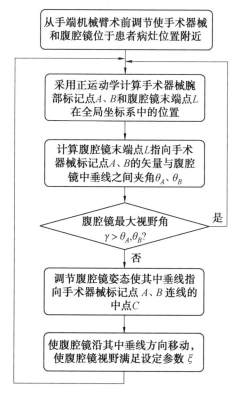

图 11.29 腹腔镜自动跟随运动的控制流程

(1)术前准备。

根据手术要求,将从手端机械臂固定在手术床边的合适位置,锁住其定位关节,使用立体测量仪测量从手端机械臂的基坐标系原点在全局坐标系中的位置,建立起从手端机械臂基坐标系之间的运动学关系。三个从手端机械臂基坐标系在全局坐标系中的位置关系如图 11.30 所示,其中,全局坐标系与持镜臂基坐标系重合。

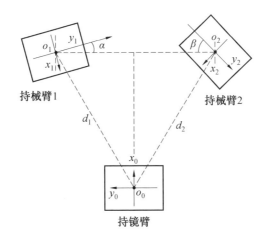

图 11.30　三个从手端机械臂基坐标系在全局坐标系中的位置关系

由 D—H 法分别计算两个持械臂的基坐标系到全局坐标系(持镜臂基坐标系)之间的齐次变换矩阵:

$$
{}^{0}_{1}\boldsymbol{H} = \begin{bmatrix} -\cos\alpha & -\sin\alpha & 0 & d_1 \\ \sin\alpha & -\cos\alpha & 0 & 0 \\ 0 & 0 & 1 & 0 \\ 0 & 0 & 0 & 1 \end{bmatrix} \tag{11.37}
$$

$$
{}^{0}_{2}\boldsymbol{H} = \begin{bmatrix} -\cos\beta & -\sin\beta & 0 & d_2 \\ \sin\beta & -\cos\beta & 0 & 0 \\ 0 & 0 & 1 & 0 \\ 0 & 0 & 0 & 1 \end{bmatrix} \tag{11.38}
$$

式中,${}^{0}_{1}\boldsymbol{H}$ 为持械臂 1 到全局坐标系的变换矩阵;${}^{0}_{2}\boldsymbol{H}$ 为持械臂 2 到全局坐标系的变换矩阵。

向患者腹腔内充入 CO_2 建立气腹,将戳卡插入患者腹部 10 mm 切孔,通过术前调节将从手端机械臂调节至合适位置和姿态,并将安装在从手端机械臂上的手术器械和腹腔镜插入戳卡并调整到病灶位置附近,调节腹腔镜焦距使手术部位视野清晰。

(2)标记点位置矢量。

选取持镜臂远心点 R、两个手术器械腕关节坐标系原点 A 和 B、AB 的中点 C 以及腹腔镜末端点 L 为腹腔镜跟随运动的标记点,通过正运动学计算这些标记点在全局坐标系中的位置。

持镜臂包含三个被动关节和六个主动关节,将第一关节的坐标系定义为持械臂的基础坐标系 $o_0 x_0 y_0 z_0$,并建立持械臂运动学坐标系,如图 11.31 所示。

持械臂的 D—H 参数表见表 11.9。

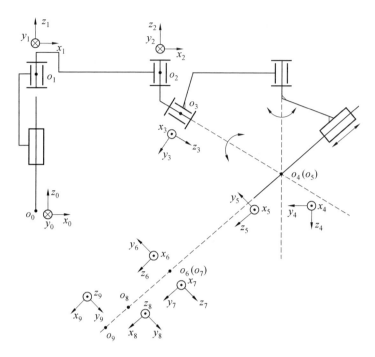

图 11.31 持械臂运动学坐标系

表 11.9 持械臂的 D−H 参数表

关节	$\alpha_i/(°)$	a_i/mm	$\theta_i/(°)$	d_i/mm	持械臂 1 运动范围	持械臂 2 运动范围
1	0	0	0	d_1	414.5 mm	414.5 mm
2	0	400	θ_2	0	$[-90°,90°]$	$[-90°,90°]$
3	−106	0	$\theta_3(-90)$	−278.616	$[-90°,90°]$	$[-90°,90°]$
4	−74	0	$\theta_4(0)$	566.835 4	$[-90°,90°]$	$[-90°,90°]$
5	−51	0	$\theta_5(0)$	0	$[0°,120°]$	$[-120°,0°]$
6	0	0	0	$d_6(25)$	$[0\ \mathrm{mm},300\ \mathrm{mm}]$	$[0\ \mathrm{mm},300\ \mathrm{mm}]$
7	90	0	$\theta_7(0)$	0	$[-180°,180°]$	$[-180°,180°]$
8	90	5	$\theta_8(90)$	0	$[-90°,90°]$	$[-90°,90°]$
9	0	12	$\theta_9(0)$	0	$[-90°,90°]$	$[-90°,90°]$

持械臂 1 和持械臂 2 的手术器械腕关节坐标系到其基坐标系的齐次转换矩阵分别为 ${}^{S_1}_{W_1}\boldsymbol{T}$ 和 ${}^{S_2}_{W_2}\boldsymbol{T}$，标记点 A、B 和 C 在全局坐标系中的位置 ${}^{0}\boldsymbol{p}_A = [{}^{0}x_A \quad {}^{0}y_A \quad {}^{0}z_A]^{\mathrm{T}}$、${}^{0}\boldsymbol{p}_B = [{}^{0}x_B \quad {}^{0}y_B \quad {}^{0}z_B]^{\mathrm{T}}$ 和 ${}^{0}\boldsymbol{p}_C = [{}^{0}x_C \quad {}^{0}y_C \quad {}^{0}z_C]^{\mathrm{T}}$ 表示为

$$\begin{bmatrix} {}^0\boldsymbol{p}_A \\ 1 \end{bmatrix} = {}_1^0\boldsymbol{H} \cdot {}_{w_1}^{S_1}\boldsymbol{T} \cdot \begin{bmatrix} 0 \\ 1 \end{bmatrix} \tag{11.39}$$

$$\begin{bmatrix} {}^0\boldsymbol{p}_B \\ 1 \end{bmatrix} = {}_1^0\boldsymbol{H} \cdot {}_{w_2}^{S_2}\boldsymbol{T} \cdot \begin{bmatrix} 0 \\ 1 \end{bmatrix} \tag{11.40}$$

$$ {}^0\boldsymbol{p}_C = ({}^0\boldsymbol{p}_A + {}^0\boldsymbol{p}_B)/2 \tag{11.41}$$

持镜臂包含三个被动关节和三个主动关节,将第一关节的坐标系定义为持械臂的基坐标系 $o_0 x_0 y_0 z_0$,并建立持镜臂运动学坐标系,如图 11.32 所示。

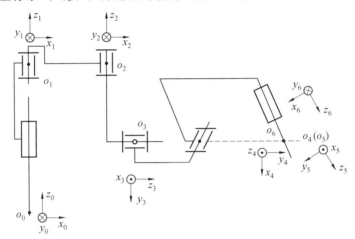

图 11.32　持镜臂运动学坐标系

持镜臂的 D−H 参数表见表 11.10。

表 11.10　持镜臂的 D−H 参数表

关节	$\alpha_i/(°)$	a_i/mm	$\theta_i/(°)$	d_i/mm	运动范围
1	0	0	0	d_1	414.5 mm
2	0	400	θ_2	0	$[-90°,90°]$
3	−90	0	$\theta_3(-90)$	−278.616	$[-90°,90°]$
4	90	0	$\theta_4(90)$	1 047.57	$[-90°,90°]$
5	−90	0	$\theta_5(-64.88)$	0	$[-50°,58°]$
6	0	0	0	$d_6(15)$	$[0\ \text{mm},300\ \text{mm}]$

持镜臂第五关节坐标系(原点为远心点)、第六关节坐标系(原点为腹腔镜末端点)到其基坐标系的齐次转换矩阵分别为 ${}_{rcp}^C\boldsymbol{T}$ 和 ${}_{lp}^C\boldsymbol{T}$,则标记点 R 和 L 在全局坐标系中位置 ${}^0\boldsymbol{p}_R = [\,{}^0x_R \quad {}^0y_R \quad {}^0z_R\,]^\mathrm{T}$ 和 ${}^0\boldsymbol{p}_L = [\,{}^0x_L \quad {}^0y_L \quad {}^0z_L\,]^\mathrm{T}$ 表示为

$$ {}^0\boldsymbol{p}_R = {}_{rcp}^0\boldsymbol{T}\,[0 \quad 0 \quad 0 \quad 1]^\mathrm{T} \tag{11.42}$$

$$ {}^0\boldsymbol{p}_L = {}_{lp}^0\boldsymbol{T}\,[0 \quad 0 \quad 0 \quad 1]^\mathrm{T} \tag{11.43}$$

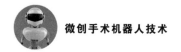

（3）腹腔镜位姿调整的条件。

手术器械位于腹腔镜视野中如图 11.33 所示，判断 $\overrightarrow{RL}$ 与 $\overrightarrow{LA}$ 夹角 θ_A 和 $\overrightarrow{RL}$ 与 $\overrightarrow{LB}$ 夹角 θ_B 是否超过了腹腔镜最大视野角阈值 γ（通常设置为 35°），如果超过阈值 γ，则要调整腹腔镜使手术器械重新回到腹腔镜的合适视野中。

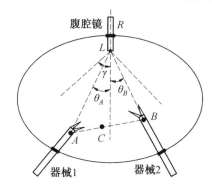

图 11.33 手术器械位于腹腔镜视野中

矢量 $\overrightarrow{RL}$ 为

$$\overrightarrow{RL} = \begin{bmatrix} ^0x_L - {}^0x_R & ^0y_L - {}^0y_R & ^0z_L - {}^0z_R \end{bmatrix}^T \tag{11.44}$$

矢量 $\overrightarrow{LA}$ 和 $\overrightarrow{LB}$ 分别为

$$\overrightarrow{LA} = \begin{bmatrix} ^0x_A - {}^0x_L & ^0y_A - {}^0y_L & ^0z_A - {}^0z_L \end{bmatrix}^T \tag{11.45}$$

$$\overrightarrow{LB} = \begin{bmatrix} ^0x_B - {}^0x_L & ^0y_B - {}^0y_L & ^0z_B - {}^0z_L \end{bmatrix}^T \tag{11.46}$$

矢量 $\overrightarrow{RC}$ 为

$$\overrightarrow{RC} = \begin{bmatrix} ^0x_C - {}^0x_R & ^0y_C - {}^0y_R & ^0z_C - {}^0z_R \end{bmatrix}^T \tag{11.47}$$

夹角 θ_A 和 θ_B 分别为

$$\theta_A = \arccos\left(\frac{\overrightarrow{RL} \cdot \overrightarrow{LA}}{|\overrightarrow{RL}||\overrightarrow{LA}|} \right) \tag{11.48}$$

$$\theta_B = \arccos\left(\frac{\overrightarrow{RL} \cdot \overrightarrow{LB}}{|\overrightarrow{RL}||\overrightarrow{LB}|} \right) \tag{11.49}$$

当 $\theta_A > \gamma$ 或 $\theta_B > \gamma$ 时，即手术器械出现在腹腔镜视野之外，需及时对腹腔镜的位姿进行调整。

（4）腹腔镜位姿的自动调节。

腹腔镜末端位置调节示意图如图 11.34 所示，使腹腔镜中轴线矢量 $\overrightarrow{RL}$ 指向标记点 C，将腹腔镜末端点 L 移动至 L_2，使腹腔镜工作视野满足设定的视野参数。

当矢量 $\overrightarrow{RC}$ 与矢量 $\overrightarrow{AB}$ 的夹角 $\angle RCB \geqslant \pi/2$，$\theta_A \geqslant \theta_B$。假定 $\angle RCB \geqslant \pi/2$，令 $\theta_A = \xi$，由三角形几何关系可计算出长度 $|L_2C|$，然后根据矢量 $\overrightarrow{L_2C}$ 与矢量 $\overrightarrow{RC}$ 共线

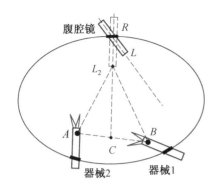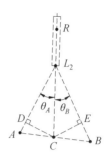

图 11.34 　腹腔镜末端位置调节示意图

假定,计算点 L_2 的位置矢量,下面介绍点 L_2 位置矢量的计算过程。

$\overrightarrow{AB}$、$|\overrightarrow{AB}|$ 和 $|AC|$ 分别为

$$\overrightarrow{AB} = [\,^0 x_B - {}^0 x_A \quad {}^0 y_B - {}^0 y_A \quad {}^0 z_B - {}^0 z_A\,]^{\mathrm{T}} \tag{11.50}$$

$$|\overrightarrow{AB}| = \sqrt{(\,^0 x_C - {}^0 x_R)^2 + (\,^0 y_C - {}^0 y_R)^2 + (\,^0 z_C - {}^0 z_R)^2} \tag{11.51}$$

$$|AC| = |AB|/2 \tag{11.52}$$

$|\overrightarrow{RC}|$ 为

$$|\overrightarrow{RC}| = \sqrt{(\,^0 x_B - {}^0 x_A)^2 + (\,^0 y_B - {}^0 y_A)^2 + (\,^0 z_B - {}^0 z_A)^2} \tag{11.53}$$

$|L_2 C|$ 为

$$
\begin{aligned}
|L_2 C| &= |DC|/\sin \theta_A = |DC|/\sin \xi \\
&= |AC|\sin(\pi - \theta_A - \angle ACL_2)/\sin \xi \\
&= |AC|\sin\left(\frac{\overrightarrow{RC} \cdot \overrightarrow{AB}}{|\overrightarrow{RC}|\,|\overrightarrow{AB}|} - \xi\right)/\sin \xi
\end{aligned}
\tag{11.54}
$$

由于点 R、C 和 L_2 共线,则可计算矢量 $\overrightarrow{L_2 C}$ 为

$$\overrightarrow{L_2 C} = [\,^0 x_{L_2 C} \quad {}^0 y_{L_2 C} \quad {}^0 z_{L_2 C}\,] = \overrightarrow{RC} \cdot |\overrightarrow{L_2 C}|/|\overrightarrow{RC}| \tag{11.55}$$

腹腔镜末端点 L_2 的位置矢量为

$$^0 \boldsymbol{p}_{L_2} = [\,^0 x_{L_2} \quad {}^0 y_{L_2} \quad {}^0 z_{L_2}\,] = [\,^0 x_C - {}^0 x_{L_2 C} \quad {}^0 y_C - {}^0 y_{L_2 C} \quad {}^0 z_C - {}^0 z_{L_2 C}\,]^{\mathrm{T}}$$

$$\tag{11.56}$$

当腹腔镜插入运动时,为防止腹腔镜与手术器械碰撞,腹腔镜末端点 L_2 与标记点 C 的距离应大于 2 cm,即腹腔镜末端点 L_2 不能超过插入限位点 L_m;当腹腔镜拔出运动时,为防止腹腔镜滑出套管针,腹腔镜末端点 L_2 与套管针末端点 F_2 的距离应大于 1 cm。

矢量 $\overrightarrow{RF_2}$ 和 $\overrightarrow{RL_m}$ 为

$$\overrightarrow{RF_2} = [\,^0 x_{RF_2} \quad {}^0 y_{RF_2} \quad {}^0 z_{RF_2}\,] = l_{F_2} \cdot \overrightarrow{RC}/|\overrightarrow{RC}| \tag{11.57}$$

$$\overrightarrow{RL_m} = [\,^0 x_{RL_m} \quad {}^0 y_{RL_m} \quad {}^0 z_{RL_m}\,] = l_{L_m} \cdot \overrightarrow{RC}/|\overrightarrow{RC}| \tag{11.58}$$

式中，l_{F_2} 和 l_{L_m} 分别为腹腔镜拔出限位点 F_2、插入限位点 L_m 与远心点 R 的距离。

限位点 F_2 和 L_m 的位置矢量为

$$^0\boldsymbol{p}_{F_2}=\begin{bmatrix}^0x_R-^0x_{R_{cp}F_2} & ^0y_R-^0y_{R_{cp}F_2} & ^0z_R-^0z_{R_{cp}F_2}\end{bmatrix}^T \tag{11.59}$$

$$^0\boldsymbol{p}_{L_m}=\begin{bmatrix}^0x_R-^0x_{R_{cp}L_m} & ^0y_R-^0y_{R_{cp}L_m} & ^0z_R-^0z_{R_{cp}L_m}\end{bmatrix}^T \tag{11.60}$$

已知腹腔镜末端点 L_2、插入限位点 L_m 和拔出限位点 F_2 的位置矢量，根据持镜臂逆运动学公式，可分别求取持镜臂第四、第五和第六关节对应的位移。

11.2.2 持镜臂的轨迹规划与优化

手术视野下要实现腹腔镜跟随手术器械运动，腹腔镜的运动位姿有一定的轨迹要求，故持镜臂需在任务空间进行轨迹规划，再通过逆运动学得到关节空间的轨迹点，在关节空间进行轨迹规划和优化。图 11.35 所示为持镜臂在关节空间轨迹规划与优化流程图。

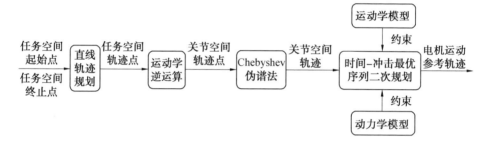

图 11.35　持镜臂在关节空间轨迹规划与优化流程图

1. 任务空间轨迹规划

将腹腔镜在任务空间的运动轨迹分为两段：第一段调节持镜臂第四、第五关节，使腹腔镜末端点指向标记点 C；第二段调节持镜臂第六关节，使腹腔镜末端点沿 $\overrightarrow{RC}$ 方向移动，此时第六关节的运动需满足插入限位点 L_m 和拔出限位点 F_2 的约束。腹腔镜在任务空间的两段轨迹均采用直线轨迹规划，由于多关节机械臂的逆运动学计算量较大，在任务空间的两段轨迹可规划适当少量轨迹点来保证运动规划的实时性。

假定已知直线上的起点和终点在任务空间的位置矢量和姿态矢量分别表示为 $\boldsymbol{P}_1=\begin{bmatrix}x_1 & y_1 & z_1\end{bmatrix}^T$、$\boldsymbol{P}_2=\begin{bmatrix}x_2 & y_2 & z_2\end{bmatrix}^T$、$\boldsymbol{R}_1=\begin{bmatrix}\theta_1 & \psi_1 & \varphi_1\end{bmatrix}^T$ 和 $\boldsymbol{R}_2=\begin{bmatrix}\theta_2 & \psi_2 & \varphi_2\end{bmatrix}^T$，连接初始点和目标点的位置矢量和姿态矢量为

$$\overrightarrow{P_1P_2}=\boldsymbol{P}_2-\boldsymbol{P}_1=\begin{bmatrix}x_2-x_1 & y_2-y_1 & z_2-z_1\end{bmatrix}^T \tag{11.61}$$

$$\overrightarrow{R_1R_2}=\boldsymbol{R}_2-\boldsymbol{R}_1=\begin{bmatrix}\theta_2-\theta_1 & \psi_2-\psi_1 & \varphi_2-\varphi_1\end{bmatrix}^T \tag{11.62}$$

机械臂末端执行器从初始值运动至目标值所需时间设为 T，将位置矢量和姿态矢量对时间进行离散化，得到机械臂末端执行器在时刻 t 的位置 $\boldsymbol{P}_t$ 和姿态

R_t 为

$$P_t = P_1 + \frac{P_2 - P_1}{T}t = P_1 + \frac{\overrightarrow{P_1 P_2}}{|\overrightarrow{P_1 P_2}|} \frac{|\overrightarrow{P_1 P_2}|}{T}t = P_1 + \frac{\overrightarrow{P_1 P_2}}{|\overrightarrow{P_1 P_2}|}vt \quad (11.63)$$

$$R_t = R_1 + \frac{R_2 - R_1}{T}t = R_1 + \frac{\overrightarrow{R_1 R_2}}{|\overrightarrow{R_1 R_2}|} \frac{|\overrightarrow{R_1 R_2}|}{T}t = R_1 + \frac{\overrightarrow{R_1 R_2}}{|\overrightarrow{R_1 R_2}|} \frac{|\overrightarrow{R_1 R_2}|}{T}\omega t$$

$$(11.64)$$

式中,t 为时间,$t \in [t_1, t_2]$;v 和 ω 分别为机械臂末端执行器从初始点到目标点的平均线速度和平均角速度;

$$|\overrightarrow{P_1 P_2}| = \sqrt{(x_2 - x_1)^2 + (y_2 - y_1)^2 + (z_2 - z_1)^2}$$

$$|\overrightarrow{R_1 R_2}| = \sqrt{(\theta_2 - \theta_1)^2 + (\psi_2 - \psi_1)^2 + (\varphi_2 - \varphi_1)^2}$$

2. 关节空间轨迹规划

已知持镜臂在任务空间的轨迹点,通过逆运动学计算可得到关节空间的轨迹点。关节空间的轨迹点需要进行插值和轨迹优化,以实现持镜臂跟随运动的实时性和平滑性。关节空间的轨迹规划主要有多项式插值、样条插值和正交多项式插值等,轨迹优化方法主要有和声搜索算法、序列二次规划法、遗传算法、粒子群算法等。

(1)样条插值轨迹规划。

三次样条函数的二阶导数连续,样条插值轨迹规划方法可实现角度曲线和角速度曲线的顺滑,也可实现角速度曲线的起始角速度和终止角速度均为零,但三次样条函数插值不能实现轨迹起点和终点处的角速度和角加速度同时为零,因此,样条插值轨迹规划一般应用于精度要求不高的领域。

①样条函数和样条插值函数的定义。

设区间 $[a, b]$ 上给定一个节点划分 $a = x_0 < x_1 < \cdots < x_n = b$,如果存在正整数 k 使得 $[a, b]$ 上的分段函数 $s(x)$ 满足:

a. 在 $[a, b]$ 上有直到 $k-1$ 阶连续导数。

b. 在每个小区间 $[x_i, x_{i+1}]$ 上是次数不大于 k 的多项式。

则称分段函数 $s(x)$ 为定义在 $[a, b]$ 上的 k 次样条函数。

如果 $f(x)$ 在节点 $x_0, x_1, \cdots, x_n$ 处的函数值为 $f(x_j) = y_j, j = 0, 1, \cdots, n$,关于这个节点集的 k 次样条函数 $s(x)$ 满足插值条件:$s(x_j) = y_j, j = 0, 1, \cdots, n$,则称这个 k 次样条函数 $s(x)$ 为 k 次样条插值函数。

②3-5-3 样条插值函数。

3-5-3 轨迹法的运动轨迹由三段构成,中间段采用五次样条曲线,其他两段采用三次样条曲线。假定机器人关节需要通过四个固定的路径点 $(\theta_i, t_i), i = 1, 2, 3, 4$,因此整个轨迹由三段样条插值函数 $H_k(t), k = 1, 2, 3$ 构成,即

$$\begin{cases} H_1(t)=b_{10}+b_{11}(t-t_1)+b_{12}(t-t_1)^2+b_{13}(t-t_1)^3 \\ \dot{H}_1(t)=b_{11}+2b_{12}(t-t_1)+3b_{13}(t-t_1)^2 \\ \ddot{H}_1(t)=2b_{12}+6b_{13}(t-t_1) \end{cases} \tag{11.65}$$

$$\begin{cases} H_2(t)=b_{20}+b_{21}(t-t_2)+b_{22}(t-t_2)^2+b_{23}(t-t_2)^3+b_{24}(t-t_2)^4+b_{25}(t-t_2)^5 \\ \dot{H}_2(t)=b_{21}+2b_{22}(t-t_2)+3b_{23}(t-t_2)^2+4b_{24}(t-t_2)^3+5b_{25}(t-t_2)^4 \\ \ddot{H}_2(t)=2b_{22}+6b_{23}(t-t_2)+12b_{24}(t-t_2)^2+20b_{25}(t-t_2)^3 \end{cases}$$
$$\tag{11.66}$$

$$\begin{cases} H_3(t)=b_{30}+b_{31}(t-t_3)+b_{32}(t-t_3)^2+b_{33}(t-t_3)^3 \\ \dot{H}_3(t)=b_{31}+2b_{32}(t-t_3)+3b_{33}(t-t_3)^2 \\ \ddot{H}_3(t)=2b_{32}+6b_{33}(t-t_3) \end{cases} \tag{11.67}$$

式中, $\dot{H}_k(t)$ 和 $\ddot{H}_k(t)$ 分别为样条插值函数 $H_k(t)$ 的一阶导数和二阶导数。

整个轨迹起始点和终止点应满足以下要求:

$$\begin{cases} H_1(t_1)=b_{10}=\theta_1 \\ H_1(t_2)=\theta_2 \\ \dot{H}_1(t_1)=b_{11}=0 \\ \ddot{H}_1(t_1)=2b_{12}=0 \end{cases} \tag{11.68}$$

$$\begin{cases} H_3(t_3)=b_{30}=\theta_3 \\ H_3(t_4)=\theta_4 \\ \dot{H}_3(t_4)=b_{31}=0 \\ \ddot{H}_3(t_4)=2b_{32}=0 \end{cases} \tag{11.69}$$

整个轨迹上的另外两点应满足以下要求:

$$\begin{cases} H_2(t_2)=H_1(t_2)=\theta_2 \\ H_2(t_3)=H_3(t_3)=\theta_3 \\ \dot{H}_2(t_2)=\dot{H}_1(t_2) \\ \ddot{H}_2(t_2)=\ddot{H}_1(t_2) \\ \dot{H}_2(t_3)=\dot{H}_3(t_3) \\ \ddot{H}_2(t_3)=\ddot{H}_3(t_3) \end{cases} \tag{11.70}$$

可得

$$b_{10}=\theta_1, \quad b_{11}=0, \quad b_{12}=0, \quad b_{13}=\frac{\Delta\theta_1}{h_1^3} \tag{11.71}$$

$$b_{30}=\theta_3, \quad b_{31}=\frac{3\Delta\theta_3}{h_3}, \quad b_{32}=-\frac{3\Delta\theta_3}{h_3^2}, \quad b_{33}=\frac{\Delta\theta_3}{h_3^3} \tag{11.72}$$

$$\begin{cases} b_{20}=\theta_2, \quad b_{21}=\frac{3\Delta\theta_1}{h_1}, \quad b_{22}=\frac{3\Delta\theta_1}{h_1^2} \\ b_{23}=\frac{k_3\Delta t_2^2-4k_2h_2+10k_1}{h_2^3} \\ b_{24}=\frac{-2k_3h_2^2+7k_2h_2-15k_1}{h_2^4} \\ b_{25}=\frac{k_3h_2^2-3k_2h_2+6k_1}{h_2^5} \end{cases} \tag{11.73}$$

式中，$\Delta\theta_i=\theta_{i+1}-\theta_i$；$h_i=t_{i+1}-t_i$；$k_1=\Delta\theta_2-3\Delta\theta_1\dfrac{h_2}{h_1}-3\Delta\theta_1\dfrac{h_2^2}{h_1^2}$；$k_3=-\dfrac{3\Delta\theta_3}{h_3^2}-\dfrac{3\Delta\theta_1}{h_1^2}$；$k_2=\dfrac{3\Delta\theta_3}{h_3}-\dfrac{3\Delta\theta_1}{h_1}-6\Delta\theta_1\dfrac{h_2}{h_1^2}$。

（2）伪谱法轨迹规划。

3-5-3 样条插值是局部配点法，每段轨迹区间所用时间（初值）选取不合理时，通过序列二次规划优化时有时无法获得最优解。可尝试采用 Chebyshev 伪谱法（CPM）规划手术机器人的关节空间轨迹。CPM 是利用插值多项式近似逼近状态和控制的轨迹，其节点选取的是 Chebyshev-Gauss-Lobatto（CGL）点，对性能指标逼近时用 Chebyshev-Curtis 积分。

①时间区间转换。

CPM 的 CGL 离散点定义在 $[-1,1]$ 区间上，需要引入新的时间变量 $\tau\in[-1,1]$，将原时间区间 $[t_0,t_f]$ 转换到 $[-1,1]$ 区间，定义时间变量 t 为

$$t=\frac{t_0+t_f}{2}+\frac{t_f-t_0}{2}\tau \tag{11.74}$$

②离散节点计算。

CPM 离散节点选取 Chebyshev 多项式 $T_N(t)=\cos(N\arccos t)$，即 CGL 点，计算表达式为

$$\tau_k=\cos\frac{(N-k)\pi}{N} \quad (k=0,1,\cdots,N) \tag{11.75}$$

③状态变量和控制变量插值近似。

取 $(N+1)$ 个离散点，分别构造 Lagrange 插值多项式作为连续状态和控制的近似。真实状态变量 $x(\tau)$ 与控制变量的近似表达式为

$$x(\tau)\approx x^N(\tau)=\sum_{j=0}^{N}x_j\phi_j(\tau) \tag{11.76}$$

$$u(\tau) \approx u^N(\tau) = \sum_{j=0}^{N} u_j \phi_j(\tau) \tag{11.77}$$

Lagrange 插值基函数为

$$\phi_j(\tau) = \frac{(-1)^{j+1}}{N^2 c_j} \frac{(1-\tau^2) T_N(\tau)}{\tau - \tau_j} \tag{11.78}$$

式中，$c_j = \begin{cases} 2 & (j=0, N) \\ 1 & (1 \leqslant j \leqslant N-1) \end{cases}$；$\tau_j (j=0,1,\cdots,N)$ 为 CGL 点。

④ 动态约束处理。

对式(11.76)求导可得状态向量在 τ_k 点处的导数近似表达式为

$$\dot{x}(\tau) \approx \dot{x}^N(\tau) = \sum_{j=0}^{N} x_j \dot{\phi}_j(\tau) = \sum_{j=0}^{N} D_{kj} x_j \tag{11.79}$$

式中，D_{kj} 为 $(N+1) \times (N+1)$ 微分矩阵 $\boldsymbol{D}$ 的第 k 行第 j 列元素；$\boldsymbol{D}$ 的计算公式为

$$\boldsymbol{D} = [D_{kj}] = \begin{cases} \dfrac{c_k}{c_j} \dfrac{(-1)^{j+k}}{\tau_k - \tau_j} & (j \neq k) \\[2mm] -\dfrac{\tau_k}{2(1-\tau_k^2)} & (1 \leqslant j = k \leqslant N-1) \\[2mm] (2N^2+1)/6 & (j = k = 0) \\[2mm] -(2N^2+1)/6 & (j = k = N) \end{cases} \tag{11.80}$$

$$D^{(m)} = (D)^m \tag{11.81}$$

式中，$D^{(m)}$ 为 $\boldsymbol{D}$ 关于 τ 的 m 阶导数。

由式(11.79)得到的 $\dot{x}^N(\tau)$ 代替状态变量对时间的导数，并在插值节点处离散，最优控制问题的动力学微分方程约束可转换为代数约束，即对于 $k=0,1,\cdots$，N，有

$$\sum_{j=0}^{N} D_{kj} x_j - \frac{\tau_f - \tau_0}{2} f[x(\tau_k) \quad u(\tau_k) \quad \tau_k] = 0 \tag{11.82}$$

式中，f 为状态方程。

⑤ 性能指标积分近似。

对于优化性能指标中存在积分项的情况，利用 Clenshaw−Curtis 数值积分对其进行近似。对于 $[-1,1]$ 区间上的任一连续函数 $p(t)$，其积分可用 $(N+1)$ 个 CGL 离散点处的函数值累加和近似，即

$$\int_{-1}^{1} p(\tau) \mathrm{d}t \approx \sum_{k=0}^{N} p(\tau_k) \omega_k \tag{11.83}$$

式中，$\omega_k (k=0,1,\cdots,N)$ 为 Clenshaw−Curtis 加权，

$$\omega(\tau_k)=\begin{cases}\omega(\tau_0)=\omega(\tau_N)=\dfrac{1}{N^2-1}\quad(N\text{ 为偶数})\\[3mm]\omega(\tau_s)=\omega(\tau_{N-s})=\dfrac{4}{N}\displaystyle\sum_{j=0}^{N/2}\dfrac{1}{1-4j^2}\cos\dfrac{2\pi jk}{N}\quad\left(k=1,2,\cdots,\dfrac{N}{2};N\text{ 为偶数}\right)\\[5mm]\omega(\tau_0)=\omega(\tau_N)=\dfrac{1}{N^2}\quad(N\text{ 为奇数})\\[3mm]\omega(\tau_s)=\omega(\tau_{N-s})=\dfrac{4}{N}\displaystyle\sum_{j=0}^{(N-1)/2}\dfrac{1}{1-4j^2}\cos\dfrac{2\pi jk}{N}\\[3mm]\left(k=1,2,\cdots,\dfrac{N-1}{2};N\text{ 为奇数}\right)\end{cases}$$

$$(11.84)$$

（3）时间－冲击最优轨迹优化。

轨迹规划中，在各路径点的运动约束下，可实现路径点处的位置、速度和加速度曲线的连续可控，但没有运动学参数和动力学参数约束，无法保证机器人的运动效率和平滑性。此外，经过各轨迹点的时间是预先设定的，也不能保证时间最优，可采用序列二次规划算法（SQP）对规划好的轨迹进行时间－冲击最优轨迹优化。

① 优化模型的约束条件。

关节一般要采用限位器进行位置限制来保证操作安全性，为避免超过关节运动范围，对关节轨迹进行位置约束：

$$\theta_{\min}\leqslant\theta(t)\leqslant\theta_{\max}\tag{11.85}$$

式中，$\theta(t)$、$\theta_{\min}$ 和 $\theta_{\max}$ 分别为关节角度、关节可转动角度的最小值和最大值。

由于电机和减速器等部件对输入转速具有一定限制，因此，对关节轨迹进行速度约束：

$$|\dot{\theta}(t)|\leqslant\dot{\theta}_{\max}\tag{11.86}$$

$$|\ddot{\theta}(t)|\leqslant\ddot{\theta}_{\max}\tag{11.87}$$

式中，$\dot{\theta}(t)$ 和 $\dot{\theta}_{\max}$ 分别为关节角速度和角速度最大值。

机器人关节由电机驱动，电机对最大输出力矩有一定限制，通过动力学模型，关节最大驱动力矩约束为

$$\begin{cases}\tau(t)=\text{Jeq}\,\ddot{\theta}(t)+\text{Beq}\,\dot{\theta}(t)+G[\theta(t)]\\|\tau(t)|\leqslant\tau_{\max}\end{cases}\tag{11.88}$$

式中，$\theta(t)$、$\dot{\theta}(t)$ 和 $\ddot{\theta}_{\max}$ 分别为关节角度、角速度和角加速度；$\tau(t)$ 和 $\tau_{\max}$ 分别为电机输出转矩和额定转矩。

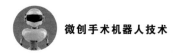
② 优化模型的目标函数。

机器人轨迹优化的目标主要有时间最优、能量最优、冲击最优和混合最优，对于实时性要求不高的轨迹优化，采用时间最优和冲击最优多目标优化，序列二次规划问题的表达式为

$$\min \sum_{i=1}^{n-1} h_i + k_J \sum_{j=1}^{n} \int_0^{t_f} \left[\dddot{\theta}_j(t) \right]^2 dt$$

$$\text{s. t.} \begin{cases} \tau(t) = \text{Jeq}\, \ddot{\theta}(t) + \text{Beq}\, \dot{\theta}(t) + G\left[\theta(t)\right] \\ \theta_{\min} \leqslant g_1(t) = \theta(t) \leqslant \theta_{\max} \\ g_2(t) = \left| \dot{\theta}(t) \right| \leqslant \dot{\theta}_{\max} \\ g_3(t) = \left| \ddot{\theta}(t) \right| \leqslant \ddot{\theta}_{\max} \\ g_4(t) = \left| \tau(t) \right| \leqslant \tau_{\max} \end{cases} \tag{11.89}$$

式中，h_i 为相邻关节点时间差值，$h_i = t_{i+1} - t_i$；k_J 为加权系数。

对于多关节机器人，计算量比较大，在电机最大输出力矩大于关节最大驱动力矩的情况下，优化模型的约束条件可不考虑力矩约束。

3. 关节空间轨迹规划与优化

(1)样条轨迹规划与伪谱法轨迹规划对比。

假定某关节在关节空间起始和终止位置分别为 0.14 rad 和 3.14 rad，规划运行时间为 0.3 s，整个轨迹由四个位置和时间等间距分布的轨迹点构成，四个轨迹点(θ_i, t_i)初值分别为$(1.21, 0)$、$(1.113, 0.133)$、$(1.017, 0.266)$、$(0.92, 0.4)$，分别采用 3－5－3 轨迹法和分段伪谱法轨迹规划法，基于时间和冲击最优性能指标进行多目标优化。其中，关节的角速度和角加速度约束分别为 10 π/s 和 20 π/s²。

如图 11.36 所示，样条轨迹规划和伪谱法轨迹规划后的时间基本相同，均为 0.3 s，但经过轨迹规划后，伪谱法规划的轨迹速度和加速度的平滑度明显优于样条轨迹规划。其中，样条轨迹规划和伪谱法轨迹规划的最大速度分别为 －2.63 rad/s 和－1.525 rad/s，样条轨迹规划和伪谱法轨迹规划的最大加速度分别为 135.9 rad/s² 和 17.03 rad/s²。此外，样条轨迹规划和伪谱法轨迹规划采用序列二次规划所需的计算时间分别为 0.78 s 和 0.033 7 s，整个轨迹运行的总时间为 0.3 s，此例中样条轨迹规划无法较好地满足实时在线规划的要求。

(2)Chebyshev 伪谱法多关节轨迹规划与优化。

假定关节空间中两个关节的运动起始点和终止点位置分别为$(0.11, 0.64)$和$(0.66, 0.57)$，规划运动时间为 0.3 s，在起始点和终止点之间规划四个轨迹点

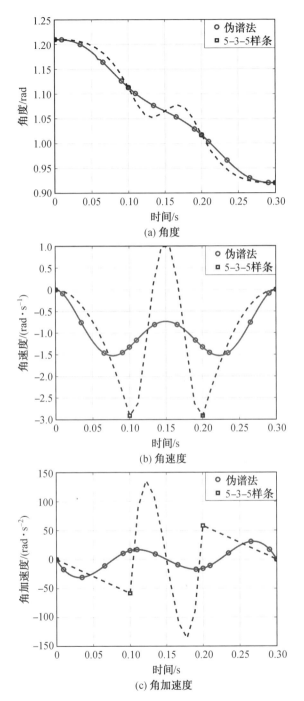

(a) 角度

(b) 角速度

(c) 角加速度

图 11.36　样条轨迹规划与伪谱法轨迹规划

(q_{1i}, q_{2i}, t_i), $i = 1, 2, 3, 4$ 的值分别为 $(0.11, 0.64, 0)$、$(0.29, 0.62, 0.1)$、$(0.48, 0.55, 0.2)$ 和 $(0.66, 0.57, 0.3)$。当两个关节的角速度和角加速度约束分别为 $10\pi/s$ 和 $20\pi/s^2$ 时,关节空间两个关节的轨迹规划与优化如图 11.37 所示。其中,速度轨迹和加速度轨迹平滑且连续,关节 1 的最大速度和最大加速度分别为 0.33 rad/s 和 3.26 rad/s^2,关节 2 的最大速度和最大加速度分别为 -0.037 rad/s 和 0.678 rad/s^2,整个优化计算时间为 $0.037\ 3\text{ s}$,较好地满足在线轨迹规划与优化的实时性要求。

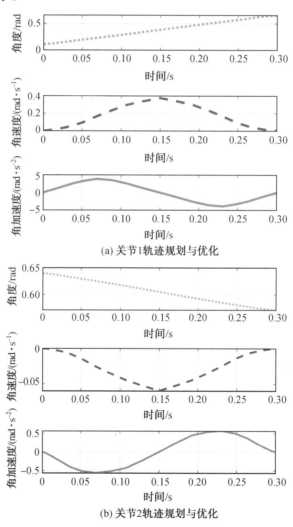

图 11.37　关节空间两个关节的轨迹规划与优化

4. 腹腔镜自动跟随运动效果测量

以下介绍验证腹腔镜自动跟随运动效果的一种方法流程。使用立体定位仪来测量机器人多个从手端机械臂基坐标系原点之间的几何关系,采用同心圆测量法测量医用内窥镜最大视野角 γ 和手术视角 ξ。

(1)测量从手端机械臂基坐标系原点的位置。采用间接测量法,分别在从手端机械臂的立柱上端面中心点各放置一个标记点(Mark),由立体定位仪测量出三个标记点在其全局坐标系中的位置,重复三次实验求均值,通过立柱上端面中心点与从手端机械臂基坐标系原点的几何关系,求取从手端机械臂基坐标系原点在立体定位仪全局坐标系中的位置。

(2)测量内窥镜最大视野角 γ 和手术视野角 ξ。将内窥镜镜头端面放在垂直方向上距离标有角度的同心圆的中心点某距离处,在主控台屏幕观测最大同心圆的半径以及最清晰同心圆半径,确定最大视野角 γ 和手术视野角 ξ,重复测量多次,求取最大视野角 γ 和手术视野角 ξ。

(3)将两个手术器械摆放在手术操作位置,调节腹腔镜使一个手术器械位于腹腔镜视野中,另一个手术器械在腹腔镜视野边沿(手术器械腕点位于腹腔镜视野之外)。图 11.38 所示为手术器械位于腹腔镜视野之外。

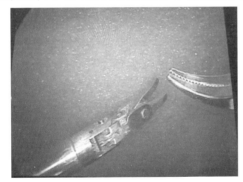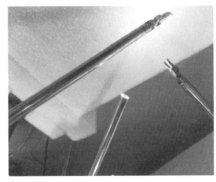

图 11.38　手术器械位于腹腔镜视野之外

(4)腹腔镜跟随运动中的标记点位置。设定腹腔镜在任务空间的起始点、终止点、插入限位点和拔出限位点的位置矢量。

(5)持镜臂关节在关节空间的轨迹规划与优化。根据任务空间标记点位置,通过逆运动学求取关节空间对应的路径点和限位点。为保证腹腔镜操作的安全性,规划腹腔镜自动跟随运动的轨迹可分段构成,第一段轨迹完成腹腔镜对准两个手术器械标记点连线的中点,第二段轨迹实现腹腔镜运动来调节腹腔镜视野。图 11.39 所示为持镜臂远心机构三个关节轨迹规划与优化曲线图。

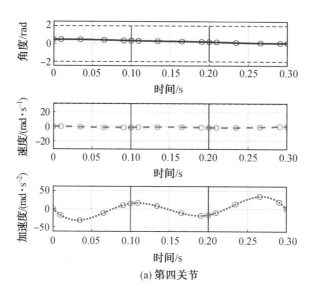

(a) 第四关节

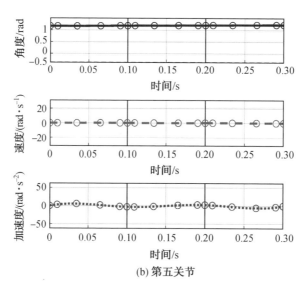

(b) 第五关节

图 11.39　持镜臂远心机构三个关节轨迹规划与优化曲线图

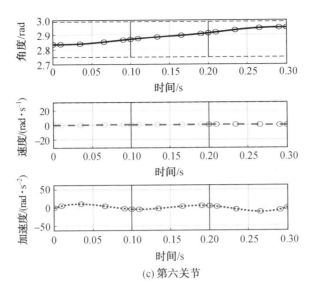

(c) 第六关节

续图 11.39

在完成轨迹规划与优化后,通过控制器控制关节电机在每个轨迹点以规划好的速度和加速度运动。如图 11.40 所示,当持镜臂三个主动关节完成规划好的轨迹后,手术器械重新位于腹腔镜视野之内。

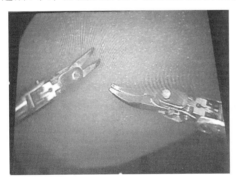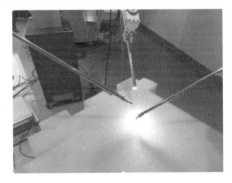

图 11.40　手术器械位于腹腔镜视野之内

11.3　基于力觉虚拟夹具的安全性手术

安全性对于微创手术机器人系统至关重要,是设计过程中首要考虑的设计需求。本节从手术器械运动的安全性出发,针对自定义虚拟夹具生成方法和手术安全性控制两个方面介绍基于力觉虚拟夹具的手术器械运动安全约束方法。

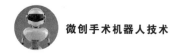

11.3.1 自定义虚拟夹具生成方法

目前,微创手术机器人系统普遍使用主从控制模式。利用手术机器人手术时,医生只需坐在主控台,通过观察显示器上的实时手术影像,操作一对主手和脚踏开关远程控制位于从手端的手术器械完成手术操作。然而,在一些狭小空间进行手术操作时,因为内窥镜视野有限,可能引起医生通过视觉信息做出的手术预判动作幅度过大,造成手术器械对周围组织的损伤,甚至出现更严重的情况。针对上述问题,可利用力觉虚拟夹具技术对手术器械的运动进行安全性限制,通过约束或引导使得手术器械在指定范围内运动,从而避免误操作引起的安全风险。在机器人辅助微创手术中,引入虚拟夹具技术来辅助医生进行手术操作,可以约束进入指定空间的手术器械的运动,引导手术器械末端沿着某种路径运动,或者禁止手术器械进入某些区域。反过来,当手术器械偏离期望路径或区域时,系统会产生力反馈提醒操作者,直到手术器械回到期望的路径或区域。利用虚拟夹具技术,操作者能够更加精确地完成任务。

本节将介绍一种操作者可自定义形状的虚拟夹具。这种虚拟夹具可以根据操作者选取的手术空间中点的不同而形成特定的几种几何形状。不同形状的虚拟夹具覆盖在需要保护的区域上,约束手术器械在指定的区域内运动。这样,医生可以根据需求快速地定义所需形状的虚拟夹具。为了能够简便有效地建立虚拟夹具,其形状不宜复杂。接下来介绍直线型、平面型和球型三种可以通过手动自定义的虚拟夹具:直线型虚拟夹具可以用于需要进行直线运动路径引导的操作;平面型虚拟夹具类似于一面虚拟墙,可以用来保护指定的平面区域,防止手术器械穿透该虚拟平面,对组织造成伤害;球型虚拟夹具可以用来划分手术区域,使手术器械仅对球形区域外的组织进行手术。

1. 虚拟夹具反馈力模型

虚拟夹具实现力反馈的原理:如果当前时刻主手末端的位置偏离了设置的直线形、平面形或球形安全区域,则会给操作者反馈一个力信息,阻止其继续进行偏离运动,或者引导操作者沿着既定路径进行运动。这种反馈力采用弹簧阻尼模型生成,其数学表达式为

$$F = k \cdot S - c \cdot V \tag{11.90}$$

式中,F 为产生的引导力;S 为点 P 到点 O 的距离向量;k 和 c 为弹簧系数和阻尼系数;V 为点 P 的当前速度向量。

2. 直线型虚拟夹具力渲染

(1)获取所需直线路径的起始点和终止点为 $P_a(P_{ax}, P_{ay}, P_{az})$ 和 $P_b(P_{bx}, P_{by}, P_{bz})$,并得到直线向量 $\overrightarrow{P_a P_b} = P_b - P_a$。

（2）如果直线路径内一点 A 运动到了直线路径外,此时该点的坐标记为 $\boldsymbol{P}_s(\boldsymbol{P}_{sx},\boldsymbol{P}_{sy},\boldsymbol{P}_{sz})$,计算出向量 $\overrightarrow{P_aP_s}$ 在直线向量 $\overrightarrow{P_aP_b}$ 上的投影向量 $\overrightarrow{P_aP_{s'}}$,从而可以得到直线区域外的点 $\boldsymbol{P}_s$ 在直线向量 $\overrightarrow{P_aP_b}$ 上的投影点坐标 $\boldsymbol{P}_{s'}$,其计算公式为

$$\begin{cases} \overrightarrow{P_aP_{s'}} = \boldsymbol{E}_{ab} \cdot (\overrightarrow{P_aP_s} \cdot \boldsymbol{E}_{ab}) \\ \boldsymbol{P}_{s'} = \boldsymbol{P}_a + \overrightarrow{P_aP_{s'}} \end{cases} \tag{11.91}$$

式中,$\boldsymbol{E}_{ab}$ 为直线 $\overrightarrow{P_aP_b}$ 方向上的单位向量。

（3）计算出点 A 运动到直线路径外 $\boldsymbol{P}_s(\boldsymbol{P}_{sx},\boldsymbol{P}_{sy},\boldsymbol{P}_{sz})$ 位置时的速度矢量 $\boldsymbol{V}$,并利用弹簧阻尼模型,求取引导力向量 $\boldsymbol{F}_g$,将式(11.90)改写后得到

$$\boldsymbol{F}_g = k \cdot (\boldsymbol{P}_{s'} - \boldsymbol{P}_s) - c \cdot \boldsymbol{V} \tag{11.92}$$

（4）将引导力投影到点 $\boldsymbol{P}_s$ 与其在直线向量 $\overrightarrow{P_aP_b}$ 上的投影点 $\boldsymbol{P}_{s'}$ 形成的向量 $\overrightarrow{P_sP_{s'}}$ 上,得到直线型虚拟夹具对于偏离直线路径的点 A 所施加的反馈力 $\boldsymbol{F}_L$,其表达式为

$$\boldsymbol{F}_L = \boldsymbol{E}_{ss'} \cdot (\boldsymbol{F}_g \cdot \boldsymbol{E}_{ss'}) \tag{11.93}$$

式中,$\boldsymbol{E}_{ss'}$ 为 $\overrightarrow{P_sP_{s'}}$ 方向上的单位向量。

（5）将得到的反馈力向量 $\boldsymbol{F}_L$ 施加到主手末端,操作者的手部就可以感受到一个反馈力信息。

3. 平面型虚拟夹具力渲染

（1）获取所需平面上的三个点 $\boldsymbol{P}_a(\boldsymbol{P}_{ax},\boldsymbol{P}_{ay},\boldsymbol{P}_{az})$、$\boldsymbol{P}_b(\boldsymbol{P}_{bx},\boldsymbol{P}_{by},\boldsymbol{P}_{bz})$、$\boldsymbol{P}_c(\boldsymbol{P}_{cx},\boldsymbol{P}_{cy},\boldsymbol{P}_{cz})$,并分别计算出三个向量 $\overrightarrow{P_aP_b} = \boldsymbol{P}_b - \boldsymbol{P}_a$,$\overrightarrow{P_aP_c} = \boldsymbol{P}_c - \boldsymbol{P}_a$,$\overrightarrow{P_cP_b} = \boldsymbol{P}_b - \boldsymbol{P}_c$。

（2）当保护区域外一点 B 运动到虚拟保护平面内坐标为 $\boldsymbol{P}_s(\boldsymbol{P}_{sx},\boldsymbol{P}_{sy},\boldsymbol{P}_{sz})$ 的位置时,需要计算出点 B 在平面上投影点的坐标 $\boldsymbol{P}_{s'}$。为此,首先计算出平面法向量 $\boldsymbol{n} = \overrightarrow{P_aP_b} \times \overrightarrow{P_cP_b}$,再利用点 $\boldsymbol{P}_a$ 和法向量 $\boldsymbol{n}$ 求出所定义平面的方程表达式:

$$\boldsymbol{n}_x \cdot x + \boldsymbol{n}_y \cdot y + \boldsymbol{n}_{xz} \cdot z - (\boldsymbol{n}_x \cdot \boldsymbol{P}_{ax} + \boldsymbol{n}_y \cdot \boldsymbol{P}_{ay} + \boldsymbol{n}_z \cdot \boldsymbol{P}_{az}) = 0 \tag{11.94}$$

（3）根据下式求出投影点 $\boldsymbol{P}_{s'}$ 的坐标:

$$\boldsymbol{P}_{s'} = \boldsymbol{P}_s + \boldsymbol{n} \cdot \frac{\boldsymbol{n}_x \cdot x + \boldsymbol{n}_y \cdot y + \boldsymbol{n}_{xz} \cdot z - (\boldsymbol{n}_x \cdot \boldsymbol{P}_{ax} + \boldsymbol{n}_y \cdot \boldsymbol{P}_{ay} + \boldsymbol{n}_z \cdot \boldsymbol{P}_{az})}{\|\boldsymbol{n}\|}$$

$$\tag{11.95}$$

（4）计算出点 B 运动到位置点 $\boldsymbol{P}_s(\boldsymbol{P}_{sx},\boldsymbol{P}_{sy},\boldsymbol{P}_{sz})$ 时的速度矢量 $\boldsymbol{V}$,并利用弹簧阻尼模型,计算出所需要的引导力向量 $\boldsymbol{F}_g$。反馈力 $\boldsymbol{F}_L$ 的求解过程与直线型力觉虚拟夹具反馈力 $\boldsymbol{F}_L$ 求解过程相同。

4. 球型虚拟夹具力渲染

（1）分别获取所需球形区域的球心点 $\boldsymbol{P}_a(\boldsymbol{P}_{ax},\boldsymbol{P}_{ay},\boldsymbol{P}_{az})$ 和球面上一点 $\boldsymbol{P}_b(\boldsymbol{P}_{bx},$

$\boldsymbol{P}_{\mathrm{by}}$，$\boldsymbol{P}_{\mathrm{bz}}$）。

（2）当虚拟球形保护区域外一点 C 运动到球形区域内某一位置点 $\boldsymbol{P}_{\mathrm{s}}$（$\boldsymbol{P}_{\mathrm{s.x}}$，$\boldsymbol{P}_{\mathrm{sy}}$，$\boldsymbol{P}_{\mathrm{sz}}$）时，计算出 C 运动到该点时的速度矢量 $\boldsymbol{V}$，并根据式（11.91）计算出球心点 $\boldsymbol{P}_{\mathrm{a}}$ 对 $\boldsymbol{P}_{\mathrm{s}}$ 所产生的引导力：

$$\boldsymbol{F}_{\mathrm{g}} = k \cdot (\boldsymbol{P}_{\mathrm{a}} - \boldsymbol{P}_{\mathrm{s}}) - c \cdot \boldsymbol{V} \tag{11.96}$$

（3）将引导力投影到点 $\boldsymbol{P}_{\mathrm{s}}$ 与球心 $\boldsymbol{P}_{\mathrm{a}}$ 形成的向量 $\overrightarrow{\boldsymbol{P}_{\mathrm{s}}\boldsymbol{P}_{\mathrm{a}}}$ 上，得到所需施加的反馈力 $\boldsymbol{F}_{\mathrm{L}}$，其表达式为

$$\boldsymbol{F}_{\mathrm{L}} = \boldsymbol{E}_{\mathrm{ss'}} \cdot (\boldsymbol{F}_{\mathrm{g}} \cdot \boldsymbol{E}_{\mathrm{sa}}) \tag{11.97}$$

式中，$\boldsymbol{E}_{\mathrm{sa}}$ 为 $\overrightarrow{\boldsymbol{P}_{\mathrm{s}}\boldsymbol{P}_{\mathrm{a}}}$ 方向上的单位向量。

（4）将得到的反馈力向量 $\boldsymbol{F}_{\mathrm{L}}$ 施加到主手末端，操作者的手部就可以感受到一个反馈力信息。

11.3.2 手术安全性控制

微创手术机器人遵循医生的动作指令完成组织牵引、剥离、电切等手术操作。然而，当医生误操纵导致机器人产生危险动作时，会造成一定的手术风险。因此，微创手术机器人在设计过程中需要考虑多方面的潜在危险因素，降低机器人辅助微创手术的风险。为了保证微创手术机器人系统的安全性，需要对基于虚拟夹具的手术器械运动安全进行约束。

1.基于力觉虚拟夹具的主从控制

（1）虚拟夹具生成空间的选取。

对于主从控制模式的微创手术机器人，在进行基于虚拟夹具的主从控制时，根据反馈力生成空间的不同，分为主手空间虚拟夹具和手术器械空间虚拟夹具。这两种虚拟夹具在使用过程中的优缺点见表11.11。

表 11.11　基于不同操作空间虚拟夹具的主从控制对比

操作空间类型	主手空间虚拟夹具	手术器械空间虚拟夹具
优点	(1)力反馈和手术器械运动的过程相对独立； (2)手术器械在偏离或进入保护路径或区域前，可以提前终止其运动； (3)力反馈延迟较小	(1)反馈力仅与手术器械末端的位置有关； (2)可以实现主手重定位功能
缺点	无法实现主手重定位功能	力反馈延迟较大

基于不同操作空间虚拟夹具的微创手术机器人主从控制结构简图如图 11.41 所示。

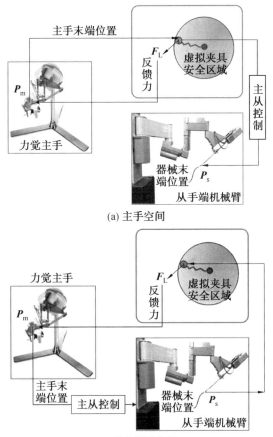

(a) 主手空间

(b) 手术器械空间

图 11.41　基于不同操作空间虚拟夹具的微创手术机器人主从控制结构简图

①基于主手空间虚拟夹具的主从控制。

在这一控制结构中,主手相同的位置信息被直接用于生成反馈力和控制手术器械的运动,如图 11.41(a) 所示。在主手的操作空间中建立虚拟夹具,使得主手末端的运动被限制在特定形状的区域内或区域外。这时,经过主从控制算法,手术器械末端同样会跟随主手在同一特定形状的区域内或区域外运动。根据主手末端的位置,如果主手企图进入安全区域或离开既定路径,虚拟夹具就会产生反馈力阻止操作者继续该方向的运动。当程序检测到主手偏离了设定区域,可以提前终止从手端机械臂的主从跟随运动,有效地避免手术器械进入保护区域或偏离既定路径。同时,由于虚拟夹具的力渲染在主手端进行,而与手术器械的运动没有直接联系,因此力反馈延迟较小。

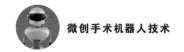

对基于主手空间的虚拟夹具,力渲染与手术器械运动是两个相对独立的过程,因此,虚拟夹具的使用非常灵活。

②基于手术器械空间虚拟夹具的主从控制。

在这一控制结构中,主手的位置信息作为期望位置用来控制手术器械,而手术器械末端点的位置用来生成力反馈信息,如图11.41(b)所示。虚拟夹具是利用手术器械末端点的位置而生成的,力反馈是通过检测手术器械末端点位置与其空间中定义的虚拟夹具间关系计算生成的。手术器械的运动与虚拟夹具力反馈有关,当且仅当手术器械末端侵入安全区域或偏离安全路径时才会产生反馈力,而主手只负责将计算好的反馈力输出。这种方式可以反映手术器械端的真实情况,并且在主从操作过程中实现主手的重定位功能。

在基于手术器械空间虚拟夹具的主从控制过程中,将手术机器人及其控制过程加入力渲染的控制回路中,从采集主手位置信息到反馈力的生成,力觉虚拟夹具的实现经历了较长的路径,使得反馈力的生成具有较大的延迟,降低了力觉虚拟夹具的实时性和稳定性。

下面以基于主手空间虚拟夹具的主从控制为例,阐述该方法流程。

(2)基于力觉虚拟夹具主从控制的流程。

将虚拟夹具技术应用到微创手术机器人的主从控制过程,其控制流程如图11.42所示。

①由于虚拟夹具是在主手空间中实现的,为了将虚拟夹具应用到手术器械运动空间,需要利用前文的主从控制策略将手术器械运动到需要保护的组织或区域附近,并确定好虚拟夹具的形状和范围。

②虚拟夹具形状的自定义。

如图11.43所示,针对不同形状的虚拟夹具进行不同方式的取点操作。

a.直线型虚拟夹具取点操作。

控制手术器械运动到主手工作空间中的一个合适位置,利用主手夹持关节的开关功能,闭合夹持关节,即选取了该位置作为手术器械直线运动路径的起始点。在手术器械空间中闭合主手夹持关节,选取另外一个位置作为直线运动路径的终点。这样,两个端点就确定了手术器械所需的直线运动路径,与之对应的主手的直线运动路径也可随之确定。只要主手不偏离所定义的直线安全区域,那么手术器械也只会沿着手术器械空间中对应的直线路径进行运动。

b.平面型虚拟夹具取点操作。

平面型虚拟夹具需要在合适的手术器械运动空间中依次选取三个点来确定一个虚拟平面。分别闭合选取的三个点位置的主手夹持关节,即表示选取该点。由此,主手空间中的平面虚拟夹具对主手产生运动约束,通过主从控制就会对手术器械的运动产生相同的约束。

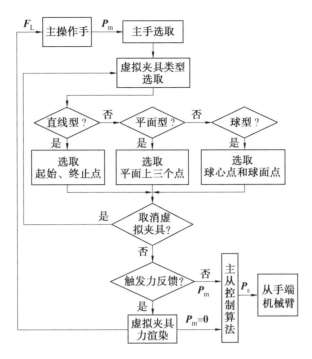

图 11.42　基于力觉虚拟夹具的主从控制

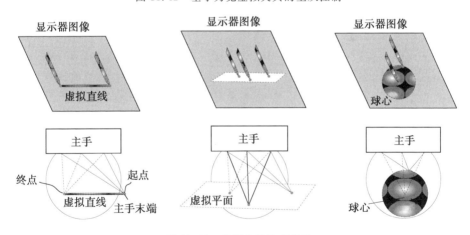

图 11.43　虚拟夹具取点操作

c.球型虚拟夹具取点操作。

利用主手控制手术器械在其工作空间中合适的位置闭合主手夹持关节,即选取该点作为虚拟球心,再选取一点作为球体表面上的一点。利用选取的两点确定一个虚拟球体,其内部空间就是安全区域。由此,主手就能控制手术器械仅在球形区域外部运动。

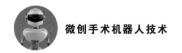

③反馈的生成。

若主手试图侵入、偏离安全区域或既定路径,利用 11.3.1 节方法可生成反馈力,并由主手设备输出给操作者。

④基于虚拟夹具的主从控制。

在虚拟夹具安全路径内或安全区域外,手术器械可以跟随主手自由运动。当主手末端企图进入安全区域或偏离安全路径时,手术系统就会在手术器械跟随主手运动之前向手术器械发送运动增量为零的指令,使手术器械提前停止运动,从而保证手术器械不会运动到安全区域内或既定路径外。

⑤虚拟夹具功能的取消。

针对不同类型的虚拟夹具,当操作者选取的空间点位置不符合要求或需要取消安全区域,可以在生成虚拟夹具后取消该功能。为了避免在基于虚拟夹具的主从控制过程中,操作者误使用主手重定位功能,操作者可以自动取消虚拟夹具,回复到没有安全约束的主从控制状态。

2. 主手侧虚拟夹具仿真

以下利用仿真方法介绍验证主手侧虚拟夹具有效性的方法,在断开主从控制的情况下,在主手空间中对虚拟夹具的生成方式、力反馈的实现效果进行介绍。

在主手空间中设置三种类型的虚拟夹具保护区域,用来等效模拟从手空间进行这三种类型的保护区域设置。然后录下主手末端的位置数据,画出三种类型虚拟夹具生成过程中主手末端的运动轨迹。如图 11.44 所示,图 11.44(a)是直线型虚拟夹具,主手可以在定义的直线方向上运动,一旦主手偏离该直线,虚拟夹具就会产生力反馈,阻止操作者离开直线,直到主手退回到设定直线。图 11.44(b)是平面型虚拟夹具,该类型夹具定义了一个虚拟平面,主手可以在平面的一侧自由运动。主手一旦企图穿过该平面,虚拟夹具就会产生力反馈,阻止主手运动。图 11.44(c)是一个球型虚拟夹具,该类型虚拟夹具将保护区域设置为一个球形空间。主手可以在球体外自由运动,一旦试图进入保护区域,即球体内部,操作者就会受到反馈力的阻止。综上,自定义形状虚拟夹具能够按照需求生成既定形状的保护区域或路径,能够起到保护特定区域或引导直线路径的作用。

3. 基于虚拟夹具的主从安全性控制效果

以下介绍一种验证虚拟夹具主从安全性控制方法流程,以不同形状的虚拟夹具对于手术器械运动的约束效果展示基于虚拟夹具的主从控制效果。具体流程如下。

(1)利用主手操控手术器械,在器械空间内分别定义直线型、平面型和球型三种虚拟夹具。在激活力觉虚拟夹具前,操控手术器械沿着定义的直线路径或

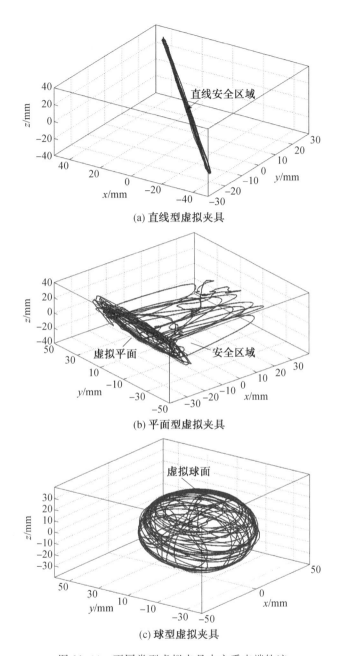

(a) 直线型虚拟夹具

(b) 平面型虚拟夹具

(c) 球型虚拟夹具

图 11.44　不同类型虚拟夹具中主手末端轨迹

在平面上、球形区域表面进行运动，在激活力觉虚拟夹具后，操控手术器械沿着直线路径或在定义的安全区域外运动。

　　(2)记录虚拟夹具激活时的主从运动轨迹，以及产生的虚拟反馈力矢量，如

图 11.45 所示。

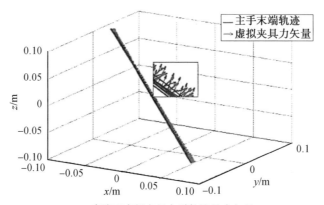

(a) 直线型虚拟夹具主手轨迹及力矢量

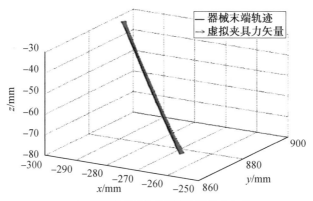

(b) 直线型虚拟夹具器械轨迹及力矢量

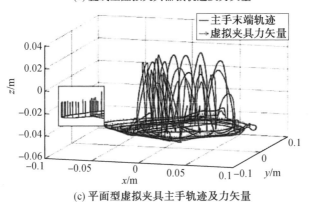

(c) 平面型虚拟夹具主手轨迹及力矢量

图 11.45　基于不同形状虚拟夹具的主从控制(彩图见附录)

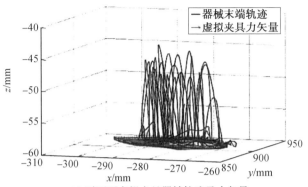

(d) 平面型虚拟夹具器械轨迹及力矢量

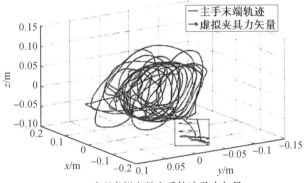

(e) 球型虚拟夹具主手轨迹及力矢量

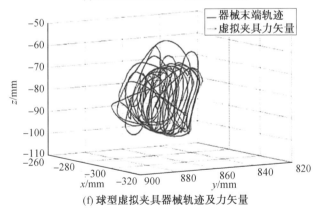

(f) 球型虚拟夹具器械轨迹及力矢量

续图 11.45

（3）记录手术器械运动轨迹上产生反馈力的空间点到所定义直线的距离 d_1，空间点到所定义平面的距离 d_p，空间点到球心的距离与所定义球体半径的差 d_s，表 11.12 为一组实验数据。

表 11.12　力觉虚拟夹具激活前后相关数据对比

虚拟夹具类型	直线型		平面型		球型	
有无力反馈	有力反馈	无力反馈	有力反馈	无力反馈	有力反馈	无力反馈
平均值 /mm	0.839 8	2.343 2	0.67	−3.197 8	0.876 4	3.472 5
最大误差 /mm	0.959 8	4.244 0	0.776 4	10.724 2	1.387	30.847 4
最小误差 /mm	0.710 4	1.112 4	0.591 3	−21.17	0.357	−24.983 1
标准差 /mm	0.065 8	0.799 9	0.024 4	5.237	0.295 5	16.162 6

由表 11.12 可知,在直线型力觉虚拟夹具激活前后,d_l 的平均距离值从 2.343 2 mm 减小到了 0.839 8 mm,标准差从 0.799 9 mm 减小到 0.065 8 mm,表明基于力觉的虚拟夹具可以引导手术器械更好地沿着直线路径运动。在缺少力觉反馈时,d_p 的最小值为 −21.17 mm,表明手术器械侵入平面内部,且到平面的距离为 21.17 mm;激活力觉虚拟夹具后,d_p 的最小值为 0.591 3 mm,说明手术器械始终位于平面保护区域外部。在没有生成反馈力时,d_s 的最小值为 −24.983 1 mm,说明空间点到球心的距离小于所定义球形保护区域的半径,此时手术器械已经侵入球形保护区域内部;而在激活力觉虚拟夹具时,d_s 的最小值为 0.357 mm,手术器械靠近球形保护区域表面,但没有侵入内部。

图 11.45 所示为在虚拟夹具下主手和手术器械末端运动轨迹,可以看出手术器械能够很好地跟随主手进行基于不同形状力觉虚拟夹具的运动,当主手试图偏离安全路径或进入保护区域内,虚拟夹具会产生力反馈阻碍主手的运动。图中带有箭头的线段表示手术器械或主手在该点处受到的虚拟力反馈,线段长短表示力的大小,箭头表示方向。从图中可以看出,在被保护区域内或直线路径外没有主从运动轨迹,说明生成的虚拟夹具有效地保护了设定区域不被手术器械侵入,起到了安全保护的作用。

综上,加入力觉虚拟夹具可以有效地引导手术器械沿着既定路径运动,并可以及时有效地通过力反馈防止手术器械对安全区域的侵入,提高了主从控制的精准性和安全性,可辅助医生更好地完成手术操作。

本章参考文献

[1] RICHARDS P C, BALCH C M, ALDRETE J S. A randomized prospective study of 571 patients comparing continuous vs interrupted suture techniques[J]. Annals of surgery, 1983, 197(2): 238-243.

[2] PATEL K A, THOMAS W. Sutures, ligatures and staples[J]. Surgery, 2008, 23(2): 56-60.

[3] GAO S, JI S, FENG M, et al. A study on autonomous suturing task assignment in robot-assisted minimally invasive surgery [J]. The international journal of medical robotics and computer assisted surgery, 2020, 17(1): 1-10.

[4] YAO J. On task-based directional manipulability measure of redundant robot[J]. Robot, 2000, 22(6): 501-505.

[5] WANG Y, LIU Z. Bridge type scheme comparison model based on theory of fuzzy mathematics[J]. Engineering design and construction, 2005(1): 16-19.

[6] LIN B, SUN Y, QIAN X, et al. Video-based 3D reconstruction, laparoscope localization and deformation recovery for abdominal minimally invasive surgery: A survey[J]. The international journal of medical robotics and computer assisted surgery, 2016, 12(2): 158-178.

[7] YU T. Methods and precautions for knotting and suture in surgical operation[J]. Technical advisor for animal in Chinese, 2011(7): 158.

[8] TONG Q J, ZHAO Q, MENG Li, et al. Particle swarm optimization algorithm based on adaptive dynamic change [J]. Microelectronics & computer, 2019, 36(2): 6-10.

[9] ALTEROVITZ R, GOLDBERG K Y, POULIOT J, et al. Sensorless motion planning for medical needle insertion in deformable tissues[J]. IEEE transactions on information technology in biomedicine, 2009, 13(2): 217-225.

[10] JACKSON R C, MC CAVUSOLU. Needle path planning for autonomous robotic surgical suturing[J]. IEEE Int. Conf. Robot. Autom., 2013, 2013: 1669-1675.

[11] 邹水中. 微创手术机器人从手系统控制的研究[D]. 哈尔滨: 哈尔滨工业大

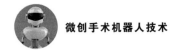
学，2019.

[12] ZHAO W，HASSER C J，NOWLIN W C，et al. Tool tracking systems，methods and computer products for image guided surgery：US8073528B2[P]. 2011-12-06.

[13] PANDYA A，MD KLEIN，MUDUNURI A V，et al. Intelligent autonomous camera control for robotics with medical，military，and space applications：WO2012078989A1[P]. 2012-06-14.

[14] ZHAO W，HASSER C，NOWLIN W C，et al. Methods and systems for robotic instrument tool tracking with adaptive fusion of kinematics information and image information：US8108072B2[P]. 2012-01-31.

[15] YU L，WANG Z，SUN L，et al. A new forecasting kinematic algorithm of automatic navigation for a laparoscopic minimally invasive surgical robotic system[J]. Robotica，2016，35(5)：1192-1222.

[16] 艾跃. 腹腔微创手术机器人控制系统关键技术研究[D].哈尔滨:哈尔滨工业大学,2019.

名 词 索 引

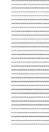

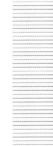

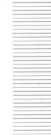

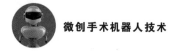

附录 部分彩图

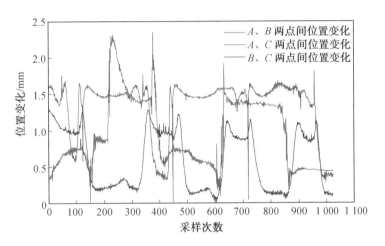

图 3.15

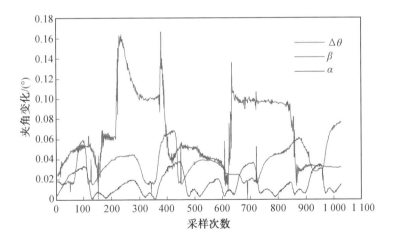

图 3.17

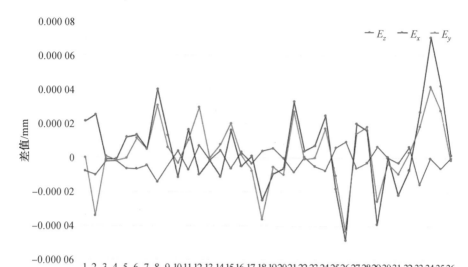

图 3.56

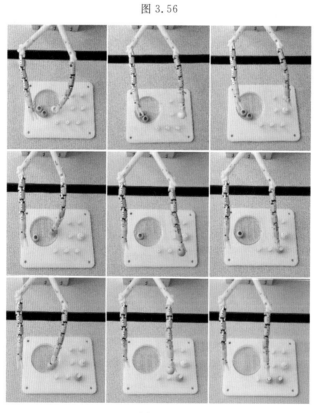

图 3.67

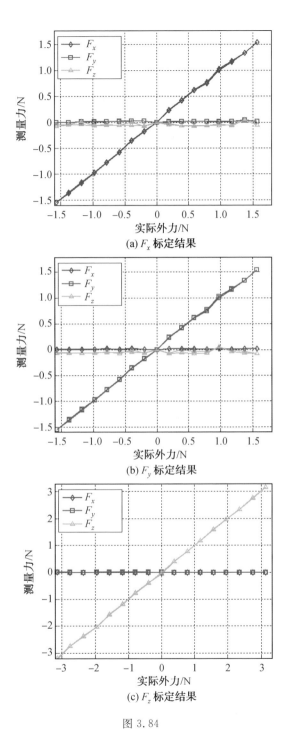

(a) F_x 标定结果

(b) F_y 标定结果

(c) F_z 标定结果

图 3.84

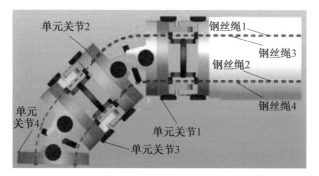

图 3.103

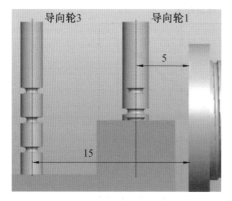

(a) 右视图   (b) 后视图

图 3.105

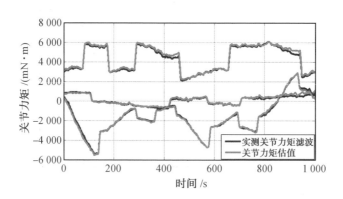

图 4.55

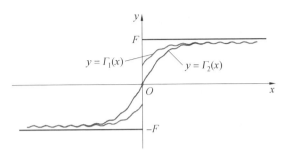

图 6.15

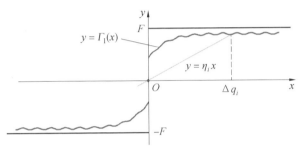

图 6.16

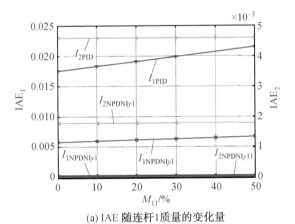

(a) IAE 随连杆1质量的变化量

图 6.22

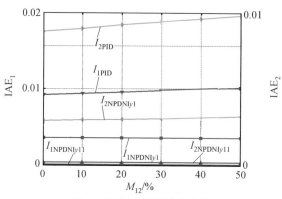

(b) IAE 随连杆2质量的变化量

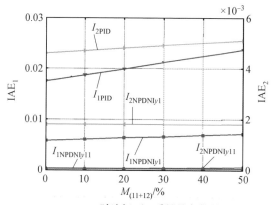

(c) IAE 随连杆1和2质量的变化量

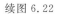

续图 6.22

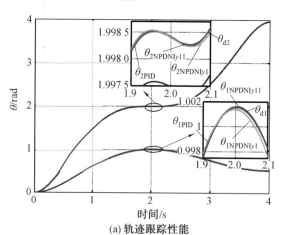

(a) 轨迹跟踪性能

图 6.23

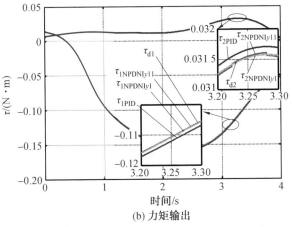

(b) 力矩输出

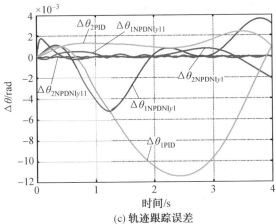

(c) 轨迹跟踪误差

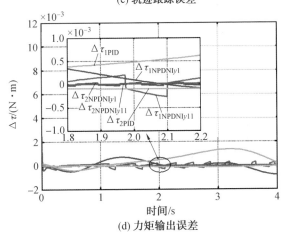

(d) 力矩输出误差

续图 6.23

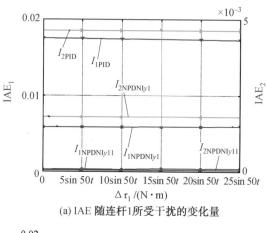

(a) IAE 随连杆1所受干扰的变化量

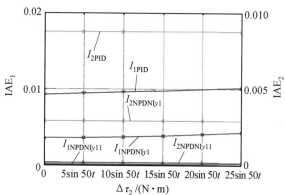

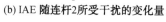

(b) IAE 随连杆2所受干扰的变化量

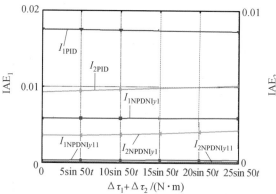

(c) IAE 随连杆1和2所受干扰的变化量

图 6.24

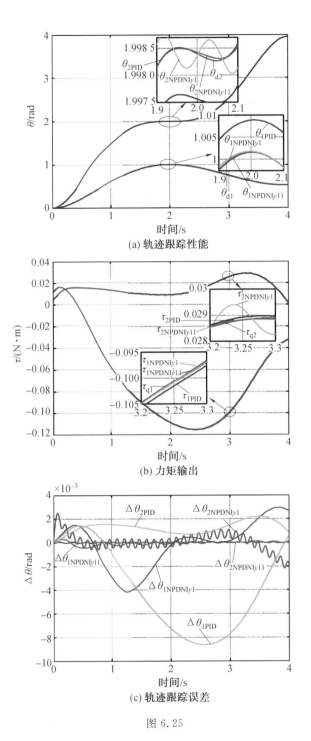

(a) 轨迹跟踪性能

(b) 力矩输出

(c) 轨迹跟踪误差

图 6.25

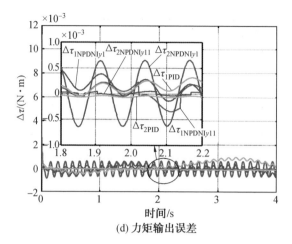

(d) 力矩输出误差

续图 6.25

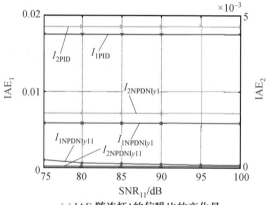

(a) IAE 随连杆1的信噪比的变化量

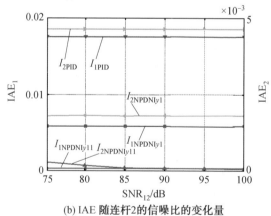

(b) IAE 随连杆2的信噪比的变化量

图 6.26

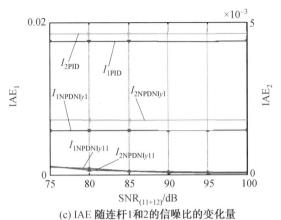

(c) IAE 随连杆1和2的信噪比的变化量

续图 6.26

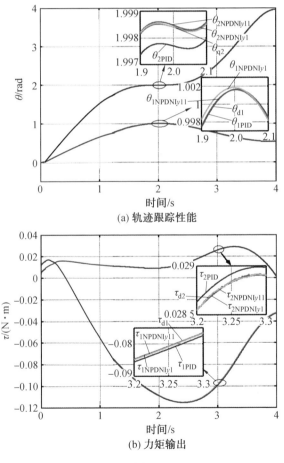

(a) 轨迹跟踪性能

(b) 力矩输出

图 6.27

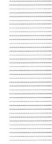

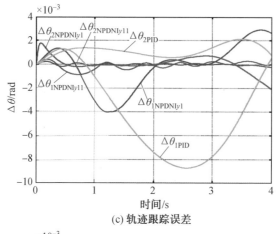

(c) 轨迹跟踪误差

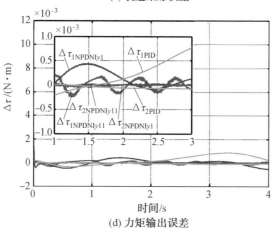

(d) 力矩输出误差

续图 6.27

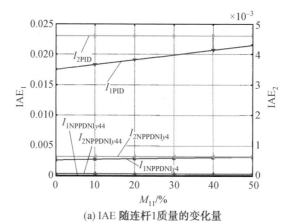

(a) IAE 随连杆 1 质量的变化量

图 6.28

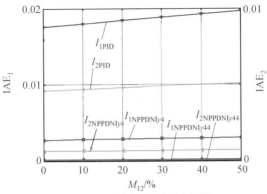

(b) IAE 随连杆2质量的变化量

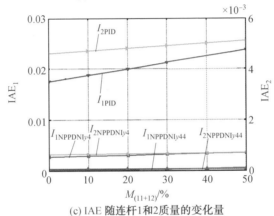

(c) IAE 随连杆1和2质量的变化量

续图 6.28

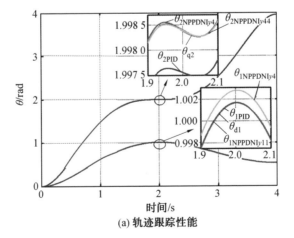

(a) 轨迹跟踪性能

图 6.29

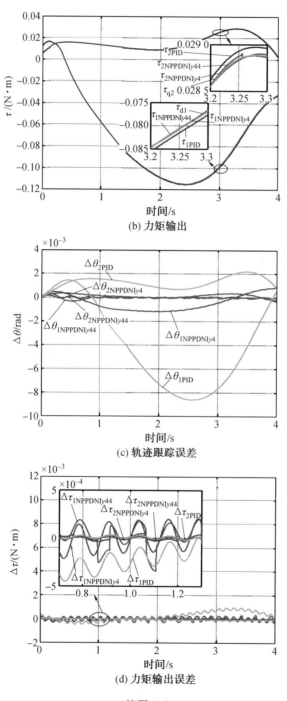

(b) 力矩输出

(c) 轨迹跟踪误差

(d) 力矩输出误差

续图 6.29

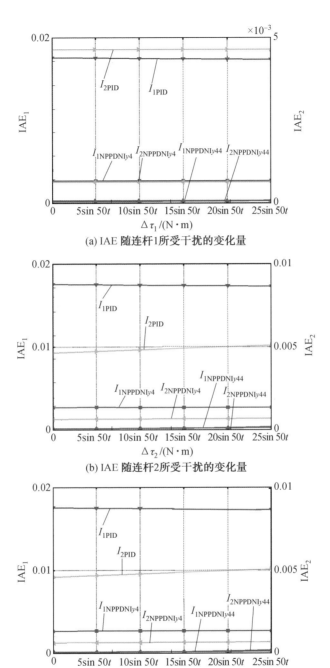

(a) IAE 随连杆1所受干扰的变化量

(b) IAE 随连杆2所受干扰的变化量

(c) IAE 随连杆1和2所受干扰的变化量

图 6.30

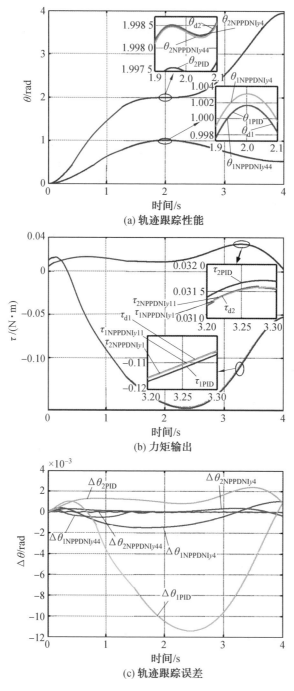

(a) 轨迹跟踪性能

(b) 力矩输出

(c) 轨迹跟踪误差

图 6.31

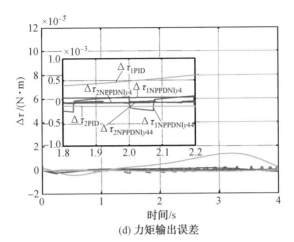

(d) 力矩输出误差

续图 6.31

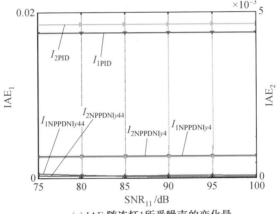

(a) IAE 随连杆1所受噪声的变化量

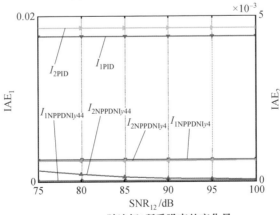

(b) IAE 随连杆2所受噪声的变化量

图 6.32

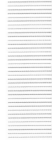

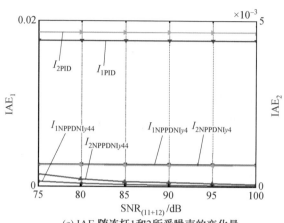

(c) IAE 随连杆1和2所受噪声的变化量

续图 6.32

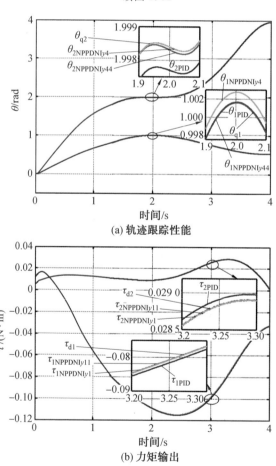

(a) 轨迹跟踪性能

(b) 力矩输出

图 6.33

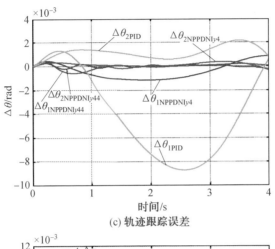

(c) 轨迹跟踪误差

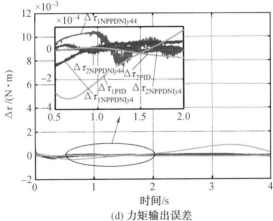

(d) 力矩输出误差

续图 6.33

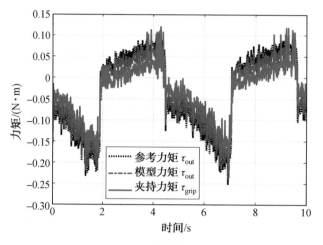

图 7.20

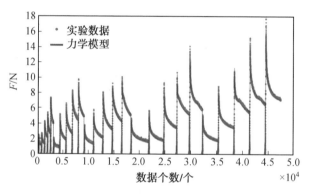

图 8.16

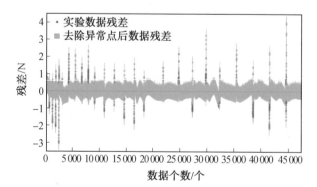

图 8.17

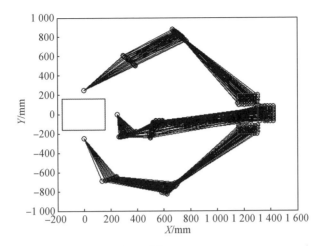

图 9.11

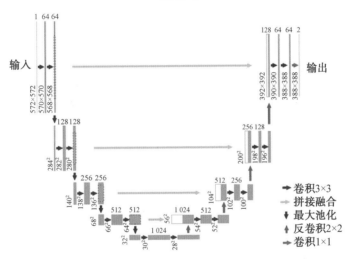

图 10.4

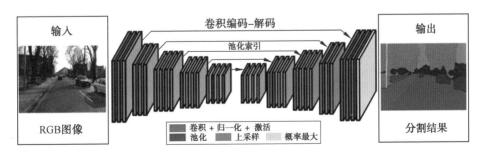

图 10.5

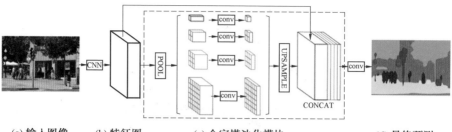

(a) 输入图像　　　(b) 特征图　　　　(c) 金字塔池化模块　　　　　(d) 最终预测

图 10.6

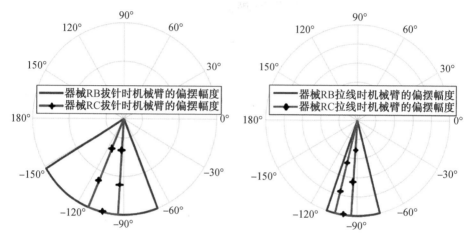

(a) 拔针和拉线过程中机械臂的偏摆幅度

图 11.20

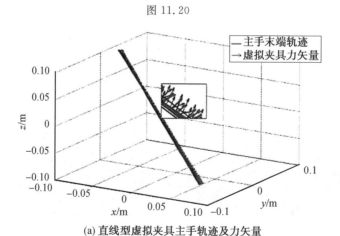

(a) 直线型虚拟夹具主手轨迹及力矢量

图 11.45

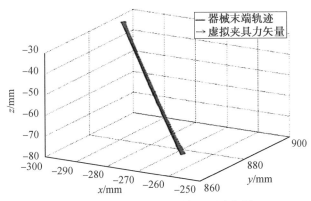

(b) 直线型虚拟夹具器械轨迹及力矢量

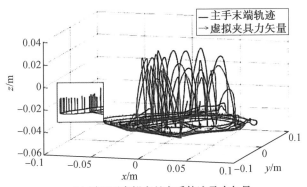

(c) 平面型虚拟夹具主手轨迹及力矢量

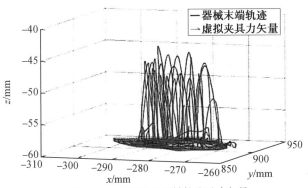

(d) 平面型虚拟夹具器械轨迹及力矢量

续图 11.45

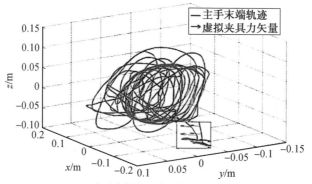

(e) 球型虚拟夹具主手轨迹及力矢量

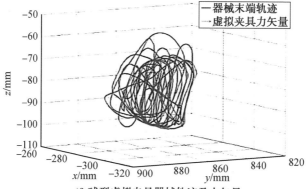

(f) 球型虚拟夹具器械轨迹及力矢量

续图 11.45